内蒙古卫生职业院校课程改革规划教材

供中等卫生职业教育护理、助产专业使用

内 科 护 理

主　编　王洪飞

副主编　杨　阳　张美霞

编　者　（按姓氏汉语拼音排序）

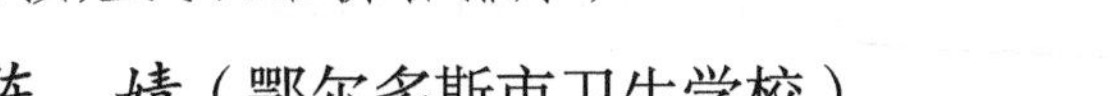

陈　婧（鄂尔多斯市卫生学校）

陈　莹（呼和浩特市卫生学校）

李　义（呼和浩特市第一医院）

刘　东（内蒙古自治区人民医院）

索　欣（内蒙古医科大学护理学院）

王　奇（锡林郭勒职业学院）

王重阳（锡林郭勒职业学院）

王春艳（鄂尔多斯市卫生学校）

王洪飞（呼和浩特市卫生学校）

王淑梅（内蒙古自治区人民医院）

武艳珍（锡林郭勒职业学院）

杨　阳（呼和浩特市卫生学校）

张美霞（鄂尔多斯市卫生学校）

张素英（内蒙古自治区人民医院）

科 学 出 版 社

北　京

内 容 简 介

本教材编写着力构建具有护理专业特色和中职层次特点的课程体系，教学内容贴近临床，难易度符合中职学生认知水平，积极探究以职业技能的培养为根本，与护士执业资格考试新大纲紧密结合，力求满足学科、教学和社会三方面的需求。本套教材对编写内容进行模块化设计，每个模块基于利“教”、利“学”、利“考”的理念，进行创新及优化：新增“考点”模块，以提高学生解决难点问题的综合能力；每章后附有适量综合练习题，题型设计尽量贴近连续工作岗位护士执业资格考试新大纲内容，使学生能更准确地把握护士执业考试新大纲的变化。

本教材编写力求科学化、临床化、人文化、创新化，不仅适用于中等职业教育护理教学，学生自学，也可作为临床护理工作者的参考用书。

图书在版编目（CIP）数据

内科护理/王洪飞主编. —北京：科学出版社，2017.1

内蒙古卫生职业院校课程改革规划教材

ISBN 978-7-03-050907-9

Ⅰ. 内… Ⅱ. 王… Ⅲ. 内科学－护理学－中等专业学校－教材
Ⅳ. R473.5

中国版本图书馆 CIP 数据核字（2016）第 287150 号

策划编辑：张 茵 邱 波 / 责任编辑：丁海燕 / 责任校对：彭珍珍

责任印制：李 彤 / 封面设计：铭轩堂

科学出版社 出版

北京东黄城根北街 16 号

邮政编码：100717

http://www.sciencep.com

北京虎彩文化传播有限公司 印刷

科学出版社发行 各地新华书店经销

*

2017 年 1 月第 一 版 开本：787×1092 1/16

2023 年 8 月第三次印刷 印张：24

字数：575 000

定价：48.50 元

（如有印装质量问题，我社负责调换）

总 前 言

党的二十大报告指出："人民健康是民族昌盛和国家强盛的重要标志。把保障人民健康放在优先发展的战略位置，完善人民健康促进政策。"贯彻落实党的二十大决策部署，积极推动健康事业发展，离不开人才队伍建设。党的二十大报告指出："培养造就大批德才兼备的高素质人才，是国家和民族长远发展大计。" 教材是教学内容的重要载体，是教学的重要依据、培养人才的重要保障。本次教材修订旨在贯彻党的二十大报告精神和党的教育方针，落实立德树人根本任务，坚持为党育人、为国育才。

为促进"适应需求、有效衔接、多元立交"的职业教育的体系建设，按照《中等职业学校护理专业教学标准（试行）》要求，内蒙古自治区教育厅开始新一轮的课程改革工作。

在教育厅相关处室的指导下，在科学出版社的严密组织下，由全区医学职业院校专家学者、各类中等职业学校护理专业骨干教师、临床一线护理人员组成编写队伍，通过多次调研，在充分了解医学院校需求的基础上，对原有教材进行调整和改进，力求实用、新颖，更加贴近中等职业教育护理专业教学需求。

一、编 写 原 则

1．按照专业教学标准安排课程结构　本套教材是为适应内蒙古自治区卫生职业院校学生就业、升学需求的教学目标编写的，严格按照专业教学标准的要求设计科目、安排课程，根据内蒙古自治区地方特点，在课程结构和教学时数上略作调整。全套教材分基础课、专业课、学习指导三类，共计 36 种。

2．紧扣最新护考大纲调整内容　本套教材还参考了《护士执业资格考试大纲》的相关标准，围绕考试内容调整学习范围，突出考点与难点，方便学生在校日常学习与护考接轨，适应护理职业岗位需求。

3．特色鲜明，贴近自治区教学实际

（1）解决了内蒙古自治区职业教育护理专业在培养目标、课程体系建设、教学内容、技能训练、质量评价等方面与学生就业岗位，特别是中职学生接受高一级职业教育过程中存在的脱节、断层或重复的问题，有利于形成衔接贯通、分工协作、优势互补的现代职业教育格局。

（2）综合参考多所院校教学实际，在教学安排、课程设置、实训指导等方面，顺应教学改革需要，满足学校需求。

（3）内容设计方面，以案例分析、链接、考点模块为特色，确保实用、够用。

（4）符合内蒙古自治区高等职业院校中等职业学校毕业生对口升学教学用书的要求。

二、教 材 种 类

本套系列教材计划出版 36 种，详见封底。

本套系列教材的编写，邀请自治区二十余所中高职院校、十余家医院参与，参编人员涉及的学校多、部门广、学科种类繁，力求实现教材与教学接轨，满足内蒙古自治区教学的地方特色需求。

编　者

2023 年 3 月

前　言

《国家中长期教育改革和发展规划纲要（2010-2020年》中强调积极推进学历证书和执业资格证书“双证书”制度，推进职业学校专业课程内容和职业标准相衔接，完善就业准入制度。因此，中等卫生职业教育护理专业学生的培养，应坚持以就业为导向，以岗位需求为标准，积极进行课程改革，突出护理教学的“适用性”和“针对性”。为了适应目前中等护理教育的发展需要，科学出版社于2015年11月组织内蒙古自治区中职学校教师编写适合中职学生认知水平、“以就业为指导，以学生为中心，以能力为本位”的课程改革教材，编写要求体现思想性、科学性、先进性、启发性和适用性原则，坚持以培养护理技术应用能力为主线，以培养解决临床问题的能力为重点，以岗位需求为导向，设计教材的结构和内容，强调与临床护理岗位技能需求相联系，实现“四个适应”，即教材内容与护理学科发展相适应、与培养目标相适应、与护士执业资格考试要求相适应、与社会需求相适应。

内科护理学是一门涉及范围广、整体性强的学科，是建立在基础医学、临床医学和人文社会科学基础上的一门综合性应用学科，是关于认识疾病及其预防和治疗、护理患者、促进康复、增进健康的科学。其阐述的内容在临床护理的理论和实践中具有普遍意义，是临床各科护理学的基础。教材内容坚持“三基”（基础理论、基本知识、基本技能）以及理论与实践相结合的原则，突出护理专业职业教育教材的个性特征，既反映当代护理理论和护理技术的发展方向，又立足于培养目标，加强针对性和应用性，以应用为主旨把握教学内容的深广度，对患者的身心护理详细阐述。对内科疾病的基本理论和基本知识则以“必需”和“够用”为度，体现“以人的健康为中心”的护理理念和整体护理的科学内涵，以利学生确立“以护理对象为中心”的整体护理观念和培养学生成为具有熟练职业技能和高尚职业道德、职业行为习惯的高素质劳动者。

全教材共分十章，除绪论外分别介绍各系统疾病患者的护理。教材按护理评估（病因及发病机制、临床表现、实验室诊断及其他检查、诊断与治疗要点）、护理诊断、护理措施和健康教育进行系统阐述。第2～10章后附有练习题，供学生课后学习；相关知识链接有利于学生学习时联系相关学科知识，可以提高学生理论联系实际、分析处理问题的综合能力。

本教材编写过程力求准确、清楚、严谨、层次分明、重点突出、逻辑性强、实用性强、临床性强，力求反映临床最新进展，力求将人文素质教育、创新思维训练和实践能力培养贯穿其中。在编写过程中，我们参考了国内高等医学院校有关教材及专著，在此表示诚挚的谢意。14位编者分别来自内蒙古自治区4所中职学校及2所医院，均有从事中职护理专业内科护理教学和临床实践的丰富经验，全体编写人员都以高度认真负责的态度和饱满的热情参与编写工作，特此致谢。

由于编者水平所限、编写时间紧迫，教材在内容上难免有不足之处，在文字上有欠妥之处，敬请使用教材的师生和读者给予指正，以使本教材日臻完善。

王洪飞

2016年4月

目　录

第 1 章　绪论 ······ 1

第 2 章　呼吸系统疾病患者的护理 ······ 4

第 1 节　概述 ······ 4

第 2 节　呼吸系统疾病患者常见症状体征的护理 ······ 6

第 3 节　急性呼吸道感染患者的护理 ······ 12

第 4 节　肺部感染性疾病患者的护理 ······ 16

第 5 节　支气管哮喘患者的护理 ······ 21

第 6 节　支气管扩张症患者的护理 ······ 25

第 7 节　慢性支气管炎、阻塞性肺气肿患者的护理 ······ 29

第 8 节　慢性肺源性心脏病患者的护理 ······ 34

第 9 节　肺结核患者的护理 ······ 37

第 10 节　呼吸衰竭和呼吸窘迫综合征患者的护理 ······ 44

第 3 章　循环系统疾病患者的护理 ······ 53

第 1 节　概述 ······ 53

第 2 节　循环系统疾病常见症状与体征的护理 ······ 55

第 3 节　心力衰竭患者的护理 ······ 63

第 4 节　心律失常患者的护理 ······ 72

第 5 节　心脏瓣膜病患者的护理 ······ 83

第 6 节　冠状动脉粥样硬化性心脏病患者的护理 ······ 89

第 7 节　原发性高血压患者的护理 ······ 99

第 8 节　病毒性心肌炎患者的护理 ······ 104

第 9 节　心肌病患者的护理 ······ 107

第 10 节　感染性心内膜炎患者的护理 ······ 111

第 11 节　心包疾病患者的护理 ······ 113

第 4 章　消化系统疾病患者的护理 ······ 123

第 1 节　概述 ······ 123

第 2 节　消化系统疾病患者常见症状体征的护理 ······ 126

第 3 节　胃炎患者的护理 ······ 132

第 4 节　消化性溃疡患者的护理 ······ 137

第 5 节　溃疡性结肠炎患者的护理 ······ 144

第 6 节　肝硬化患者的护理 ······ 148

第 7 节　原发性肝癌患者的护理 ······ 155

第 8 节　肝性脑病患者的护理 ······ 160

第 9 节　急性胰腺炎患者的护理 ······ 166

第 10 节　上消化道大量出血患者的护理 ······ 172

第 5 章　泌尿系统疾病患者的护理 ······ 179

第 1 节　概述 ······ 179

第 2 节　泌尿系统疾病常见症状与体征的护理 ······ 182

第 3 节　肾小球病患者的护理 ······ 189

第 4 节　肾病综合征患者的护理 ······ 196

第 5 节　尿路感染患者的护理 ······ 199

第 6 节　急性肾衰竭患者的护理 ······ 204

第 7 节　慢性肾衰竭患者的护理 ······ 207

第 6 章　血液及造血系统疾病患者的护理 ······ 216

第 1 节　概述 ······ 216

第 2 节　血液及造血系统疾病常见症状与体征的护理 ······ 217

第 3 节　贫血患者的护理 ······ 224

第 4 节　出血性疾病患者的护理 ······ 230

第 5 节　白血病患者的护理 ······ 235

第 7 章　内分泌代谢性疾病患者的护理 ······ 246

第 1 节　概述 ······ 245

第 2 节　内分泌与代谢性疾病患者常见症状体征的护理 ······ 248

第 3 节　甲状腺功能亢进症患者的护理 ······ 250

第 4 节　甲状腺功能减退症患者的护理 ······ 255

第 5 节　糖尿病患者的护理 ······ 259

第 6 节　痛风患者的护理 ······ 268

第8章　风湿性疾病患者的护理 …… 271
第1节　概述 …… 271
第2节　风湿性疾病患者常见症状及体征的护理 …… 273
第3节　系统性红斑狼疮患者的护理 …… 278
第4节　类风湿关节炎患者的护理 …… 284
第9章　神经系统疾病患者的护理 …… 291
第1节　概述 …… 291
第2节　神经系统疾病患者常见症状与体征的护理 …… 293
第3节　周围神经疾病患者的护理 …… 301
第4节　癫痫患者的护理 …… 307
第5节　脑血管疾病患者的护理 …… 315
第10章　传染病患者护理 …… 330
第1节　概述 …… 330
第2节　传染病患者常见症状和体征的护理 …… 338
第3节　病毒感染患者的护理 …… 340
第4节　细菌感染患者的护理 …… 352
内科护理实训指导 …… 357
实训一　胸腔穿刺术护理 …… 357
实训二　动脉血气分析标本采集 …… 357
实训三　定量雾化吸入器的使用 …… 358
实训四　便携式监护仪的使用 …… 359
实训五　腹腔穿刺术的护理 …… 361
实训六　便携式血糖仪的使用 …… 362
实训七　胰岛素笔的应用 …… 364
参考文献 …… 366
内科护理教学大纲 …… 367
参考答案 …… 378

第1章 绪论

内科护理学是临床护理学中的一门主干课程，是研究内科患者现存及潜在的健康问题、生命过程反应的发生发展规律，运用护理学知识护理患者，以达到保持和恢复患者健康的一门临床护理学科。随着社会的发展，人类对健康的要求日益增强，护理模式由“生物医学模式”向“生物-心理-社会医学模式”的转变，“以人的健康为中心”的现代护理理念和整体护理观逐步形成，使内科临床护理工作发生质和量的变化。内科护理的内容将不断地更新和拓展，内科护士的角色作用和素质要求也将大大地提高。内科护理学所阐述的内容在临床护理的理论和实践中具有普遍意义，内科护理学的教学活动可使学生通过学习某一疾病的临床特点（生理、心理、社会等方面的表现）、诊断治疗原则、护理诊断、护理措施及健康教育等方面，系统掌握对各科患者的护理内容。其评估的内容、程序、方法和手段，不仅仅是内科护理人员，而且是所有临床科室的护士都应学习和掌握的。内科护理学作为临床专业课中的基础和关键课程，是护理专业学生必须要掌握的。

一、内科护理的范围和内容

内科护理的范围很广，它涉及解剖学、生理学、微生物学、病理学、生物化学、药理学、护理学、心理学等相关基础知识。与其他临床医学，如护理学基础、外科护理、妇科护理、急救护理、耳鼻喉护理、康复护理学、老年病学、预防医学等也紧密相关。按中等卫生职业教育要求，护理专业的内科护理包括呼吸系统疾病、消化系统疾病、循环系统疾病、泌尿系统疾病、血液系统疾病、内分泌与代谢性疾病、风湿性疾病、神经系统疾病、传染病等患者的护理。急症患者的护理归到急救护理技术，各系统肿瘤归到外科护理。

本教材的基本编写结构为：除绪论外，每个系统的各章第1节均为概述，简要地复习该系统的结构功能及其与疾病的关系，对该章患者护理评估重点内容进行阐述，列出该系统或专科疾病共性的常见症状及体征，常见症状、体征的护理措施。第2节以后为具体的疾病，每个疾病的编写内容包括：概述、护理评估（包括健康史评估、身体评估、实验室及其他检查评估、心理-社会评估）、护理诊断、护理措施和健康教育。

链 接

整体护理概念的由来

1980年，美国波士顿大学护理专家李式鸾博士来华讲学，将“护理程序”引入我国，打开了中国护理与世界护理接轨的大门。1994年，美国乔治梅森大学护理与健康科学学院吴袁剑云博士来华，先后在北京、济南、杭州、上海、南京、青岛、大连、广州等地讲学。她根据了解到的中国护理临床和教育实际，设计了既适合中国国情又与国际先进护理接轨的系统化整体护理的护理改革，并帮助国内多家医院建立了模式病房。随后，整体护理在我国逐步普及，不断完善。

二、学习内科护理的目的要求

内科护理学是中职护理专业必修的核心课程。内科疾病临床表现多样，既可表现为急性发作，病情凶险、需要及时实施抢救措施以挽救患者的生命，也可呈慢性发展，病情迁延、复杂多变，药物疗效不佳，患者的精神、经济负担沉重。内科疾病以药物治疗为主，药物治疗过程中观察药物与人体之间的相互作用，药物的毒副作用及对机体的不良影响等是内科护士工作的主要内容之一。临床护理中病情观察和药物治疗需要护理人员具有坚实的基础医学理论知识、高度的责任心、敏锐的反应能力、细致的工作作风；心理社会护理的开展、新技术的应用则要求护士具有较高的综合素质，学科知识全面并运用综合知识的能力较强，才能适应临床护理工作的需要。

本课程以胜任临床护理岗位需求为目标，以护士注册考试大纲为参考，以整体护理教学法为主线，重在临床护理能力的培养。内科护理学教学内容主要分为以下几部分：理论课讲授、课间见习、临床见习和临床实习。理论课主要讲授疾病护理的基础知识，为临床护理实践打下坚实的基础。在临床见习中，护理学生在临床带教教师的带领下接触临床病例，在实际病例中加深对所学理论知识的认识；通过观摩、模拟，掌握基本护理操作，并学会与患者沟通的技巧。而临床实习，则是指在临床带教教师的指导下，护理学生进行临床实践。学会独立运用护理学知识和临床思维方式，解决实际护理问题，并在护理教师的指导下进行护理操作，全面锻炼临床护理能力的过程。内科护理学教学这三个部分是相对独立又紧密联系的一个整体。通过这三个阶段的培养，护理学生的理论水平、操作能力、临床护理思维各方面都得到了提高，逐渐成长为可独立处理临床问题，并具备自我学习、自我完善能力的护理人员。

通过学习内科护理学，学生应达到以下要求：

（1）掌握疾病的概念、常见病因和诱因，了解发病机制和治疗原则。

（2）按照护理程序的思路学习护理评估、护理诊断及合作性问题、护理目标、护理措施，掌握护理评估的相关内容，结合身心状况作出护理诊断；针对护理诊断制订护理目标。护理措施一般从一般护理、病情观察、配合治疗、心理护理等方面学习，在实施护理活动中能够不断进行评价反馈，从而给患者提供高质量的护理服务。

（3）结合教材提供的典型病例、考点提示，与实际相结合，处理好知识的系统性和重点、难点的关系；既要有护理的整体观，又要有重点。

（4）了解教材的链接内容，有利于拓宽知识面。

（5）通过对各系统疾病的理论学习、临床见习或临床实习，掌握实施整体护理的个性特点，即把疾病护理的普遍性知识应用于具体患者，达到理论联系实践的目的。

（6）树立“生物-心理-社会医学模式”，确立“以人的健康为中心”的护理理念，树立全心全意为护理对象服务的思想，有刻苦勤奋学习的学习态度，养成认真、主动、严谨的工作作风，表现出对患者的高度责任心、同情心和爱心。

（7）了解常见急危重症患者的急救原则，在老师指导下，能对急危重症患者进行初步应急处理和配合抢救。

（8）掌握人际沟通技巧，对内科患者及其家属进行适时健康教育，维护和促进人民的健康，减少疾病的发生，延缓疾病的进展，减轻疾病的伤残和病残，提高人民的生活质量。

三、内科护理学的发展与展望

生物-心理-社会医学模式和现代护理观的形成，促进了内科护理学的发展。随着社会的发展，人类文明和科学技术的进步，人民生活水平的提高，我国疾病谱发生了很大变化。心脑血管疾病、恶性肿瘤、糖尿病、艾滋病等与生活方式、环境因素有关的疾病呈上升趋势；另一特点是原有的一些传染病、寄生虫病已基本得到控制，某些地方病的发病率明显降低，而新的传染病如 SARS、禽流感、甲型 H1N1 流感等严重威胁人民身体健康和生命危险的疾病不断出现。人民群众对卫生保健服务的需求快速提高，表现在不仅要求治疗疾病，更重要的是促进和保持健康、预防疾病，提高生活质量。这些变化促使生物医学模式转向生物-心理-社会医学模式，以疾病护理及以患者护理为中心的护理观转向以整体的人的健康为中心的现代护理观。这些观念的转变使内科护理学对患者的护理内容发生了本质的变化，工作场所已不再局限于医院内，而是扩展到家庭和社区；护理工作的服务对象不仅仅是患者，而是着眼于整体的人的生理、心理、社会、精神需求，护理工作任务扩展到促进健康、预防疾病、协助康复、减轻痛苦的人的生命全过程的护理。

近年来，内科护理学随着现代科技进步及生命科学的发展而迅速发展，表现在病因学的研究、诊断技术、治疗方法等方面的进展快速；近年来对内科疾病的病因和发病机制认识的不断深入，在不少方面已有突破性进展，从而促进了对疾病的诊断、治疗和预防方法的不断完善。在检查和诊断技术方面，高科技诊断技术的发明和发展大大提高了对疾病的诊断水平。在治疗技术方面，心血管疾病介入治疗的发展已达到较高的水平，如冠心病的球囊扩张加支架植入，心律失常的消融治疗，先天性心脏病的封堵治疗等。

护理学科的发展与医学科学的发展密切相连，互相影响、互相促进。例如，对疾病的病因和发病机制的进一步认识，使临床护理人员在工作实践中对人群（患者及健康的人）进行健康教育和健康指导时，更加注重整体人及全身系统器官的整体性。急危重症医学的进展促进了急危重症护理学的发展，包括监护室的建设、危重患者监护及抢救技术的完善。各种学科高端技术的开发和临床应用，无不伴随着护理新业务、新技术的形成，护理工作的创新是医学研究和新技术成功的关键因素之一。近年来，临床护理科研的深入开展，丰富了内科护理学的知识，循证护理的开展使经验护理转向了科学护理。护理研究范围也扩展至对服务对象的行为探索，例如，对国内患者的求医行为、治疗护理依从性的研究，探讨了患者的行为方式和治疗效果及预后之间的关系。以人为本，对患者实施人文关怀，对患者各种严重疾患或功能性残疾患者的病情与功能情况、护理需求、心理状态、应对方式、生活质量、社会支持等方面的研究，增进了护士对患者生理、心理、社会、精神、文化等方面的理解，并据此探讨有效的护理干预。对专科护理及护理技术方面等的创新和研究，为临床护理学科的发展、护理水平和护理质量的提高展示了良好的前景。

王洪飞

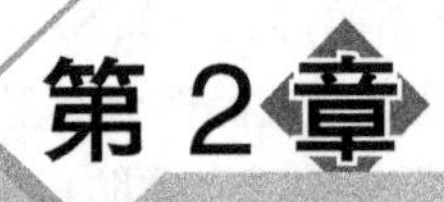

第2章 呼吸系统疾病患者的护理

第1节 概 述

呼吸系统疾病主要病变在气管、支气管、肺部及胸腔。呼吸系统疾病在城市的死亡率居第四位，而在农村则居首位。近年来大气污染、吸烟、人口老龄化及其他因素，使慢性阻塞性肺疾病、支气管哮喘、肺癌、肺部弥散性间质纤维化及肺部感染等疾病的发病率明显增高，多数疾病呈慢性病程，引起肺功能损害，最终使患者致残甚至危及生命，严重危害人民健康。但随着医学科学技术的进步，呼吸系统疾病的诊断方法更加灵敏和准确，新药物的不断问世，疾病治疗和护理的规范化以及呼吸监护病房的设置，很大程度上挽救了患者的健康和生命。

一、呼吸系统的解剖结构和生理功能

呼吸系统包括鼻、咽、喉、气管、支气管、肺泡、胸膜、胸廓及膈。呼吸系统主要功能是与外界进行气体交换，吸入氧气，呼出二氧化碳，并具有防御、免疫、神经内分泌及代谢功能。

（一）上呼吸道

上呼吸道是指从鼻腔开始到环状软骨，包括鼻、咽、喉。主要作用是调节吸入气体的温度和作为气体的输送通道。鼻腔对吸入气体有加温、过滤、保湿功能；咽是呼吸道和消化道的共同通路；声门在发声和咳嗽中起着重要作用。吞咽反射可防止食物进入下呼吸道。

（二）下呼吸道

下呼吸道是指环状软骨以下的气管、支气管至终末呼吸性细支气管末端的气道。呼吸道逐级分支使气道口径越来越小，气道总面积增大，气体流速减慢。临床上将直径小于2mm的细支气管称为小气道。小气道由于管壁无软骨支持、气体流速慢、阻力小、易阻塞，是呼吸系统疾病的常见发病部位，且不易早期发现和诊断。

（三）肺泡

肺泡是气体交换的场所。肺泡的上皮细胞包括Ⅰ型细胞、Ⅱ型细胞和巨噬细胞。Ⅱ型细胞分泌表面活性物质，以降低肺泡表面张力，防止肺萎缩。

（四）肺的血液循环

肺的血液循环有两类，即肺循环和支气管循环。肺循环由肺动脉-肺毛细血管-肺静脉组成，实现气体交换功能。支气管循环由支气管动脉和静脉构成，是支气管壁、肺泡和胸膜的营养血管。

（五）胸膜和胸膜腔

胸膜分为脏胸膜和壁胸膜，脏胸膜紧贴在肺表面，壁胸膜衬于胸壁内面，两层胸膜在肺根处

相互移行，构成潜在的密闭腔隙，称为胸膜腔。正常胸膜腔为负压，腔内仅有少量浆液起润滑作用。因壁胸膜有感觉神经分布，病变累及壁胸膜时可引起胸痛。

（六）肺的通气和换气功能

机体与外环境之间的气体交换称为呼吸。它由外呼吸、血液运输及内呼吸组成。呼吸系统通过肺通气与换气两个过程完成了最关键的外呼吸。肺通气指肺与外环境之间的气体交换。肺换气指肺泡与血液之间的气体交换。气体交换通过呼吸膜以弥散的方式进行。

呼吸运动是一种自主性节律性活动。任何一部分在结构和（或）功能上发生障碍均会影响呼吸运动，导致通气障碍，甚至出现呼吸衰竭。

（七）防御功能

呼吸系统具有十分完善的防御机制，保护机体免受侵害或使损害降至最低，主要有物理防御、吞噬细胞防御和免疫防御。

二、实验室及其他检查

（一）血液检查

呼吸系统感染时，中性粒细胞增多，严重时可伴有中毒颗粒；嗜酸粒细胞增加提示过敏性疾病或寄生虫感染；其他血清学抗体试验，如荧光抗体、对流免疫电泳、酶联免疫吸附测定等，对病毒、支原体、细菌等感染的诊断有一定帮助。

（二）痰液检查

痰涂片在高倍镜视野里上皮细胞＜10 个，白细胞＞25 个为相对污染少的痰标本，定量培养菌量≥10^7cfu/ml 可判定为致病菌。若经环甲膜穿刺气管吸引或经纤维支气管镜防污染双套管毛刷采样，可防止咽喉部寄生菌的污染，对肺部微生物感染病因诊断和药物选用有重要价值。反复进行痰脱落细胞检查，有助于肺癌的诊断。

（三）胸部影像学检查

胸部 X 线透视及正侧位胸片检查，在临床上最常用，可发现被心、纵隔等掩盖的病变，还能观察膈、心血管活动情况；CT 能进一步明确病变部位、性质以及有关气管-支气管通畅程度；磁共振成像（MRI）对纵隔疾病和肺动脉栓塞的诊断有较大帮助；支气管造影检查有助于支气管扩张、狭窄、阻塞的诊断；支气管动脉造影和栓塞术可用于咯血的诊治。

（四）纤维支气管镜检查

纤维支气管镜能深入亚段支气管，直接窥视黏膜水肿、充血、溃疡、肉芽肿、肿瘤、异物等，作黏膜的刷检或钳检，可进行组织学检查；同时能作支气管肺泡灌洗，灌洗液的微生物、细胞学、免疫学、生物化学等检查有利于明确病原和病理诊断；可取出异物、诊治咯血；还可经高频电刀、激光、微波治疗良恶性肿瘤。

（五）呼吸功能测定

呼吸功能测定有助于了解疾病对肺功能损害的性质及程度。对部分肺部疾病的早期诊断有重要价值，如慢性阻塞性肺疾病表现为阻塞性通气功能障碍，而胸廓畸形、胸腔积液、胸膜增厚则表现为限制性通气功能障碍。其主要参考指标包括：肺活量（VC）、残气量（RV）、肺总量（TCL）、第 1 秒用力呼气容积（FEV_1）及用力肺活量（FVC）等。

（六）胸腔积液检查

胸腔积液检查能明确是渗出液或漏出液，对疾病的诊断及治疗有重要意义。

（七）肺活组织检查

肺活组织检查是确定疾病性质的重要方法。根据获取组织标本的不同部位选择不同的方法，如近胸壁的肿块可在胸透、超声或 CT 引导下作经胸壁穿刺肺活检，对于肺深部及纵隔部位的病变，可经纤维支气管镜获取标本并作活组织检查。

（八）放射性核素扫描

放射性核素扫描对肺区域性通气/灌注、肺血栓栓塞和血流缺损及占位性病变诊断有帮助。

第 2 节　呼吸系统疾病患者常见症状体征的护理

一、咳嗽、咳痰的护理

咳嗽是一种反射活动，借以清除呼吸道分泌物和异物，是机体的重要防御功能之一。但频繁、剧烈的咳嗽也会对机体造成损害。咳痰是一种病理现象，是通过咳嗽反射将气管、支气管分泌物排出体外的动作。

（一）护理评估

【健康史】 了解患者有无呼吸道感染、支气管哮喘、呼吸系统肿瘤、肺结核等病史；有无受凉、吸烟、花粉或灰尘吸入、精神刺激等诱因；有无自发性气胸、胸膜炎、胸腔穿刺等；有无风湿性心脏病或其他心血管疾病所致左心衰竭引起的肺淤血或肺水肿；是否服用过某些药物如血管紧张素转换酶抑制剂等。其中，引起咳嗽与咳痰最常见的原因是呼吸道感染。

【身体状况】

1. 咳嗽的性质　根据咳嗽是否伴有痰液分为干性咳嗽和湿性咳嗽。干咳常见于咽喉炎、支气管异物、支气管肿瘤、胸膜炎等；咳嗽伴咳痰多见于慢性支气管炎、支气管扩张症、肺脓肿、肺炎、空洞性肺结核等。

2. 咳嗽出现的时间　突然发作的咳嗽多由吸入异物或刺激性气体、肿瘤压迫气道引起；夜间规律发作性干咳可见于支气管哮喘；长时间慢性咳嗽多见于慢性支气管炎、支气管扩张症、肺结核等。

3. 咳嗽的音色　咳嗽伴声音嘶哑，多见于喉部炎症或肿瘤压迫喉返神经；金属音调咳嗽，多见于纵隔肿瘤、支气管肺癌压迫气管所致。

◎ 考点：痰的性状和量变化的常见疾病

4. 痰的性质和量　痰分为黏液性痰、浆液性痰、脓性痰和血性痰。白色黏液痰多见于慢性支气管炎；黄色脓痰提示化脓菌感染；铁锈色痰见于肺炎链球菌感染；粉红色浆液泡沫痰见于急性肺水肿；血性痰多见于肺结核或肺癌；痰有恶臭味提示厌氧菌感染。痰量＞100ml/24h 为大量痰；咳大量痰静置后出现分层现象是支气管扩张和肺脓肿的典型表现。

5. 伴随症状　咳嗽伴发热常提示感染；咳嗽伴胸痛提示病变累及胸膜；剧烈咳嗽可引起气胸。

【实验室和其他检查】

1. 痰液检查　极为重要，可作痰菌、脱落细胞等检查。
2. 血常规　血白细胞增加提示感染。
3. 影像学检查　胸部 X 线及 CT 检查以确定病变部位、范围、性质。

【心理-社会状况】　频繁、剧烈的咳嗽，可使患者疲乏、失眠、焦虑甚至抑郁，影响工作和生活。

◎ 考点：咳嗽与咳痰的主要护理诊断

（二）主要护理诊断

1. 清理呼吸道无效　与无效咳嗽、痰液黏稠、胸痛、意识障碍等有关。
2. 有窒息的危险　与呼吸道分泌物增多、排痰无力、意识障碍有关。
3. 焦虑　与剧烈咳嗽、排痰不畅而影响休息及病情加重有关。

（三）护理目标

1. 患者能保持呼吸道通畅，痰易咳出。
2. 患者和（或）家属能正确进行或配合有效咳嗽、体位引流、胸部叩击等处理，不发生窒息。
3. 焦虑程度减轻。

（四）护理措施

1. 休息和活动　保持室内空气新鲜，温度、湿度适宜。避免接触烟雾、灰尘、花粉及刺激性气体。对吸烟者与其共同制订戒烟计划，远离吸烟的环境。休息时患者取舒适体位。

2. 饮食护理　给予高蛋白、高维生素饮食，多饮水，每日饮水保持在 1500ml 以上，以利于稀释和排出痰液。

3. 病情观察　密切观察并记录痰液的颜色、量与性质，正确采集痰液标本并及时送实验室检查，为医疗诊断提供可靠依据。

◎ 考点：促进排痰的方法

4. 协助排痰　遵医嘱给予抗生素、祛痰药物，并采取以下措施。

（1）指导有效咳嗽：适用于神志清醒尚能咳嗽的患者。患者取舒适体位，进行 5～6 次深而慢的腹式呼吸，然后在深吸气末保持张口状短暂屏气，关闭声门然后突然开放，连续咳嗽 2～3 次，再用力咳嗽将痰排出；同时将自己的手按压在上腹部，可以帮助痰液排出。

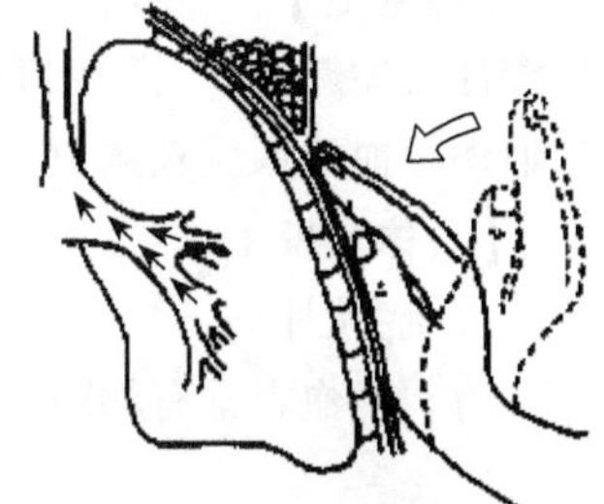
图 2-1　胸部叩击方法

（2）拍背与震荡胸壁：适用于长期卧床、久病体弱、排痰无力的患者。①胸部叩击的方法：患者取侧卧位，医护人员两手手指并拢，手背隆起，指关节微屈，从肺底由下向上、由外向内叩击胸壁，震动气道，边拍边鼓励患者咳嗽，以进一步促进痰液排出，每侧肺叶反复叩击 1～3 分钟（图 2-1）。②胸壁震荡法：双手掌重叠并将手掌置于待引流的胸廓部位，吸气时手掌放开，从吸气最高点开始在整个呼气期手掌紧贴胸壁，施加一定压力并作轻柔的上下抖动，以震荡患者胸壁5～7次，每一部位重复6～7个呼吸周期。

胸部叩击与胸壁震荡的注意事项：①若咯血、心血管状况不稳定，禁止叩击和震荡。②每次叩击或震荡时间以15～20分钟为宜；安排在餐前进行，并在餐前30分钟完成。③叩击力量要适中。

（3）湿化呼吸道：适用于痰液黏稠不易咳出者，常用蒸汽吸入或超声雾化吸入。气管切开者可在插管内滴液。

（4）体位引流：适用于痰量较多、呼吸功能与一般情况尚好的支气管扩张症、肺脓肿等患者（详见本章第6节）。

（5）机械吸痰：适用于痰量较多而咳嗽反射弱者（昏迷或气管切开、气管插管者）。

5. 心理护理 护士应帮助患者了解咳嗽、咳痰的相关知识，给予患者心理支持，帮助患者树立战胜疾病的信心。

6. 健康指导

（1）避免对呼吸道的刺激：避免烟雾、粉尘及刺激性气体对呼吸道的刺激，告知患者要戒烟。

（2）预防呼吸道感染：嘱患者注意防寒、保暖，合理安排休息，避免淋雨、过度疲劳、吸烟等诱发因素。呼吸道感染流行期间，尽量少去公共场所。

（3）促进排痰：指导患者及家属掌握正确的促进排痰的方法，如能够有效咳嗽、正确操作超声雾化器及胸部叩击方法等。

（五）护理评价

患者的痰液是否变稀；神志是否清楚；呼吸是否平稳；情绪是否稳定，是否积极配合治疗和护理。

二、咯血的护理

案例2-1 患者，女性，23岁。因低热、咳嗽、咯血2周，门诊以“肺结核”收入院。今晨突然出现胸闷、剧烈咳嗽、咯血不畅，随即烦躁不安、呼吸困难、唇指发绀、张口瞪目、双眼上翻。

问题：1. 该患者目前最主要的合作性问题是什么？

2. 应对患者采取哪些抢救措施？

◎ 考点：咯血的概念

咯血指喉以下呼吸道或肺组织出血经口咯出。大多数咯血是由呼吸系统和心血管系统疾病引起。咯血量的多少与受损血管的性质及数量有直接关系，而与疾病的严重程度不完全相关。

（一）护理评估

◎ 考点：引起咯血最常见的疾病

【健康史】 了解有无肺结核、支气管扩张症、肺炎、支气管肺癌等呼吸系统疾病史；有无风湿性二尖瓣狭窄、急性肺水肿等心血管系统疾病史；有无血小板减少性紫癜、再生障碍性贫血、白血病等血液系统疾病史。在我国引起咯血最常见的疾病是肺结核。

【身体状况】

1. 症状评估

（1）咯血者常有胸闷、喉痒、咳嗽等先兆，咯血多为鲜红色，伴泡沫或痰，呈碱性。

◎ 考点：咯血的程度

（2）咯血量：24小时咯血量＜100ml为小量咯血；24小时咯血量在100～500ml为中等量咯

血；24小时咯血量＞500ml或一次出血量＞300ml为大量咯血。

（3）伴随症状：伴有发热、咳嗽、咳痰，常见于肺炎、肺结核、支气管扩张等；痰中带血应考虑支气管肺癌；伴有杵状指常见于支气管扩张症、支气管肺癌等；伴有皮肤黏膜出血常见于血液病等。

◎ 考点：咯血引起窒息的先兆和窒息的表现

（4）窒息和低血容量性休克：大咯血者易发生窒息和低血容量性休克，是咯血者死亡的主要原因。应注意评估患者有无咯血不畅、胸闷、气促、喉头痰鸣音等窒息先兆表现，有无表情恐怖、张口瞪目、唇指发绀、意识障碍等窒息表现。失血性休克多见于咯血量超过体重的30%（约达1500ml以上），患者出现面色苍白、四肢厥冷、出冷汗、脉搏细数、血压下降、少尿等表现。

2. 体征　评估呼吸的频率、节律、深度的改变；了解呼吸音改变，如窒息时呼吸音减弱或消失；观察生命体征及尿量，判断有无休克发生。

【实验室和其他检查】　了解红细胞计数、血红蛋白含量；血小板计数、出凝血时间等；了解胸部X线检查、支气管镜检查结果。

【心理-社会状况】　咯血无论其量多量少，患者均可能产生不同程度的紧张与恐惧等心理反应；了解患者对疾病的认识程度，保持良好的心态配合治疗与护理。

◎ 考点：咯血的主要护理诊断

（二）主要护理诊断

1. 有窒息的危险　与大咯血引起气道阻塞有关。
2. 焦虑或恐惧　与反复咯血或大咯血有关。

（三）护理目标

1. 患者咯血得到及时控制，未发生窒息。
2. 患者恐惧感减轻，能配合治疗及护理。

◎ 考点：咯血的护理措施

（四）护理措施

1. 休息和活动　避免不必要的交谈，一般静卧休息能使小量咯血自行停止。大咯血患者应绝对卧床休息，减少翻动。协助患者取平卧位，头偏向一侧或患侧卧位，利于健侧肺通气或防止窒息。

2. 饮食护理　大咯血者暂禁食，小量咯血者宜进少量温凉流质饮食，避免饮用浓茶、咖啡、酒等刺激性饮料，保持大便通畅。

3. 病情观察　注意观察咯血的次数、量、程度及伴随症状，观察生命体征及意识状态等，做好出入量的记录。如果出现窒息先兆或发生窒息及失血性休克。应立即报告医师并协助抢救。

4. 窒息的抢救

（1）发现大咯血患者窒息时立即置患者头低脚高俯卧位，头偏向一侧，轻拍背部以利于血块排出。

（2）迅速清除口腔、鼻腔内的血块，或迅速用鼻导管接吸引器插入气道内抽吸积血。无效时配合医师立即行气管插管或气管镜直视下吸取血块。

（3）清除气管内血块后患者仍未恢复自主呼吸时，应行人工呼吸，给予高流量吸氧或遵医嘱应用呼吸兴奋剂，并密切观察病情变化，警惕再窒息的发生。

5. 用药护理

（1）止血剂：遵医嘱用止血药物，注意观察药物疗效及不良反应。大咯血时使用垂体后叶素，应控制滴数。用药过程应注意观察有无面色苍白、出汗、心悸、胸闷、腹痛、腹泻等不良反应。因该药有收缩血管和子宫平滑肌的作用，因此冠心病、高血压及妊娠者禁用。

（2）镇静剂：对烦躁不安者，遵医嘱可用镇静剂，如地西泮 5～10mg 肌内注射。禁用吗啡、哌替啶，以免抑制呼吸。

（3）镇咳剂：咯血伴剧烈咳嗽时，遵医嘱可用镇咳剂，但年老体弱、肺功能不全者慎用，以免抑制咳嗽反射，血块不能咯出。

6. 心理护理　患者咯血时护士应给予细致观察与护理，使之有安全感，并做必要的解释，使其身心放松，能配合治疗。及时把血迹清理干净，避免让患者看到，以免刺激患者，使其更加紧张。

7. 健康指导　向患者及家属解释引起咯血的原因，指导患者充分休息，避免剧烈运动。合理安排饮食，保持大便通畅，勿用力排便。注意药物治疗的注意事项和自我护理的方法。及时治疗原发病。

（五）护理评价

患者呼吸道是否通畅；恐惧感是否减轻。

三、肺源性呼吸困难的护理

考点：肺源性呼吸困难的概念

肺源性呼吸困难是由呼吸系统疾病引起通气、换气功能障碍，导致缺氧和（或）二氧化碳潴留所致。

（一）护理评估

【健康史】　了解引起呼吸困难的病因，如气管-支气管炎及异物、支气管哮喘、肺气肿、肺炎、肺结核、胸腔积液、气胸等；了解有无诱发和加重的因素。

考点：肺源性呼吸困难的分型、各型的特点及常见疾病

【身体状况】　肺源性呼吸困难按临床特点可分为 3 种类型：①吸气性呼吸困难，特点为吸气费力、吸气时间延长，重者可出现“三凹征”（胸骨上窝、锁骨上窝及肋间隙明显凹陷）。其常见于喉、大支气管狭窄或阻塞等，如喉头水肿、气管异物。②呼气性呼吸困难，特点为呼气费力，呼气时间延长伴哮鸣音。其常见于慢性阻塞性肺气肿、支气管哮喘等。③混合性呼吸困难，特点为吸气和呼气均感费力，呼吸浅而快。其常见于重症肺炎、肺结核、大量胸腔积液、气胸等。

【实验室和其他检查】　动脉血气分析判断呼吸困难及缺氧程度；胸部 X 线、CT 检查可协助判断病因。

【心理-社会状况】　了解患者是否有情绪紧张、焦虑或恐惧等心理反应，或因患者劳动力下降甚至造成家庭关系的变化。

考点：肺源性呼吸困难的主要护理诊断

（二）主要护理诊断

1. 气体交换受损　与肺部病变广泛使呼吸面积减少、支气管平滑肌痉挛、换气功能障碍有关。
2. 活动无耐力　与呼吸困难引起组织缺氧有关。

（三）护理目标

1. 患者自诉呼吸困难程度减轻或消失。
2. 活动耐力逐渐提高，合理安排休息与活动。

考点：肺源性呼吸困难的护理措施

（四）护理措施

1. 休息和活动　提供整洁、舒适的环境，保持室内洁净、空气新鲜，保持合适的温度和湿度。严重呼吸困难患者应尽量减少活动和不必要的谈话，以减少耗氧量和能量消耗；病情许可时，鼓励患者有计划地逐渐增加每日活动量；避免紧身衣服或过厚被褥而加重胸部压迫感。帮助患者采取身体前倾坐位或半卧位，也可抬高床头，自发性气胸患者取健侧卧位，大量胸腔积液者取患侧卧位。

2. 饮食护理　嘱患者选择以营养丰富、高维生素的流质或半流质食物为主，忌食产气过多的食物，以防腹胀而影响呼吸。鼓励多饮水，以利痰液的排出。

3. 病情观察　观察患者呼吸困难的特点、呼吸频率、节律和深度的改变，监测生命体征，如有异常及时报告医师并协助处理。

4. 氧疗护理

（1）保持呼吸道通畅：及时协助患者充分排出气道内分泌物。

（2）吸氧：氧疗是纠正缺氧、缓解呼吸困难最有效的方法，并能提高动脉血氧分压，减轻组织损伤，恢复脏器功能，提高机体运动的耐受力。根据病情及血气分析结果合理用氧，如缺氧严重而无二氧化碳潴留者，可用面罩给氧；缺氧伴有二氧化碳潴留者，可用鼻导管或鼻塞法给氧。应密切观察氧疗效果，以防发生氧中毒和二氧化碳麻醉。

5. 心理护理　增加巡视次数，进行必要的解释，以缓解其紧张情绪。

6. 健康指导　向患者讲解缓解呼吸困难的方法，指导患者和亲属掌握合理的氧疗。指导患者合理饮食，制订休息与活动计划，坚持呼吸功能锻炼。

（五）护理评价

患者呼吸是否稳定；动脉血气分析结果是否正常。

练　习　题

A_1 型题

1. 呼吸系统最主要的功能是
   A. 气体交换功能　B. 代谢功能
   C. 免疫功能　D. 防御功能
   E. 神经内分泌功能

2. 呼吸系统疾病最常见的症状是
   A. 呼吸困难　B. 咳嗽、咳痰
   C. 咯血　D. 胸痛
   E. 胸闷

3. 下列关于咳嗽描述不正确的是

A. 是一种保护性防御机制
B. 可以清除呼吸道分泌物和异物
C. 是一种反射活动
D. 剧烈咳嗽不会对机体造成损害
E. 是呼吸系统最常见的症状

4. 下列细菌感染常见铁锈色痰的是
A. 肺炎链球菌 B. 真菌
C. 厌氧菌 D. 结核杆菌
E. 肺炎克雷伯杆菌

5. 咳恶臭痰常提示患者呼吸道有
A. 病毒感染 B. 真菌感染
C. 结核杆菌感染 D. 厌氧菌感染
E. 肺炎链球菌感染

6. “清理呼吸道无效”的诊断依据不包括
A. 痰液黏稠 B. 肺通气功能障碍
C. 意识障碍 D. 胸痛
E. 没有掌握咳痰技巧

7. 在我国引起咯血最常见的病因是
A. 肺炎 B. 肺癌
C. 肺结核 D. 支气管扩张症
E. 支气管哮喘

8. 大咯血时最危险也最常见的护理问题是
A. 严重贫血 B. 休克
C. 窒息 D. 继发感染
E. 肺不张

9. 大咯血患者发生窒息时，首要的护理措施是
A. 心理安慰 B. 止血
C. 输血 D. 维持呼吸道通畅
E. 吸氧

10. 下列咳嗽、咳痰护理措施中，错误的是
A. 保持室内空气新鲜、清洁
B. 咳脓痰者注意口腔护理
C. 痰稠不易咳出时应多饮水
D. 协助痰多的卧床患者翻身
E. 痰多、体弱无力咳嗽者施行体位引流

11. 某结核病患者咯血突然终止，出现呼吸极度困难，表情恐怖，两手乱抓，首要的处理措施为
A. 即刻通知医师
B. 立即给予吸氧
C. 立即用呼吸兴奋剂
D. 置患者于头低脚高位并拍背
E. 立即输血

第3节 急性呼吸道感染患者的护理

一、急性上呼吸道感染患者的护理

案例 2-2 患者，女性，19 岁。因咽痛、鼻塞、流涕伴轻度声音嘶哑 2 天就诊。查体：鼻黏膜充血水肿，有稀薄分泌物，咽部发红。临床诊断：急性上呼吸道感染。

问题： 1. 该患者主要的护理措施有哪些？
2. 健康教育的要点是什么？

（一）概述

【概念】 由病毒或细菌引起的局限于鼻、咽、喉部的急性炎症统称为急性上呼吸道感染。本病是最常见的一种感染性疾病，发病率高，传染性强。

考点：急性上呼吸道感染的常见病因

【病因】 急性上呼吸道感染有 70%～80%由病毒感染，主要为流感病毒、副流感病毒、呼吸道合胞病毒、鼻病毒、埃可病毒、柯萨奇病毒等。细菌感染可直接或继发病毒感染之后，以溶血性链球菌多见。

【发病机制】 本病多发于冬春季节，主要通过飞沫或被污染的用具传播。当受凉、淋雨、

过度疲劳致集体抵抗力和呼吸道防御功能降低时，寄生于上呼吸道或从外界侵入的病毒和细菌可迅速繁殖引起急性上呼吸道炎症。

甲型 H1N1 流感知多少？

甲型 H1N1 流感由甲型 H1N1 病毒（属于甲型流感病毒，由禽流感病毒、猪流感病毒和人流感病毒的基因片段组成）感染引起。自 2009 年 3 月 18 日开始，墨西哥陆续发现感染、死亡病例，甲型 H1N1 流感迅速蔓延至全世界。传染源是感染此病毒的人或动物，主要通过呼吸道传播，也可通过接触传播。潜伏期为半天到 3 天，最长 7 天，传染期为发病前 1 天至发病后第 7 天。本病好发于 20～45 岁青壮年。主要症状与感冒相似，表现为突然发热、咳嗽、肌肉痛、疲乏，少数可有腹泻、呕吐、眼睛发红、头痛和流涕。治疗应及早应用抗病毒药（可试用奥司他韦）及对症、支持治疗。

（二）护理评估

【健康史】 了解发病前有无受凉、淋雨、劳累等诱因；平素身体状况；有无与感冒患者接触史。

◎ 考点：急性上呼吸道感染的症状和体征

【身体状况】

1. 症状和体征

（1）普通感冒：俗称“伤风”，多由鼻病毒、副流感病毒等引起。潜伏期短（1～3 天），起病急。初期有咽干、喉痒，继而出现打喷嚏、鼻塞、流涕，开始鼻涕呈稀水样，2～3 天变稠可伴咽痛。一般无发热及全身症状。体检可见鼻黏膜充血、水肿，有分泌物。

（2）病毒性咽炎和喉炎：咽炎是以咽部发痒和烧灼感为特征，腺病毒感染时可伴眼结膜炎；喉炎以声音嘶哑、说话困难、咳嗽时疼痛为特征。体检可见喉部水肿、充血，局部淋巴结肿大，有时可闻及喉部喘息声。

（3）疱疹性咽峡炎：明显咽痛、发热，病程约 1 周。检查可见咽部充血，软腭、悬雍垂、咽及扁桃体表面有灰白色疱疹及浅表溃疡。儿童多见，多发于夏季。

（4）咽结合膜热：常有发热、咽痛、畏光、流泪、咽及结膜明显充血。本病常发生于夏季，可通过游泳传播。儿童多见。

（5）细菌性咽-扁桃体炎：起病急，有明显咽痛、畏寒、发热，体温可达 39℃以上。体检可见咽部充血明显，扁桃体肿大、充血，表面有黄色点状渗出物，颌下淋巴结肿大、压痛。

2. 并发症　鼻窦炎、心内膜炎、心肌炎、中耳炎、肾小球肾炎等。

【实验室和其他检查】

1. 血常规　病毒感染时，白细胞计数多正常或偏低，淋巴细胞比例升高。细菌感染时，白细胞数及中性粒细胞比例增高，可有核左移现象。

2. 病原学检查　病毒分离、血清学检查，可判断病毒类型。细菌培养和药物敏感试验有利于判断细菌类型，并可指导临床用药。

【心理-社会状况】 出现并发症时患者是否有不良情绪等心理反应。

【治疗要点】 呼吸道病毒感染目前尚无特效的抗病毒药物，以对症、休息为主；继发细菌感染除对症治疗外，应选用敏感的抗菌药物。也可采用中药治疗。本病预后良好，不留后遗症。少数可有鼻窦炎、心内膜炎、心肌炎及肾小球肾炎等并发症。

（三）主要护理诊断

1. 体温过高　与病毒和（或）细菌感染有关。
2. 急性疼痛：头痛、咽痛　与鼻、咽、喉部感染有关。
3. 潜在并发症：鼻窦炎、中耳炎、肾小球肾炎、心肌炎、支气管炎。

（四）护理目标

1. 患者体温恢复至正常范围。
2. 头痛、咽痛、声音嘶哑消失。

（五）护理措施

1. 休息和活动　保持室内空气新鲜和适宜的温度、湿度，适当休息。注意呼吸道隔离，避免交叉感染。

2. 饮食护理　给予清淡、易消化的高蛋白、高维生素、热量充足、低脂肪流质、半流质饮食，避免刺激性饮食。鼓励患者多饮水。

3. 病情观察　观察患者体温变化，注意并发症的发生。如患者出现耳痛、耳鸣、听力减退、外耳道流脓，提示合并中耳炎；如出现发热、头痛加重伴脓性鼻涕，提示合并鼻窦炎；如患者出现咳嗽加重、咳脓性痰、体温进一步升高，提示并发下呼吸道感染；恢复期患者出现心慌、胸闷、胸痛提示合并病毒性心肌炎；若出现眼睑水肿、血尿、血压升高等表现，提示合并肾小球肾炎。

4. 发热护理　遵医嘱用药，勿滥用抗生素；密切监测体温变化，体温在39℃以上时应对症治疗，采用正确、合理的降温措施，如用乙醇擦浴，冷盐水灌肠；口服退热剂。注意保证摄入充足的水分。及时更换汗湿衣服，保持口腔及皮肤清洁。寒战者注意保暖等。

5. 心理护理　解释本病相关知识、关心体贴患者，给予心理支持。

6. 健康指导

（1）养成良好的生活习惯：生活规律，劳逸适度，坚持锻炼，是预防上呼吸道感染最有效的方法。

（2）养成良好的个人卫生习惯：避免受凉、淋雨、过度劳累等诱发因素。在流行季节尽量少去公共场所。

（3）增强机体抵抗力：对于经常、反复发生上呼吸道感染的患者，可酌情使用增强机体抵抗力的药物，如卡介苗素或黄芪口服液等。

（4）积极处理并发症：出现并发症能及早识别并及时就诊。

（六）护理评价

患者体温是否控制在正常范围；头痛、咽痛是否消失。

二、急性气管-支气管炎患者的护理

案例 2-3　患者，男性，22岁。近2天因感冒而咳嗽，咳少量黏液痰，不易咳出，体温37.6℃，双肺呼吸音粗糙，有散在干啰音，其他情况良好。

问题：1. 请列出护理诊断。

2. 简述具体的护理措施。

（一）概述

【概念】 急性气管-支气管炎是由感染、物理、化学因素刺激或过敏反应等引起的气管-支气管黏膜的急性炎症。它常见于寒冷季节或气候突变时，也可由急性上呼吸道感染迁延而来。

【病因】 该病主要是由病毒、细菌引起的感染，理化因素的吸入、过敏反应均可引起本病。

【发病机制】 上述因素刺激使气管、支气管黏膜充血、水肿，上皮细胞损伤脱落，黏液分泌增加，若细菌感染，分泌物可呈黏液脓性。

（二）护理评估

【健康史】 询问发病前有无上呼吸道感染史；了解是否有刺激性气体、过敏物质的接触史；了解患者近期治疗经过及用药情况。

【身体状况】

1. 症状和体征　起病较急，常先有急性上呼吸道感染症状，后出现咳嗽、咳痰，可有气急和喘鸣，或伴有发热，多于 3～5 天降至正常。咳嗽和咳痰可延续 2～3 周。体检可闻及两肺呼吸音粗糙，散在干湿啰音，咳嗽后可减少或消失。

2. 并发症　迁延不愈可演变为慢性支气管炎。

【实验室和其他检查】

1. 血常规　细菌感染时，白细胞计数可升高，以中性粒细胞增多为主。
2. 痰液检查　可发现致病菌。
3. 影像学检查　X 线胸片正常或肺纹理增粗。

【心理-社会状况】 询问是否因咳嗽、咳痰而影响休息以及出现焦虑不安等心理反应。

【治疗要点】 治疗原则以抗感染、止咳、祛痰、解痉为主。

◎ 考点：急性气管-支气管炎的主要护理诊断

（三）主要护理诊断

1. 清理呼吸道无效　与支气管炎症、痰液黏稠有关。
2. 气体交换受损　与支气管痉挛有关。
3. 焦虑　与咳嗽、咳痰而影响休息、工作有关。

（四）护理目标

1. 痰液变稀，显示有效咳嗽，能顺利排出痰液，保持气道通畅。
2. 患者呼吸困难减轻或消失。
3. 咳嗽、咳痰得到改善，焦虑减轻或消失。

（五）护理措施

1. 休息和活动　保持环境安静，适宜的温度、湿度、通气良好的居室，取舒适的体位，有利于休息。

2. 饮食护理　给予高热量、高维生素、产气少的饮食，做到少量多餐，避免因饱胀而引起呼吸困难。

3. 病情观察　观察呼吸频率、节律和深度的改变，观察痰液是否容易咳出和体温的变化情况，休息时是否能够平卧，睡眠能否得到保证。

4. 心理护理　鼓励患者说出焦虑的原因，向患者解释本病相关知识，以减轻心理压力，有利于休息与工作。

5. 健康指导　平时应加强耐寒锻炼，增强体质，预防上呼吸道感染。生活要有规律，避免过度劳累、受寒等。宣传不吸烟。改善劳动和生产环境，避免接触或吸入变应原。督促患者按时服药。

（六）护理评价

患者痰液是否变稀；是否显示有效咳嗽；呼吸困难是否减轻或消失；焦虑情绪是否得以改善。

练　习　题

A_1 型题

1. 急性呼吸道感染最常见的细菌为

A. 肺炎链球菌　B. 葡萄球菌

C. 流感嗜血杆菌　D. 革兰阴性杆菌

E. 溶血性链球菌

2. 上呼吸道感染患者，为避免交叉感染，家属应做好

A. 室内熏蒸食醋预防　B. 多休息

C. 服用中药预防　D. 服用抗生素预防

E. 呼吸道隔离

A_2 型题

3. 患者，女性，24 岁。主诉有鼻塞、打喷嚏、咽痛、声音嘶哑、流眼泪等急性上呼吸道感染症状。血常规示血白细胞计数偏低。应考虑为

A. 流感嗜血杆菌感染　B. 溶血性链球菌感染

C. 病毒感染　D. 葡萄球菌感染

E. 革兰阴性杆菌感染

第 4 节　肺部感染性疾病患者的护理

案例 2-4　患者，男性，28 岁。3 天前淋雨受凉后，出现畏寒、发热，体温达 39～40℃，渐出现咳嗽、咳痰、右侧胸痛，胸痛深呼吸时加剧；今晨咳铁锈色痰，伴气促，急诊入院。查体：体温 39℃，脉搏 110 次/分，呼吸 24 次/分，血压 120/80mmHg，急性病容，呼吸急促，口唇发绀，右侧胸部语颤增强，叩诊浊音，可闻及支气管呼吸音及湿啰音。血常规：白细胞 20×10^9/L，中性粒细胞 0.85；胸部 X 线检查：右肺下野有大片均匀致密阴影。

问题： 1. 该患者最可能的医疗诊断是什么？

2. 主要的护理诊断及合作性问题是什么？

3. 对该患者如何实施护理？

一、概　　述

考点：肺炎的概念

【概念】　肺炎是指各种病因引起终末气道、肺泡和肺间质的炎症。

【病因及发病机制】 肺炎可由病原微生物、理化因素、过敏因素等引起，是呼吸系统的常见病、多发病。其中，细菌性肺炎是最常见的肺炎，主要致病菌为肺炎链球菌、金黄色葡萄球菌、甲型溶血性链球菌、肺炎克雷伯杆菌等。

肺炎发病机制包括：①病原体的侵入；②机体防御机制降低。病原体侵入数量多、毒力强和（或）机体防御机制降低，即可引起病原体孳生繁殖，引起肺泡毛细血管充血、水肿，肺泡内纤维蛋白渗出及炎性细胞浸润，而发生肺炎。

◎ 考点：肺炎的分类

【分类】 肺炎可按解剖、病因或患病环境分类。

1. 按解剖分类 分为大叶性（肺泡性）肺炎、小叶性（支气管性）肺炎和间质性肺炎。

2. 按病因分类 分为细菌性肺炎、非典型病原体所致肺炎、病毒性肺炎、真菌性肺炎、其他病原体所致肺炎和理化因素所致肺炎。

3. 按患病环境分类 分为社区获得性肺炎和医院获得性肺炎。①社区获得性肺炎：指在医院外罹患的感染性肺实质炎症，包括具有明确潜伏期的病原体感染而在入院后平均潜伏期内发病的肺炎。主要致病菌为肺炎链球菌、流感嗜血杆菌和非典型病原体。②医院获得性肺炎：指患者入院时不存在、也不处于潜伏期，而于入院 48 小时后在医院内发生的肺炎，也包括出院后 48 小时内发生的肺炎。常见病原菌为肺炎链球菌、流感嗜血杆菌、金黄色葡萄球菌、铜绿假单胞菌、大肠埃希菌。

【临床特征】 表现为全身中毒症状和呼吸系统症状。

（一）肺炎链球菌肺炎概述

◎ 考点：肺炎链球菌肺炎的概念

【概念】 肺炎链球菌肺炎是由肺炎链球菌引起的肺叶或肺段急性炎性实变，为最常见的细菌性肺炎，多在机体抗病能力突然降低时发病，好发于青壮年男性和冬春季节。

◎ 考点：肺炎链球菌肺炎的病因、诱因及病理分期

【病因及发病机制】 肺炎链球菌为革兰阳性球菌，为健康人上呼吸道正常菌群，当健康人受到上呼吸道感染或淋雨、疲劳、醉酒、精神刺激等诱发因素影响时，呼吸道防御功能受损，细菌被吸入下呼吸道在肺泡内繁殖，引起肺泡壁充血水肿，迅速出现白细胞、红细胞及大量浆液性渗出，含菌渗出液经孔蔓延至几个肺段或整个肺叶而致肺炎。因病变开始于肺的外周，故易累及胸膜。肺炎链球菌肺炎经过充血期、红色肝变期、灰色肝变期和消散期的病理变化过程。

◎ 考点：肺炎链球菌肺炎的临床特征

【临床特征】 表现为突然起病，寒战、高热、咳嗽、咳铁锈色痰，可有胸痛。典型 X 线表现为肺段、叶实变。近年来随着抗菌药物的广泛应用，典型表现和大叶分布者较少见。

（二）葡萄球菌肺炎概述

【概念】 葡萄球菌肺炎是由葡萄球菌引起的急性化脓性炎症。

◎ 考点：葡萄球菌肺炎的病因

【病因及发病机制】 常发生于有基础疾病如糖尿病、艾滋病、肝病或原有支气管肺炎的患者。儿童患流感或麻疹时也易罹患。

◎ 考点：葡萄球菌肺炎的临床特征

【临床特征】 多急骤起病，高热、寒战，胸痛，痰呈脓性，可早期出现循环衰竭。

二、护理评估

【健康史】 肺炎球菌肺炎患者应重点询问患者起病前有无受凉、淋雨、疲劳、醉酒等诱因；有无慢性支气管炎、支气管扩张症及心力衰竭等慢性疾病史；是否吸烟及吸烟量。葡萄球菌肺炎患者应询问患者有无糖尿病、血液病、肝病、营养不良及艾滋病等可致免疫功能低下的疾病；了解幼儿时期是否患有流感或麻疹；皮肤有无化脓性感染病灶。

【身体状况】

◎ 考点：肺炎链球菌肺炎的症状、体征及并发症

1. 症状

（1）肺炎球菌肺炎：起病急骤，以寒战、高热为首发症状，体温通常在数小时内升至39～40℃，呈稽留热，伴全身酸痛。呼吸系统的症状有咳嗽、咳痰，早期为干咳或有少量黏液痰，之后转为黏液脓性痰，病程2～3天时可咳铁锈色痰。部分患者可出现食欲减退、恶心、呕吐、腹胀等症状，易被误诊为急腹症。病情严重者可伴发休克症状，如面色苍白、四肢厥冷、尿量减少等。

（2）葡萄球菌肺炎：多数起病急骤，寒战、高热（弛张热或不规则热）等毒血症状明显；咳嗽，咳痰，痰量多、也可呈血性；病情严重者可早期出现周围循环衰竭。

2. 体征

（1）肺炎球菌肺炎：急性病容，呼吸浅快，鼻翼扇动，口角及鼻周有单纯性疱疹，病变广泛可出现发绀。早期无明显肺部体征，典型患者有肺实变体征，消散期可闻及湿啰音，部分可有胸膜摩擦音。

（2）葡萄球菌肺炎：早期可无体征，常与严重的中毒症状和呼吸道症状不平行。病变较大或融合时可有肺实变体征。

3. 并发症 感染严重者可发生感染性休克，近年来较少见。

【实验室和其他检查】

◎ 考点：肺炎链球菌肺炎血常规及X线表现

1. 肺炎链球菌肺炎 血常规：白细胞可达10×10^9～30×10^9/L，中性粒细胞达0.80以上，常伴核左移和中毒颗粒，少数老年患者白细胞计数可正常或降低。痰液检查可找到成对或短链状球菌。胸部X线表现为大片炎症浸润阴影或实变阴影。

2. 葡萄球菌肺炎 血常规：白细胞计数高达30×10^9～50×10^9/L，中性粒细胞可达0.90以上，伴核左移和中毒颗粒。痰菌检查有革兰阳性球菌，培养可有血浆凝固酶阳性的金黄色葡萄球菌生长。胸部X线可见片状阴影，可伴空洞及液平面，病灶有多变、多样和易变的特征。

【心理-社会状况】 由于起病急骤，全身中毒症状明显和短期内病情迅速加重，患者及家属常会出现紧张、焦虑不安甚至恐惧等心理反应。

【治疗要点】

◎ 考点：肺炎链球菌肺炎治疗首选药

1. 肺炎链球菌肺炎 本病一经诊断应立即给予抗生素治疗，首选青霉素。肺炎链球菌肺炎多数预后良好，多可康复。但年老体弱、原有慢性疾病、病情严重并发休克者预后较差。

◎ 考点：葡萄球菌肺炎治疗首选药

2. 葡萄球菌肺炎　应早期引流原发病灶，选用敏感的抗菌药物。近年来，金黄色葡萄球菌对青霉素的耐药率已高达 90%，因此可选用耐青霉素酶的半合成青霉素或头孢菌素。早期诊断和积极有效的治疗可使多数患者痊愈；少数病情严重、诊治延误、年老体弱及原有重要慢性疾病者病死率很高。

◎ 考点：肺炎的护理诊断及合作性问题

三、主要护理诊断

1. 体温过高　与病原体引起肺部急性渗出性炎症有关。
2. 气体交换受损　与肺部炎症致呼吸面积减少和气道内分泌物增多有关。
3. 疼痛：胸痛　与肺部炎症累及胸膜有关。
4. 清理呼吸道无效　与分泌物增多、痰液黏稠有关。
5. 焦虑　与明显的全身中毒症状及剧烈的咳嗽、咳痰和胸痛有关。
6. 潜在并发症：感染性休克。

四、护 理 目 标

1. 患者体温逐渐恢复至正常范围。
2. 患者呼吸平稳，缺氧状况改善。
3. 患者能运用缓解胸痛的方法使疼痛减轻。
4. 患者呼吸通畅，痰液变稀，显示有效咳嗽，排痰顺利。
5. 患者焦虑减轻或消失，配合治疗与护理。

◎ 考点：肺炎的护理措施

五、护 理 措 施

（一）休息和活动

病室应阳光充足、空气新鲜，室内通风良好，环境整齐、清洁、安静和舒适。室温 18～20℃，相对湿度 55%～60%。对胸痛明显者，协助取患侧卧位。

（二）饮食护理

给予富含优质蛋白、维生素和足够热量的易消化流质或半流质饮食。多饮水，以补充丢失的水分，并有利于咳嗽、排痰。

（三）病情观察

密切观察患者的生命体征和病情变化，观察咳嗽、咳痰的情况，当出现高热骤降至常温以下、休克征象时，立即与医师联系，配合医师抢救治疗。患者神志逐渐清醒、情绪稳定、皮肤转红、脉搏慢而有力、呼吸平稳而规则、血压回升、尿量增多，表示病情已好转。

（四）配合治疗

1. 高热护理　高热时患者应卧床休息，安置有利于呼吸的体位（半卧位或高枕卧位）。寒战时注意保暖，高热时以物理降温为主，大量出汗时应及时更换衣服和被褥，做好口腔和皮肤护理。

高热消退后，鼓励患者尽早下床活动，促进康复。

2. 促进排痰　鼓励患者深呼吸，协助翻身及进行胸部叩击，指导有效咳嗽，促进排痰，以保持呼吸道通畅。痰液黏稠不易咳出时，给予雾化吸入，或遵医嘱应用祛痰剂。

3. 缓解胸痛　对胸痛明显者，协助取患侧卧位，指导患者在深呼吸和咳嗽时用手按压患侧胸部以减轻疼痛。必要时遵医嘱酌用少量镇静剂。

4. 用药护理　严格按医嘱使用抗菌药物，注意药物的浓度、配伍禁忌、滴速和用药间隔时间。用药前应详细询问过敏史，以免发生意外。用药期间应注意观察疗效和药物的不良反应。

5. 感染性休克的护理　协助患者采取去枕平卧位，尽量减少搬动，适当保暖（忌用热水袋）；高流量吸氧，维持 PaO_2 在 60mmHg 以上；尽快建立两条静脉通道，遵医嘱应用平衡盐溶液补充血容量；应用 5%碳酸氢钠溶液静脉滴注时，宜单独输入；应用血管活性药物时（如多巴胺），根据血压随时调整滴速，维持收缩压在 90～100mmHg；输液速度不宜过快，以免引起心力衰竭和肺水肿；如血容量已补足，尿量仍小于 400ml/d，比重小于 1.018，应及时报告医师。

（五）心理护理

护士应做好解释工作，给予心理支持，使其能配合治疗，安心养病。护士应以诚恳、和蔼的态度，耐心帮助患者，使患者产生信任感和安全感。

（六）健康指导

向患者介绍肺炎的基本知识，强调预防的重要性。教育其平时应注意锻炼身体，预防上呼吸道感染。注意摄取营养，增强抗病能力。纠正吸烟等不良生活习惯。

六、护理评价

患者体温是否正常；呼吸是否平稳；胸痛是否消失；痰液排出是否顺利；能否密切配合治疗与护理。

练　习　题

A_1 型题

1. 肺炎球菌肺炎患者出现哪种表现提示有并发症发生
   A. 咳铁锈色痰　B. 胸痛
   C. 寒战、高热　D. 体温退后复升
   E. 口唇疱疹
2. 医院获得性肺炎最常见的致病菌是
   A. 肺炎链球菌　B. 流感嗜血杆菌
   C. 革兰阴性杆菌　D. 支原体
   E. 厌氧菌
3. 按病因学对肺炎进行临床分类，则最常见的肺炎类型是
   A. 细菌性肺炎　B. 真菌性肺炎
   C. 病毒性肺炎　D. 非典型性肺炎
   E. 理化因素所致肺炎
4. 社区获得性肺炎最常见的致病菌是
   A. 金黄色葡萄球菌
   B. 肺炎链球菌
   C. 甲型溶血性链球菌
   D. 肺炎克雷伯杆菌

E. 铜绿假单胞菌

5. 与医院获得性肺炎相比，社区获得性肺炎的特点是

A. 患者多数有基础疾病，免疫功能低下

B. 症状不典型，特异性低

C. 多为条件致病菌感染

D. 发病机制多为吸入口咽部带菌分泌物

E. 预后不佳，病死率高

6. 大叶性肺炎的特点是

A. 最常见的致病菌是肺炎支原体

B. 病变起于支气管或细支气管

C. 主要表现为肺实质炎症

D. 病变主要累及支气管壁

E. 呼吸道症状较轻

A_2 型题

7. 患者，男性，25 岁。突然畏寒、发热伴胸痛 2 天。胸透示右肺中叶有大片炎性阴影，咳铁锈色痰。患者可能的诊断是

A. 慢性支气管炎　　B. 支气管哮喘

C. 肺炎球菌肺炎　　D. 支气管扩张症

E. 肺癌

8. 患者，女性，36 岁。因社区获得性肺炎在门诊接受抗生素经验性治疗。在抗生素治疗 72 小时后，以下哪项不能作为评价抗生素治疗是否有效的指标

A. 体温下降　　B. 症状改善

C. 白细胞逐渐降低　　D. 白细胞恢复正常

E. X 线胸片病灶吸收程度

A_3/A_4 型题

（9、10 题共用题干）

患者，女性，57 岁。无明显诱因突然出现鼻塞、咽痛、头痛、全身肌肉酸痛并感明显倦怠，其后出现干咳、咳少量白色黏液痰不伴明显胸痛。拟诊为“病毒性肺炎”。

9. 下列检查结果中符合病毒性肺炎临床诊断的是

A. 血常规：白细胞 22.8×10^9/L，中性粒细胞 0.91

B. 痰涂片所见的白细胞以单核细胞为主

C. 痰涂片所见的白细胞以嗜酸粒细胞为主

D. 痰涂片所见的白细胞以嗜碱粒细胞为主

E. 痰培养可见致病菌生长

10. 给予该患者的主要治疗措施一般不包括

A. 鼓励患者卧床休息，注意保暖

B. 定期对患者的餐具、用具进行消毒

C. 采取呼吸道隔离，以避免交叉感染

D. 提供含足够蛋白质、维生素的软食

E. 积极选用抗生素抗感染治疗

第 5 节　支气管哮喘患者的护理

案例 2-5　患者，女性，15 岁。呼吸困难严重发作 1 天，当地诊所给予泼尼松及氨茶碱口服未见好转。曾患过敏性哮喘，对花粉敏感，平时很注意，随身携带气雾剂。入院查体：体温 38.5℃，呼吸 30 次/分。表情紧张，口唇发绀，端坐、张口呼吸，不能流畅说话。呼气时间延长，两肺闻及哮鸣音，无湿啰音。心率 130 次/分，律齐，无杂音，无水肿。不愿意进食，担心病情不能及时控制，询问会不会有生命危险。

问题： 1. 应怎样进行护理评估，还需要做哪些实验室及其他检查？

2. 应作出哪些护理诊断？目前最主要的护理问题是什么？

3. 患者是否需要入重症病房抢救，护士应做好哪些抢救准备？

一、概　　述

◎ 考点：支气管哮喘的概念

【概念】　支气管哮喘（简称哮喘）是一种以嗜酸粒细胞和肥大细胞等多种炎性细胞参与的气道慢性炎症，这种慢性炎症导致气道反应性增高，并引起广泛的、可逆性气道阻塞。

【病因】　研究显示哮喘是多基因遗传同时受环境因素的影响而发生的。环境因素：吸入过敏物质，如吸入花粉、烹调香味、虫螨及动物的毛屑等；呼吸道感染；鱼、虾、蛋、牛奶等过

敏食物；阿司匹林、β受体阻滞剂、抗生素等药物。

【发病机制】 目前认为是呼吸道炎症、变态反应、气道高反应性及神经因素相互作用，引起支气管平滑肌痉挛、黏膜肿胀和分泌亢进，导致气道可逆性痉挛、狭窄而引起哮喘发生。

二、护理评估

◎ 考点：支气管哮喘的致病因素

【健康史】 详细询问与哮喘有关的病因与诱因：有无滥用化妆品、饲养宠物、房屋装修、吸烟、酗酒；吸入花粉、烹调香味、虫螨及动物的毛、屑等；有无呼吸道感染史；有无食入鱼、虾、蛋、牛奶等食物史；有无阿司匹林、β受体阻滞剂、抗生素等药物过敏史及摄入史；有无情绪波动、紧张不安等精神因素的存在和影响；了解患者的职业，是否接触刺激性气体、化学物质、工业有机物等职业致敏原；了解哮喘发作是否与气候有关。

【身体状况】

◎ 考点：哮喘的典型症状及体征

1. 症状　哮喘发作前常有鼻眼发痒、打喷嚏、流泪、咳嗽等先兆症状。随后出现典型症状，表现为发作性伴哮鸣音的呼气性呼吸困难或发作性胸闷、咳嗽。病情严重时采取被迫坐位或端坐呼吸，有干咳或咳大量白色泡沫痰。可在数分钟内发作，历经数小时至数天，用支气管舒张药后缓解或自行缓解。在夜间及凌晨发作或加重是哮喘的特征之一。

2. 体征　哮喘发作时，胸部饱满，呈过度充气状态，双肺叩诊呈过清音，两肺散在或布满哮鸣音，呼气相延长。重症哮喘常呈痛苦表情、端坐位、颈静脉怒张，心率增快、奇脉、发绀。严重哮喘发作时，哮鸣音可不出现，称为寂静胸。非发作期可无阳性体征。

3. 支气管哮喘病情分度

（1）轻度：行走时感气促，可平卧，说话成句，心率＜100次/分，应用一般支气管舒张剂症状能得到控制，两次发作间无症状。

（2）中度：稍事活动感到明显气短，喜坐位，说话呈半句或断断续续，日常生活受限，心率100～120次/分，支气管舒张剂治疗后症状不能完全缓解。

（3）重度：休息时亦明显气促，端坐呼吸，常焦虑或烦躁不安，说话呈单字，日常生活明显受限，大汗淋漓，心率＞120次/分，有奇脉、发绀，一般支气管舒张剂无效，需糖皮质激素治疗。

（4）危重：患者出现嗜睡或意识障碍，不能讲话，呼吸音、哮鸣音减弱或消失，胸腹矛盾运动，心动过缓，血压下降，严重脱水，有时严重发作可持续1～2天，称为“重症哮喘”。

4. 并发症　发作时可并发气胸、肺不张；长期反复发作和感染可并发慢性支气管炎、肺气肿和肺源性心脏病。

【实验室及其他检查】

1. 痰液检查　涂片可见大量嗜酸粒细胞。

2. 肺功能检查　哮喘发作时各项有关呼气流速指标均显著下降，第1秒用力呼气量（FEV_1）、第1秒用力呼气量占用力肺活量百分比值（$FEV_1/FVC\%$）和呼气峰值流速（PEF）均减少。缓解期上述指标可逐渐恢复。

3. 动脉血气分析　哮喘严重发作时，PaO_2降低。伴过度通气可使$PaCO_2$下降，pH上升，表现为呼吸性碱中毒。病情进一步发展气道阻塞严重时，缺氧加重并出现二氧化碳潴留，$PaCO_2$上升，表现为呼吸性酸中毒。

4. 胸部X线检查　哮喘发作时，两肺透亮度增加，呈过度充气状态。缓解期无明显异常。

5. 特异性变应原的检测　有助于对患者的病因诊断，避免或减少对该致敏因素的接触。

【心理-社会状况】　因哮喘发作时出现呼吸困难、濒死感而导致患者焦虑甚至恐惧的心理反应。

◎ 考点：支气管哮喘的治疗

【治疗要点】　目前无特效治疗方法。哮喘治疗的目的是控制症状，减少发作，提高患者的生活质量。

1. 消除病因　消除导致哮喘的变应原及刺激物，是防治哮喘最有效的方法。

2. 药物治疗

（1）支气管舒张药：β_2受体激动剂是控制哮喘急性发作症状的首选药物（如沙丁胺醇、特布他林），首选吸入法。也可使用茶碱类药物（如氨茶碱）舒张支气管。

（2）糖皮质激素：用于控制重症哮喘发作的最有效药物，可治疗气道炎症。

◎ 考点：哮喘的主要护理诊断

三、主要护理诊断

1. 清理呼吸道无效　与支气管平滑肌痉挛、分泌物增多、黏稠有关。

2. 低效性呼吸型态　与支气管平滑肌痉挛、气道炎症的气道高反应性有关。

3. 焦虑或恐惧　与哮喘发作时呼吸困难、濒死感及反复发作有关。

4. 潜在并发症：自发性气胸、肺气肿、肺不张、支气管扩张症、慢性肺源性心脏病。

四、护理目标

1. 能有效咳嗽、顺利排痰。

2. 能维持最佳呼吸型态，呼吸困难缓解，能平卧。

3. 情绪稳定。

◎ 考点：哮喘的护理措施

五、护理措施

1. 休息和活动　应保持室内空气流通、新鲜，温度、湿度适宜。改善环境，避免变应原，防止尘土飞扬，室内不宜放置花草，忌用羽毛枕头、羊毛毯等。安排舒适的坐位或半卧位，充分休息。

2. 饮食护理　给予营养丰富、高维生素、清淡的流质或半流质饮食，多吃水果和蔬菜，禁食可能诱发哮喘发作的食物，如鱼、虾、蛋等。

3. 病情观察　根据病情，定期监测血压、脉搏、呼吸、心率；哮喘常在夜间或清晨发作，夜班护士应加强巡视和观察。严密观察患者神志、面容、出汗、发绀及呼吸困难的程度，及时发现呼吸衰竭、自发性气胸的征兆，并协助医师抢救。

4. 呼吸困难护理

（1）协助排痰，改善呼吸，注意哮喘患者不宜用超声雾化吸入。

（2）正确给氧，重症哮喘遵医嘱给予持续低流量鼻导管吸氧，以免二氧化碳潴留。

5. 用药护理　按医嘱使用支气管解痉药物、抗炎药物及补充液体，并注意观察疗效和不良反应。对于重度、危重哮喘患者使用氨茶碱静脉注射时，一定要稀释后缓慢注射，注射时间应大于 10 分钟，以免因用量过大或静脉注射过快引起恶心、呕吐、心律失常、血压下降、兴奋呼吸中枢，甚至引起抽搐而致死等不良反应。发热、妊娠、小儿或老年人，有肝、心、肾功能障碍及甲状腺功能亢进者应慎用。

链 接

正确使用气雾剂

取下气雾剂保护盖，充分振摇；双唇紧包气雾剂接口平静呼吸；深吸气（吸气起始揿压气雾剂瓶开关）深深吸入药液，移开气雾剂瓶；尽量长屏气，最好 10 秒后再呼气。

6. 心理护理 哮喘发作时患者常有精神紧张、烦躁，甚至出现恐惧心理，医护人员应陪伴在患者床旁，安慰患者，提供良好的心理支持，使其产生信任和安全感。保持情绪稳定，必要时遵医嘱给予地西泮，但禁用抑制呼吸的镇静剂，如吗啡。

考点：哮喘的健康指导

7. 健康指导

（1）向患者介绍哮喘的基本知识。阐明哮喘发病与精神因素和生活压力的关系。

（2）协助安排生活起居、指导摄入营养丰富的清淡饮食，避免牛奶、蛋、鱼、虾等易过敏的食物及胡椒、生姜等刺激性食物，嘱戒烟酒，尽量不用可能诱发哮喘的药物，如阿司匹林、吲哚美辛、普萘洛尔等。

（3）告知患者及其家属应保持室内空气新鲜，不宜放花草，不要饲养猫、狗、鸟等动物，不要使用地毯、羊毛毯、羽毛枕，不穿羽绒衣。

（4）用药指导：嘱患者随身携带止喘气雾剂，出现哮喘发作先兆时，应立即吸入并保持平静。

（5）指导患者有计划地进行体育锻炼和耐寒锻炼，增强抵抗力，减少复发。在发作季节前使用免疫增强剂，有哮喘发作及时就医。

六、护理评价

显示是否有效咳嗽；是否维持最佳呼吸，情绪是否稳定。

练 习 题

A_1 型题

1. 支气管哮喘最典型的表现是
   A. 反复发作的伴哮鸣音的吸气性呼吸困难
   B. 反复发作的伴哮鸣音的呼气性呼吸困难
   C. 反复发作的伴哮鸣音的混合性呼吸困难
   D. 逐渐加重的咳嗽、咳痰及呼吸困难
   E. 突然发作的持续性呼吸困难
2. 某患者，多次外出春游出现过胸闷、窒息感，呼气性呼吸困难，两肺可闻及广泛哮鸣音，回家休息后好转。最可能的诊断为
   A. 气管异物 B. 支气管扩张症
   C. 肺气肿 D. 喘息性支气管炎
   E. 支气管哮喘
3. 某患者因自行停药致哮喘重度发作，表现为端坐张口呼吸，大汗淋漓，心率 132 次/分，有奇脉。经用药、吸氧及对症治疗，病情缓解。护士应特别加强哪个时间段的巡视和病情观察
   A. 早晨 B. 傍晚

C. 睡前　　D. 夜间或凌晨
E. 全天

4. 支气管哮喘应禁用的药物是
A. β 受体阻滞剂
B. 白三烯（LT）调节剂
C. 钙通道阻滞剂
D. 茶碱类药物
E. 抗胆碱能药物

A_3/A_4 型题

（5、6 题共用题干）

患者，女性，16 岁。外出春游时突然发生咳嗽和呼气性呼吸困难，既往有类似发病情况。体温 37℃，脉搏 100 次/分，呼吸 24 次/分。

5. 最可能的病情是
A. 急性上呼吸道感染　　B. 急性支气管炎
C. 过敏性肺炎　　D. 支气管哮喘
E. 心源性哮喘

6. 最可能的诱因是
A. 劳累　　B. 感染
C. 花粉　　D. 运动
E. 精神因素

第 6 节　支气管扩张症患者的护理

案例 2-6　患者，男性，24 岁。5 年来反复咳嗽、咳痰，常在感冒后加重，痰为黄色脓痰，量较多；偶有咯血，咯血量不等，从痰中带血到咯血 100ml 以上不等。近 3 天来，因“感冒”再次加重，咳嗽、咳黄痰，伴发热，最高体温达 39.4℃；咯血每日 30～40ml。查体：杵状指（趾），左下肺可闻及水泡音，X 线胸片示左下肺野肺纹理增粗，紊乱呈卷发样，末梢血白细胞计数及中性粒细胞分类均增高。

问题： 1. 为明确诊断还可采取哪些检查？
2. 作为责任护士，请列出具体的护理措施。

一、概　　述

【概念】　支气管扩张症是由于支气管及其周围组织的慢性炎症，致支气管管壁破坏和管腔持久扩张与变形的一种慢性支气管疾病。

【病因及发病机制】　支气管扩张症的主要病因是支气管-肺组织感染和支气管阻塞。两者相互作用破坏了支气管壁，尤其是平滑肌和弹性纤维，削弱了管壁的支撑作用，周围肺组织纤维化，牵拉支气管管壁，使其变形扩张。其中，婴幼儿时期支气管-肺组织感染是支气管扩张症最常见的病因。本病的好发部位是左下叶。

【临床特征】　本病典型的症状为慢性咳嗽、咳大量脓痰，反复咯血以及继发肺部感染。

二、护 理 评 估

【健康史】　询问婴儿时期是否曾患百日咳、麻疹、支气管肺炎等疾病；有无肺结核、呼吸道感染反复发作史；了解有无支气管异物、肿瘤等阻塞或压迫支气管；是否有先天性支气管发育缺陷、遗传因素、免疫功能失调等病史。

◎ 考点：支气管扩张症的典型症状和体征

【身体状况】

1. 症状　本病呈慢性经过，起病多在儿童期或青年期。

（1）慢性咳嗽、咳大量脓痰：咳痰、痰量与体位改变有关，晨起或夜间卧床变换体位时咳嗽、咳痰加重。伴急性呼吸道感染时，痰量增多，且为黄绿色脓痰，每日可达数百毫升，静置后痰液有分层现象：上层为泡沫，中层为浑浊黏液，下层为脓液及坏死组织。

为什么支气管扩张症患者的咳嗽咳痰与体位有关？

支气管扩张感染后，管壁黏膜被破坏，丧失了清除分泌物的功能，导致分泌物积聚；当体位变化时，分泌物受重力作用而移动，当接触并刺激到正常的黏膜时，引起咳嗽，使大量痰液咳出。

（2）反复咯血：50%～70%的患者有程度不同的咯血，可以为痰中带血，亦可为大量咯血，咯血量与病情严重程度及病变范围不完全一致。部分患者仅有反复咯血的表现，称为干性支气管扩张症。

（3）反复肺部感染：同一肺段反复发生肺炎并迁延不愈。

（4）慢性感染中毒症状：可出现发热、乏力、食欲减退、消瘦、贫血等症状。

2. 体征　早期多无明显体征，病情重或继发感染时常可闻及下胸部及背部局限性、固定性湿啰音，部分患者伴有杵状指（趾）。

3. 并发症　大咯血易出现窒息，病变严重而广泛易出现肺气肿、肺心病等。

【实验室和其他检查】

1. 血常规　急性感染时，血白细胞总数和中性粒细胞计数增多。

2. 影像学检查　对支气管扩张症的诊断具有重要意义。典型X线表现为轨道征和卷发样阴影，感染时阴影内出现液平面。胸部CT检查显示管壁增厚的柱状扩张或成串成簇的囊状改变。支气管碘油造影可明确病变部位、性质、范围及程度，为手术治疗提供依据。

3. 纤维支气管镜检查　有助于发现部分患者的出血部位和阻塞原因。

【心理-社会状况】　由于本病迁延不愈，反复发作或并发大咯血，所以评估患者是否出现焦虑甚至恐惧的心理反应。

【治疗要点】　促进痰液引流和防治呼吸道感染。对药物治疗不易控制、反复大咯血者，可选择手术治疗。

三、主要护理诊断

1. 清理呼吸道无效　与痰多黏稠、咳嗽无力、体位不当致无效咳嗽有关。
2. 恐惧　与大咯血、反复咯血及担心预后差有关。
3. 营养失调：低于机体需要量　与反复感染导致机体消耗增加有关。
4. 潜在并发症：窒息。

四、护理目标

能掌握有效排痰技巧，正确进行体位引流，痰液能顺利排出；恐惧感减轻或消失，情绪稳定；营养失调改善，体重维持在理想范围；咯血减轻或停止，无窒息发生。

五、护理措施

（一）休息和活动

保持室内空气流通，维持适宜的温度和湿度。急性感染或咯血时应卧床休息，大咯血时患者应绝对卧床休息，取患侧卧位。

（二）饮食护理

给予高热量、高蛋白、高维生素饮食，以补充机体的消耗，增强抵抗力。保证摄入足够的水分，每日饮水量应在 1500～2000ml，充足的水分有利于痰液的稀释，易于咳出。保持口腔清洁，咳痰后用清水或漱口剂漱口。

（三）病情观察

密切观察咳嗽、咳痰、咯血情况，观察咳痰与体位的关系，记录 24 小时痰液排出量。观察生命体征，及时发现窒息先兆症状并立即报告医师配合处理。

（四）配合治疗

1. 体位引流　是利用重力作用使呼吸道内的分泌物排出体外，又称重力引流。

（1）方法：①根据病变部位采取适当体位。原则上抬高患肺的位置，使引流支气管开口向下（图 2-2）。②根据病变部位、病情和患者体力，每日 1～3 次，每次 15～20 分钟，一般在餐前引流。③痰液黏稠不易引流时，可先用生理盐水超声雾化吸入或蒸汽吸入，并可加入庆大霉素、α-糜蛋白酶、β_2受体激动剂等药物，使痰液变稀，防止支气管痉挛。④引流期间鼓励患者有效咳嗽，间歇做深呼吸，同时轻叩患者背部以提高引流效果。⑤引流后嘱患者休息，给予清水或漱口剂漱口，去除痰液气味，保持口腔清洁，减少呼吸道感染机会。观察痰液情况，记录排出的痰量及性质，观察生命体征和肺部呼吸音及啰音的变化，观察治疗效果。

（2）注意事项：①引流宜在餐前 1 小时进行，避免引流诱发呕吐。②患者痰量较多时，应注意将痰液逐渐咳出，以防发生痰量过多涌出而窒息。

（3）适应证：①慢性支气管炎、支气管扩张、肺脓肿、肺结核等有大量痰液而排出不畅的患者。②支气管碘油造影术前后。

（4）禁忌证：①呼吸功能不全、有明显呼吸困难和发绀者。②近 1～2 周内曾有大咯血史者。③严重心血管疾病或年老体弱不能耐受者。

2. 指导有效咳嗽　参见本章第 2 节。

3. 咯血的护理　参见本章第 2 节。

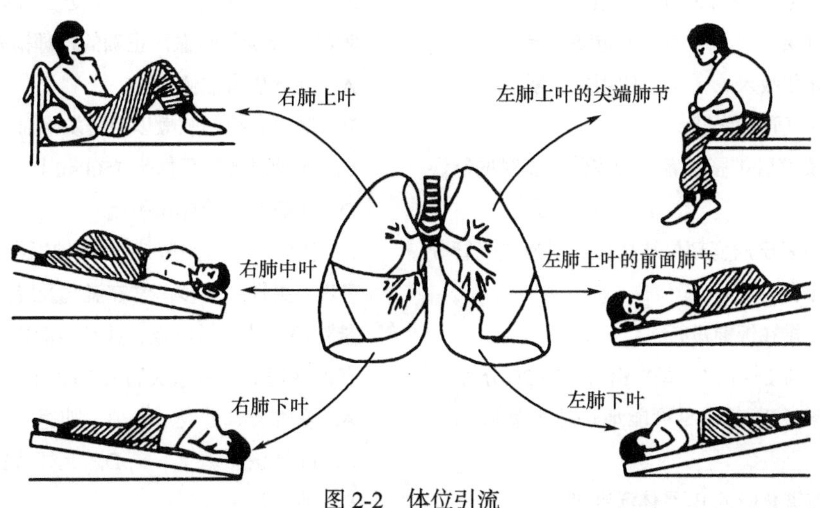

图 2-2　体位引流

（五）心理护理

向患者介绍疾病的相关知识，解释肺部反复感染的原因及防治措施，减轻其紧张、恐惧心理，增强战胜疾病的信心。

（六）健康指导

1. 向患者及家属介绍呼吸道感染、支气管阻塞与支气管扩张的发生、发展存在着密切的关系。
2. 培养患者自我保健的意识能力，让患者及家属了解体位引流与抗菌药物治疗同样重要。
3. 生活起居要有规律，注意劳逸结合。
4. 说明营养的补充对机体康复的重要意义。使患者能主动摄取必需的营养素，以增强机体的抗病能力。

六、护理评价

患者能否掌握有效排痰技巧；咯血是否减轻或停止；是否能很好地配合治疗和护理。

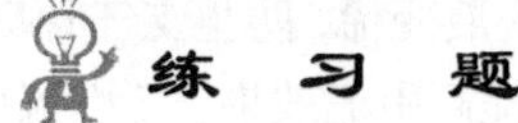

练习题

A_1 型题

1. 支气管扩张症患者咳嗽的特点是
   A. 夜间咳嗽　B. 带金属音的咳嗽
   C. 刺激性干咳　D. 变换体位时咳嗽加剧
   E. 阵发性咳嗽
2. 支气管扩张的痰液特点是
   A. 白色黏液痰　B. 黄色脓性痰
   C. 脓血痰　D. 大量脓臭痰
   E. 痰液静置后出现分层现象
3. 护理支气管扩张患者最重要的措施是
   A. 促进排痰　B. 预防咯血窒息
   C. 超声雾化吸入　D. 使用抗生素
   E. 使用支气管舒张药
4. 护士帮助支气管扩张患者进行体位引流时的错误措施是
   A. 安置患者于病变部位肺高位、引流支气管开口向下的体位
   B. 引流安排在饭前进行
   C. 每日引流 2～3 次，每次引流 15～20 分钟
   D. 痰液较多患者应尽可能地快速大量咳出痰液
   E. 引流前雾化吸入 β_2 受体激动剂

A_2 型题

5. 患者，男性，30 岁。患左肺下叶支气管扩张 1 年，现痰多不易咳出，可能存在的体征是
   A. 严重贫血
   B. 呼吸浅表
   C. 局限固定持久的湿啰音
   D. 局限性哮鸣音
   E. 两肺底湿啰音
6. 患者，男性，40 岁。反复咳嗽、咳痰 10 年。诊断为“左下支气管扩张”，近 2 日痰液黏稠不易咳出，伴少量咯血。正确的护理措施是
   A. 指导患者左侧卧位
   B. 嘱患者控制咳嗽以免诱发咯血
   C. 鼓励患者每日饮水 1500ml 以上
   D. 进餐后实施体位引流
   E. 体位引流必须坚持 30 分钟以保证引流效果
7. 患者，男性，35 岁。常在晨起及晚间躺下时咳大量脓痰，伴少量鲜血，并且痰液放置后分三层，有麻疹病史。所患疾病最可能的是
   A. 慢性支气管炎　B. 肺癌
   C. 肺结核　D. 支气管扩张症
   E. 肺气肿

8. 某患者患支气管扩张症 40 多年，近日痰中带血，为预防咯血引起窒息，护理措施中哪项不妥
   A. 不宜屏气
   B. 注意观察有无窒息先兆
   C. 出现窒息立即清理呼吸道内积血
   D. 可用镇咳剂
   E. 严重者气管切开
9. 患者，男性，38 岁。诊断为“支气管扩张症”，胸片示病变位于右肺下叶，体位引流选择的合适体位是
   A. 坐位
   B. 左侧卧位
   C. 右侧卧位
   D. 左侧卧位，床肢抬高 30～50cm
   E. 右侧卧位，床肢抬高 30～50cm

A_3/A_4 型题

（10、11 题共用题干）

患者，男性，31 岁。患支气管扩张症已 10 余年。1 周来因受凉咳嗽、咳痰加重，痰呈脓性，每日约 500ml，体温 37.8℃。

10. 此患者的基本病因是
    A. 支气管防御功能减退
    B. 支气管感染和阻塞
    C. 支气管平滑肌痉挛
    D. 支气管先天发育异常
    E. 支气管变态反应性炎症
11. 清除此患者痰液最有效的措施是
    A. 应用祛痰药　B. 湿化呼吸道
    C. 机械吸氧　D. 体位引流
    E. 翻身、拍背

第 7 节　慢性支气管炎、阻塞性肺气肿患者的护理

案例 2-7　患者，男性，61 岁。因慢性咳嗽、咳痰 20 年，活动后气短 3 年，加重 1 周入院。3 年前在劳动或上楼时出现气短，2 年来平地走路快时也感气短；1 周前受凉感冒后上述症状加重。既往有吸烟史 20 年。体格检查：胸廓呈桶状，呼吸运动减弱，叩诊呈过清音，肺下界下移，听诊呼吸音减弱，并可闻及少许水泡音。X 线示两肺透光度增强，肺纹理增粗、紊乱。

问题：1. 该患者主要的护理诊断及合作性问题有哪些？
2. 根据病情列出具体的护理措施。
3. 说出预防本病加重的主要措施是什么？

一、概　　述

◎ 考点：COPD 的概念

【概念】　慢性支气管炎（简称慢支）是指气管、支气管黏膜及其周围组织的慢性非特异性炎症。慢性支气管炎长期反复发作可并发阻塞性肺气肿。阻塞性肺气肿（简称肺气肿）是指终末细支气管远端（呼吸细支气管、肺泡管、肺泡囊和肺泡）的气道弹性下降，肺组织过度充气、膨胀、肺容量增大或同时伴有气道壁结构的破坏。当慢性支气管炎和（或）阻塞性肺气肿患者肺功能检查出现气流受限，并且不能完全可逆时称为慢性阻塞性肺疾病（简称慢阻肺，COPD）。

◎ 考点：慢性支气管炎、肺气肿的病因

【病因】

1. 吸烟　是重要的发病因素，吸烟的时间越长、吸烟量越大、慢性支气管炎的发病率越高。吸烟者患慢性支气管炎的概率是非吸烟者的 2 倍。烟草中焦油、尼古丁等化学物质，可损伤气道上皮细胞，使气道净化能力减弱，容易继发感染。

2. 感染　长期反复病毒或细菌感染，是慢性支气管炎发生、发展的重要因素。反复感染可

破坏气道正常结构，使气道防御功能下降。

3. 职业粉尘、化学物质及空气污染　可损伤气道黏膜，使纤毛清除功能下降，黏液分泌增加，易合并感染。

考点：慢性支气管炎、肺气肿的临床特征

【临床特征】　慢性支气管炎以咳嗽、咳痰或伴喘息为主，慢性支气管炎合并肺气肿时在原有的咳嗽、咳痰、喘息的基础上出现逐渐加重的呼吸困难及肺气肿的体征。

二、护理评估

【健康史】　详细询问患者吸烟史，工作环境中有无接触职业粉尘或化学物质，发病是否与寒冷季节或气候变化有关。对于肺气肿患者还应询问患者有无慢性支气管炎、肺疾病史。

【身体状况】

1. 症状　慢性支气管炎起病缓慢，病程长，常在冬春寒冷季节发作或加重，夏季气候转暖时多自行缓解或减轻。病情重时一年四季均有症状。

（1）慢性咳嗽：常清晨咳嗽较重，白天较轻；晚间睡前有阵咳。

（2）咳痰：以清晨较多，一般为白色黏液或浆液泡沫痰，偶带血丝。合并细菌感染时，痰量增多且呈脓痰。

（3）喘息或胸闷：部分患者或急性加重时可出现。

（4）呼吸困难：早期仅在劳动、上楼或爬坡等重体力活动时出现；以后逐渐加重，日常活动或休息时也会出现；是 COPD 的标志性症状。

2. 体征　早期无明显体征，慢性支气管炎急性发作期肺部可闻及湿啰音，有喘息时可闻及哮鸣音及呼气延长。肺气肿体征：桶状胸、呼吸运动减弱，触觉语颤减弱，叩诊呈过清音、肺下界和肝浊音界下降，呼吸音减弱、呼气时间延长，心音遥远。

【实验室和其他检查】

1. 血常规　急性发作时血白细胞总数和中性粒细胞增多。

2. 影像学检查

（1）慢性支气管炎 X 线改变：肺纹理增多、增粗、紊乱。

（2）肺气肿 X 线改变：胸廓扩张、肋间隙增宽、肋骨走向水平，两肺透亮度增加，肺纹理稀疏，膈肌下移，心影狭长。

【心理-社会状况】　慢性阻塞性肺疾病由于病程长，反复发作，病情逐渐加重，患者常情绪低落。

【治疗要点】　慢性支气管炎急性发作期的治疗原则以控制感染、祛痰为主，伴喘息时可予解痉平喘。当合并肺气肿时，应加强呼吸功能锻炼。

考点：慢性支气管炎、肺气肿的护理诊断及合作性问题

三、主要护理诊断

1. 气体交换受损　与呼吸道阻塞、肺组织弹性降低、通气功能障碍、肺泡呼吸面积减少有关。

2. 清理呼吸道无效　与痰液黏稠、咳嗽无力、支气管痉挛有关。

3. 活动无耐力　与肺功能减退引起慢性缺氧，导致活动时供氧不足有关。

4. 营养失调：低于机体需要量　与呼吸道感染致消耗增加而摄入不足有关。

5. 焦虑　与病程长、反复发作或缺乏有关信息有关。

6. 潜在并发症：自发性气胸、呼吸衰竭、肺源性心脏病。

四、护 理 目 标

学会有效的呼吸技术，呼吸困难减轻或消失；显示出有效咳嗽，痰液能顺利排出，保持呼吸道通畅；活动时耐力增强；食欲增进，摄入的热量能满足机体的需要；病情好转，焦虑减轻或消失，情绪稳定。

五、护 理 措 施

（一）休息和活动

改善环境，避免有害的理化因素刺激；注意保暖，适当活动，协助患者取舒适的体位，如半卧位，以改善呼吸困难。

◎ 考点：慢性支气管炎、肺气肿的饮食护理

（二）饮食护理

应重视营养摄入，反复呼吸道感染和呼吸困难使能量消耗增加，体重指数下降是肺气肿患者死亡的危险因素。应给予高热量、高蛋白、高维生素、低盐、清淡易消化饮食。避免食用易引起便秘的食物，如油煎食物、干果、坚果等。避免食用汽水、啤酒、豆类、马铃薯和胡萝卜等易产气食品，防止便秘、腹胀而影响呼吸。少食用易造成痰液黏稠的高糖食物。

（三）病情观察

观察并记录患者咳嗽、咳痰、呼吸困难的程度及全身的表现；监测患者的生命体征、血气分析的结果等。如有异常，及时报告医师并协助处理。

（四）配合治疗

◎ 考点：COPD 的氧疗护理

1. 氧疗护理　按医嘱合理给氧，以提高动脉血氧分压、纠正缺氧和改善呼吸功能。采用鼻导管或面罩给氧，应持续（氧疗时间≥15h/d）、低流量（1～2L/min）、低浓度（25%～29%）吸氧。注意观察氧疗效果，PaO_2 维持在 60mmHg 或略高即可，能够在改善缺氧的同时，防止因缺氧纠正，解除了低氧对外周化学感受器的刺激，使呼吸中枢受到抑制。

2. 遵医嘱使用抗感染、祛痰、镇咳、解痉平喘等药物，观察药物疗效及不良反应。

3. 呼吸功能锻炼　指导稳定期患者正确、有效地进行缩唇呼吸和腹式呼吸训练。

（1）缩唇呼吸：吸气时用鼻吸，呼气时将口唇缩成吹笛子状，气体经缩窄的口唇缓慢呼出称缩唇呼吸。缩唇呼吸可增加肺气肿患者呼气时气道内压力，防止小气道过早塌陷闭合，减少肺内残气量。训练方法如下：用鼻吸气用口呼气，呼气时口唇缩拢成吹口哨状，持续缓慢呼气，同时收缩腹部。吸与呼时间之比为 1∶（2～3）。缩唇大小程度与呼气流量，以能使距口唇 15～20cm 处，与口唇等高水平的蜡烛火焰随气流倾斜又不至于熄灭为宜（图 2-3）。

（2）腹式呼吸：肺气肿患者呼吸幅度浅，呼吸效率低。让患者作深而慢的腹式呼吸，通

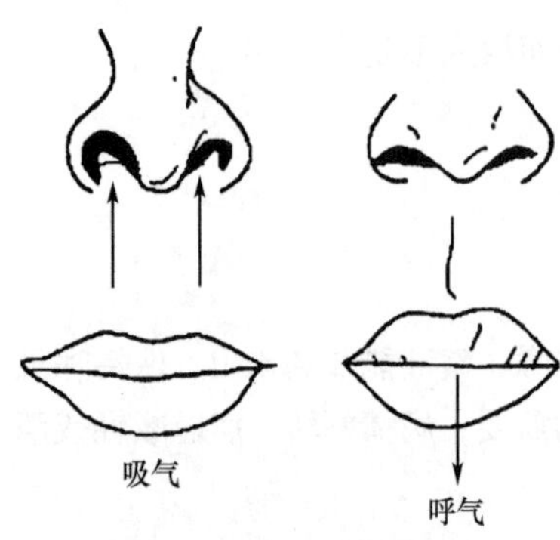

图 2-3 缩唇呼吸锻炼

过膈肌和腹肌的主动舒张与收缩，使肺泡通气量增加，改善通气/血流比值。训练方法如下：①体位，开始训练时以半卧位，膝半屈曲最适宜。立位时上半身略向前倾，可使腹肌放松，全身肌肉特别是辅助呼吸肌尽量放松，情绪安定，平静呼吸。②呼吸训练，用鼻吸气，经口呼气，呼吸要缓慢均匀，吸气时腹肌放松，腹部鼓起；呼气时腹肌收缩，腹部下陷。开始训练时，患者可将一手放在腹部，一手放在前胸，以感知胸腹起伏，呼吸时应使胸廓保持最小的活动度，吸与呼时间比例为 1：（2～3），每分钟 10 次左右，每日训练 2 次（图 2-4）。

（五）心理护理

向患者介绍目前的病情、程度及与疾病相关的知识，应帮助患者消除焦虑、缓解压力。积极协助患者取得家庭和社会的支持，增强患者战胜疾病的信心。

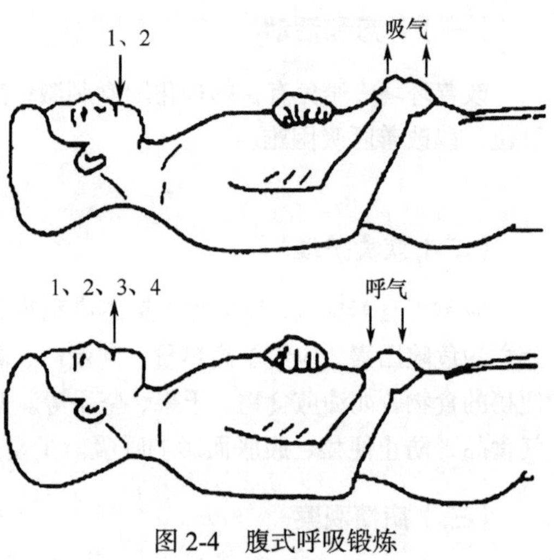

图 2-4 腹式呼吸锻炼

（六）健康指导

避免有害烟雾及刺激性气体，戒烟酒；防寒保暖，坚持锻炼，预防上呼吸道感染；坚持进行呼吸功能锻炼；坚持家庭氧疗；在发作季节前注射疫苗、核酸等，可提高机体免疫力；病情变化时及时就诊。

六、护 理 评 价

呼吸困难是否减轻或消失；患者能否顺利排出痰液；缺氧是否改善；是否学会有效的呼吸技术，摄入的热量能否满足机体的需要；情绪是否稳定。

练 习 题

A_1 型题

1. 慢性支气管炎最突出的症状是
   A. 发热　B. 咳嗽、咳痰
   C. 少量咯血　D. 胸痛
   E. 喘息
2. 慢性阻塞性肺气肿和慢性阻塞性肺疾病的标志性症状是
   A. 咳痰　B. 喘息
   C. 反复咳脓性痰　D. 逐渐加重的呼吸困难
   E. 突然发作的夜间呼吸困难
3. 最适用于慢性阻塞性肺气肿缓解期患者改善肺功能的措施是
   A. 口服抗生素预防感染
   B. 应用止喘药
   C. 改善营养状况
   D. 改善生活环境
   E. 缩唇式呼吸锻炼
4. 肺气肿患者练习膈式呼吸时的错误动作是

A. 呼气与吸气时间之比为 1∶2
B. 患者一只手放在胸部，另一只手放在腹部
C. 经鼻腔缓慢地吸气，尽量将腹部向外膨起顶住腹部的手
D. 吸气时放在胸部的手控制胸部不动
E. 屏气 1～2 秒钟后用口慢慢呼出气体

A_2 型题

5. 患者，男性，60 岁。慢性支气管炎阻塞性肺气肿急性发作期患者，痰多黏稠、不易咳出，翻身时突然出现面色发绀、烦躁不安。应立即采取的措施是
A. 给氧　B. 吸痰
C. 安置端坐位　D. 给予心理疏导
E. 湿化气道

6. 患者，男性，65 岁。COPD 病史 10 年，受凉后急性发作，因长期卧床而咳痰无力，为促进排痰，护士给予胸部叩击，错误的方法是
A. 患者取侧卧位　B. 叩击由外向内
C. 叩击由下向上　D. 叩击者的手扇形张开
E. 叩击手指向掌心微弯曲

7. 患者，男性，60 岁。慢性阻塞性肺疾病病史 10 年，3 日前受凉后发热、咳嗽、咳大量黏稠脓性痰。目前首要的治疗是
A. 抗感染治疗　B. 给予止咳药
C. 给予祛痰剂　D. 给予支气管舒张药
E. 给氧

8. 患者，男性，60 岁。患慢性阻塞性肺疾病 5 年，护士指导患者呼吸训练时，正确的吸气与呼气的时间比为
A. 呼气∶吸气＝2∶1
B. 呼气∶吸气＝1∶1
C. 呼气∶吸气＝1∶1.5
D. 吸气∶呼气＝2∶1
E. 呼气∶吸气＝1∶3

9. 某患者患慢性支气管炎、肺气肿病史 30 多年，每于天气转凉时出现咳嗽、咳痰、呼吸困难加重。指导该患者进行腹式呼吸功能训练时，下列做法错误的是
A. 吸气时腹部鼓起　B. 经口呼气
C. 呼气时腹部收缩　D. 用鼻吸气
E. 深吸快呼

A_3/ A_4 型题

（10、11 题共用题干）

患者，男性，66 岁。慢性咳嗽、咳痰 18 年，近 5 年来劳动时出现气短，2 日前感冒后病情加重，咳嗽伴脓痰。体温 37.6℃，神志清，桶状胸，两肺叩诊过清音，呼吸音低，诊断“慢性支气管炎、阻塞性肺气肿”入院治疗。

10. 合理的氧疗方式为
A. 间歇给氧　B. 乙醇湿化给氧
C. 低浓度持续给氧　D. 高压给氧
E. 高浓度持续给氧

11. 医嘱吸氧流量为 3L/min，其氧浓度为
A. 29%　B. 33%
C. 37%　D. 41%
E. 45%

（12、13 题共用题干）

患者，男性，89 岁。因慢性支气管炎 17 年，近 2 周来急性发作入院。患者入院后出现频繁咳嗽、咳痰，痰稠不易咳出。2 分钟前夜班护士发现患者有极度呼吸困难，喉部痰鸣音，表情恐怖，面色青紫，双手乱抓。

12. 护士应判断患者最可能出现了
A. 急性心肌梗死
B. 患者从噩梦中惊醒
C. 呼吸道痉挛导致缺氧
D. 急性心力衰竭
E. 痰液堵塞气道致窒息

13. 此时护士最恰当的处理是
A. 立即通知医师
B. 给予氧气吸入
C. 立即清除呼吸道痰液
D. 应用呼吸兴奋剂
E. 立即配合医生行气管内插管

第8节　慢性肺源性心脏病患者的护理

案例 2-8　患者，女性，68岁。慢性咳嗽、咳痰20余年，活动后气短7年，双下肢水肿1年，加重1周。查体：口唇发绀，神志恍惚，心率124次/分，桶状胸，双下肺可闻及干湿啰音，双下肢中度指凹性水肿。

问题：1. 该患者最可能的诊断是什么？

2. 作为责任护士，请列出护理诊断及合作性问题。

一、概　　述

【概念】　慢性肺源性心脏病（简称肺心病）是由于支气管、肺、肺血管或胸廓的慢性病变引起肺组织结构和（或）功能异常，导致肺血管阻力增加，肺动脉压力增高，使右心室扩张和（或）肥厚，伴或不伴右心衰竭的心脏病。

【病因及发病机制】　病因主要为支气管、肺疾病，以COPD多见（占80%～90%），其次为支气管哮喘、支气管扩张、重症肺结核等；其他如胸廓运动障碍性疾病、肺血管疾病等也可引起。上述多种因素导致肺功能和结构发生不可逆改变，同时反复发生的气道感染和低氧血症，导致一系列体液因子和肺血管的变化，使肺血管阻力增加，肺动脉血管的结构重塑，产生肺动脉高压；继而引起右心室肥厚、扩张，导致右心衰竭。呼吸道感染是导致肺心病病情加重的最常见诱因。

考点：肺心病的临床特征

【临床特征】　根据心、肺功能将病程分为代偿期和失代偿期。①代偿期：以肺动脉高压及右心室肥厚、扩大为主要表现。②失代偿期：表现为呼吸衰竭和右心衰竭症状与体征。严重时可以并发肺性脑病、电解质紊乱、消化道出血、弥散性血管内凝血（DIC）等。

二、护理评估

【健康史】　询问有无COPD及其他慢性呼吸道疾病史，询问有无胸廓运动障碍性疾病、肺血管疾病病史。询问有无导致病情加重的诱因。

【身体状况】　本病发展缓慢，除原有肺、胸疾病的各种症状和体征外，主要是逐渐出现肺、心功能不全以及其他器官损害的征象。根据肺、心功能代偿情况将其分为代偿期与失代偿期。

1. 肺、心功能代偿期　主要为原发病的表现，如慢性咳嗽、咳痰、气促、活动后心悸、呼吸困难及活动耐力下降。体检：肺气肿体征明显，合并感染时有干湿啰音。肺动脉瓣区第二心音亢进，提示肺动脉高压。三尖瓣区出现收缩期杂音或剑突下心脏搏动增强，提示有右心室肥厚。

考点：肺心病失代偿期的主要临床特点

2. 肺、心功能失代偿期　主要表现为呼吸衰竭和心力衰竭。

（1）呼吸衰竭：是失代偿期最突出的表现，多由呼吸道感染诱发。患者表现为呼吸困难加重；缺氧合并二氧化碳潴留时对全身多系统、器官影响的相应表现详见呼吸衰竭。体征：皮肤、黏膜发绀，球结膜充血、水肿，病情加重时可有视网膜血管扩张、视盘水肿等颅内压升高的表现。高碳酸血症时可出现周围血管扩张，如皮肤潮红、多汗。

（2）心力衰竭：主要为右心衰竭，表现为双下肢水肿、心悸、食欲减退、腹胀等。体检：颈静脉怒张，心率快、剑突下可闻及收缩期吹风样杂音，肝大、肝颈静脉回流征阳性，下肢水肿，严重时可有腹水。

3. 并发症

（1）肺性脑病：因呼吸功能不全导致缺氧，二氧化碳潴留而引起的神经精神症状称为肺性脑病。患者有头痛、神志恍惚、白天嗜睡、夜间兴奋，加重时出现谵妄、肌肉抽搐直至昏迷。肺性脑病是肺心病患者死亡的首要原因。

（2）电解质紊乱、酸碱平衡失调：以呼吸性酸中毒最为常见。

（3）消化道出血：严重缺氧和二氧化碳潴留使胃肠道黏膜充血、水肿、糜烂，易形成溃疡。

【实验室和其他检查】

1. 血常规　血红细胞和血红蛋白可升高；合并感染时，白细胞总数及中性粒细胞增加。

2. 动脉血气分析　可出现低氧血症或伴高碳酸血症，当 PaO_2＜60mmHg 伴或不伴 $PaCO_2$＞50mmHg，说明有呼吸衰竭存在。

3. X 线检查　可见右下肺动脉干扩张、肺动脉段凸出和右心室肥大征象。

4. 心电图检查　右心室肥大、右心房肥大的表现，如电轴右偏、右室高电压、肺型 P 波等。

【心理-社会状况】　由于肺心病病程长，反复急性发作，病情逐渐加重，给患者及家庭带来较重的经济负担和精神压力，患者常情绪低落，甚至对治疗丧失信心。

【治疗要点】　在急性加重期应积极控制感染；保持气道通畅、改善呼吸功能；纠正缺氧和二氧化碳潴留；纠正呼吸衰竭和心力衰竭，防治并发症。

◎ 考点：肺心病的护理诊断及合作性问题

三、护理诊断

1. 气体交换受损　与肺通气和换气功能障碍，肺血管阻力增高有关。
2. 体液过多　与钠水潴留、心肌收缩力下降、心排血量减少有关。
3. 清理呼吸道无效　与呼吸道感染、痰液过多而黏稠有关。
4. 活动无耐力　与缺氧、心功能减退有关。
5. 睡眠型态紊乱　与肺心功能严重损害、心理压力大及环境因素有关。
6. 潜在并发症：肺性脑病、水电解质紊乱及酸碱平衡失调、消化道出血。

四、护理目标

患者呼吸困难缓解，动脉血气分析结果正常；水肿减轻或消失；显示有效咳嗽，痰液量减少；缺氧有所改善，活动耐力增加；睡眠良好，情绪稳定。

◎ 考点：肺心病的护理措施

五、护理措施

（一）休息和活动

提供安静舒适的环境，协助患者取舒适体位，如半卧位或坐位；失代偿期患者应绝对卧床休息，限制探视，以减少机体耗氧量，从而减慢心率和减轻呼吸困难，有利于肺、心功能改善。告知患者生活要规律，白天尽量减少睡眠时间和次数。避免在睡前多饮水及饮用含咖啡因的刺激性饮料，睡前排尿，以免夜间频繁起床排尿影响睡眠。

（二）饮食护理

提供高热量、高蛋白、富含维生素、清淡易消化、低盐的饮食，防止便秘而避免加重心脏负担。

（三）病情观察

密切观察病情变化，根据病情定时测量并记录患者的生命体征、意识状态的变化，咳嗽、咳痰、呼吸困难和发绀的程度，定时监测血气分析。如有尿量减少、下肢水肿、心悸、腹胀、腹痛等提示有右心衰竭的可能；如发现患者注意力不集中、烦躁不安、神志恍惚为肺性脑病的先兆，应立即报告医师并协助抢救。

（四）配合治疗

1. 及时清除痰液，改善肺泡通气　对体弱卧床、痰多而黏稠的患者，宜每 2～3 小时帮助翻身 1 次，同时鼓励患者咳嗽，并在呼气期给予拍背，促进痰液排出。对神志不清者，可进行机械吸痰，需注意无菌操作，抽吸压力要适当，动作轻柔，每次抽吸时间不超过 15 秒，以免加重缺氧。

2. 氧疗的护理　给予持续低流量、低浓度吸氧，以免高深度吸气抑制自主呼吸，加重二氧化碳潴留。严重呼吸困难患者可通过面罩或呼吸机给氧。

3. 水肿患者的护理　宜限制水钠摄入；做好皮肤护理；正确记录 24 小时出入液量，每日测体重 1 次；遵医嘱应用利尿剂，注意观察水肿严重程度的变化。

4. 遵医嘱给予祛痰、平喘、抗感染的药物并观察药物的疗效及不良反应。利尿剂应以缓慢、少量和间歇用药为原则。烦躁不安时切勿随意使用镇静安眠药，以免诱发或加重肺性脑病。患者可因缺氧和感染对洋地黄类药物耐受性降低，易发生中毒，用量宜少，一般为常规剂量的 1/2～2/3，如毒毛花苷 K 0.125～0.25mg，或毛花苷丙 0.2～0.4mg 加于 10%葡萄糖溶液内缓慢静脉注射。

（五）心理护理

肺心病患者精神休息和体力休息同等重要。因此，应做好患者心理护理工作，帮助患者认识疾病并指导应对措施。与照顾者沟通，争取使患者得到良好的关注和照顾。

（六）健康指导

1. 向患者及家属介绍疾病发生、发展过程，积极防治引起本病加重的诱发因素，尤其是呼吸道感染。鼓励患者戒烟，注意保暖，合理饮食，增强体质。

2. 指导患者加强呼吸肌锻炼，如腹式呼吸和缩唇呼吸；全身锻炼，如进行呼吸操和有氧活动；耐寒锻炼，如用冷水洗脸和洗鼻等。

3. 指导患者合理用药，坚持家庭氧疗，出现病情变化及时就医。

六、护 理 评 价

患者呼吸困难缓解；血气分析结果正常；痰液量减少；活动能力增强；水肿减轻或消失。

练 习 题

A_1 型题

1. 慢性肺源性心脏病最常见的病因是
   A. 肺结核　　B. 慢性阻塞性肺疾病
   C. 支气管扩张　　D. 肺间质纤维化
   E. 支气管哮喘
2. 慢性肺源性心脏病发生的先决条件是
   A. 水钠潴留　　B. 镇静剂使用不当
   C. 酸碱平衡失调　　D. 肺部感染
   E. 肺动脉高压
3. 肺源性心脏病出现呼吸衰竭时缺氧的典型表现是
   A. 呼吸困难　　B. 发绀
   C. 呼吸障碍　　D. 心率加快
   E. 球结膜水肿
4. 慢性肺源性心脏病患者应用利尿剂的原则是
   A. 作用轻、小剂量、短期使用
   B. 作用强、大剂量、长期使用
   C. 作用轻、大剂量、长期使用
   D. 作用强、小剂量、短期使用
   E. 作用轻、小剂量、长期使用

A_2 型题

5. 患者，男性，55 岁。慢性支气管炎、阻塞性肺气肿病史 10 年，近日感冒后出现咳嗽、咳痰，口唇发绀，下肢水肿，颈静脉怒张、肝颈静脉回流征阳性。应诊断为
   A. 慢性阻塞性肺疾病
   B. 急性呼吸道感染
   C. 右心衰竭
   D. 肺源性心脏病功能失代偿期
   E. 慢性呼吸衰竭
6. 患者，男性，66 岁。咳嗽、咳痰多年，近 1 周呼吸困难加重并伴有双下肢水肿。心电图示：右心室肥大。应考虑为
   A. 冠心病　　B. 慢性肺源性心脏病
   C. 风湿性心脏病　　D. 慢性支气管炎
   E. 阻塞性肺气肿

A_3/A_4 型题

（7、8 题共用题干）

患者，男性，72 岁。肺心病 20 年。2 周前因受凉出现咳嗽、咳痰，呼吸困难。今晨呼吸困难加重，烦躁不安，神志恍惚。查体：体温 37.8℃，脉搏 120 次/分，呼吸 38 次/分、节律不齐，口唇发绀，两肺底闻及细湿啰音。

7. 此患者目前不宜采取的治疗措施为
   A. 静脉补钾　　B. 给予镇静药
   C. 持续低流量吸氧　　D. 给予呼吸兴奋剂
   E. 气管插管，呼吸机辅助呼吸
8. 为减轻患者呼吸困难，应采取的体位是
   A. 平卧位　　B. 侧卧位
   C. 休克体位　　D. 半坐卧位
   E. 头低脚高位

第 9 节　肺结核患者的护理

案例 2-9　患者，女性，23 岁。因“低热、乏力、咳嗽，伴食欲减退、消瘦 1 个月，2 小时前突然咯血约 100ml”入院。查体：体温 38.1℃，神志清楚，表情紧张。右锁骨上可闻及湿啰音。胸片示右上肺片状阴影，中间可见一透亮区。

问题：1. 最可能的临床诊断是什么？
2. 列出主要的护理诊断及合作性问题。
3. 健康教育的要点是什么？

一、概　　述

【概念】　肺结核是结核分枝杆菌感染引起的慢性呼吸道传染病。结核杆菌可累及全身多个

器官，但以肺部最常见。我国结核病疫情呈“三高一低”的特点，即高感染率、高患病率、高耐药率、低递减率。

【病因】

◎ 考点：结核分枝杆菌的特征

1. 结核杆菌　分为人型、牛型、冷血动物型和鼠型 4 种类型，对人致病的主要是人型结核杆菌。结核杆菌为需氧菌，生长缓慢，具有抗酸性，可抵抗盐酸、乙醇的脱色作用，所以又称抗酸杆菌。其对干燥、冷、酸、碱等理化因素的抵抗力强。但太阳光直射 2～7 小时、紫外线照射 30 分钟、70%乙醇溶液消毒 2 分钟，其可被杀灭。对于痰中排菌的肺结核患者的痰液最简易的灭菌方法是将痰吐在纸上直接焚烧。

◎ 考点：肺结核的主要传染源及传播途径

2. 传播途径　肺结核主要的传染源为痰中排菌的肺结核患者（尤其是痰涂片阳性未经治疗者），主要传播途径是呼吸道飞沫传播，其次是经消化道感染。

【发病机制】　人体感染结核杆菌后是否发病，与感染结核杆菌的数量、毒力和人体免疫力及变态反应有关。人体对结核杆菌的免疫力分为非特异性免疫力和特异性免疫力。前者通过先天获得，又称先天性免疫；后者是通过接种卡介苗或感染结核杆菌后获得的，又称后天性免疫；特异性免疫力强于非特异性免疫力，但两种免疫力对结核病的防护作用都是相对的。结核杆菌侵入人体后 4～8 周，机体组织对结核杆菌及其代谢物所发生的敏感反应属于Ⅳ型（迟发型）变态反应。

◎ 考点：肺结核的临床特征

【临床特征】　有午后低热、乏力、盗汗、食欲减退、体重减轻、月经失调等全身中毒症状，以及咳嗽、咳痰、咯血、胸痛、呼吸困难等呼吸系统表现。

二、护理评估

【健康史】　询问有无与肺结核患者密切接触史；有无糖尿病、肺尘埃沉着病、艾滋病感染等病史；是否有生活贫困、居住拥挤、营养不良等社会因素；是否接种过卡介苗；是否使用过可能被结核菌污染的食物或食具；是否有长期过度劳累或睡眠不足的生活习惯。

【身体状况】

◎ 考点：肺结核的临床分型

（一）症状

不同的临床类型，临床表现形式和症状的轻重不同，结核病的临床类型如下：

1. 原发型肺结核　包括原发复合征及胸内淋巴结结核。其多见于少年儿童，无症状或症状轻微，仅表现为咳嗽、咳少量白痰。结核菌素试验多为强阳性。X 线胸片表现为哑铃形阴影。原发病灶一般吸收较快，可不留任何痕迹（图 2-5）。

2. 血行播散型肺结核　包括急性血行播散型肺结核、亚急性血行播散型肺结核及慢性血行播散型肺结核。急性血行播散型肺结核多见于婴幼儿和青少年，起病急，持续高热，全身中毒症状严重而呼吸系统症状轻。X 线可见两肺野呈大小、密度和分布一致的粟粒状结节阴影，结节直径为 2mm 左右。亚急性及慢性血行播散型肺结核起病较缓，呼吸系统症状和全身症状均较轻。X 线胸片呈双上、中肺野为主的大小不等、密度不同和分布不均的粟粒状或结节状阴影（图 2-5）。

3. 继发型肺结核　多发生在成人，病程长，易反复。呼吸系统症状和全身中毒症状均明显。它包括以下三种类型：①浸润型肺结核，X 线表现多发生在肺尖和锁骨下，为小片状或斑点状阴影，可有空洞形成。②干酪样肺炎，多发生在机体免疫力下降和体质衰弱、又受到大量结核杆菌感染的患者。干酪样肺炎 X 线呈大叶性密度均匀毛玻璃状阴影或小叶斑片阴影，逐渐出现溶解区，呈虫蚀样空洞，可出现播散病灶，痰中能查出结核分枝杆菌。多发生在双肺中下部。③慢性纤维空洞性肺结核，特点是病程长，可达数年，逐渐发展恶化，肺组织破坏重，肺功能严重受损，单侧和双侧出现纤维厚壁空洞和广泛的纤维增生，造成肺门抬高和肺纹理呈垂柳样，患侧肺组织收缩，纵隔向患侧移位（图 2-5）。

4. 结核性胸膜炎　含结核性干性胸膜炎、结核性渗出性胸膜炎、结核性脓胸（图 2-5）。

5. 其他肺外结核　按部位和脏器命名，如骨关节结核、肾结核、肠结核等。

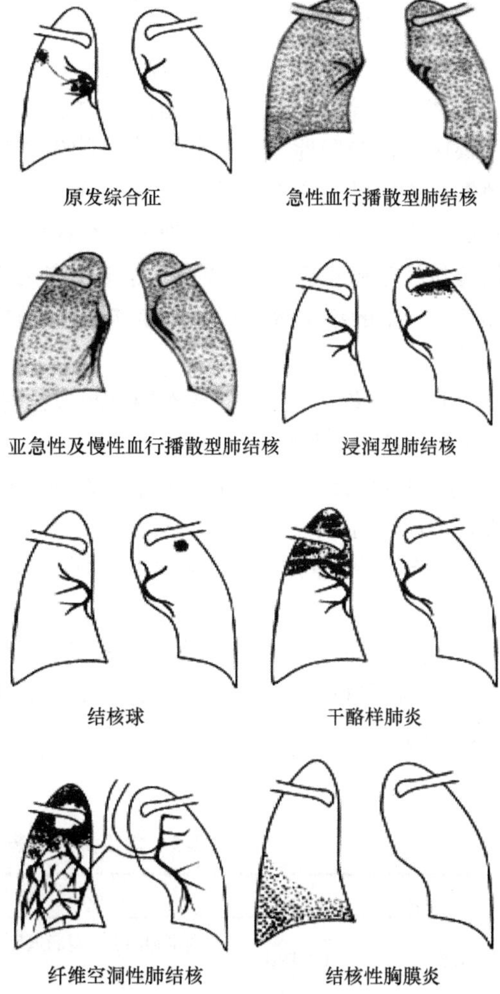

图 2-5　结核病临床分型示意图

（二）体征

体征取决于病变性质和范围。病变小或位于肺组织深部，可无明显体征。如病变范围大，可有患侧肺实变体征。因肺结核好发于肺上叶尖后段、下叶背段，故肩胛区和锁骨上、下区的细湿啰音对肺结核的诊断有重要意义。

【实验室和其他检查】

◎ 考点：确诊肺结核最可靠的方法

1. 痰结核杆菌检查　是确诊肺结核最可靠的方法。检查方法有直接涂片、集菌法、培养法，应连续多次送检。痰菌阳性说明病灶开放排菌，有传染性；痰菌转阴为判断肺结核疗效的最主要指标。

2. 影像学检查　胸部 X 线检查是诊断肺结核的重要方法，可早期发现病灶，并可用于分型、部位、范围、指导治疗和疗效的判断等。

◎ 考点：结核菌素试验的意义、方法及结果判断

3. 结核菌素试验　对儿童、少年和青年的结核病诊断有参考意义。目前世界卫生组织与国际防痨和肺病联合会推荐使用的结核菌素（PPD）为纯蛋白衍生物。

结核菌素试验选择左侧前臂屈侧中上部 1/3 处，0.1ml（5U）皮内注射，注射后应能产生凸起的皮丘，边界清楚，上面可见明显的小凹。于 48～72 小时后观察和记录结果，手指轻摸

硬结边缘，测量硬结的横径和纵径，得出平均直径=（横径+纵径）/2，而不是测量红晕直径，硬结为特异性变态反应，而红晕为非特异性反应。硬结直径≤4mm为阴性，5～9mm为弱阳性，10～19mm为阳性，≥20mm或虽＜20mm但局部出现水疱和淋巴管炎为强阳性反应。结核菌素试验反应越强，对结核病的诊断，特别是对婴幼儿的结核病诊断越重要。在儿童，结核菌素试验阴性，一般来说，表明没有受过结核杆菌的感染，可以除外结核病。成人结核菌素试验阳性反应仅表示受过结核菌感染或接种过卡介菌，并不表示一定患病，成人结核菌素试验阴性反应，一般可视为没有结核菌感染。但某些情况结核菌素试验可呈假阴性：①结核分枝杆菌感染后4～8周内，处于变态反应前期。②患有营养不良、HIV感染、麻疹、水痘、癌症、严重的细菌感染包括重症结核病（如粟粒型结核病和结核性脑膜炎等）、使用免疫抑制剂等。

4. 血液检查　血常规检查白细胞多数正常或降低，淋巴细胞比例升高；可有红细胞减少；红细胞沉降率常加快。

【心理-社会状况】　由于患者对结核病缺乏正确的认识，担心能否治愈，害怕传染给亲属，加之治疗时间长，患者常可出现恐惧、悲观、自卑、焦虑、孤独、猜疑等心理反应。还应了解家属和社会对患者的态度、支持能力和关爱程度。

考点：肺结核的治疗原则

【治疗要点】　抗结核药物的合理应用对结核病的控制起决定性作用。凡是活动性肺结核患者均须进行抗结核药物治疗，并必须坚持早期、联合、适量、规律和全程的用药原则（表2-1）。

考点：抗结核药的不良反应

表2-1　常用抗结核药物的主要不良反应和注意事项

药名	缩写	主要不良反应	注意事项
异烟肼	H，INH	周围神经炎、胃肠道反应，偶有肝功能损害	用药前应询问有无精神、神经系统方面的病史；不宜与抗酸药同服；定期监测肝功能
利福平	R，RFP	肝功能损害、过敏反应	空腹服用；服药后尿液、汗液、唾液等可呈橘黄色；与对氨基水杨酸钠、乙胺丁醇合用会加重肝毒性；定期监测肝功能
链霉素	S，SM	听力障碍、眩晕、肾功能损害	有链霉素过敏史者禁用；定期检查尿常规和肾功能；用药前后每1～2个月进行听力检查
吡嗪酰胺	Z，PZA	胃肠不适、肝功能损害、高尿酸血症、关节痛	服药期间嘱患者增加饮水量，注意关节痛，监测血尿酸；监测肝功能
乙胺丁醇	E，EMB	视神经炎	定期做视力、视野、眼底、色觉的检查；幼儿禁用
对氨基水杨酸钠	P，PAS	胃肠不适、过敏反应、肝功能损害	饭后服用，减轻胃肠道症状；定期监测肝肾功能

注：异烟肼、利福平、链霉素、吡嗪酰胺、乙胺丁醇为抗结核病一线药，对氨基水杨酸钠为抗结核病二线药。

三、主要护理诊断

1. 营养失调：低于机体需要量　与结核病变致机体消耗增加和食欲减退、营养摄入减少有关。
2. 活动无耐力　与结核中毒症状有关。

3. 体温过高　与结核分枝杆菌感染有关。
4. 有传播感染的危险　与开放性肺结核患者痰液中含菌量多有关。
5. 焦虑　与缺乏结核病的知识有关。
6. 潜在并发症：窒息等。

四、护理目标

能说出加强营养的重要性，接受合理的饮食计划，营养状况得到改善；活动耐力逐渐增强；体温逐渐恢复至正常范围；能叙述消毒隔离的意义和方法，未发生结核的传播；能适应病房的环境，说出自己的心理感受，能运用减轻焦虑的调节方法，保持稳定的情绪。

◎ 考点：肺结核的护理措施

五、护理措施

（一）休息和活动

急性期应卧床休息，避免活动加重呼吸困难和疲劳感。病情稳定可适当增加活动，如散步、打太极拳、做保健操等，以增加机体免疫功能，增强抗病力。大咯血时应绝对卧床休息，取患侧卧位，以免病灶扩散。

（二）饮食护理

结核病是一种慢性消耗性疾病，要加强营养。指导患者选择高热量、高蛋白质、富含维生素的食物，如牛奶、豆类、鱼、瘦肉、蔬菜、水果等，成人每日蛋白质摄入量为 1.5～2.0g/kg，以维持足够的营养。提供色、香、味佳的饮食，鼓励进食。鼓励患者多饮水，以补充发热、盗汗等导致的水分丢失，促进体内毒素排泄。每周测体重一次并记录。

（三）病情观察

观察全身情况如体温、体重、食欲、体力等情况。注意呼吸系统症状的变化，如有咯血，应记录咯血的量和颜色，以估计出血的速度，并观察有无咯血不畅、胸闷、气促等窒息先兆症状；如患者出现表情恐怖、张口瞪目、唇指发绀、冷汗淋漓等，提示已发生窒息，应立即配合抢救。

（四）配合治疗

1. 督导化疗　化疗是结核病治疗的关键，护士不但要向患者及其家属解释化疗的意义、用药时的注意事项，还要督导患者服药。同时注意观察药物的不良反应。

2. 咯血的护理　①小量咯血应卧床休息，大量咯血时应绝对卧床休息并协助患者取患侧卧位，防止病灶向健侧扩散，同时有利于健侧肺的通气。②告知患者咯血时不能屏气，以免诱发喉头痉挛、血流不畅，形成血块导致窒息。嘱患者轻轻将气管内存留的积血咯出，保持呼吸道通畅。③大咯血不止时可经纤维支气管镜局部注射凝血酶或行气囊压迫止血，护士应做好相应的准备与配合。④遵医嘱应用垂体后叶素，可使小动脉收缩，减少肺血流量，从而减轻咯血。⑤咯血时患者情绪极度紧张、咳嗽剧烈时，遵医嘱可给予小剂量镇静剂、止咳剂，并注意观察有无咳嗽反射和呼吸中枢受抑制的情况。

3. 对症护理　高热、盗汗时，嘱患者多饮水，及时用毛巾擦干身体和更换衣被，必要时遵医嘱给予物理降温或小剂量解热镇痛药。对需做特殊检查者，应提前做好解释工作，避免产生恐惧心理，积极配合检查，如胸腔穿刺抽液。

（五）心理护理

根据患者的情绪反应，及时给予帮助治疗，鼓励其叙述焦虑的原因和心理感受，热情向患者及家属介绍有关结核病的知识，给予心理安慰，使其尽快适应环境，消除孤独感。指导患者自我调节情绪的方法。

（六）健康指导

1. 预防控制

（1）控制传染源：是控制肺结核传播的首要措施，对痰中排菌的肺结核患者做好呼吸道隔离。

（2）切断传播途径：严禁随地吐痰。打喷嚏、咳嗽时用手帕或双层纸巾掩住口鼻。痰吐在纸上用火焚烧。患者用物如衣服、被褥、书籍应经常在烈日下暴晒2小时以上。就餐完毕的餐具应先煮沸5分钟后再清洗。患者外出或探视患者均应戴口罩。

（3）保护易感人群：给易感人群如新生儿、儿童及青少年接种卡介苗，使机体产生对结核分枝杆菌的获得性免疫力，以减轻感染后的病情。

2. 生活指导　肺结核活动期的患者应注意休息，避免疲劳，戒酒及维持良好营养。

3. 用药指导　为获得疾病的彻底治愈，督促患者坚持早期、规律、联合、适量、全程化疗是最重要的教育内容，因为不规则用药或过早停药是治疗失败的主要原因。定期复查，了解病情变化和治疗反应。

六、护理评价

患者能否充分休息；营养状况是否改善；能否完成治疗计划；预防措施是否得到落实。

练习题

A_1型题

1. 在我国引起咯血最常见的病因是

A. 肺炎　B. 肺癌

C. 肺结核　D. 支气管扩张症

E. 支气管哮喘

2. 大咯血时最危险也最常见的合作性问题是

A. 严重贫血　B. 休克

C. 窒息　D. 继发感染

E. 肺不张

3. 大咯血患者发生窒息时，首要的护理措施是

A. 心理安慰　B. 止血

C. 输血　D. 维持呼吸道通畅

E. 吸氧

4. 易引起周围神经炎的抗结核药物为

A. 异烟肼　B. 利福平

C. 链霉素　D. 对氨基水杨酸

E. 乙胺丁醇

5. 肺结核的主要传染源是

A. 原发性肺结核患者

B. 纤维空洞性肺结核患者

C. 结核性胸膜炎患者
D. 痰中排菌的肺结核患者
E. 血行播散型肺结核患者

6. 成人最常见的结核病是
A. 原发性肺结核　B. 血行播散型肺结核
C. 继发性肺结核　D. 结核性胸膜炎
E. 肺外结核

7. 关于结核菌素试验结果的正确叙述是
A. 凡是结核菌素试验阴性都可以除外结核
B. 卡介苗接种成功结核菌素反应都呈阳性
C. 重症肺结核的结核菌素反应为强阳性
D. 结核菌素试验阳性肯定有结核病
E. 初次感染结核后 4 周内结核菌素试验呈阳性

8. 肺结核患者大咯血时应采取的体位是
A. 患侧卧位　B. 健侧卧位
C. 半卧位　D. 坐位
E. 俯卧位

9. 处理肺结核患者痰液最简易有效的方法是
A. 煮沸 1 分钟
B. 70%乙醇溶液接触 2 分钟
C. 阳光下暴晒 2 小时
D. 痰液用纸包裹后直接焚烧
E. 来苏水消毒 2～12 小时

10. 关于抗结核药物治疗的原则，错误的描述是
A. 早期使用　B. 联合使用
C. 间断使用　D. 完成疗程
E. 适当剂量

11. 切断肺结核传播途径的关键措施是
A. 加强卫生宣教
B. 隔离和有效治疗排菌的患者
C. 做好痰液的处理
D. 预防接种卡介苗
E. 与排菌的肺结核患者密切接触者预防性用药

A_2 型题

12. 某结核病患者咯血突然终止，出现呼吸极度困难，表情恐怖，两手乱抓，首要的处理措施为
A. 即刻通知医师
B. 立即给予吸氧
C. 立即用呼吸兴奋剂
D. 置患者于头低脚高位并拍背
E. 立即输血

13. 患者，男性，32 岁。患浸润型肺结核 2 个月，给予利福平、异烟肼、链霉素治疗，近 1 周自诉耳鸣、听力下降。可能是
A. 肺结核的临床表现
B. 利福平对听神经的损害
C. 异烟肼对听神经的损害
D. 链霉素对听神经的损害
E. 异烟肼对周围神经的损害

A_3/A_4 型题

（14、15 题共用题干）

患者，男性，50 岁。糖尿病病史 6 年，近 2 个月来午后低热，咳嗽、咳痰伴少量痰中带血丝，肺部未闻及湿啰音，胸片右肺上野及中野见密度较淡的浸润阴影，中间有透光区，血 WBC 9.2×10^9/L。

14. 诊断应首先考虑
A. 肺结核
B. 金黄色葡菌球菌肺炎
C. 肺囊肿继发感染
D. 克雷伯杆菌肺炎
E. 支气管肺癌

15. 对诊断最有意义的检查是
A. 红细胞沉降率
B. 痰液细菌培养
C. 痰液抗酸杆菌检查
D. 血培养
E. 纤维支气管镜检查

（16、17 题共用题干）

患者，女性，30 岁。2 个月来出现午后低热、盗汗、乏力、消瘦、食欲缺乏，近 1 周高热、咳嗽、咳痰、痰中带血。痰结核分枝杆菌阳性。联合应用抗结核药物治疗。

16. 治疗过程中患者出现眩晕和听力障碍，最可能导致此类副作用的药物是
A. 异烟肼　B. 链霉素
C. 乙胺丁醇　D. 利福平
E. 吡嗪酰胺

17. 患者突然大量咯血，随即咯血停止，出现呼吸困难、表情恐怖、大汗淋漓。此时首要的关键护理措施是

A. 安置患者患侧卧位

B. 使用呼吸兴奋剂

C. 加压吸氧

D. 解除呼吸道梗阻

E. 人工呼吸

（18、19 题共用题干）

患者，男性，30 岁。3 个月来发热、乏力、盗汗、食欲缺乏、体重减轻。查体：一般状况尚可。实验室检查：痰结核分枝杆菌阳性。初步诊断为肺结核收住入院。医嘱行结核菌素试验。

18. 结核菌素试验结果阳性的判定标准为皮肤硬结直径

A. ≥3mm　　B. ≥5mm

C. ≥8mm　　D. ≥10mm

E. ≥20mm

19. 关于患者的饮食，不正确的指导是

A. 制订合理的营养计划

B. 多食含纤维素的食物

C. 补充足够的水分

D. 低蛋白、低脂饮食

E. 高热量、富含维生素的食物

第10节　呼吸衰竭和呼吸窘迫综合征患者的护理

案例 2-10　患者，男性，65 岁。慢性咳嗽、咳痰 20 余年，活动后气短 10 余年。近 3 年来，常因受凉、感冒等原因引起皮肤、口唇发绀，呼吸困难加重，双下肢水肿，病情时轻时重，7 天前开始发热、咳黄色痰，逐渐出现烦躁不安、嗜睡等症状。动脉血气分析示 PaO_2 45mmHg，$PaCO_2$ 65mmHg。

问题：1. 该患者最可能的医疗诊断是什么？

2. 患者最后陷入昏迷状态，痰鸣音增多，为促进排痰应采取什么方法？

一、呼吸衰竭患者的护理

（一）概述

【概念】　呼吸衰竭指各种原因引起肺通气和（或）肺换气功能严重障碍，以致在静息状态下亦不能维持足够的气体交换，导致缺氧伴（或不伴）二氧化碳潴留，进而引起一系列病理生理改变和相应临床表现的综合征。呼吸衰竭的临床表现缺乏特异性，为明确诊断需做动脉血气分析，即在静息状态下、呼吸空气条件下，动脉血氧分压（PaO_2）<60mmHg 伴（或不伴）二氧化碳分压（$PaCO_2$）>50mmHg，可诊断呼吸衰竭。

【病因及发病机制】　损害呼吸功能的各种因素都可导致呼吸衰竭。常见的病因有气道阻塞性病变、肺组织病变、肺血管疾病、胸廓与胸膜病变、神经肌肉病变等。发病机制与肺通气不足、弥散障碍、通气/血流比值失调等有关。

【分类】

1. 按动脉血气分析分类　①Ⅰ型呼吸衰竭，缺氧而无明显二氧化碳潴留，即 PaO_2<60mmHg，$PaCO_2$ 正常或降低，是肺换气功能障碍所致，如急性呼吸窘迫综合征（ARDS）。②Ⅱ型呼吸衰竭，缺氧伴二氧化碳潴留，即 PaO_2<60mmHg，$PaCO_2$>50mmHg，是肺泡通气不足所致，如慢性阻塞性肺疾病。

2. 按病程分类　分为急性呼吸衰竭和慢性呼吸衰竭。急性呼吸衰竭是由于某些突发致病因素，导致肺通气和（或）换气功能迅速出现严重障碍，在短时间内引起呼吸衰竭。慢性呼吸衰竭是在呼吸和神经肌肉系统原有慢性疾病的基础上，造成逐渐加重的呼吸功能损害，经过较长时间

发展为呼吸衰竭，其中慢性阻塞性肺疾病最常见。

【临床特征】 除原发病症状外，呼吸衰竭主要表现为缺氧和二氧化碳潴留引起的呼吸困难和多脏器功能障碍。

（二）护理评估

【健康史】 了解患者有无慢性阻塞性肺疾病、重症哮喘、严重肺结核、肺间质纤维化及肺尘埃沉着症等病史；有无胸部手术、外伤、广泛胸膜增厚、胸廓畸形等病史；有无呼吸道感染、高深度吸氧及麻醉等诱因，其中呼吸道感染是呼吸衰竭最常见的诱因。

【身体状况】

1. 症状 除原发病的症状外，呼吸衰竭主要表现为缺氧和二氧化碳潴留引起的多脏器功能障碍。

（1）呼吸困难：为最早、最突出的症状。病情较轻时表现为呼吸费力伴呼气延长，严重时发展为浅快呼吸及点头或抬肩样呼吸。合并二氧化碳麻醉时，可出现浅慢呼吸或潮式呼吸，严重时还可出现间歇样呼吸。

（2）发绀：是缺氧的典型体征，以口唇、指（趾）甲及舌表现明显。发绀主要取决于缺氧程度，也受血红蛋白量、皮肤色素及心功能状态的影响。

（3）精神神经症状：轻度缺氧时，可出现注意力不集中、智力或定向力减退；缺氧加重时，出现失眠、烦躁、神志恍惚、嗜睡及昏迷等。二氧化碳潴留早期表现为失眠、烦躁、夜间失眠而白天嗜睡等兴奋症状，随着二氧化碳潴留的加重，表现为神志淡漠、肌肉震颤、间歇抽搐、昏睡甚至昏迷等，这类因缺氧和二氧化碳潴留而引起的神经精神症状称为肺性脑病，又称二氧化碳麻醉。

（4）循环系统症状：二氧化碳潴留可使外周体表静脉充盈、皮肤充血、温暖多汗及血压升高；多数患者出现心动过速。严重缺氧和酸中毒时可导致周围循环衰竭、血压下降、心律失常甚至心搏骤停。脑血管扩张患者可产生搏动性头痛。

（5）消化和泌尿系统症状：严重缺氧和二氧化碳潴留可引起上消化道出血、黄疸、蛋白尿及肝肾功能的损害。

2. 体征 外周体表静脉充盈、皮肤潮红、温暖多汗及球结膜充血水肿；血压早期升高，后期下降；心率多增快。右心衰竭时可出现体循环淤血体征。

3. 并发症 病情严重者可引起肺性脑病、消化道出血、休克及心力衰竭等并发症。

【实验室和其他检查】

1. 动脉血气分析 可确定有无发生呼吸衰竭，并可对呼吸衰竭进行分型。

2. 电解质测定 呼吸性酸中毒合并代谢性酸中毒时，常伴有高钾血症；呼吸性酸中毒合并代谢性碱中毒时，常有低钾血症和低氯血症。

【心理-社会状况】 对于呼吸衰竭患者病情严重时，患者可因呼吸窘迫而产生恐惧心理，对预后感到绝望；或者正在使用呼吸机的患者，因建立人工气道影响与他人的交流，可出现烦躁不安或情绪低落，而在撤离呼吸机时又可出现焦虑、紧张和依赖心理。

【治疗要点】 在保持呼吸道通畅的情况下，积极纠正缺氧、二氧化碳潴留和代谢紊乱，防治多器官功能损害，积极治疗原发病。本节主要介绍慢性呼吸衰竭患者的护理。

（三）主要护理诊断

1. 低效性呼吸型态　与肺泡通气不足、通气与血流比值失调、肺泡弥散障碍有关。
2. 清理呼吸道无效　与呼吸道分泌物增多而黏稠、咳嗽无力、意识障碍或人工气道有关。
3. 急性意识障碍　与缺氧和二氧化碳潴留所致中枢神经系统抑制有关。
4. 焦虑　与病情危重、死亡威胁及需求未能满足有关。
5. 潜在并发症：水、电解质紊乱及酸碱平衡失调，上消化道出血，休克，心力衰竭等。

（四）护理目标

缺氧和二氧化碳潴留症状得到改善；痰液变稀、容易咳出或被吸出，呼吸道通畅；意识状态好转；能正确应对病情，焦虑感减轻或消失；无并发症发生。

（五）护理措施

1. 休息和活动　患者应卧床休息，尽量少活动，协助患者取舒适且利于改善呼吸状态的体位。可取半卧位或坐位，以减轻体力消耗，降低耗氧量。

2. 饮食护理　鼓励神志清醒的患者自行进食，给予高热量、高蛋白、富含维生素、易消化、少刺激的流质或半流质饮食；对昏迷患者应给予鼻饲提供营养，鼻饲期间必须观察有无腹胀、腹泻或便秘等不适应症状，必要时遵医嘱给予静脉补充营养。

3. 病情观察　安置患者于监护室进行特别监护，观察呼吸频率、节律、深度和呼吸困难的程度；有无缺氧和二氧化碳潴留的表现及其程度；应注意血压、心率和心律的情况；一旦发现肺性脑病的表现，应及时通知医师。

4．配合治疗

（1）指导并协助患者进行有效咳嗽和咳痰，遵医嘱给予祛痰剂，进行雾化吸入，辅以胸部叩击，以利痰液引流排出。对病情严重不能配合治疗、昏迷、呼吸道大量痰液潴留伴有窒息危险或 $PaCO_2$ 进行性增高的患者，若常规治疗无效，应及时建立人工气道和机械通气支持。

考点：呼吸衰竭的氧疗护理

（2）氧疗护理：氧疗是呼吸衰竭患者重要的治疗措施，可减轻组织损伤，恢复脏器功能，提高机体耐受力。

1）氧疗的适应证：呼吸衰竭患者当 $PaO_2<60mmHg$ 时，应给予吸氧。

2）氧疗的方法：包括鼻塞、鼻导管、面罩、气管内和呼吸机给氧。临床根据患者病情和血气分析结果选择不同的给氧方法和给氧浓度。缺氧伴二氧化碳潴留者，可给予鼻导管或鼻塞吸氧；缺氧而无二氧化碳潴留可给予面罩吸氧。吸入氧浓度与氧流量的关系为：吸入氧浓度（%）＝21＋4×氧流量（L/min）。

3）氧疗的原则：根据呼吸衰竭的类型不同，应采取不同的给氧原则。①Ⅰ型呼吸衰竭：多为急性呼吸衰竭，缺氧不伴有二氧化碳潴留，可给予高浓度（>50%）氧气面罩吸入。②Ⅱ型呼吸衰竭：缺氧伴二氧化碳潴留，应给予低流量（1～2L/min）、低浓度（<35%）持续鼻导管吸氧，以免因高浓度吸氧抑制自主呼吸、减少肺通气量，加重二氧化碳潴留。慢性呼吸衰竭，通常要求氧疗后 PaO_2 维持在 60mmHg 以上或 SaO_2 在 90%以上。

4）氧疗疗效的观察：在给氧过程中应密切观察氧疗效果。若呼吸频率正常、心率减慢、发绀减轻、尿量增多、神志清醒、皮肤转暖，提示组织缺氧改善，氧疗有效；若发绀消失、神志清楚、精神好转、PaO_2＞60mmHg、$PaCO_2$＜50mmHg，可考虑停止氧疗。在停止吸氧前，必须间断吸氧几日，方可完全停止氧疗。

（3）应用呼吸机进行机械辅助呼吸过程中，需注意呼吸机与患者人工气道连接接口是否紧密、合适，防止脱落或漏气；观察呼吸机机械部件运转情况，发现节奏异常或音响异常应及时排除故障，以保证患者安全；观察通气量是否合适，发现通气异常应及时与医师联系，进行处理。

（4）遵医嘱使用呼吸兴奋剂，应适当提高吸入氧流量及氧浓度，静脉滴注时滴速不宜过快，应密切观察药物反应，如出现恶心、呕吐、烦躁、面色潮红及皮肤瘙痒等现象，提示呼吸兴奋剂过量，需要减量或停药。遵医嘱正确使用抗生素，对长期应用抗生素患者应注意有无“二重感染”。对烦躁不安、夜间失眠患者，禁用麻醉剂，慎用镇静剂，以防引起呼吸抑制。

5. 心理护理　护士应经常巡视，主动亲近患者，安慰、关心、体贴患者，了解患者的心理状况及需求，以便提供必要的帮助。在进行临床的各种检查、治疗和护理操作之前先向患者解释，取得患者的信任和配合。

6. 健康指导　护士应根据呼吸衰竭患者的不同情况做好有针对性的保健指导。

（1）向患者及其家属讲解疾病的发生、发展与转归。语言力求通俗易懂。尤其对一些文化程度不高的老年患者应反复讲解，使患者理解康复保健的目的。

（2）促进患者康复，严防肺功能恶化，教会患者缩唇呼吸、腹式呼吸、体位引流及有效咳嗽、咳痰的技术。

（3）指导低氧血症患者和家属学会合理的家庭氧疗方法和注意事项。

（4）增强体质，避免各种引起呼吸衰竭的诱因。①教会患者预防上呼吸道感染的方法，如冷水洗脸等耐寒锻炼。②鼓励患者改进膳食，加强营养，提高机体抵抗力。③避免吸入刺激性气体，劝告吸烟患者戒烟。④避免日常生活中不良因素刺激，如情绪激动会加重气急而引起呼吸衰竭。⑤少到人群拥挤的地区去，应尽量减少与感冒者接触，减少呼吸道感染的机会。

（六）护理评价

能否使患者保持呼吸道通畅；排痰是否顺利；食欲是否增进；缺氧和二氧化碳潴留症状是否得到改善；情绪是否稳定；能否配合治疗。

二、急性呼吸窘迫综合征患者的护理

（一）概述

【概念】　急性呼吸窘迫综合征（ARDS）是指原心肺功能正常，由于严重的感染、休克、创伤、弥散性血管内凝血等肺内外严重疾病而引起肺毛细血管炎症性损伤和（或）通透性增加，继发急性高通透性肺水肿和进行性缺氧性呼吸衰竭。

【病因及发病机制】　引起 ARDS 发病的相关基础疾病有严重创伤、严重感染、休克、弥散性血管内凝血、吸入刺激性气体或误吸胃内容物、溺水、烧伤、糖尿病酮症酸中毒、肺脂肪栓塞、急性胰腺炎、妊娠高血压综合征、氧中毒、药物或麻醉品中毒、大量输血等。上述病因最终引起肺毛细血管损伤，通透性增加和微血栓形成；肺泡上皮损伤，表现为活性物质减少或消失，导致肺水肿，引起肺的氧合功能障碍，导致顽固性低氧血症和呼吸窘迫。

【临床特征】 主要表现为严重低氧血症和急性进行性呼吸窘迫。

（二）护理评估

【健康史】 了解有无与 ARDS 相关的病史，如严重创伤、休克、感染、弥散性血管内凝血、吸入刺激性气体、溺水、大量输血、急性胰腺炎、药物中毒等。询问发病后的临床特点及治疗经过。

【身体状况】

1. 症状　常表现为急性起病，呼吸加快、在 28 次/分以上，并呈进行性加重的呼吸困难，发绀，常伴烦躁、焦虑、出汗。患者呼吸困难的特点是常感到胸廓紧束、严重憋气，即呼吸窘迫，不能用通常的吸氧疗法改善，亦不能用其他原发心肺疾病如气胸、肺气肿、肺不张、肺炎、心力衰竭等解释。

2. 体征　早期肺部多无阳性体征，中期可闻及湿啰音，后期除广泛湿啰音外，还可闻及管状呼吸音。

3. 并发症　多器官功能衰竭。

【实验室和其他检查】

1. X 线检查　早期可无异常，或呈轻度间质改变，表现为边缘模糊的肺纹理增多，继之出现斑片状以至融合成大片状的浸润阴影，大片阴影中可见支气管充气征。

2. 动脉血气分析　典型的改变为 PaO_2 降低，$PaCO_2$ 降低，pH 升高。

【心理-社会状况】 由于本病起病突然，病情进展快，进行性呼吸窘迫等可使患者感到极度恐惧甚至绝望。应用呼吸机的患者无法用语言表达意愿，可出现急躁和不耐烦。

【治疗要点】 尽快纠正缺氧、克服肺泡萎陷、改善肺循环、消除肺水肿和控制原发病。其中纠正缺氧为首要的治疗措施，一般需用高浓度给氧，并应尽早进行机械通气。同时应维持适当的液体平衡和积极治疗基础疾病。

（三）主要护理诊断

同“呼吸衰竭患者的护理”。

（四）护理措施

1. 休息和活动　同“呼吸衰竭患者的护理”。

2. 饮食护理　同“呼吸衰竭患者的护理”。

3. 病情观察　应安置患者于监护室实行特别监护。监护生命体征和意识状态，尤其是呼吸和发绀状况的变化。准确记录出入液量，应特别注意每小时尿量变化。遵医嘱及时采集和送检血气分析与生化检测标本。

4. 配合治疗

（1）纠正缺氧：采取有效措施，尽快提高 PaO_2。一般需高浓度给氧，使 $PaO_2\geq60mmHg$ 或

SaO_2（动脉血氧含量）≥90%。轻度者可使用面罩给氧，但多数患者需使用机械通气。

（2）机械通气：尽管 ARDS 机械通气的指征尚无统一的标准，多数学者认为一旦诊断为 ARDS，应尽早进行机械通气。目前，ARDS 的机械通气治疗采用肺保护性通气策略，主要措施包括 PEEP（呼气末正压）和小潮气量机械通气，也可选择双相气道正压通气、反比通气、俯卧位通气、压力释放通气等。

（3）消除肺水肿，维持适宜的血容量：①控制液体入量，原则是在保证血容量足够、血压稳定的前提下，要求总的出入液量呈轻度负平衡（－1000～－500ml），液体入量一般以每日 1.5～2L 为宜；②使用利尿剂，促进水肿消退：可用呋塞米 40～60mg/d，治疗过程中应随时纠正电解质紊乱；③一般认为 ARDS 早期不宜补胶体液，因胶体液可渗入间质加重肺水肿。若血清蛋白浓度低，在 ARDS 后期可输入人体清蛋白、血浆等胶体液，以提高胶体渗透压。

（4）肾上腺皮质激素：糖皮质激素的作用叙述如下。保护毛细血管内皮细胞；防止白细胞、血小板聚集和黏附于管壁上，从而形成微血栓；保护肺泡Ⅱ型细胞分泌表面活性物质；抗炎和促进肺间质液体吸收；缓解支气管痉挛及抑制后期肺纤维化作用。一般主张早期、大剂量、短程治疗。

（5）补充营养：ARDS 患者处于高代谢状态，往往缺乏营养，应及时补充高热量和高蛋白、高维生素饮食，可通过鼻饲或全胃肠外营养使机体有足够的能量供应，避免代谢功能和电解质紊乱。

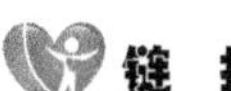

链 接

无创正压机械通气与有创正压机械通气的区别

现代机械通气技术（主要是正压机械通气技术）作为临床救治呼吸衰竭的最主要手段，使得重症呼吸衰竭的病死率从 20 世纪 70 年代的 90%以上降至目前的 40%左右，挽救了众多患者的生命，被广泛应用于各临床科室。临床应用的正压机械通气包括无创通气和有创通气两部分。无创正压通气（NPPV）是指无需建立人工气道进行的正压机械通气方式，临床多应用口鼻面罩或鼻罩进行正压通气，另外也有采用全面罩、鼻塞等方式进行 NPPV 治疗者。有创正压通气是指通过建立人工气道（经鼻或经口气管插管、气管切开）进行的正压机械通气方式。无创通气具有设置简便、患者易于接受、不容易继发肺损伤和肺部感染等特点，但是也有人机同步性较差、潮气量不稳定、不利于气道分泌物引流等缺点。有创通气具有管路密闭性能好、人机配合较好、可以准确设置吸入氧浓度的优点，但是也有管路连接复杂、无法保留患者正常生理功能的缺点。

5. 健康指导

（1）向患者及其家属讲解疾病的发生、发展与转归。

（2）教会患者缩唇呼吸、腹式呼吸、体位引流及有效咳嗽、咳痰的技术。

（3）指导低氧血症患者和家属学会合理的家庭氧疗方法和注意事项。

（4）根据患者具体情况指导患者制订合理的活动与休息计划，避免进行耗氧量较大的活动，在活动中应注意休息。

（5）避免吸入有害烟雾和刺激性气体，应戒烟。

（五）护理评价

呼吸困难缓解，低氧血症得到纠正，发绀减轻或消失。

练 习 题

A_1型题

1. 呼吸衰竭患者最早、最突出的表现是
   A. 发绀　B. 呼吸困难
   C. 心率加快　D. 血压下降
   E. 肝、肾功能损害
2. 慢性呼吸衰竭常见的病因是
   A. 重症肺结核　B. 胸廓病变
   C. 慢性阻塞性肺疾病　D. 肺间质纤维化
   E. 肺尘埃沉着病
3. 呼吸衰竭时最早缺氧发生损伤的组织器官是
   A. 大脑　B. 心脏
   C. 肝　D. 肾
   E. 肺
4. 慢性呼吸衰竭缺氧与二氧化碳潴留最主要的机制为
   A. 肺泡通气不足　B. 氧耗量增加
   C. 肺内动静脉分流增加　D. 弥散功能增加
   E. 通气/血流比例失调
5. 判断为Ⅱ型呼吸衰竭的血气分析结果为
   A. PaO_2<60mmHg、$PaCO_2$<50mmHg
   B. PaO_2>60mmHg、$PaCO_2$>50mmHg
   C. PaO_2<60mmHg、$PaCO_2$正常
   D. PaO_2>60mmHg、$PaCO_2$<50mmHg
   E. PaO_2<60mmHg、$PaCO_2$>50mmHg
6. Ⅱ型呼吸衰竭应吸入低流量、低浓度氧的理由是
   A. 高流量氧可引起支气管痉挛而加重气道阻塞
   B. 高流量氧对肺组织有损伤作用
   C. 高流量氧可降低颈动脉窦化学感受器的兴奋性
   D. 高流量氧可加重肺动脉高压
   E. 高流量吸氧可引起氧中毒和代谢性碱中毒
7. 肺性脑病患者狂躁不安的正确处理是
   A. 必要时用哌替啶　B. 大剂量地西泮口服
   C. 改善通气功能　D. 大剂量奋乃静肌内注射
   E. 不宜用水合氯醛保留灌肠
8. 在我国引起 ARDS 最常见的直接肺损伤原因是
   A. 重症肺炎
   B. 急性呼吸道阻塞性疾病
   C. 氧中毒
   D. 吸入有毒烟雾
   E. 放射性肺损伤
9. ARDS 给氧护理的氧浓度至少应
   A. >40%　B. >45%
   C. >50%　D. >55%
   E. >60%
10. 患者，女性，70 岁。慢性咳嗽、咳痰病史 20 余年，近 3 日来咳嗽、咳痰加重，伴呼吸困难、发绀、发热。应用辅助呼吸和呼吸兴奋剂过程中，出现恶心、呕吐、心悸、烦躁、颜面潮红、血压升高、肌肉颤动等。应诊断为
    A. 肺性脑病　B. 呼吸兴奋剂过量
    C. 痰液壅塞　D. 通气不足
    E. 呼吸性碱中毒
11. 患者，男性，62 岁。诊断"COPD，Ⅱ型呼吸衰竭，肺性脑病"入院。应避免使用哪项处理措施
    A. 持续低流量给氧　B. 静脉滴注抗生素
    C. 肌内注射呋塞米　D. 烦躁时使用镇静剂
    E. 口服解痉平喘药物
12. 患者，男性，65 岁。慢性阻塞性肺疾病 10 余年，冠心病史 5 年，感冒后痰多黏稠、呼吸困难加重，意识障碍 1 小时。查体：浅昏迷，口唇发绀，球结膜轻度水肿，血压 160/100mmHg，心率 128 次/分、节律不整，双肺散在干、湿啰音，下肢水肿。首要的治疗护理措施是
    A. 通畅呼吸道　B. 低浓度给氧
    C. 呼吸兴奋剂　D. 抗心律失常药物
    E. 利尿剂和强心剂
13. 某肺心病患者，血气分析：PaO_2 45mmHg，$PaCO_2$ 75mmHg，应给予哪种氧疗法
    A. 持续低流量、低浓度给氧
    B. 持续高流量、高浓度给氧
    C. 间歇低流量、低浓度给氧

D. 间歇高流量、高浓度给氧

E. 间歇高流量、乙醇湿化给氧

14. 患者，男性，70 岁。肺心病，双下肢水肿，呼吸困难严重，呈端坐呼吸，为警惕肺性脑病的发生，护士应特别注意观察

A. 体温　B. 饮食状况

C. 姿势和步态　D. 意识状态

E. 皮肤、黏膜

A_3/A_4 型题

（15、16 题共用题干）

患者，男性，70 岁。慢性阻塞性肺疾病病史 15 年，3 日前上呼吸道感染后咳嗽、咳痰加重，痰液黏稠不易咳出，今晨出现意识模糊。查体：球结膜充血，皮肤温暖多汗。临床诊断为“慢性呼吸衰竭”。

15. 判断病情的严重程度必须检查的项目是

A. 胸部 X 线检查　B. 肺功能测定

C. 动脉血气分析　D. 痰液检查

E. 心电图检查

16. 医嘱给氧，合理的氧浓度是

A. 25%～29%　B. 33%～37%

C. 37%～41%　D. 41%～45%

E. ＞50%

（17～19 题共用题干）

患者，男性，67 岁。患慢性支气管炎并发阻塞性肺气肿 15 年。近日因受凉病情加重，发热，咳脓痰，严重呼吸困难，明显发绀，昼睡夜醒，球结膜充血水肿。

17. 此时首先应考虑其并发

A. 肺梗死　B. 肺性脑病

C. 自发性气胸　D. 急性肺部感染

E. 右心衰竭

18. 此患者血气分析结果提示为Ⅱ型呼吸衰竭。其吸氧最适宜的流量为

A. 1～2L/min　B. 3～5L/min

C. 4～6L/min　D. 6～8L/min

E. ＞8L/min

19. 采取上述氧疗的原理是

A. 防止氧中毒

B. 防止解除对颈动脉窦化学感受器的刺激

C. 加快二氧化碳排出

D. 缺氧不严重

E. 防止代谢性酸中毒

（20～22 题共用题干）

患者，男性，65 岁。因“慢性支气管炎、肺部感染、呼吸衰竭”入院。护理查体：气促，不能平卧，痰黏呈黄色，不易咳出。血气分析 PaO_2 40mmHg，$PaCO_2$ 70mmHg。

20. 给其氧疗时，氧浓度和氧流量应为

A. 29%，2L/min　B. 33%，3L/min

C. 37%，4L/min　D. 41%，5L/min

E. 45%，6L/min

21. 帮助王先生排痰，哪种措施较好

A. 超声雾化吸入　B. 定时翻身拍背

C. 鼓励用力咳嗽　D. 鼻导管吸痰

E. 体位引流

22. 护士巡视时，发现王先生烦躁不安，呼吸频率及心率加快，球结膜充血，应

A. 使用镇静剂　B. 加大氧流量

C. 使用呼吸兴奋剂　D. 降低氧浓度

E. 作气管切开准备

小　结

呼吸系统疾病患者常见的症状有咳嗽、咳痰、咯血、呼吸困难、发绀、胸痛等。常见的体征有呼吸频率、节律、深度的改变，肺实变征、肺气肿征、肺不张征及胸腔积液征等。实验室及其他检查以胸部 X 线的变化最明显，其次是痰液检查、血常规检查及血气分析等。治疗以止咳、祛痰、平喘、抗感染为原则。常见的护理诊断有清理呼吸道无效、气体交换受损、活动无耐力、有窒息的危险、营养失调、疼痛、焦虑及潜在并发症等。护理措施包

括调节患者不良情绪；合理安排休息与活动；保证足够的营养；保持呼吸道通畅；促进有效排痰；合理氧疗；指导呼吸肌功能锻炼；教会患者和家属有关药物、仪器的使用方法及注意事项；密切观察病情的变化；学习分析有关检查结果；遵医嘱正确使用止咳、祛痰、平喘、抗感染及呼吸兴奋剂等药物，并能观察药物的不良反应，对患者及家属做好有针对性的健康教育。

呼吸系统各类疾病的护理重点亦有区别。例如，感染性疾病（急性呼吸道感染、肺部感染、慢性支气管炎、支气管扩张症、肺结核等）以遵医嘱应用药物抗感染为主；功能障碍性疾病（阻塞性肺气肿、肺源性心脏病、呼吸衰竭等）以改善通气和换气功能、合理氧疗为主要措施；过敏性疾病（如支气管哮喘）除采取对症护理外，还应指导患者避免诱因，减少复发。

王 奇 武艳珍

第3章 循环系统疾病患者的护理

第1节 概 述

循环系统由心脏、血管和调节血液循环的神经体液构成。循环系统疾病包括心脏和血管疾病，合称心血管疾病，进入 21 世纪，心血管疾病给全球带来了严峻挑战。WHO 发布的《2002 年世界卫生报告》指出，心血管（包括脑血管）病的死亡率最高，全球每年因心血管病死亡的人数约 1700 万。心血管病是当今世界对人类健康造成威胁的重大疾病，因此心血管病已成为全球性的重大公共卫生问题。

◎ 考点：心脏瓣膜位置、心包膜作用、心脏血液供应、心脏传导系统组成及作用

一、结构功能

循环系统包括心脏、血管和血液循环的神经体液调节装置。

（一）解剖基础

心脏被心间隔及房室瓣分为 4 个心腔，即左心房、左心室、右心房、右心室（图 3-1）。左心房室之间的瓣膜称二尖瓣，右心房室之间的瓣膜称三尖瓣，两侧房室瓣均有腱索与心室乳头肌相连。左、右心室与大血管之间也有瓣膜相隔，位于左心室与主动脉之间的瓣膜称主动脉瓣，位于右心室与肺动脉之间的瓣膜称肺动脉瓣。心壁可分为三层：内层为心内膜，由内皮细胞和薄结缔组织构成；中层为心肌层，心室肌远比心房肌厚，以左心室为甚；外层为心外膜，即心包的脏层，紧贴于心脏表面，与心包壁层之间形成一个间隙，称为心包腔，腔内含少量浆液，在心脏收缩和舒张时起润滑作用（图 3-2）。

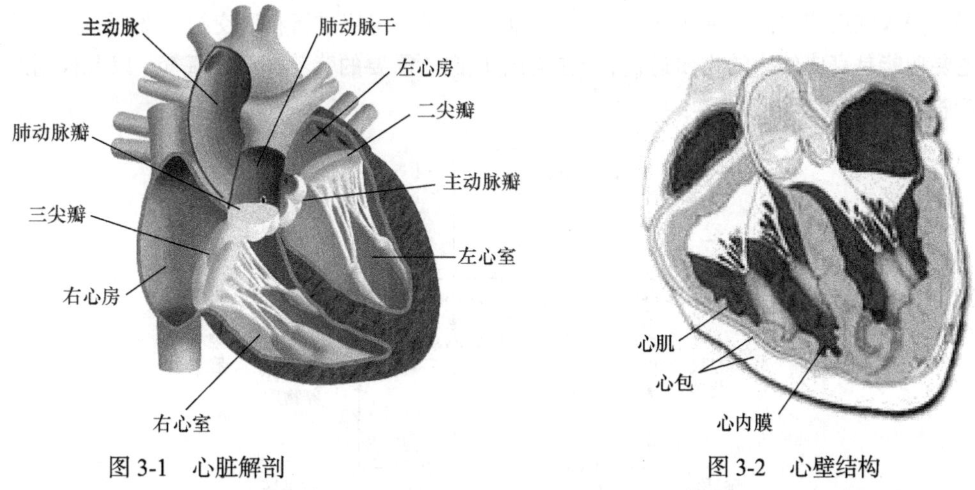

图 3-1 心脏解剖　　图 3-2 心壁结构

心脏的血液供应来自左、右冠状动脉，灌流主要在心脏舒张期（图 3-3）。左冠状动脉主干很短，

然后分为前降支和回旋支。前降支及其分支主要分布于左室前壁、前乳头肌、心尖、室间隔前2/3、右室前壁一小部分。回旋支及其分支主要分布于左心房、左心室侧壁、左心室前壁一小部分、左心室后壁的一部分或大部分，约40%的人分布于窦房结。右冠状动脉一般分布于右心房、右心室前壁大部分、右心室侧壁和后壁的全部、左心室后壁的一部分及室间隔的后1/3，包括房室结（93%）和窦房结（60%）。

心脏有节律的收缩和舒张，与心脏内的特殊结构即心脏传导系统的作用密切相关。心传导系统由特殊分化的心肌细胞构成，包括窦房结、房室结、房室束、左右束支及其浦肯野纤维（图3-4）。这类细胞具有自动产生节律性兴奋的能力，并负责将兴奋传导至整个心脏，维持心搏的正常节律。窦房结为心脏的正常起搏点。

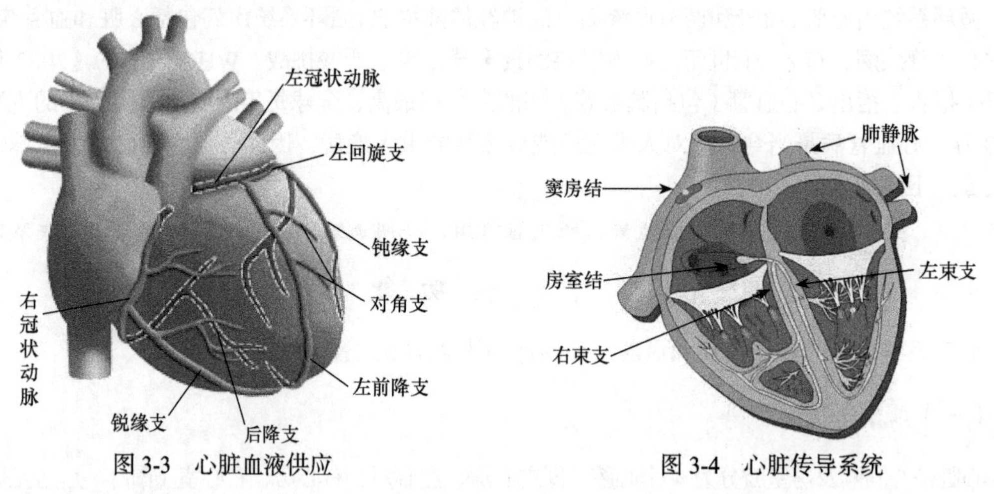

图3-3 心脏血液供应　　图3-4 心脏传导系统

（二）生理功能

循环系统的血管分动脉、毛细血管和静脉三类。动脉是引导血液出心脏的血管，管壁较厚，有平滑肌和弹性纤维，能在各种血管活性物质的作用下收缩和舒张，改变外周血管的阻力，又称阻力血管。静脉是将血液运送回心脏的血管，其管壁薄、容量大，机体的血液60%～70%存在于静脉中，其又被称为容量血管。毛细血管是介于动、静脉之间的微细血管，管壁薄，通透性好，流速慢，深入到细胞之间，彼此连接成网，是血液与周围组织进行物质交换的场所，又称功能血管。主要功能是完成体内的物质运输，包括细胞代谢所需要的营养物质、氧气，以及代谢产生的代谢产物、二氧化碳等（图3-5）。

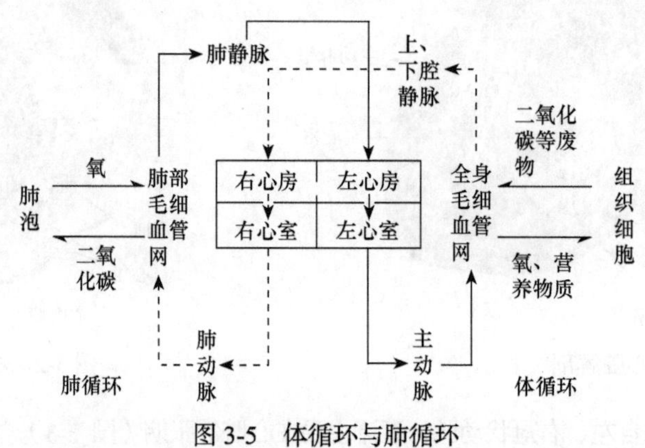

图3-5 体循环与肺循环

此外，由内分泌细胞分泌的各种激素及生物活性物质也通过血液循环运送至相应的靶细胞，以保证人体正常新陈代谢的进行及内环境的相对稳定。

◎ 考点：心脏的神经调节

（三）生理功能调节

参与循环系统调节的因素有神经调节和体液调节，神经有两组，即交感神经和副交感神经。交感神经兴奋时，心率加快、心肌收缩力加强、外周血管收缩、血管阻力加大、血压升高。副交感神经兴奋时，心率减慢、心肌收缩力减弱、外周血管扩张、血管阻力减小、血压下降。体液因素有肾素-血管紧张素-醛固酮系统、血管内皮因子、心房钠尿肽、电解质、其他一些激素和代谢产物等。

二、心血管疾病的预后与防治

对于病因比较明确的心血管疾病，消除病因可使相关的心脏疾病减少甚至不再出现。而目前危害最大、发病率最高的心血管疾病——高血压、冠心病并无明确的单一病因，而是多种危险因素导致其发病且呈进展势态。各种危险因素中除性别、年龄等不可改变的因素外，大多是可以控制的，如肥胖、吸烟、高血压、血脂异常、糖代谢异常等。为此必须改变不良生活方式，综合干预各种危险因素，达到降低高血压、冠心病及其相关并发症的发生率和病死率。用介入或外科手术可纠正病理解剖改变。对目前尚无法或难于根治的心血管病，主要措施是纠正其病理生理变化，缓解症状，如休克、急性心力衰竭、严重心律失常，需积极地紧急处理，并在处理过程中严密监测其变化，随时调整治疗及护理措施，以取得最好的治疗效果。

根据患者的心脏病变、年龄、体力等情况，采用动静结合的办法，在恢复期尽早进行适当的体力活动，对改善心脏功能、促进身体康复有良好的作用。在康复治疗中要注意心理康复，解除患者的思想顾虑；对患者的工作、学习和生活安排提出建议，加强患者与疾病做斗争的信心。恢复了工作或学习的患者需要注意劳逸结合和生活规律，保护心脏功能。

链 接

什么是“心血管事件链”

20 世纪 90 年代初，哈佛大学医学院著名内科教授 BraunwaldE 及 DzauVictor 提出了“心血管事件链”的概念及理论，强调了从高血压、高血脂、高血糖到动脉硬化、冠心病、心肌梗死直至左心室重构、心力衰竭这一连续心血管事件的内在联系及发展趋势，从神经激素的激活这一高度阐述了心血管事件链发展的原因及相互关系。这一学说的提出无疑为我们对这一系列疾病的认识及防治提供了新的视角，“全面干预心血管事件链”日益成为心血管疾病防治的重要策略。

第 2 节　循环系统疾病常见症状与体征的护理

循环系统疾病的常见症状有心源性呼吸困难、心源性水肿、心悸、心前区疼痛、晕厥等。

一、心源性呼吸困难的护理

◎ 考点：引起心源性呼吸困难最常见的原因

（一）概述

【概念】 心源性呼吸困难主要是由于左心衰竭和（或）右心衰竭引起的呼吸困难。主要表现为自觉空气不足、呼吸费力；客观上表现为呼吸节律、频率、深度的改变；严重时可出现发绀、张口呼吸、端坐呼吸、鼻翼扇动、辅助呼吸肌参与呼吸。

【病因及发病机制】 心源性呼吸困难最常见的病因是左心衰竭；左心衰竭其病理基础是肺淤血和肺泡弹性降低。右心衰竭严重时也可引起呼吸困难，但程度较左心衰竭轻，其主要原因为体循环淤血，另外也可见于各种原因所致的急性或慢性心包积液。其发生呼吸困难的主要机制是大量心包积液致心脏压塞或心包纤维性增厚、钙化、缩窄，使心脏舒张受限，引起静脉淤血所致。

（二）护理评估

【健康史、致病因素】 询问患者既往有无原发性高血压、冠状动脉粥样硬化性心脏病、风湿性心脏瓣膜病等病史；有无劳累、饱餐、精神紧张及感染等诱发因素。

考点：心源性呼吸困难按严重程度分类

【身心状况】

1. 症状评估　心源性呼吸困难按严重程度可分为：①劳力性呼吸困难，呼吸困难在体力活动时出现或加重，休息后缓解或减轻。②夜间阵发性呼吸困难，患者在夜间睡眠中突然胸闷、气急而憋醒，被迫坐起，通风后数分钟至数十分钟症状消失。轻者伴咳嗽、咳痰；重者气喘、有哮鸣音、发绀、咳粉红色泡沫痰，两肺底闻及湿啰音，称“心源性哮喘”。其发生机制除因睡眠平卧血液重新分配使肺血量增加外，夜间迷走神经张力增加、小支气管收缩、横膈高位、肺活量减少等也是促发因素。③端坐呼吸，肺淤血达到一定程度时，患者完全休息时也感气促，不能平卧，因平卧时回心血量增多且横膈上移，呼吸困难加重。④急性肺水肿：是呼吸困难最严重的形式（见本章第 3 节）。另外可有其他伴随症状，如咳嗽、咳痰、心悸、咯血、胸痛、乏力等。

2. 护理体检　包括呼吸频率、节律、深度，脉搏、血压、意识状况、面容与表情、体位、皮肤黏膜有无发绀。双侧肺部是否可闻及湿啰音或哮鸣音，啰音的分布是否随体位而改变。心脏有无扩大，心率、心律、心音的改变，有无奔马律。

3. 心理-社会状况　评估患者有无精神紧张、焦虑甚至悲观等不良情绪，是否对患者的日常生活和睡眠造成影响。评估患者家庭、社会支持系统及对患者的关心程度。

（三）护理诊断及合作性问题

1. 气体交换受损　与肺淤血、肺水肿、体循环淤血有关。
2. 活动无耐力　与组织缺氧有关。
3. 焦虑　与呼吸困难发作频率和严重程度相关。

（四）护理目标

1. 患者能维持在良好的气体交换状态，呼吸正常。
2. 缺氧改善，活动耐力增加。
3. 患者焦虑程度减轻或消失，能积极配合治疗。

（五）护理措施

1. 生活护理

（1）体位与活动：协助患者取有利于呼吸的体位，根据病情取高枕卧位、半卧位或端坐位。患者有明显呼吸困难时应卧床休息，以减轻心脏负荷，促进心功能恢复。劳力性呼吸困难者，应减少活动量，以不引起症状为原则。夜间阵发性呼吸困难者，应加强夜间巡视，采取舒适的半卧位。端坐呼吸者，需加强生活护理，协助大小便，以减轻心脏负担，使心肌耗氧量减少，呼吸困难减轻。

（2）饮食护理：指导患者摄取清淡、易消化食物，少量多餐，避免过饱，保持大便通畅。

2. 病情观察　呼吸困难有无改善，皮肤发绀是否减轻，血气分析结果是否正常。及时发现心功能变化情况；加强夜间巡视及护理，若呼吸困难加重或血氧饱和度降至 90%以下，应报告医生。

3. 配合治疗

（1）按医嘱给予强心、利尿、扩血管、解痉平喘等药物，观察疗效及不良反应。静脉输液时严格控制滴速，20～30 滴/分，条件允许时可用输液泵或微量泵控制速度的恒定，防止急性肺水肿的发生。

（2）按医嘱给氧，氧流量一般为中流量（2～4L/min）；肺心病患者应持续低流量（1～2L/min）吸氧；急性左心衰竭患者采用高流量吸氧（6～8L/min），经 20%～30%乙醇溶液湿化、鼻导管吸入。

4. 心理护理　观察患者有无焦虑、恐惧、抑郁、悲观等心理反应及其严重程度，随时了解患者的心理动态；及时解释病因与诱因，告知病情，告诉患者出现夜间阵发性呼吸困难的缓解方法，避免情绪激动；与家人一起给予患者心理安慰和情绪疏导，稳定患者情绪，鼓励患者积极配合治疗，保持良好的心态，树立战胜疾病的信心。

5. 健康教育　及时给患者解释活动无耐力的原因与诱因，患者及家属一起制订活动目标和计划。嘱患者保持愉快的心情，适当休息，避免劳累，增强抵抗力，避免上呼吸道感染。卧床者应进行床上主动或被动的肢体活动，以保持肌张力，预防静脉血栓形成。根据患者心功能分级，确定活动量、活动的时间和次数，循序渐进地增加活动量，以恢复体能。若患者在活动中或活动后出现心前区不适、心悸、呼吸困难、头晕眼花、面色苍白、出冷汗、极度疲乏等现象，应停止活动并休息。如休息后症状不缓解，应立即报告医生并协助处理。

（六）护理评价

患者能否维持有效的气体交换，缺氧症状有无明显改善或消失；活动耐力有无增加；焦虑程度有无减轻，能否积极配合治疗。

二、心源性水肿患者的护理

（一）概述

【概念】　心源性水肿是指因体循环淤血使机体组织间隙有过多的液体积聚而出现肿胀。

【病因及发病机制】　心源性水肿最常见的病因是右心衰竭或全心衰竭，也可见于渗出性心包炎或缩窄性心包炎。其发生机制主要是有效循环血量不足使肾血流量减少、肾小球滤过率降低，继发性醛固酮增多引起水钠潴留；体循环静脉压、毛细血管静水压增高使组织液回吸收减少所致。

（二）护理评估

【健康史、致病因素】 了解引起右心衰竭的循环系统疾病病史；有无使右心衰竭和水肿加重的诱因，如呼吸系统感染、站立太久或大量快速输液、摄盐量过多等。了解水肿初始出现的部位、时间、程度及发展速度等。

考点：心源性水肿的特点

【身心状况】

1. 症状评估 心源性水肿属于凹陷性水肿；首先出现在身体下垂的部位，逐渐发展为全身性水肿，重者可出现胸腔积液、腹水；水肿常于活动后出现或加重，休息后减轻或消失；水肿部位皮肤感觉迟钝，易致压疮及感染。

2. 护理查体 主要检查水肿的部位、程度、皮肤完整性、体重、腹围、颈静脉充盈程度、肝大小等。

3. 心理-社会状况 水肿可导致患者形象改变和躯体不适，注意有无因此而导致的烦躁、焦虑等不良心理反应。

（三）护理诊断及合作性问题

1. 体液过多 与右心衰竭引起的体循环淤血等有关。
2. 有皮肤完整性受损的危险 与水肿所致皮肤组织营养不良和强迫体位、躯体活动受限有关。

（四）护理目标

1. 患者水肿减轻或消退。
2. 患者皮肤保持完整，未发生压疮。

（五）护理措施

1. 生活护理

（1）休息与饮食：多卧床休息，伴胸腔积液和腹水者宜取半卧位，有下肢水肿者应抬高下肢。经常更换体位，翻身时避免擦伤皮肤。给予高蛋白、低钠饮食，说明钠盐与水肿的关系，告诉患者限制钠盐和加强营养的重要性。可适当使用一些调味品如醋、葱、蒜、香料、柠檬、酒等促进患者食欲。限制含钠量高的食品，如腌或熏制品、香肠、罐头食品、乳酪、番茄酱、薯条、坚果、海产品、发酵面食、苏打饼干、味精、碳酸饮料等。患者在应用强效利尿剂时，钠盐摄入量的限制可适量放宽。控制液体摄入，一般每天入水量限制在1500ml以内。

（2）皮肤护理：保持被褥柔软、清洁、平整及干燥，指导患者变换体位，膝及踝等部位骨隆突处可垫软枕以减轻局部压力，严重水肿者可使用气垫床，防止压疮；保持皮肤清洁；临床治疗及患者活动时要防止擦伤皮肤；用热水袋时，水温以40～50℃为宜，防止过高烫伤皮肤；肌内注射时要深部注射并适当按压，避免药液外渗。嘱患者抬高下肢，以增加静脉回流，减轻下肢水肿。

2. 病情观察 观察水肿的部位、范围，定时测体重、腹围，记录24小时出入液量，入量为前一日尿量加500ml，患者尿量＜30ml/h，应报告医生。

3. 用药护理 应用利尿剂时注意监测血清电解质，利尿不可过快过猛。根据血压、心率及呼吸状况随时调整输液滴数，一般以每分钟20～30滴为宜。特别注意肌内注射、静脉穿刺时严格无菌操作，有计划地更换注射部位，注射完毕用无菌棉球按压局部，防止药液外渗，预防局部感染。

4. 健康教育　解释水肿的原因及加重的诱因，教会患者预防的方法。告知患者及家属低盐饮食的重要性。告诉患者要保持床褥柔软、平整、干燥，穿柔软、宽松的衣服，保持皮肤的清洁，卧床休息时应经常更换体位，避免某一局部皮肤过度受压；定期测量体重、腹围，及时发现水肿的情况；在家使用利尿剂时应严格遵医嘱用药，出现药物不良反应时应及时就医。

（六）护理评价

患者水肿是否减轻或消失；皮肤是否保持完整无损，有无压疮发生。

三、心悸患者的护理

（一）概述

【概念】　心悸是一种自觉心脏跳动的不适感或心慌感。它与患者的敏感性、心搏强度、心率和心律变化有关。

【病因及发病机制】　心悸最常见的病因是心动过速、心动过缓、期前收缩等心律失常；由生理性和器质性心血管病、全身性疾病等所致的心肌收缩力增强引起；心血管神经症亦可引起心悸。

（二）护理评估

【健康史、致病因素】　了解有无导致心悸的生理性因素，如剧烈活动、精神紧张、吸烟、饮酒、咖啡、浓茶等，以及有无应用阿托品、氨茶碱、肾上腺素类等容易引起心悸的药物；有无器质性心脏病及全身性疾病，如甲状腺功能亢进、贫血、发热等；有无心脏神经症。

【身心状况】

1. 症状评估　心悸的特点：心悸的严重程度并不一定与病情成正比，初发、敏感者、安静或注意力集中、心功能代偿期时心悸明显。心悸本身无危险性，但严重心律失常可能发生晕厥或猝死。伴随症状可有胸痛、气促、黑矇等。

2. 护理体检　可见脉搏、心率、心律的改变。

3. 心理-社会状况　患者初发心悸时感觉明显，会有紧张、焦虑或恐惧情绪，不良情绪又会刺激交感神经，心脏负荷加重，诱发或加重心律失常。

（三）护理诊断及合作性问题

1. 焦虑　与心悸发作引起的不适及担心发生严重后果有关。

2. 活动无耐力　与严重心悸引起的血流动力学改变有关。

（四）护理目标

1. 心悸减轻或消失，情绪稳定，能积极配合治疗。

2. 疲乏感减轻或消失，活动耐力和自理能力有所提高。

（五）护理措施

◎ 考点：心悸时避免左侧卧位

1. 生活护理

（1）环境与体位：心悸发作时，应适当休息，避免左侧卧位。严重心律失常患者，应绝对卧床休息。环境应安静、舒适，避免不良刺激；睡眠障碍者按医嘱给予少量镇静剂。

（2）饮食护理：少量多餐，避免过饱及饮浓茶、酒、咖啡，戒烟。

2. 病情观察　注意心律、心率、血压的变化，对心律失常引起心悸的患者，应测量心率、心律，时间不少于1分钟；必要时予心电图和血压的监护，进行动态观察。严重心律失常伴晕厥、抽搐时，应及时与医生联系。

3. 配合治疗　按医嘱应用抗心律失常药物，注意剂量、疗程、适应证、禁忌证，观察疗效及不良反应；做好起搏、电复律、消融术等治疗的术前准备和术后护理。

4. 心理护理　向患者介绍心悸发生的原因、控制方法及预后，告知患者情绪激动、精神紧张常会加重心悸，帮助患者通过散步、读书及交谈等方式自我调节情绪。

5. 健康教育　分析心悸的原因及加重的因素，教会患者如何预防。告知患者心悸的程度并非与心脏病的轻重程度成正比关系，有些心悸对身体健康无危害，心悸的危害取决于心脏病的严重程度；卧床时应避免左侧卧位，以免使心悸感更明显；应严格遵医嘱使用抗心律失常药，用药中发现问题应立即就诊。

（六）护理评价

患者心悸有无减轻或消失，情绪是否稳定，能否配合治疗及护理；疲乏感有无减轻或消失，活动能力和自理能力有无提高。

四、心前区疼痛患者的护理

考点：胸痛常见病因

（一）概述

心前区疼痛指循环系统病变时，因缺血、缺氧、炎症等刺激支配心脏、主动脉的交感神经及肋间神经，引起的心前区或胸骨后疼痛。最常见的原因是心绞痛及急性心肌梗死，也可由梗阻型肥厚型心肌病、主动脉夹层、急性心包炎及心脏神经症等引起。

（二）护理评估

【健康史、致病因素】　询问患者有无心血管疾病病史；有无高血压、糖尿病、高脂血症、吸烟酗酒、高盐饮食等促发因素，疼痛发作是否与劳累、情绪激动等因素有关，了解疼痛缓解的方式、诊疗经过及有无心血管病家族史。

【身心状况】

1. 症状评估　注意疼痛的部位、性质和程度、持续时间、诱发因素和缓解因素。心绞痛多位于胸骨后或心前区，向左肩及左臂内侧放射，呈阵发性压榨样疼痛伴窒息感，体力活动或情绪激动时诱发，休息或含服硝酸甘油后可缓解；急性心肌梗死的胸痛同心绞痛，但程度严重，持续时间长；心包炎的疼痛尖锐，常于吸气、咳嗽、变换体位、吞咽时加剧。

2. 护理查体　检查血压、心率、心律、心音的变化，有无杂音、胸膜摩擦音等。

3. 心理-社会状况　可伴有焦虑、恐惧、濒死感。

（三）护理诊断及合作性问题

疼痛：心前区疼痛　与冠状动脉供血不足导致心肌缺血、缺氧及心包受炎症刺激有关。

（四）护理目标

患者心前区疼痛减轻或消失。

考点：冠心病胸痛的缓解方法

（五）护理措施

1. 病情观察　密切观察血压、呼吸，尤其是心前区疼痛时的时间、心率、心律与心电图变化。

2. 配合治疗　根据不同的病因指导患者在疼痛发作时采取相应的措施或按医嘱用药。疼痛发作时让患者立即停止活动，就地休息，嘱其不要紧张；立即给予硝酸甘油含服、给氧；若上述方法不能缓解疼痛，应告知医师，遵医嘱给予吗啡、溶栓剂等治疗。缓解时嘱患者应避免做剧烈的运动，以减轻耗氧量。

3. 心理护理　解释心前区疼痛的原因和诱因，调整患者的情绪，以减轻其紧张、恐惧感；关心患者需要，疏导患者情绪，使其积极配合治疗。

4. 健康教育　解释心前区疼痛的原因、诱因。嘱患者避免诱因，减少发作。随身携带硝酸甘油，出现心前区疼痛时，应停止活动，就地休息，不要过于紧张，随即舌下含服硝酸甘油，15分钟后若疼痛不能缓解，应呼救急救电话或请他人送医院救护。对于反复发作的心前区疼痛应查清原因，并遵医嘱长期服用药物。

（六）护理评价

患者心前区疼痛是否减轻或消失。

五、心源性晕厥患者的护理

（一）概述

心源性晕厥系由于心排血量骤减、中断或严重低血压使脑供血骤然减少或停止而出现的短暂意识丧失，常伴有张力丧失而不能维持一定的体位。近乎晕厥指一过性黑矇，肌张力降低或丧失，但不伴意识丧失。心脏供血暂停3秒以上可发生近乎晕厥；5秒以上可发生晕厥；超过10秒则可出现抽搐，称阿-斯综合征。心源性晕厥的常见病因包括严重心律失常（如病窦综合征、房室传导阻滞、室性心动过速）和器质性心脏病（如严重主动脉瓣狭窄、梗阻型肥厚型心肌病、急性心肌梗死）。晕厥发作时先兆症状常不明显，持续时间甚短。大部分晕厥患者预后良好，反复发作的晕厥是病情严重和危险的征兆。

（二）护理评估

【健康史、致病因素】　评估患者或知情者在晕厥发作前有无诱因及先兆症状，发作时的体位、持续时间、伴随症状，有无器质性心脏病或其他疾病，有无服药、外伤史。

【身心状况】

1. 症状评估　晕厥发生速度、发作持续时间、晕厥发作的诱因、发作与体位的关系、与咳嗽及排尿的关系、与用药的关系。

2. 护理体检　检查患者意识、生命体征，有无面色苍白或皮肤湿冷，肢体活动状况以及有无外伤。

3. 心理-社会状况　晕厥具有突然性和短暂意识丧失的特点，患者因惧怕突然死亡而产生紧张、恐惧等心理。

（三）护理诊断及合作性问题

有受伤的危险　与发生晕厥有关。

（四）护理目标

患者晕厥减轻或消失。

考点：晕厥护理及预防

（五）护理措施

1. 生活护理　①保持病房安静、整洁。患者取平卧位或头低脚高位，松解衣领，改善脑供血，注意保暖。吸氧 4～6L/min，改善组织缺氧，促使患者苏醒。②嘱患者避免剧烈活动、情绪激动，直位性低血压者，卧床坐起或站立时动作应缓慢。有头晕、黑矇等晕厥先兆时，应立即下蹲或平卧，防止摔伤。

2. 病情观察　①密切观察患者生命体征、神志、瞳孔及尿量等；②观察有无猝死的表现，如意识丧失、抽搐、大动脉搏动消失、呼吸停止，一旦出现应立即配合医生抢救。

3. 配合治疗　①避免情绪激动或紧张、剧烈活动、快速变换体位等诱因。一旦有头晕、黑矇等先兆应立即平卧，以免跌伤。②有器质性心脏病的患者劝告尽早接受病因治疗，心率慢者可给予阿托品、异丙肾上腺素等药物或配合人工心脏起搏器治疗，其他心律失常的患者可给予抗心律失常药物。③按医嘱给药，准备好各种抢救药品及器械，如除颤仪、临时起搏器等，及时做好抢救配合工作。

4. 心理护理　向患者及家属解释晕厥产生的原因和预防方法，告知患者及家属，大部分晕厥患者预后良好，疏导患者不良情绪，消除恐惧感，使其配合治疗。

5. 健康教育　告知患者及亲属晕厥的诱发因素，保持良好的心态，避免情绪激动，避免单独外出，避免开车等高危工作，以免发生意外。

（六）护理评价

患者晕厥是否减轻或消失。

练　习　题

A_1 型题

1. 心脏自身的血液供应主要来自于
   A. 主动脉　B. 锁骨下动脉
   C. 冠状动脉　D. 肺动脉
   E. 肺静脉

2. 心包腔内液体的生理作用是
   A. 维持心包腔内压力　B. 润滑作用
   C. 营养心肌　D. 免疫作用
   E. 维持心肌张力

3. 心律失常最基本的症状是

A. 心源性休克　B. 气促
C. 晕厥　D. 心悸
E. 急性肺水肿

4. 心源性水肿最早出现的部位是
A. 眼睑　B. 上肢
C. 下肢　D. 踝部
E. 会阴

5. 关于心前区疼痛最常见的原因下述正确的是
A. 各型心绞痛、急性心肌梗死
B. 急性心包炎
C. 急性主动脉夹层动脉瘤
D. 心血管神经症
E. 肋间神经损伤

6. 心脏疾病发生心功能不全时，患者最早出现的呼吸困难是
A. 劳力性呼吸困难
B. 夜间阵发性呼吸困难
C. 端坐呼吸
D. 静息时呼吸困难
E. 呼气性呼吸困难

第 3 节　心力衰竭患者的护理

案例 3-1　患者，男性，58 岁。因“反复呼吸困难 2 年，加重 3 个月”入院。2 年前，患者上一层楼后出现呼吸困难，此后症状逐渐加重，踝部水肿，间断服用氢氯噻嗪，治疗效果不佳。近 3 个月来患者呼吸困难加重，夜间只能端坐入睡。有中度水肿，体重明显增加。既往史：高血压病史 10 年，用降压 0 号治疗效果欠佳。有糖尿病家族史。体格检查：血压 160/110mmHg，脉搏 110 次/分，呼吸 29 次/分，体重 79kg，端坐位，颈静脉怒张，肺部可闻及湿啰音。心尖部可闻及舒张早期奔马律，肝大可触及，肝颈静脉回流征阳性，下肢凹陷性水肿。

问题： 1. 初步诊断是什么？
2. 写出两个主要护理诊断及相应护理目标、护理措施。

（一）概念

心力衰竭是各种心脏结构或功能性疾病导致心室充盈和（或）射血能力受损而引起的一组综合征。由于心室收缩功能下降，射血功能受损，心排血量不能满足机体代谢的需要，器官、组织血液灌注不足，同时出现肺循环和（或）体循环淤血，临床表现主要是呼吸困难和无力而致体力活动受限与水肿。

（二）基本病因

几乎所有类型的心脏、大血管疾病均可引起心力衰竭（简称心衰）。心力衰竭反映心脏的泵血功能障碍，也就是心肌的舒缩功能不全。从病理生理的角度来看，心肌舒缩功能障碍大致上可分为原发性心肌损害，以及由于心脏长期容量和（或）压力负荷过重，导致心肌功能由代偿最终发展为失代偿两大类。

1. 原发性心肌损害　①缺血性心肌损害；②心肌炎和心肌病；③心肌代谢障碍性疾病。

2. 心脏负荷过重　①压力负荷（后负荷）过重：见于高血压、主动脉瓣狭窄、肺动脉高压、肺动脉瓣狭窄等左、右心室收缩期射血阻力增加的疾病；②容量负荷（前负荷）过重：容量负荷增加早期，心室腔代偿性扩大，心肌收缩功能尚能维持正常，但超过一定限度心肌结构和功能发生改变即出现失代偿表现。

◎ 考点：心力衰竭病因为基本心肌病变及心脏负荷加重

（三）诱因

有基础心脏病的患者，其心力衰竭症状往往由一些增加心脏负荷的因素所诱发。常见的诱发

心力衰竭的原因有：

1. 感染 呼吸道感染是最常见、最重要的诱因。

2. 心律失常 心房颤动是器质性心脏病最常见的心律失常之一，也是诱发心力衰竭最重要的因素。

3. 血容量增加 如摄入钠盐过多，静脉输入液体过多、过快等。

4. 过度体力劳累或情绪激动 如妊娠后期及分娩过程，暴怒等。

5. 治疗不当 如不恰当停用利尿药物或降血压药等。

6. 原有心脏病变加重或并发其他疾病 如冠心病发生心肌梗死，风湿性心瓣膜病出现风湿活动，合并甲状腺功能亢进或贫血等。

○ 考点：心衰诱因主要是感染，尤其是呼吸道感染

（四）分型

1. 按发生部位 分为左心衰竭、右心衰竭和全心衰竭。

2. 按起病缓急 分为急性心力衰竭和慢性心力衰竭。

3. 按心脏功能 分为收缩性心力衰竭和舒张性心力衰竭。

（五）分级

NYHA 分级按诱发心力衰竭症状的活动程度将心功能的受损状况分为四级。这一分级方案于 1928 年由美国纽约心脏病学会（NYHA）提出，临床上沿用至今。

Ⅰ级：患者患有心脏病，但日常活动量不受限制，一般活动不引起疲乏、心悸、呼吸困难或心绞痛。

Ⅱ级：心脏病患者的体力活动受到轻度的限制，休息时无自觉症状，但平时一般活动下可出现疲乏、心悸、呼吸困难或心绞痛。

Ⅲ级：心脏病患者体力活动明显受限，小于平时一般活动即引起上述症状。

Ⅳ级：心脏病患者不能从事任何体力活动。休息状态下也出现心力衰竭的症状，体力活动后加重。

一、慢性心力衰竭患者的护理

慢性心力衰竭（chronic heart failure，CHF）是大多数心血管疾病的最终归宿，也是最主要的死亡原因。引起慢性心力衰竭（CHF）的基础心脏病的构成比，我国过去以风湿性心脏病为主，但近年来其所占比例已趋下降，而高血压、冠心病的比例明显上升。

（一）护理评估

【健康史】 询问患者有无原发性心肌损害或使心脏负荷加重的心脏病病史；是否存在增加心脏负荷的诱发因素；询问患者既往和目前的检查与用药治疗情况。

【身体状况】 临床上左心衰竭最为常见，单纯右心衰竭较少见。左心衰竭后继发右心衰竭而致全心衰竭者，以及由于严重广泛心肌疾病同时波及左、右心而发生全心衰竭者临床上更为多见。

1. 左心衰竭 以肺淤血及心排血量降低表现为主。

（1）症状

1）程度不同的呼吸困难：①劳力性呼吸困难，是左心衰竭最早出现的症状，系因运动使回

心血量增加，左心房压力升高，加重了肺淤血，引起呼吸困难的运动量随心衰程度加重而减少；②端坐呼吸，肺淤血达到一定的程度时，患者不能平卧，因平卧时回心血量增多且横膈上抬，呼吸更为困难，高枕卧位、半卧位甚至端坐时方可使憋气好转；③夜间阵发性呼吸困难，患者入睡后突然因憋气而惊醒，被迫采取坐位，呼吸深快，重者可有哮鸣音，称之为心源性哮喘，大多于端坐休息后可自行缓解，其发生机制除因睡眠平卧血液重新分配使肺血量增加外，夜间迷走神经张力增加、小支气管收缩、横膈高位、肺活量减少等也是促发因素，是左心衰竭最典型的呼吸困难；急性肺水肿，是心源性哮喘的进一步发展，是左心衰竭呼吸困难最严重的形式。

2）咳嗽、咳痰、咯血：咳嗽、咳痰是肺泡和支气管黏膜淤血所致，开始常于夜间发生，坐位或立位时咳嗽可减轻，白色浆液性泡沫状痰为其特点。偶可见痰中带血丝。长期慢性淤血肺静脉压力升高，导致肺循环和支气管血液循环之间形成侧支，在支气管黏膜下形成扩张的血管，此种血管一旦破裂可引起大咯血。

3）乏力、疲倦、头晕、心慌：这些是心排血量不足，器官、组织灌注不足及代偿性心率加快所致的主要症状。

4）少尿及肾功能损害症状：严重的左心衰竭血液进行再分配时，首先是肾的血流量明显减少，患者可出现少尿。长期慢性的肾血流量减少可出现血尿素氮、肌酐升高，并可有肾功能不全的相应症状。

（2）体征

1）肺部湿啰音：由于肺毛细血管压增高，液体可渗出到肺泡而出现湿啰音。随着病情的由轻到重，肺部啰音可从局限于肺底部直至全肺。患者如取侧卧位，则下垂的一侧啰音较多。

2）心脏体征：除基础心脏病的固有体征外，慢性左心衰竭的患者一般均有心脏扩大（单纯舒张性心衰除外）、肺动脉瓣区第二心音亢进及舒张期奔马律。

2. 右心衰竭　以体循环静脉淤血表现为主。

（1）症状

1）消化道症状：胃肠道及肝脏淤血引起腹胀、食欲缺乏、恶心、呕吐等是右心衰竭最常见的症状。

2）劳力性呼吸困难：继发于左心衰竭的右心衰竭呼吸困难也已存在。单纯性右心衰竭为分流性先天性心脏病或肺部疾患所致，也均有明显的呼吸困难。

（2）体征

1）水肿：体静脉压力升高使皮肤等软组织出现水肿，其特征为首先出现于身体最低垂的部位，常为对称性可压陷性。胸腔积液也是因体静脉压力增高所致，因胸膜静脉还有一部分回流到肺静脉，所以胸腔积液更多见于同时有左、右心衰时，以双侧多见，如为单侧，则以右侧更为多见，可能与右膈下肝淤血有关。

2）颈静脉征：颈静脉搏动增强、充盈、怒张是右心衰竭的主要体征，肝颈静脉反流征阳性则更具特征性。

3）肝脏肿大：肝脏因淤血肿大常伴压痛，持续慢性右心衰竭可致心源性肝硬化，晚期可出现黄疸、肝功能受损及大量腹水。

4）心脏体征：除基础心脏病的相应体征之外，右心衰竭时可因右心室显著扩大而出现三尖瓣关闭不全的反流性杂音。

◎ 考点：左心衰竭临床表现为肺循环淤血；右心衰竭表现为体循环淤血

3. 全心衰竭　右心衰竭继发于左心衰竭而形成全心衰竭，当右心衰竭出现之后，右心排血量减少，因此阵发性呼吸困难等肺淤血症状反而有所减轻。扩张型心肌病等表现为左、右心室同时衰竭者，肺淤血症状往往不很严重，左心衰竭的表现主要为心排血量减少的相关症状和体征。

【心理-社会状况】　心力衰竭患者由于长期的疾病折磨和体力活动受限，影响正常工作和生活，常使患者焦虑不安、内疚、绝望甚至恐惧。家属和亲人可因长期照顾患者而忽视患者的心理感受。

【辅助检查】

1. 胸部X线检查　左心衰竭患者可出现肺门阴影增大、肺纹理增粗等肺淤血表现；右心衰竭患者常有右心室增大，偶伴胸腔积液征。

2. 超声心动图　提供心腔大小、心瓣膜结构及血流动力学状况，能较好地反映心室的收缩和舒张功能。

3. 放射性核素检查　放射性核素心血池显影，除有助于判断心室腔大小外，还可反映心脏舒张功能。

4. 有创性血流动力学检查　对急性重症心力衰竭患者必要时采用漂浮导管在床边进行，可直接反映左心功能。

考点：确诊心力衰竭的最敏感检查是超声心动图

【治疗要点】

1. 治疗原则和目的　从建立心力衰竭分期的观念出发，心力衰竭的治疗应包括防止和延缓心力衰竭的发生；缓解临床心力衰竭患者的症状，改善其长期预后和降低死亡率。采取综合治疗措施，包括对各种可导致心功能受损的危险因素如冠心病、高血压、糖尿病的早期治疗；调节心力衰竭的代偿机制，减少其负面效应如拮抗神经体液因子的过分激活，阻止心肌重塑的进展。对临床心力衰竭患者，除缓解症状外，还应达到以下目的：①提高运动耐量，改善生活质量；②阻止或延缓心肌损害进一步加重；③降低病死率。

2. 治疗方法

（1）病因治疗：基本病因治疗和消除诱因。

（2）一般治疗：休息、控制钠盐摄入。

（3）药物治疗：利尿剂的应用、肾素-血管紧张素-醛固酮系统抑制剂、β受体阻滞剂的应用、正性肌力药、肼屈嗪和硝酸异山梨酯。

（二）护理诊断及合作性问题

1. 气体交换受损　与左心衰竭致肺循环淤血有关。
2. 活动无耐力　与心排血量下降有关。
3. 体液过多　与右心衰竭致体循环淤血及钠、水潴留有关。
4. 潜在并发症：洋地黄中毒。

（三）护理目标

患者呼吸困难改善或消失；活动耐力增加；水肿减轻或消失；无并发症发生。

（四）护理措施

1. 休息与活动　保证患者充分休息，休息可降低心率，减少心肌耗氧量，从而减轻心脏负担。应根据心功能情况决定活动和休息原则：心功能Ⅰ级患者，可不限制活动，但应增加午休时间；轻度心力衰竭（心功能Ⅱ级）患者，可起床稍事轻微活动，但需增加活动的间歇时间和睡眠时间；中度心力衰竭（心功能Ⅲ级）患者，以卧床休息、限制活动量为宜；重度心力衰竭（心功能四级）患者，必须严格卧床休息，给予半卧位或坐位。对卧床患者应照顾其起居，方便患者的生活。病情好转后可逐渐增加活动量，以避免因长期卧床而导致肌肉萎缩、静脉血栓形成、皮肤损伤、消化功能减退及精神变态等不良后果。

◎ 考点：心力衰竭最基本护理措施是休息，按心功能安排

2. 饮食护理　心力衰竭患者应进高蛋白、高维生素、易消化的清淡饮食。低热量饮食可降低基础代谢率，减轻心脏负担；限制水、钠摄入，每日钠盐量应低于 5g，除钠盐外，其他含钠多的食品，如发酵面食、腌腊制品、海产品、味精、酱油及碳酸饮料等也应限制；选择富有维生素、钾、镁和含适量纤维素的食品；避免进食产气食物，加重呼吸困难；避免刺激性食物；宜少量多餐，根据血钾水平决定食物中钾含量。

3. 病情观察　注意早期心力衰竭的临床表现：一旦出现劳力性呼吸困难或夜间阵发性呼吸困难、心率增加、乏力、头昏、失眠、烦躁、尿量减少等症状，应及时与医师联系，并加强观察。如迅速发生极度烦躁不安、大汗淋漓、口唇青紫等表现，同时胸闷、咳嗽、呼吸困难、发绀、咳大量白色或粉红色泡沫痰，应警惕急性肺水肿的发生，立即准备配合抢救。定期监测水电解质变化及酸碱平衡情况：低钾血症可出现乏力、腹胀、心悸，心电图出现 U 波增高及心律失常表现，并可诱发洋地黄中毒。少数因肾功能减退、补钾过多而致高血钾，严重者可引起心搏骤停。低钠血症表现为乏力、食欲减退、恶心、呕吐、嗜睡等。观察水肿出现或变化的时间、部位、性质及程度等，每日测量体重和腹围，准确记录 24 小时出入液量。观察水肿局部皮肤有无感染及压疮的发生。

4. 用药护理

（1）利尿剂：是心力衰竭治疗中最常用的药物，通过排钠排水减轻心脏的容量负荷，对缓解淤血症状、减轻水肿有十分显著的效果。电解质紊乱是长期使用利尿剂最容易出现的副作用，特别是高血钾或低血钾均可导致严重后果，应注意监测（表 3-1）。

表 3-1　常用利尿剂的作用、剂量和注意事项

类别	名称	作用部位	剂量	给药途径	注意事项
噻嗪类利尿剂	氢氯噻嗪	肾远曲小管	25～100mg/d	口服	服用的同时应补充钾盐，噻嗪类利尿剂可抑制尿酸的排泄，引起高尿酸血症，长期大剂量应用还可干扰糖及胆固醇代谢，应注意监测
袢利尿剂	呋塞米	Henle 袢的升支	20～200mg/d	口服或静脉注射	低血钾是这类利尿剂的主要副作用，必须注意补钾
保钾利尿剂	螺内酯	肾远曲小管	20mg 每天 3 次	口服	利尿效果不强，与噻嗪类或袢利尿剂合用时能加强利尿并减少钾的丢失
	氨苯蝶啶	肾远曲小管	50～100mg 每天 2 次	口服	利尿作用不强，常与排钾利尿剂合用从而起到保钾作用
	阿米洛利	肾远曲小管	5～10mg 每天 2 次	口服	利尿作用较强，而保钾作用较弱，可单独用于轻型心力衰竭的患者

（2）肾素-血管紧张素醛固酮系统抑制剂

1）血管紧张素转换酶（ACEI）抑制剂：用于心力衰竭时，除了发挥扩管作用改善心力衰竭时的血流动力学、减轻淤血症状外，更重要的是降低心力衰竭患者代偿性神经体液的不利影响，限制心肌、小血管的重塑，以达到维护心肌的功能，推迟充血性心力衰竭的进展，降低远期死亡率的目的。

ACEI 抑制剂目前种类很多，常用卡托普利、贝那普利、培哚普利。ACEI 抑制剂的副作用有低血压、肾功能一过性恶化、高血钾及干咳。临床上无尿性肾衰竭、妊娠哺乳期妇女及对 ACE 抑制药物过敏者禁用本类药物。双侧肾动脉狭窄、血肌酐水平明显升高、高血钾及低血压者亦不宜应用本类药物。

2）血管紧张素受体阻滞剂（ARBs）：其治疗心力衰竭的临床对照研究的经验尚不及 ACE 抑制剂。当心力衰竭患者因 ACE 抑制剂引起的干咳不能耐受时可改用 ARBs，如坎地沙坦、氯沙坦、缬沙坦等。与 ACE 抑制剂相关的副作用，除干咳外均可见于应用 ARBs 时，用药的注意事项也类同。

3）醛固酮受体拮抗剂的应用：对抑制心血管的重构、改善慢性心力衰竭的远期预后有很好的作用。对中重度心力衰竭患者可加用小剂量醛固酮受体拮抗剂，但必须注意血钾的监测。对近期有肾功能不全、血肌酐升高或高钾血症以及正在使用胰岛素治疗的糖尿病患者不宜使用。

（3）β 受体阻滞剂的应用：目前，认为在临床上所有有心功能不全且病情稳定的患者均应使用 β 受体阻滞剂，除非有禁忌或不能耐受。应用本类药物的主要目的是长期应用达到延缓病变进展、减少复发和降低猝死率的目的。β 受体阻滞剂的禁忌证为支气管痉挛性疾病、心动过缓、二度及二度以上房室传导阻滞。

（4）正性肌力药

1）洋地黄类药物

A. 药理作用：①正性肌力作用；②电生理作用；③迷走神经兴奋作用。

B. 洋地黄制剂的选择：常用的洋地黄制剂为地高辛、洋地黄毒苷及毛花苷丙（西地兰）、毒毛花苷 K 等。

C. 应用洋地黄的适应证：心力衰竭无疑是应用洋地黄的主要适应证，对于心腔扩大、舒张期容积明显增加的慢性充血性心力衰竭患者效果较好。这类患者如同时伴有心房颤动则更是应用洋地黄的最好指征。肺源性心脏病导致右心衰竭，常伴低氧血症，洋地黄效果不好且易中毒，应慎用。肥厚型心肌病主要是舒张不良，增加心肌收缩性可能使原有的血流动力学障碍更为加重，洋地黄属于禁用。

D. 洋地黄中毒及其处理：①影响洋地黄中毒的因素：老年人、心肌缺血、低氧血症、低血钾等易致洋地黄中毒，肝或肾功能不全，应用某些药物［胺碘酮，维拉帕米（异搏定）及奎尼丁等］因降低洋地黄的排泄率亦可致其中毒。②洋地黄中毒表现：洋地黄中毒最重要的反应是各类心律失常，最常见者为室性期前收缩，多表现为二联律，快速房性心律失常又伴有传导阻滞是洋地黄中毒的特征性表现。洋地黄类药物的胃肠道反应如恶心、呕吐，以及中枢神经症状如视物模糊、黄视、倦怠等在应用地高辛时十分少见，特别是自普及维持量给药法（不给负荷量）以来更为少见。③洋地黄中毒的处理：发生洋地黄中毒后应立即停药。对快速性心律失常者，如血钾浓度低则可用静脉补钾，如血钾不低可用利多卡因或苯妥英钠，有传导阻滞及缓慢性心律失常者可用阿托品 0.5～1.0mg 皮下或静脉注射，一般无需安置临时心脏起搏器。

2）非洋地黄类正性肌力药：肾上腺素能受体兴奋剂——多巴胺、多巴酚丁胺，这两种制剂均只能短期静脉应用，在慢性心力衰竭加重时，起到帮助患者渡过难关的作用。

心衰患者的心肌处于血液或能量供应不足的状态，过度或长期应用正性肌力药物将扩大能量的供需矛盾，使心肌损害更为加重，而导致死亡率反而增高。为此，在心衰治疗中不应以正性肌力药取代其他治疗用药。

5. 保持大便通畅　指导患者养成按时排便的习惯，饮食中增加粗纤维食物，如粗粮、芹菜及水果等以预防便秘。长期卧床患者，训练其床上排便的习惯，尽可能使用床边便椅，并鼓励其做被动或主动的下肢运动，变换体位，每天按顺时针方向按摩腹部数次。告知患者排便时避免过度用力，以免加重心脏负荷，必要时遵医嘱适量应用缓泻剂，如开塞露、镁乳等。

6. 吸氧　一般采用持续性吸氧，氧流量为 2～4L/min，肺心病患者为 1～2L/min，应观察吸氧后患者的呼吸频率、节律、深度的改变，随时评估呼吸困难改善的程度。

7. 加强皮肤口腔护理　长期卧床患者应勤翻身，以防局部受压而发生皮肤破损。加强口腔护理，以防发生由于药物治疗引起菌群失调导致的口腔黏膜感染。

8. 控制静脉补液速度　以控制在 20～30 滴/分为宜。

9. 心理护理　常因严重缺氧患者有濒死感，紧张和焦虑可使心率加快，加重心脏负担。应加强床旁监护，给予精神安慰及心理支持，减轻焦虑，以增加安全感。

10. 健康指导

（1）疾病知识指导：指导患者积极治疗原发病。避免各种诱发因素，积极预防呼吸道感染；避免发生各种心律失常，特别是心房颤动；避免摄入钠盐过多，静脉输入液体过多、过快等；避免过度体力劳累或情绪激动，如妊娠后期及分娩过程（心功能Ⅰ级或Ⅱ级患者，可以妊娠，但要做好孕期监护），暴怒等；遵医嘱使用利尿药物或降血压药等，不可随意停药、减量等。

（2）生活指导：根据心功能分级制订活动目标和计划，保证充足的休息，鼓励患者适量运动。

（3）饮食指导：向患者及家属强调低钠饮食的重要性，给予低钠、清淡、易消化及富含维生素的食物，少吃多餐；多食水果蔬菜，以防便秘，排便时不可用力，以免增加心脏负荷而诱发心力衰竭。

（4）用药指导：强调严格遵医嘱用药，不得随意增减或撤换药物，指导患者了解用药的名称、作用、剂量、用法、不良反应及应对方法等。

（5）自我监护指导：注意足踝部有无水肿，足部是水肿最早出现的部位。监测体重；若气急加重、夜尿增多及厌食饱胀感，提示心理衰竭复发；若夜间平卧时出现咳嗽、气急加重，是左心衰竭的表现，应立即就诊。嘱患者定期随访，防止病情发展。

（五）护理评价

患者呼吸困难是否减轻或消失；活动耐力是否增加，心功能是否得以维持或改善；患者水肿是否减轻或消失。

二、急性心力衰竭患者的护理

急性心力衰竭（acute heart failure，AHF）是指由于急性心脏病变引起心排血量显著、急骤降低导致的组织器官灌注不足和急性淤血综合征。急性右心衰竭即急性肺源性心脏病，主要为大块肺梗死引起，在呼吸系统疾病中讲授。临床上急性左心衰竭较为常见，以肺水肿或心源性休克为主要表现是严重的急危重症，抢救是否及时合理与预后密切相关，本节主要讨论急性左心衰竭患者的护理。

（一）护理评估

【健康史】 询问患者是否有与冠心病有关的急性广泛前壁心肌梗死、乳头肌梗死断裂、室间隔破裂穿孔等；感染性心内膜炎引起的瓣膜穿孔、腱索断裂所致瓣膜性急性反流；其他高血压心脏病血压急剧升高，原有心脏病的基础上快速心律失常或严重缓慢性心律失常，输液过多过快等。

【身体状况和体征】

1. 身体状况 突发严重呼吸困难，呼吸频率常达每分钟 30～40 次，强迫坐位、面色灰白、发绀、大汗、烦躁，同时频繁咳嗽，咳粉红色泡沫状痰。极重者可因脑缺氧而致神志模糊。发病开始可有一过性血压升高，病情如不缓解，血压可持续下降直至休克。

2. 体征 听诊时两肺满布湿啰音和哮鸣音，心尖部第一心音减弱，频率快，同时由舒张早期第三心音而构成奔马律，肺动脉瓣第二心音亢进。

【心理-社会状况】 因病情突然加重及严重呼吸困难，患者出现烦躁不安、恐惧甚至有濒死感。抢救气氛紧张、患者不熟悉监护室环境，可加重恐惧心理。

【辅助检查】

1. 胸部 X 线片显示早期间质水肿时，上肺静脉充盈、肺门血管影模糊、小叶间隔增厚；肺水肿时表现为蝶形肺门；严重肺水肿时，为弥漫满肺的大片阴影。

2. 重症患者采用漂浮导管行床边血流动力学监测，肺毛细血管嵌压随病情加重而增高，心脏指数则相反。

（二）护理措施

1. 休息与活动 安置患者于危重监护病房，患者取坐位，双腿下垂，以减少静脉回流。

2. 病情观察 持续心电监护，注意监测生命体征、尿量及心电图，并做详细记录；同时观察意识、皮肤温度、颜色及肺部啰音等变化；如出现血压下降、四肢厥冷、意识障碍等休克表现时，应立即报告医师，配合抢救。

3. 氧疗 立即高流量鼻管给氧，6～8L/min，经 50%乙醇湿化吸入，降低肺泡及气管内泡沫的表面张力，使泡沫破裂，改善肺通气。对病情特别严重者应采用面罩呼吸机持续加压或双水平气道正压给氧，使肺泡内压增加，一方面可以使气体交换加强；另一方面可以对抗组织液向肺泡内渗透。

4. 镇静 吗啡 3～5mg 静脉注射，不仅可以使患者镇静，减少躁动所带来的额外的心脏负担，同时也具有小血管舒张的功能而减轻心脏的负荷。必要时每间隔 15 分钟重复 1 次，共 2～3 次。老年患者可酌减剂量或改为肌内注射。

5. 快速利尿 呋塞米 20～40mg 静脉注射，于 2 分钟内推完，10 分钟内起效，可持续 3～4 小时，4 小时后可重复 1 次。除利尿作用外，本药还有静脉扩张作用，有利于缓解肺水肿。

6. 血管扩张剂

（1）硝酸甘油：扩张小静脉，降低回心血量，可先以 10μg/min 开始，然后每 10 分钟调整 1 次，每次增加 5～10μg，以收缩压达到 90～100mmHg 为度。

（2）硝普钠：为动、静脉血管扩张剂，静脉注射后 2～5 分钟起效，起始剂量按 0.3μg/（kg·min）滴入，根据血压逐步增加剂量，最大量可用至 50～100μg/（kg·min）（维持量为 50～100μg/min）。硝普钠含有氰化物，用药时间不宜连续超过 24 小时，因其见光易分解，应现配现用，避光输入。

7. 正性肌力药　多巴胺、多巴酚丁胺、磷酸二酯酶抑制剂。

8. 洋地黄类药物　可考虑用毛花苷丙静脉给药，最适合用于有心房颤动伴有快速心室率并已知有心室扩大伴左心室收缩功能不全者，对急性心肌梗死，在急性期 24 小时内不宜用洋地黄类药物；二尖瓣狭窄所致肺水肿洋地黄类药物也无效。后两种情况如伴有心房颤动快速室率则可应用洋地黄类药物减慢心室率，有利于缓解肺水肿。

9. 机械辅助治疗　主动脉内球囊反搏和临时心肺辅助系统，对极危重患者，有条件的医院可采用。

10. 心理护理　向患者介绍监护室的环境、疾病的知识及使用监测设备的必要性；鼓励患者说出内心感受，分析产生恐惧的原因。医护人员在抢救时应保持镇静自若，工作忙而不乱，使患者产生信任感和安全感。避免在患者面前谈论病情，以减少误解。加强床旁陪护，给予精神安慰及心理支持。

11. 健康指导　向患者及家属介绍急性心力衰竭的病因和诱因，嘱患者积极治疗原发性心脏疾病。指导患者在静脉输液前主动告知护士自己有心脏病病史，以便静脉输液时控制输液量和速度。定期复查，如有异常应及时就诊。

练　习　题

A_1 型题

1. 导致左心衰竭症状的原因主要是
   A. 高血压　B. 肺循环淤血
   C. 体循环淤血　D. 循环血量减少
   E. 心室重构

2. 下列不是治疗心力衰竭的正性肌力药物的是
   A. 二硝酸异山梨醇酯　B. 地高辛
   C. 多巴胺　D. 毛花苷丙
   E. 多巴酚丁胺

3. 以下属于右心衰竭表现的是
   A. 咳嗽　B. 咳痰
   C. 交替脉　D. 肝脏肿大
   E. 肺部湿啰音

A_2 型题

4. 患者，女性，68 岁。入院诊断：慢性心力衰竭，遵医嘱服用地高辛每日 0.125mg，某日患者将白墙看成黄墙，提示患者出现
   A. 心衰好转征象　B. 心律恢复正常
   C. 洋地黄药物中毒　D. 血钾过低
   E. 血钠过高

5. 患者，男性，50 岁。既往高血压病史 10 年，1 个月前出现疲乏症状，近日出现劳力性呼吸困难，经休息后缓解，患者最可能出现
   A. 慢性左心衰竭　B. 急性肺水肿
   C. 高血压危象　D. 慢性右心衰竭
   E. 急性左心衰竭

6. 患者，男性，65 岁。间断胸闷 1 周，1 天前于夜间突然被迫坐起，频繁咳嗽，严重气急，咳大量粉红色泡沫痰，既往患冠心病 10 年。考虑该患者发生了左心衰竭、急性肺水肿，给氧方式应采用
   A. 高流量，30%～50%乙醇湿化
   B. 低流量，30%～50%乙醇湿化
   C. 高流量，10%～20%乙醇湿化
   D. 低流量，10%～20%乙醇湿化
   E. 持续低流量给氧

第4节 心律失常患者的护理

案例 3-2 患者，女性，33岁。因“间断性心悸、胸闷3年，加重2天”入院。3年前开始出现间断性心悸，伴胸闷，每当劳累或情绪激动时加重，每次发作持续时间不等，短则几秒钟，长可达几小时，发作时无黑矇及晕厥。发病后间断服用中药治疗，症状略可缓解。2天前劳累时上述症状再次出现，程度较前加重，急来就诊。既往无器质性心脏病史。查体：体温36.8℃，脉搏72次/分，呼吸18次/分，血压140/90mmHg，心率72次/分，心律不齐。心电图示：窦性心律，可见提前出现的QRS波群，宽大畸形；完全代偿间歇。

问题： 1. 初步诊断是什么？

2. 护士对该患者的病情观察包括哪些项目？

3. 怎样对患者进行健康教育？

一、概 述

【心脏传导系统的解剖】 心脏传导系统接受副交感神经与交感神经支配，迷走神经兴奋性增加能抑制窦房结的自律性与传导性，延长窦房结与周围组织的不应期，减慢房室结的传导并延长其不应期。交感神经则发挥与其相反的作用。

【心律失常的分类】 心律失常（cardiac arrhythmia）是指心脏冲动的频率、节律、起源部位、传导速度与激动次序的异常。

1. 按发生原理分类

（1）冲动起源异常

1）窦房结心律失常：窦性心动过速、窦性心动过缓、窦性心律不齐、窦性停搏。

2）异位心律失常

被动性异位心律：①逸搏（房性、交界性、室性）；②逸搏心律（房性、交界性、室性）。

主动性异位心律：①期前收缩（房性、交界性、室性）；②阵发性心动过速（房性、交界性、室性）；③心房扑动、心房颤动；④心室扑动、心室颤动。

（2）冲动传导异常

1）窦房传导阻滞。

2）房内传导阻滞。一度（不完全性）；

3）房室传导阻滞。二度（不完全性）；三度（完全性）。

4）室内传导阻滞。

5）预激综合征。

2. 按心率快慢

快速型：期前收缩（早搏）、扑动、颤动、心动过速等。

缓慢型：病窦、窦缓、房室传导阻滞等。

【心律失常的诊断】

1. 病史及体检。

2. 特殊检查 心电图（ECG）可确诊心律失常。

二、护 理 评 估

（一）窦性心律失常

心脏冲动起源于窦房结的心律称为窦性心律。特点：①正常成人60～100次/分；②ECG窦性 P 波：Ⅰ、Ⅱ、aVF 直立，aVR 倒置；③P-R 间期：0.12～0.20 秒。

心律仍由窦房结所发出的冲动所控制，但频率过快、过慢或不规则时，称窦性心律失常。

【窦性心动过速】 窦性心律＞100 次/分，大多为 100～150 次/分。

1. 原因 其发生与交感神经兴奋性增高或迷走神经张力降低有关。

（1）生理：情激、运动、烟、酒、茶、咖啡等。

（2）病理：发热（感染）、贫血、休克、甲亢、心肌缺血、心衰以及应用肾上腺素、阿托品等。

2. 临床表现 多属生理现象，十分常见，可无症状或有心悸感，其开始和终止时，心率逐渐增快和减慢，听诊心律快而规则。

3. ECG 特性 ①窦性 P 波。②P 波速率＞100 次/分（P-P 间期＜0.6 秒）（图 3-6）。

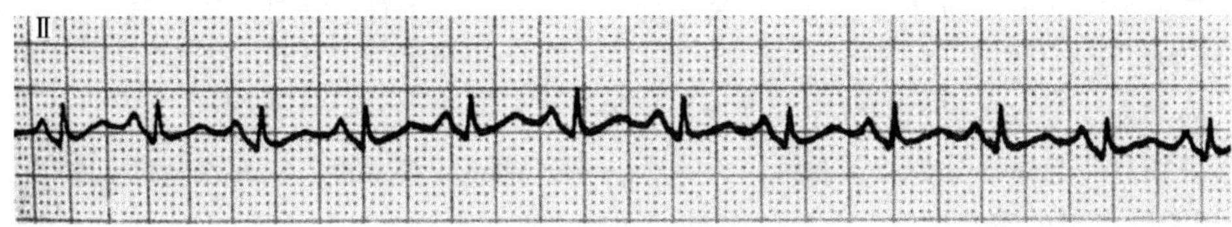

图 3-6 窦性心动过速心电图表现

4. 治疗 一般无需治疗，对因治疗并去除诱因，少数可用镇静剂。必要时可用 β 受体阻滞剂如普萘洛尔（5～10mg tid）减慢心率。

【窦性心动过缓】 窦性心律＜60 次/分，常伴窦性心律不齐（其不同 P-P 间期的差异＞0.12 秒）（一般为 40～60 次/分）。

1. 原因 多由迷走神经张力增高所致。

（1）生理：青年人、运动员、睡眠状态等。

（2）病态：颅内高压、甲状腺功能减退、阻塞性黄疸，服洋地黄及抗心律失常药物等，器质性心脏病中常见，病态窦房结综合征（病窦）、冠心病、心肌炎、心肌病、急性下壁心梗等。

2. 临床表现 多无症状，当心率过分缓慢，出现心排血量不足，可出现重要脏器供血不足表现，如胸闷、心绞痛、头晕、晕厥等，听诊慢而规则。

3. ECG ①窦性 P 波。②P 波速率＜60 次/分（P-P 间期＞1.0 秒）（图 3-7）。

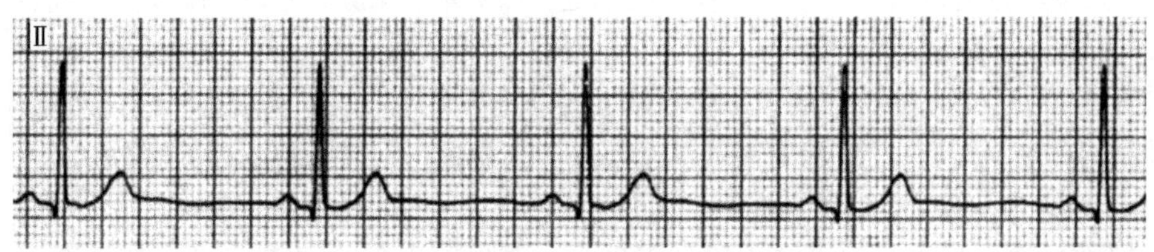

图 3-7 窦性心动过缓心电图表现

4. 治疗 无症状者（生理性）无需治疗，有症状者可用阿托品、麻黄碱、异丙肾上腺素等，长期用易发生严重副作用，故应考虑心脏起搏治疗。

【窦性心律不齐】 窦性心律快慢不规则，称为窦性心律不齐。它可分为呼吸性与非呼吸性两种，前者多见，与呼吸周期有关，常见于儿童及青年。

1. 原因 大多因呼吸时迷走神经张力变化影响窦房结频率所致，也可见于心脏病患者，与应用洋地黄有关。

2. 临床表现 无自觉症状，听诊心率快慢稍不规则，吸气时加快而呼气时减慢，运动后或屏气时心律可转齐。

3. ECG ①窦性 P 波。②最长和最短的 P-P 间期之间相差达 0.12 秒以上。

4. 治疗 多为生理现象，无需治疗。

（二）期前收缩

期前收缩又称过早搏动、期外收缩、额外收缩，简称早搏，是临床上最常见的心律失常，是由于窦房结以外的异位起搏点过早发出冲动控制心脏收缩所致。

【分类】

1. 根据异位起搏点的部位不同，可将早搏分为房性、交界性、室性三类，其中以室性最常见（其次为房性）。

2. 根据发生频率可将早搏分为 偶发；频发（>5 次/分）。

3. 根据异位起搏点分为 单源性——一个异位起搏点；多源性——多个异位起搏点，同导联上出现不同形态的室性早搏。

4. 根据早搏规律分为 二联律、三联律——早搏有时呈规律出现，如每隔一个或两个正常心搏后出现一个早搏（或每隔一个后出现两个早搏），且如此连续三次或三次以上，即称之为联律。

【病因】

1. 生理性 可在健康人身心过劳、情绪紧张、过度吸烟以及饮酒、浓茶、咖啡时出现。

2. 病理性 各种心脏病，如冠心病、风心病、心肌炎、心肌病等。

3. 药物影响 洋地黄中毒、奎尼丁、普鲁卡因胺、肾上腺素、麻醉药等。

4. 其他 电解质紊乱（低钾）、心脏手术、心导管检查等。

房性早搏多为生理性的，但也见于器质性疾病（正常人 24 小时心电监测，60%有房性早搏）；交界性早搏常见于器质性病变和洋地黄中毒；室性早搏正常人和心脏病患者均可出现，频发、多源、联律等多见于器质性、洋地黄中毒等。

【临床表现】

1. 偶发可无症状，部分可有漏跳或心跳暂停感。

2. 频发使心排血量减少和重要器官供血不足，如头晕、晕厥、心悸、胸闷、憋气、心绞痛、心衰、乏力等。

3. 听诊 ①心律不齐，在规律心跳基础上提前出现一次心跳，其后有一较长间歇（代偿间歇）。②早搏的 S_1 增强，而 S_2 相对减弱甚至消失（充盈量↓，心搏量↓）。③脉搏短绌。

【ECG 特点】

1. 房性早搏 异位起搏点在心房，表现为：①提前出现的 P′波，形态与窦性 P 波稍有差别。②P′-R 间期≥0.12 秒。③P′波后的 QRS 波多正常，少数因室内差异性传导使 QRS 变宽大（所谓差异性传导指房性早搏下传到交界处后，由于过早，虽一侧束支已脱离不应期，而另一侧束支仍处于不应期，这样使 QRS 波传导时间延长而宽大）。④P′波后代偿间歇多不完全（即 P′波前后的 P-P 间期之和<2 个窦性 P-P 间期），正常 2 个窦性 P-P 间期>P′前后 P-P 间期之和。⑤阻滞型房性早搏：过早的 P′波如落在前面的 T 波上，即不应期内不能下传，称为阻滞型房性早搏。少数房性早搏可见到此现象（别误认为窦性停搏或窦房传导阻滞，要仔细查 T 波）（图 3-8）。

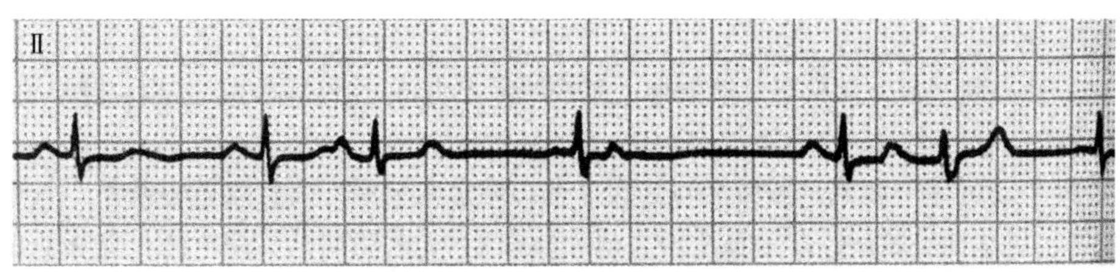

图 3-8　房性早搏心电图表现

2. 房室交界性早搏　异位起搏点在房室交界组织，表现为：①提前出现的 QRS 波群形态同窦性（但有差异传导时可宽大）。②逆行 P 波（aVR 直立、Ⅰ、Ⅱ、aVF 倒置），可出现于 QRS 波前、后或埋于其中，且 P′-R 间期＜0.12 秒或 R-P′间期＜0.20 秒。③有完全代偿间期（即早搏前后的 R-R 间期等于 2 倍窦性 R-R 间期）（图 3-9）。

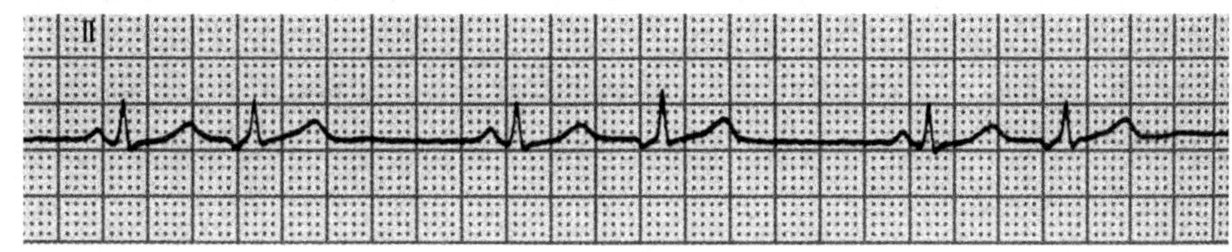

图 3-9　房室交界性早搏心电图表现

3. 室性早搏　异位起搏点在心室，表现为：①提前出现的 QRS 波群宽大畸形，QRS 时限≥0.12 秒。②提前出现的 QRS 波群其前无相关 P 波。③ST 段、T 波与 QRS 主波方向相反。④大多有完全性代偿间歇（图 3-10）。

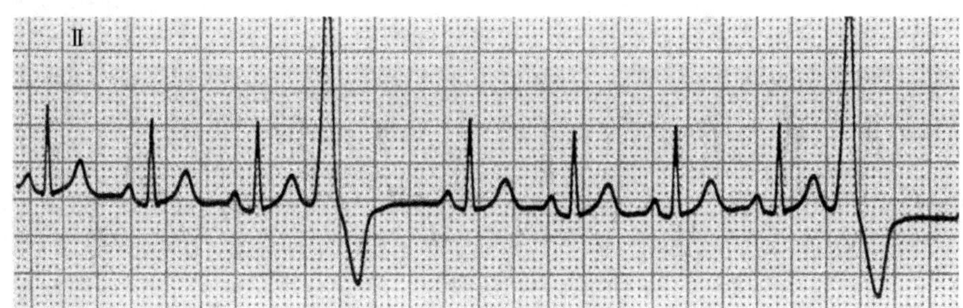

图 3-10　室性早搏心电图表现

【治疗要点】

1. 病因治疗　积极治疗原发病，解除诱因，如改善血供，控制心肌炎症，纠正电解质紊乱，防止紧张或过分疲劳等。

2. 室上性早搏一般无需治疗，严重者可选维拉帕米、普罗帕酮、胺碘酮等。

3. 室性早搏首选利多卡因，口服美西律（慢心律）、普罗帕酮（心律平）等。

（三）阵发性心动过速

阵发性心动过速（paroxysmal tachycardia）是一种阵发性、快速而规律的异位心律，由三个或三个以上连续发生的期前收缩形成（发作时心率常达 160～220 次/分）。按异位起搏点的部位分：室上性心动过速（希氏束分支以上）；室性性心动过（希氏束分支以下）。

【病因】

1. 室上性心动过速　常见于无器质性心脏病患者，也可见于风湿性心脏病、冠心病、甲亢、洋地黄中毒等患者。大多数由折返机制引起。

2. 室性心动过速　多见于器质性心脏病患者，最常见于冠心病急性心梗患者，也见于心肌病、心肌炎、风湿性心脏病、洋地黄中毒、电介质紊乱、QT 间期延长综合征、奎尼丁或胺碘酮中毒等患者。个别发生于无器质性病变者。

【临床表现】

1. 室上性心动过速　①突发突止，持续数秒或数小时甚至数日不等；②无器质性心脏病的年轻人（20～40 岁）多见；③症状轻重取决于发作时的心率、持续时间，大多有心悸、胸闷、乏力等；④听诊心率快而规则，心尖部 S_1 强度一致，心率 150～250 次/分。

2. 室性心动过速　临床症状轻重视发作时心室率、持续时间、基础心脏病变不同而不同。①非持续性室性心动过速（发作时＜30 秒能自行终止），通常无症状；②持续性室性心动过速（发作时＞30 秒，需药物或电复律才能终止）常伴明显血流动力学障碍，重要脏器血供减少而出现低血压、少尿、晕厥、气促、心绞痛、休克甚至猝死，听诊心率 140～220 次/分，心律稍不规则，S_1 强度可不一致（属高危性）。

【心电图特点】

1. 室上性心动过速　①心率 150～250 次/分，节律规则。②QRS 波形态及时限正常（＜0.12 秒）（伴室内差异传导或束支阻滞可增宽）。③P 波形态与窦性不同，且不易辨认（与 T 波重叠或埋于 QRS 波内）。④起止突然，通常由一个期前收缩触发。⑤暂时性 ST 段压低和 T 波倒置（图 3-11）。

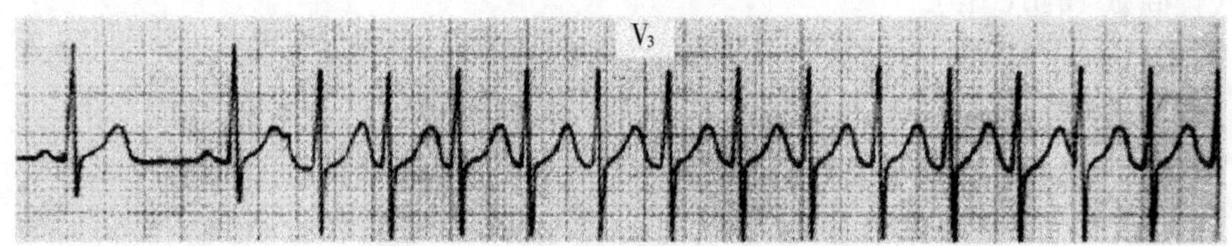

图 3-11　室上性心动过速心电图表现

2. 室性心动过速　①三个或三个以上连续而迅速出现的室性早搏。②QRS 波宽大畸形，时限≥0.12 秒，有继发 ST-T 改变，T 波与 R 波方向相反。③心室率一般为 140～220 次/分，心律可不规则。④房室分离：如发现 P 波，则其与 QRS 波无关（心房独立活动，与 QRS 波无固定关系）。⑤常可见到心室夺获或室性融合波，是确诊室性心动过速最重要的依据（图 3-12）。

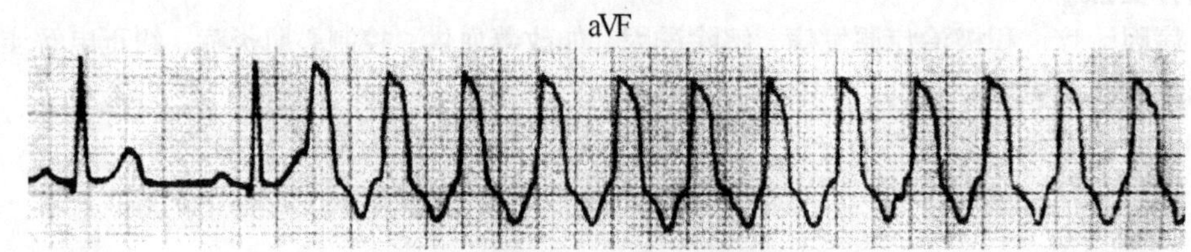

图 3-12　室性心动过速心电图表现

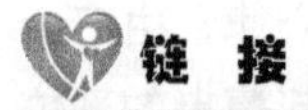

链　接

心脏射频消融术

心脏射频消融术是将电极导管经静脉或动脉血管送入心脏特定部位，释放射频电流导致局部心内膜及心内膜下心肌凝固性坏死，达到阻断快速心律失常异常传导束和起源点的介入性技术。经导管向心腔内导入的射频电流损伤范围在 1～3mm，不会造成机体危害。射频消融术目前已经成为根治阵发性室上性心动过速最有效的方法。

【治疗要点】

1. 室上性心动过速　急性发作期治疗原则如下。

（1）刺激迷走神经方法：迷走神经兴奋，可终止心动过速。①诱发恶心、呕吐；②Valsalva 动作：深吸气后屏气，再用力作呼气动作；③颈动脉窦按摩：患者取仰卧位，先按摩右侧 5～10 秒，如无效再按摩左侧，忌双侧同时按摩；④压迫眼球：患者取平卧位，闭眼向下看，用拇指在一侧眶下适度压迫眼球 10 秒；⑤将面部浸于冰水内等。

（2）腺苷与钙通道阻滞剂：首选药为腺苷，起效迅速，副作用为呼吸困难，面部潮红，窦缓，房室传导阻滞等。如上述方法无效可改维拉帕米或地尔硫□。

（3）洋地黄类：如毛花苷丙可终止发作，除伴心衰可作首选外，其他已较少用。

（4）β 受体阻滞剂：普萘洛尔能有效终止心动过速，但应避免用于心衰、支气管哮喘。

（5）抗心律失常药：普鲁帕酮、普鲁卡因胺、胺碘酮等，但其疗效、起效快捷方面、安全性均不及腺苷与维拉帕米，临床不作常规应用。

（6）以上无效可采用同步直流电复律术，但已用洋地黄者不应接受电复律治疗。

（7）对于反复发作或药物难以奏效的患者，可用具备抗心速功能的起搏器治疗。射频消融术安全、迅速、有效且能治愈，可优先考虑应用。

2. 室性心动过速　作为心脏急症，应抢救。

（1）首选利多卡因静脉注射或静脉滴注。

（2）如无效可选用普鲁卡因胺、胺碘酮、普鲁帕酮注射剂。

（3）如患者已发生低血压、休克、心绞痛等，应迅速采用同步直流电复律术。

（四）扑动与颤动

当自发性异位搏动的频率超过阵速的范围时，形成扑动或颤动。异位搏动按起源部位不同分为心房扑动、心房颤动、心室扑动、心室颤动。

【心房颤动】　是由于心房内多处异位起搏点发出极快而不规则的冲动（350～600 次/分）引起心房不协调的乱颤、房室传导系统仅能接受部分心房兴奋的传导，故心房颤动时心室搏动也快而不规则，频率为 100～160 次/分，仅次于早搏的常见心律失常。

1. 病因　①绝大多数为器质性，以风湿性心脏病二尖瓣狭窄最常见，其次为冠心病、心肌病、高血压性心脏病、肺源性心脏病、甲亢等，为持续性心房颤动；②阵发性可见于正常人，在情绪激动、手术后、运动、急性酒精中毒后发生。

2. 临床表现　主要取决于心室率的快慢及原来心脏病的轻重。①心室率不快者可无任何症状。②心室率快者可有心悸、胸闷、头晕、乏力等，＞150 次/分心室率重者可发生心衰、心绞痛、晕厥等。③严重诱发心衰（是左心衰竭最常见诱因之一），导致附壁血栓形成、脱落引起体循环（动脉）栓塞及重要器官血供不足。

听诊：①心律绝对不规则；②S_1 强弱不等；③心率＞脉率，脉搏短绌（原因是许多心室搏动过弱以致未能开启主动脉瓣，或因动脉血压波太小未能传导至外周动脉）。

◎ 考点：房颤的听诊特点

3. ECG特点 ①窦性P波消失，代之以大小、形态、间隔不一的f波，频率为350～600次/分。②R-R间期绝对不规则，心室率为100～160次/分。③QRS波群形态一般正常（如有室内差异性传导或束支传导阻滞可增宽）（图3-13）。

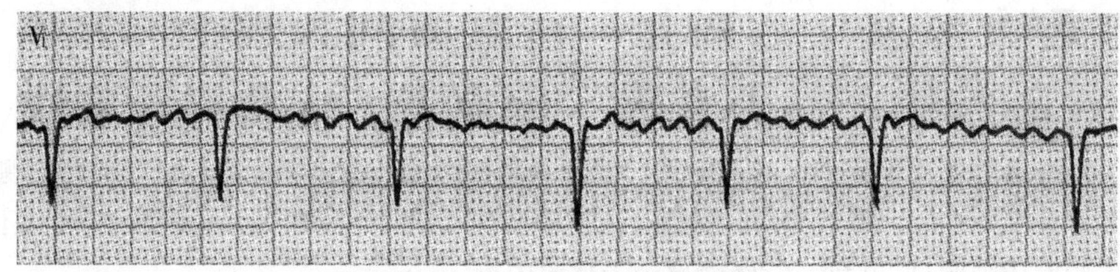

图3-13 心房颤动心电图表现

4. 治疗要点

（1）除积极治疗原发病外，对阵发性者，如持续时间短、症状不明显可不治疗。

（2）持续性心房颤动主要控制过快的心室率，首选毛花苷丙，可单独或与β受体阻滞剂或钙通道阻滞剂合用。

（3）如药物无效可施行导管消融术。

（4）最有效的复律手段仍为同步直流电复律术。如心房颤动持续超过2天，复律前要抗凝治疗（前三周、后四周，阿司匹林300mg/d），慢性心房颤动有较高栓塞发生率，如无禁忌应采用抗凝治疗。

【心动颤动】 指心室各部分肌纤维发生极快而不协调的乱颤，其结果是心脏无排血（心脏停搏），心、脑等重要器官和周围组织血液灌注停止，阿-斯综合征发作或猝死，也是临终前的心律改变，是最危急的心律失常。

1. 病因 ①常为器质性心脏病及其他疾病临终前发生的心律失常，常见于缺血性心脏病、急性心肌梗死、心肌病、严重低血钾等；②药物毒性作用：洋地黄中毒，应用胺碘酮、奎尼丁等抗心律失常药；③电击、雷击、溺水等；④低钾血症、低镁血症、缺氧、高碳酸血症；⑤创伤性心脏检查和心脏手术。

2. 临床表现 一旦发生，立即出现阿-斯综合征，表现为意识丧失、抽搐、发绀，继之呼吸停止，瞳孔放大，相当于心室停搏。听诊心音消失，脉搏触不到，血压测不到。

3. ECG特点 ①P-QRS-T波群完全消失；②代之以形态、频率及振幅完全不规则的心室颤动波（波浪状曲线），其频率为150～500次/分（图3-14）。

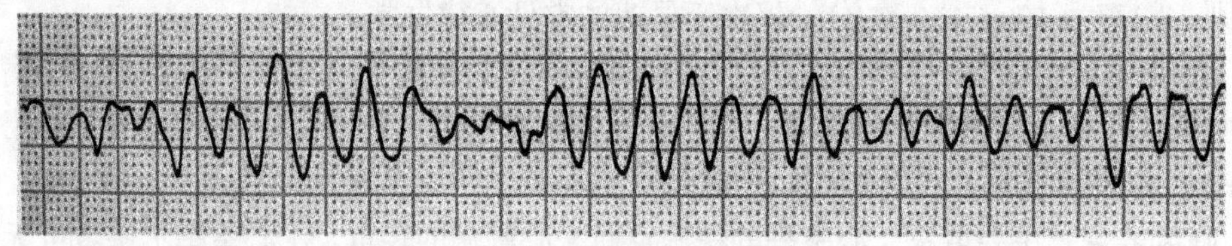

图3-14 心室颤动心电图表现

4. 治疗要点 应争分夺秒进行抢救。①立即进行心外按压、人工呼吸；②立即直流电非同步电击除颤；③其他抢救措施同心搏骤停。

（五）房室传导阻滞

房室传导阻滞为窦性冲动在房室传导过程中被异常地延迟或阻滞。阻滞部位可在房室结、希氏束及束支等，按其阻滞程度分三度：

一度：为窦性冲动自心房传至心室的时间延长。

二度：为窦性冲动中有一部分不能传至心室。

三度：为窦性冲动均不能下达心室，以致由阻滞部位以下的起搏点来控制心室活动。

【病因】 ①最常见的为器质性心脏病，如冠心病（急性心梗）、心肌炎（病毒性或风湿性）、心内膜炎、心肌病、先天性心脏病、高血压、甲状腺功能减退（甲减）等。②药物中毒：洋地黄、β 受体阻滞剂、钙通道拮抗剂、奎尼丁、普鲁卡因胺等。③电解质紊乱：如高钾血症。④心脏手术。⑤迷走神经张力过高：正常人或运动员可发生文氏型（莫氏Ⅰ型）房室传导阻滞。

【临床表现】 ①一度：除原发病症状外，无其他症状，听诊 S_1 减弱（收缩时房室瓣接近关闭）。②二度：Ⅰ型（文氏现象），心悸或心搏脱漏感。听诊 S_1 强度逐渐减弱并有心搏脱落。Ⅱ型（莫氏现象），乏力、头晕、心悸、胸闷等症状，易发展为完全性。听诊：亦有间歇性心搏脱落，但 S_1 强度恒定。③三度：症状取决于心室率的快慢，如疲乏、晕眩、晕厥、心绞痛、心衰等。过慢导致脑缺血而出现阿-斯综合征，重者可猝死。听诊：S_1 强度不一，心律慢而规则，心率 20～40 次/分，血压偏低，有时可闻响亮而清晰的第一心音（大炮音）。

【ECG 特点】

一度：①P-R 间期>0.20 秒。②每个 P 波后都有 QRS 波群（无脱落）（图 3-15）。

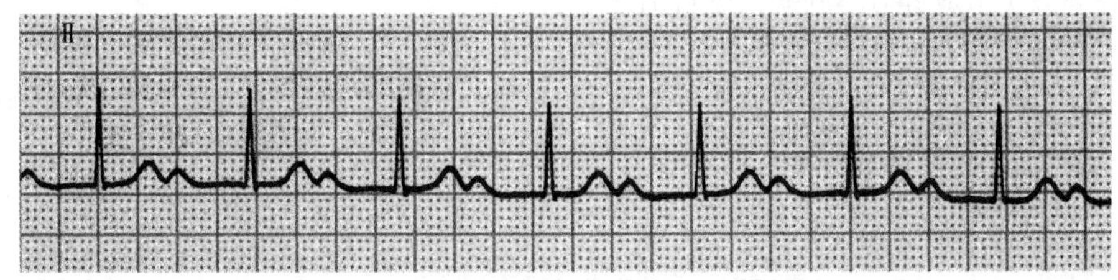

图 3-15　一度房室传导阻滞心电图表现

二度Ⅰ型（文氏现象）：①P-R 间期逐渐延长，直至 QRS 波群脱落。②相邻的 R-R 间期逐渐缩短，直至 P 波后 QRS 波群脱落。③含 QRS 波群脱落的 R-R 间期比两倍 P-P 间期短。④常见的房室传导比例为 3∶2 或 5∶4（图 3-16）。

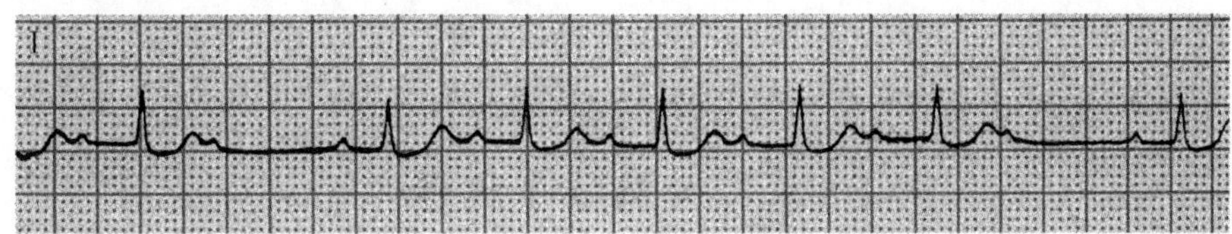

图 3-16　二度Ⅰ型房室传导阻滞心电图表现

二度Ⅱ型（莫氏现象）：①P-R 间期固定，可正常或延长。②有间歇性的 QRS 波脱落，常为 2∶1 或 3∶2（图 3-17）。

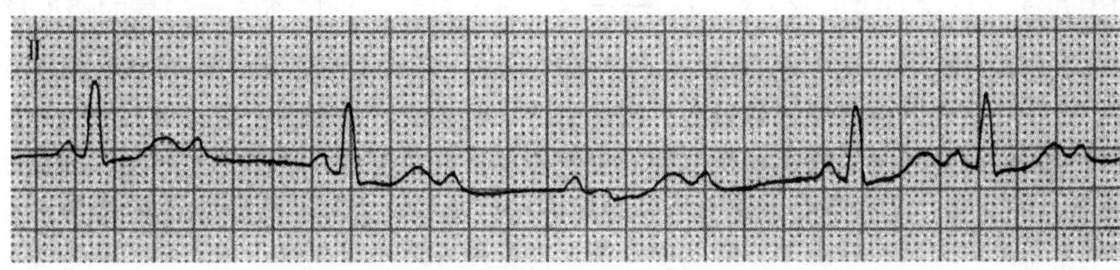

图 3-17　二度Ⅱ型房室传导阻滞心电图表现

三度：①P-P 间期相等，P 波与 QRS 波无关（房室分离）。②P 波频率大于 QRS 波频率。③QRS 波群形态取决于阻滞部位，如阻滞部位高，在房室结，则形态正常，心室率＞40 次/分；如阻滞部位低，在希氏束以下，尤其在束支，则 QRS 波宽大畸形，心室率＜40 次/分（图 3-18）。

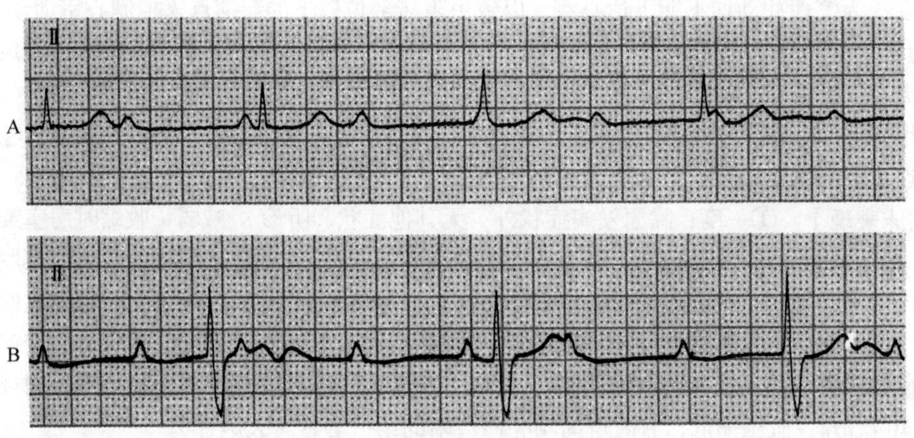

图 3-18 三度房室传导阻滞心电图表现

【**治疗要点**】 应针对不同病因进行治疗。

1. 一度或二度Ⅰ型　心室率不过慢且无症状，除必要原发病治疗外，无需抗心律失常治疗。

2. 二度Ⅱ型或三度　心室率慢且有血流动力学改变者应及时应用提高心室率的药物。

（1）阿托品，每次 0.5～2mg，适用于房室结阻滞者。

（2）异丙肾上腺素 1～4μg/min，可用于任何部位阻滞，但慎用于心梗患者，因其可致严重室性心律失常。

（3）对心室率＜40 次/分、症状重者，尤其阿-斯综合征发作者，应首选临时或埋藏式心脏起搏器治疗。

三、主要护理诊断

1. 心排血量减少

（1）快速性心律失常：①心室舒张期缩短致心室充盈减少；②失去心房对心室的充盈作用。

（2）缓慢性心律失常：心跳缓慢，虽然每搏量增加，但心排血量下降（每搏量×心率）。

2. 活动无耐力　与心律失常所致心排血量减少及组织缺血、缺氧有关。

3. 恐惧：个人应对无效　与对病情或治疗的错误理解、病情危急、住院时间过长、治疗效果不佳有关。

4. 潜在并发症：晕厥、心绞痛、心衰、猝死等，抗心律失常药副作用等。

5. 知识缺乏　与对心律失常的病因和治疗不了解及自我防护措施或对信息的错误理解有关。

四、护理目标

1. 对快速性心律失常，尽快控制，减少发作次数。

2. 对缓慢性心律失常，心率提高到 60～70 次/分，预防阿-斯综合征。保持良好的心排血量，脉搏、血压正常。

五、护 理 措 施

（一）一般护理

1. 休息与活动　心电监护，卧床休息，舒适体位，保持环境安静，限制探视，保证充分休息。

2. 饮食护理　给予低盐、高蛋白、高维生素饮食，少量多餐，避免刺激性食物，戒烟酒、浓茶和咖啡，应鼓励服排钾利尿剂的患者多进富含钾的食物，如橘子、香蕉等。

3. 氧疗　必要时持续给氧，以 4～6L/min（中流量）为宜。

4. 保持大便通畅，必要时给缓泻剂。

（二）病情观察

1. 监测生命体征，皮肤颜色、温度、尿量、意识等有无改变。

2. 监测血气分析、电解质及酸碱平衡情况，尤其注意有无低钾、低镁。

3. 一旦发生心室颤动、心脏停搏、阿-斯综合征等，应立即进行心肺脑复苏术。

4. 严密心电监护，一旦发生下列情况，要立即通知医师并作好抢救配合。①室性心动过速：连续三个或三个以上室性早搏。②心室颤动：P-QRS-T 波消失，代之以不规则的波浪形曲线。③三度房室传导阻滞，房室完全分离，P 波与 QRS 波各自独立无关。

（三）建立静脉通道，备好抢救药品及器械

建立静脉通道，备好纠正心律失常的药物及其他抢救药品、除颤器、临时起搏器等。

（四）用药护理

按医嘱正确给抗予心律失常药物，静脉注射应缓慢，静脉滴注速度严格按医嘱执行，同时做好心电监护，注意用药过程中及用药后的心律、心率、血压、意识，判断疗效和副作用（表 3-2）。

表 3-2　常见药物用途与副作用

药物	用途	副作用
利多卡因	急性心肌梗死伴室性心动过速	嗜睡、头晕，较大剂量可出现精神症状、低血压、呼吸抑制
美西律	室性心动过速、心律失常	头晕、恶心、震颤，较少引起血细胞减少，大剂量静脉应用可引起精神症状和心血管抑制作用（心动过缓、传导阻滞、心力衰竭、低血压）
莫雷西嗪（乙吗噻嗪）	室性及室上性早搏和各类心动过速	消化道反应，神经系统反应（嗜睡、头晕、震颤），大剂量时有心血管抑制作用
普罗帕酮（心律平）	各型早搏、心动过速、预激综合征	头晕、头痛、口干、恶心、呕吐，大剂量有心血管抑制作用（窦房结抑制、房室传导阻滞、低血压），可能加重支气管痉挛、心力衰竭，口内金属味，眼闪光，手指震颤
美托洛尔（倍他乐克）	高血压、冠心病伴早搏、心动过速	失眠、肢端发冷、腹胀、便秘，大剂量时有心血管抑制作用
胺碘酮	各种早搏、心动过速、心房扑动、心房颤动、预激综合征	消化道反应，角膜微小沉淀，甲状腺功能紊乱，肺间质纤维化（最严重），大剂量可引起心血管抑制作用和扭转型室性心动过速、氨基转移酶升高，偶致肝硬化

续表

药物	用途	副作用
维拉帕米（异搏定）	室上性早搏，室上性心动过速，减慢心房颤动、心房扑动的心室率	头晕、头痛，消化道反应，静脉注射时可见心动过缓、房室传导阻滞、低血压
地尔硫□	室上性早搏，室上性心动过速，减慢心房颤动、心房扑动的心室率	眩晕、口干、心动过缓、低血压

（五）心理护理

做好心理护理，说明紧张、恐惧不仅加重心脏负荷，更易诱发心律失常。

（六）健康教育

1. 注意休息，劳逸结合，防止增加心脏负担的因素　无器质性心脏病的患者应积极参加体育运动，改善植物神经功能；器质性心脏病患者可根据心功能适当活动和休息。

2. 防治原发病，避免诱因　如发热、寒冷、睡眠不足等，出现由于药物引起的心律失常时应及时就医。

3. 按医嘱服用抗心律失常药物，不可自行增减和撤换药物，注意药物副作用，如有不良反应及时就医。

4. 饮食宜低脂、易消化、富营养，宜少量多餐，吸烟、酗酒、饱食、刺激性饮食、含咖啡因饮料可引起心律失常，应禁食。

5. 教会患者及家属测量脉搏和心率的方法，每天至少1次，每次至少1分钟。

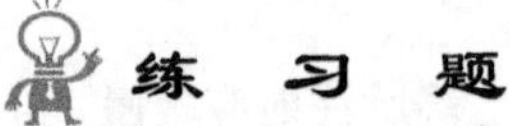

A_1型题

1. 下列对心律失常患者进行的健康教育中不妥的是
   A. 少量多餐、禁烟酒
   B. 选择高脂、高热量、刺激性食品以促进食欲
   C. 注意休息、劳逸结合
   D. 防治原发病、避免诱因
   E. 遵医嘱服用抗心律失常药物

2. 室性心动过速药物疗效不满意应及早应用
   A. 同步直流电复律
   B. 非同步直流电除颤
   C. 体外反搏术
   D. 心室按需型起搏器
   E. 以上都不宜应用

3. 心室率不快的房颤（持续半年以上）应采用
   A. 同步直流电复律
   B. 非同步直流电除颤
   C. 体外反搏术
   D. 心室按需型起搏器
   E. 以上都不宜应用

4. 潜在引起猝死危险的心律失常不包括
   A. 偶发室性早搏：<5次/分
   B. 多源性室性早搏：同导联出现不同形态的室性早搏
   C. 成对或成联律的室性早搏：连续出现两个或早搏呈规律地出现，如二联律、三联律
   D. R on T：室性早搏落在前一心搏的T波上
   E. 二度Ⅱ型房室传导阻滞：P-R间期固定，P波后有QRS脱落

5. 可诊断二度Ⅰ型房室传导阻滞的是
   A. P-P间期逐渐缩短，直至出现长间歇，最长P-P间期小于最短P-P间期的2倍
   B. P-R间期逐渐延长，直到P波受阻、QRS

波群脱落
C. P-P 间期显著延长，长间歇与正常 P-P 间期无倍数关系
D. P-P 间期显著延长，长间歇与正常 P-P 间期呈倍数关系
E. P-R 间期逐渐缩短，直到 P 波受阻

6. 可诊断二度Ⅱ型窦房传导阻滞是
A. P-P 间期逐渐缩短，直至出现长间歇，最长 P-P 间期小于最短 P-P 间期的 2 倍
B. P-R 间期逐渐延长，直到 P 波受阻、QRS 波群脱落
C. P-P 间期显著延长，长间歇与正常 P-P 间期无倍数关系
D. P-P 间期显著延长，长间歇与正常 P-P 间期呈倍数关系
E. P-R 间期逐渐缩短，直到 P 波受阻

7. 室性心动过速有严重血流动力学障碍，首选
A. 利多卡因　B. 体外同步电直流复律
C. 维拉帕米　D. 毛花苷丙
E. 苯妥英钠

8. 下列哪项有利于室性心动过速与室上性心动过速的鉴别
A. 心室率 160 次/分
B. 心电图 QRS 波宽大畸形
C. 过去发现室性期前收缩
D. 心脏增大
E. 心电图有心室夺获及室性融合波

A_2 型题

9. 患者，男性，60 岁。急性下壁、正后壁心肌梗死，突发意识丧失、抽搐，心率 40 次/分，心音强弱有变化，律规则，既往糖尿病、高血压多年，BP 85/60mmHg。如心电图示三度房室传导阻滞，阵发性室性心动过速，首选哪项措施
A. 利多卡因　B. 阿托品
C. 电复律　D. 心室起搏
E. 心房起搏

10. 患者，男性，18 岁。既往健康，突发心悸 1 小时，心率 180 次/分，心律规整，无杂音，心界正常，首选措施为
A. 毛花苷丙静脉注射
B. 普萘洛尔静脉注射
C. 维拉帕米静脉注射
D. 甲氧明静脉注射
E. 刺激迷走神经方法

第 5 节　心脏瓣膜病患者的护理

案例 3-3　患者，女性，64 岁。因“反复呼吸困难 5 年，加重伴双下肢水肿 1 周”入院。患者于 5 年前从事体力劳动时出现气促，休息后可缓解，以后逐渐加重。1 周前因感冒，出现咳嗽、咳黄色痰，心慌、气短加重，出现下肢水肿、右上腹胀痛。查体：体温 37.5℃，脉搏 116 次/分，呼吸 24 次/分，血压 100/60mmHg。神清，精神差，二尖瓣面容，两侧颈静脉怒张，两肺呼吸音粗，两肺底可闻及细小湿啰音及散在干啰音。心率 116 次/分，律齐。二尖瓣听诊区可闻及舒张期隆隆样杂音，第一心音亢进；肝于右肋下 3cm 可触及，肝颈静脉回流征阳性，双下肢指凹性水肿。

问题：1. 初步诊断是什么？
2. 针对目前的病情，怎样对患者进行护理？

一、概　述

心脏瓣膜病是由于炎症、退行性改变、黏液变性、先天性畸形、缺血坏死、创伤等原因引起单个或多个瓣膜的结构异常，即粘连、增厚、变硬、挛缩等，并可累及腱索和乳头肌，导致瓣膜口狭窄和（或）关闭不全。

临床上最常见的心脏瓣膜病为风湿热所致的风湿性心脏瓣膜病，其次可见于动脉硬化及老年性退行性变、感染性心内膜炎等，先天畸形亦能见到。最常受累的瓣膜为二尖瓣，其次为主动脉

瓣，三尖瓣较少见，肺动脉瓣极少见。

风湿性心脏病（风心病）是风湿性心脏炎后所遗留的慢性瓣膜病，主要累及40岁以下人群，女性患者多见，20世纪80年代发病率已有所下降（1.99‰）。

风湿活动：在慢性瓣膜病变基础上，又可有活动性风湿炎症的反复发作，称风湿活动。多数有A组乙型溶血性链球菌感染者易诱发。

二、护理评估

【健康史】

1. 有无风湿热及反复A组乙型溶链球菌所致的咽扁桃体炎或咽峡炎等病史。

2. 近期有无呼吸道感染、风湿活动、心律失常、妊娠及使病情加重的其他诱发因素。

【身体状况】

1. 二尖瓣狭窄

（1）病因和病理：二尖瓣狭窄最常见为风湿热，2/3的患者为女性，好发于20～40岁，约半数无急性风湿热病史，但多有反复链球菌扁桃体炎或咽峡史，急性风湿热后至少需2年才形成明显狭窄，单纯二尖瓣狭窄占风湿性心脏病的25%，二尖瓣狭窄伴二尖瓣关闭不全占40%，主动脉瓣常同时受累。

（2）病理生理（血流动力学变化）：正常成人二尖瓣口面积为4～6cm^2，（舒张期房室间无跨瓣压差）根据狭窄程度及代偿状态可分三个阶段。

1）左房代偿期：瓣口面积减至2cm^{2}以下，心室舒张时，由于二尖瓣狭窄，左心房流入左心室血流受阻，不能排空，左心房压力升高，左心房代偿性扩张肥厚以加强收缩，增加瓣口血流量。

2）左心房失代偿期：瓣口面积<1.5cm^2，甚至不足1.0cm^2，左心房扩张超过代偿极限，左心房内压力持续升高，而发生左心衰竭，从而导致肺淤血。

3）右心受累期：二尖瓣狭窄者肺动脉高压，严重的肺动脉高压导致右心室后负荷增加，导致右心室扩大、肥厚，终致右心衰竭，此时，肺淤血反可减轻。二尖瓣狭窄主要累及左心房和右心室，严重二尖瓣狭窄时可有左心室的失用性萎缩。

（3）临床表现

1）症状：一般在二尖瓣中度狭窄（瓣口面积<1.5cm^2）时始有明显症状。①呼吸困难：为最常见的早期症状，首次发作常以运动、情绪激动、感染、房颤等为诱因，最早为劳力性呼吸困难，随狭窄加重，出现静息时呼吸困难、端坐呼吸和阵发性夜间呼吸困难，甚至发生急性肺水肿。②咯血：突然咯大量鲜血，常见于重度二尖瓣狭窄，可为首发症状，当肺静脉压突然升高时，因黏膜下已淤血扩张、壁薄的支气管静脉破裂出血所致。③咳嗽：常见，尤其在冬季明显，有的患者平卧时干咳，可能与支气管黏膜淤血、水肿，易患支气管炎或左心房增大压迫左主支气管有关。④声嘶：较少见，由扩大的左心房和肺动脉压迫左喉返神经所致。⑤右心衰竭时可出现多脏器淤血表现及水肿，此时肺淤血症状反可减轻，而发绀加重。

考点：二尖瓣狭窄的临床表现

2）体征：①视诊：二尖瓣面容，起病于儿童期，心前区常隆起。②触诊：心尖部可触及舒张期震颤。③叩诊：梨形心（左心房心耳扩大可致第3肋间心浊音界扩大）。④听诊：心尖区舒张期杂音，是最重要体征，典型的是舒张中晚期、低调、隆隆样、先递减后递增型杂音，左侧卧位或活动后、用力呼气后更清楚；心尖区 S_1 亢进及二尖瓣开放拍击音，表明二尖瓣前叶的弹性及活动良好；P_2亢进、分裂是肺动脉高压的表现。

3）并发症：①房颤：为相对早期的常见并发症，可为首发病症。它见于 50%以上患者，先阵发性后持续性，由于舒张晚期心房收缩功能丧失，左心充盈减少，可使心排血量减少 20%，常为诱发心衰、栓塞、急性肺水肿的主因之一。②充血性心力衰竭（右心衰竭）：是风心病的主要致死原因之一，二尖瓣狭窄并发右心衰竭，为晚期常见并发症，虽发生急性肺水肿和大咯血的危险降低，但这一代价是心排血量降低，临床表现为右心衰竭的症状体征。③血栓栓塞：20%可发生体循环栓塞。80%体循环栓塞者可有房颤，2/3 的体循环栓塞为脑栓塞，其余依次为外周动脉和内脏（脾、肾、肠系膜等）动脉栓塞。1/4 的体循环栓塞为反复发作和多部位的多发栓塞，右心衰竭时发生房颤，右心房形成附壁血栓可致肺栓塞。④亚急性细菌性心内膜炎：在瓣叶明显钙化或房颤者更少发生。⑤肺部感染：为诱发心力衰竭的主要原因之一。⑥急性肺水肿：为严重二尖瓣狭窄的严重并发症，如不及时救治可能致死。

考点：二尖瓣狭窄时房颤为常见并发症，可为首发病症

4）实验室及其他检查

A. X 线：轻度二尖瓣狭窄可正常，或仅有左心房扩大征，中、重度者左心房增大伴右心室增大，肺动脉段突出，呈梨形心，有肺淤血征，肺门血管阴影增大，见图 3-19。

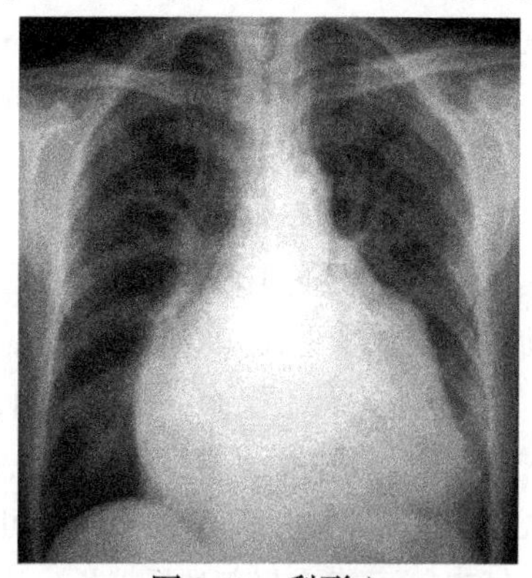
图 3-19　梨形心

B. ECG：主要为左心房增大，可出现二尖瓣型 P 波及右心室肥厚表现，并可出现各类心律失常，以房颤最常见。

C. 超声心动图：是明确和量化诊断二尖瓣狭窄的可靠方法。M 型超声示二尖瓣呈“城墙样”改变。二维超声心动图可显示狭窄瓣膜的形态和活动度，测量瓣口面积及房室大小。食管心脏超声对检出左心房附壁血栓意义极大。

考点：二尖瓣狭窄的典型杂音

2. 二尖瓣关闭不全　风湿性二尖瓣关闭不全常与二尖瓣狭窄同时存在，亦可单独存在，可分为急性和慢性两种。

（1）病理解剖与病理生理（血流动力学变化）：风湿炎症引起瓣叶纤维化、增厚、僵硬和缩短，使心室收缩时两瓣叶不能紧密接合；如有腱索和乳头肌纤维化、融合和缩短，更加重关闭不全。

当左心室收缩时，由于二尖瓣关闭不全，部分血反流入左心房，左心房容量负荷增加，左心房扩大，当不伴二尖瓣狭窄时，心室舒张期左心房血能顺畅地流入左心室，延缓了左心房内压的上升，因此单纯二尖瓣关闭不全时肺淤血及肺动脉高压发生较晚，左心室接受左心房过多的血液造成左心室前负荷加重。

（2）临床表现

1）症状：轻度可（终身）无症状，严重反流有心排血量减少，首先出现的是疲乏无力，肺淤血症状如呼吸困难出现较晚。

2）体征：①心尖搏动增强，并向左下移位。②心浊音界向左下扩大。③心尖部 S_1 减弱。主要体征是心尖区可闻及全收缩期粗糙高调的吹风样杂音。

3）并发症：与二尖瓣狭窄相似，但亚急性细菌性心内膜炎发生率较二尖瓣狭窄高，体循环栓塞较二尖瓣狭窄少见，心衰出现较晚。

（3）实验室及其他检查

1）X线：左心房、左心室增大，左心衰竭时可见肺淤血和肺间质水肿征，肺动脉段突出。

2）ECG：主要是左心房增大，部分左心室肥厚和非特异性ST-T改变，房颤常见。

3）超声心动图：M型超声和二维超声不能确定二尖瓣关闭不全，脉冲多普勒超声和彩色多普勒血流显像可在左心房内探及明显收缩期高速射流，敏感度几乎达100%，二维超声可显示二尖瓣的结构形态特征，有助于明确病因，还可提供心腔大小。

3. 主动脉瓣关闭不全　2/3患者为风心病所致，由于瓣叶纤维化、增厚、缩短、变形，影响舒张期瓣叶边缘对合，单纯主动脉瓣关闭不全少见，常伴主动脉瓣狭窄和二尖瓣损害。

（1）病理解剖与病理生理（血流动力学变化）：当主动脉瓣关闭不全时，主动脉内血液在舒张期反流入左心室，使左心室舒张期容量负荷增加（双重受血），使左心室扩大、离心性肥厚。左心室心肌重量增加使心肌耗氧量增加，主动脉舒张压低使冠脉血供减少，均引起心肌缺血，长久的心室前负荷过重、心肌耗氧量增多及心肌冠状供血不足而缺血，均可引起左心衰竭。若返流量大，舒张压下降，导致主要脏器如脑、冠脉灌注不足而出现相应的临床表现。因主动脉瓣关闭不全时左心室双重受血，每搏量增加，（收缩压增高）而舒张压降低，脉压增大。

（2）临床表现

1）症状：早期可无症状，甚至可耐受运动，最先的主诉为与心搏量增多有关的心悸、心前区不适、头部强烈搏动感等症状，舒张压过低可致脑、心供血不足，出现头晕及心绞痛（但较主动脉瓣狭窄少见），晚期出现左心衰竭和肺淤血表现，最后可发生全心衰竭。

2）体征：①望诊：面色苍白，颈动脉搏动明显。②触诊：心尖搏动向左下移位，搏动有力（抬举状）而弥散。③叩诊：心浊音界向左下扩大，呈靴形心。④听诊：最主要体征是主动脉瓣区，尤其是主动脉瓣第二听诊区可闻舒张期高调哈气样递减型杂音，向心尖部传导，前倾坐位及呼气末较清楚（杂音时限越长，表明回流程度越重。如轻度反流时杂音限于舒张早期，音调高；中或重度反流时，杂音粗糙，为全舒张期）。

周围血管征：脉压增大所致，如颈动脉搏动明显，随心脏搏动的点头征（De Musset征）；水冲脉；毛细血管搏动征；枪击音（Traube征）；Durozier征等（听诊器轻压股动脉闻及双期杂音）。

3）并发症：①左心衰竭为主要并发症（晚期始出现）；②感染性心内膜炎较常见；③室性心律失常常见；④心脏性猝死少见；⑤其他与二尖瓣狭窄相似。

4）实验室及其他检查

A. X线：靴形心（主动脉型），即左心室扩大伴升主动脉扩张、迂曲、主动脉弓突出，搏动明显等，见图3-20。

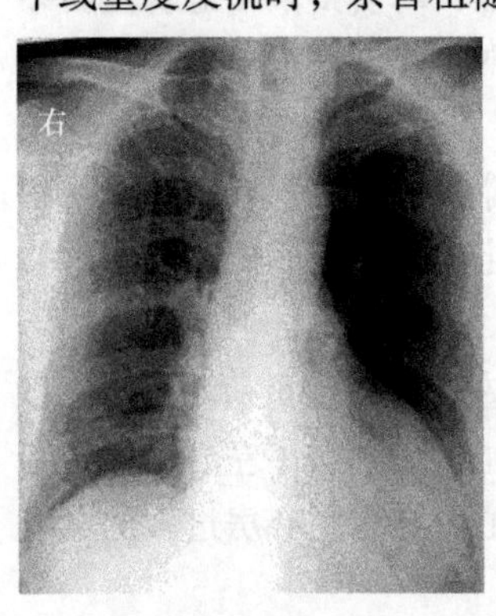

图3-20　靴形心

B. ECG：示左心室肥厚及劳损，房、室性早搏。

C. 超声心动图：左心室及其流出道与主动脉根部内径增大，二尖瓣前叶可见舒张期震颤，脉冲多普勒超声检查和彩色多普勒血流显像可在左心室探及全舒张期高速射流，此为最敏感的确定主动脉瓣反流的方法。

4. 主动脉瓣狭窄

（1）病理解剖与病理生理（血流动力学变化）：风湿性炎症导致瓣膜交界处粘连、融合、瓣叶纤维化、僵硬、钙化和挛缩畸形，因而瓣口狭窄，几乎无单纯的风湿性主动脉瓣狭窄，大多伴有关闭不全和二尖瓣损害。正常成人主动脉口面积≥3cm²，当减少一半时，临床可代偿。当＜1.0cm²时，左心室收缩压明显升高，跨瓣压差显著，可出现症状。主动脉瓣狭窄使左心室射血受阻，后负荷增加，因而左心室呈进行性向心性肥厚，久之发展为左心衰竭。

（2）临床表现

1）症状：出现晚，轻度多无明显症状，中度、重度可有劳力性呼吸困难、晕厥、顽固性心绞痛，其为典型主动脉瓣狭窄常见的三联征。

A. 呼吸困难：劳力性呼吸困难为晚期肺淤血引起的常见首发症状，见于90%有症状者，进而可见夜间阵发性呼吸困难、喘坐呼吸和急性肺水肿。

B. 心绞痛：见于60%有症状者，常运动后诱发，休息后缓解，主要为心肌缺血所致。

C. 晕厥或接近晕厥：见于1/3有症状者，多于直立、运动中、运动后发生，由脑缺血所致。

◎ 考点：主动脉瓣狭窄的临床表现

2）体征：①视诊：面色苍白，心尖搏动呈抬举性。②触诊：主动脉瓣区可触及收缩期震颤。③叩诊：心浊音界向左下扩大。④听诊：主动脉瓣区可闻及粗糙而响亮的收缩期喷射性杂音，向颈部、胸骨左下缘和心尖区传导，狭窄越重，杂音越长（最重要体征）；主动脉第二心音（A_2）减弱或消失；收缩压偏低，脉压减小；脉动脉音（P）细弱而缓慢；后期左心扩大，左心衰竭。

3）并发症：①心律失常：10%心房颤动致左房压升高和心排血量明显减少，病情迅速恶化，可致严重低血压、晕厥或肺水肿，可致房室传导阻滞、室性心律失常，均可致晕厥甚至猝死。②心脏性猝死：有症状者多见，无症状者仅见于1%～3%的患者。③心衰：发生左心衰竭后自然病程明显缩短，因此终末期的右心衰竭少见。④亚急性细菌性心内膜炎。

4）实验室及其他检查

A. X线：单纯主动脉狭窄心影可正常或轻度增大，主动脉根部先窄后扩。

B. ECG：左心室肥厚伴劳损，可有心房颤动、房室传导阻滞等心律失常。

C. 超声心动图：为诊断本病的最重要方法，多普勒可测出瓣口面积及跨瓣压差。

【心理-社会状况】

1. 患者出现各种并发症，影响活动、休息及睡眠，产生烦躁、焦虑心理。
2. 患者会产生悲观、厌世等情绪。

链 接

常饮柠檬汁治疗风湿性心脏病

口服柠檬汁治疗风湿性心脏病有良好的疗效。实验表明，柠檬汁具有抑制链球菌的能力。柠檬汁的饮用方法是：从第1天开始，每天口服柠檬汁10ml，以后每天加服10ml，一直加服到每天300ml为止，然后又逐日减少10ml，直至减少到最初的每天10ml为止。一般经过2个疗程，风湿性心脏病会得到显著好转。

【风心病患者的治疗要点】

1. 内科治疗

目的：防止病情进展，减轻症状。

原则：防止风湿活动，改善心功能，防治并发症。

（1）防治风湿活动：预防风心病进一步加剧的关键是防治链球菌感染，可长期或终身用苄星青霉素，120万U，1次/月，口服抗风湿药如阿司匹林等。

（2）并发症治疗：对症治疗，心衰者给予强心、利尿和血管扩张剂，并发呼吸道感染或亚急性心内膜炎，给足够疗程的抗感染治疗，房颤者应控制心室率及给予抗凝治疗，以防诱发心衰或栓塞。

2. 外科治疗 是根本性解决瓣膜病的手段，方法略。

3. 介入治疗 针对二尖瓣狭窄、主动脉瓣狭窄、肺动脉瓣狭窄者可行球囊扩张术。

考点：风心病患者的治疗要点

三、常用护理诊断

1. 心排血量减少 与心脏瓣膜病变引起心脏的前、后负荷增加，最终导致心肌收缩力降低有关。

2. 活动无耐力 与心排血量减少有关。

3. 有感染的危险 与长期肺淤血、呼吸道抵抗力下降及风湿活动有关。

4. 潜在并发症：充血性心力衰竭、心律失常、栓塞、亚急性细菌性心内膜炎。

四、护理措施

(一)一般护理

1. 休息与活动 风湿活动时应卧床休息，左心房内有巨大附壁血栓者应绝对卧床休息。心房颤动患者不宜做剧烈活动，其他按心功能安排。

2. 饮食护理 给予高热量、高蛋白、低胆固醇、富含维生素及易消化饮食。心衰时限制水钠摄入。

3. 氧疗 有缺氧表现给予吸氧，氧流量为3～4L/min。

(二)病情观察

1. 观察患者生命体征及意识变化。

2. 观察患者有无风湿活动的表现。

3. 观察患者有无心力衰竭的表现。

4. 观察患者有无栓塞征象 肾栓塞可有腰痛、血尿、蛋白尿；脾栓塞时突感左上腹痛并出现脾肿大；肺栓塞出现剧烈胸痛、发绀、咯血及休克；脑栓塞引起偏瘫；四肢动脉栓塞时出现肢体剧痛、动脉搏动消失、局部皮肤苍白、发凉、坏死等。

(三)健康指导

1. 疾病知识指导 告知患者本病的病因、诱因及病程进展等情况，树立治疗信心，有手术适应证者尽早择期手术，坚持遵医嘱用药，定期门诊复查。

2. 自我护理指导 预防感染：反复扁桃体感染应在风湿活动静止后2～4个月行扁桃体切除手术。学会自我护理和观察病情的方法。

练 习 题

A_2型题

1. 患者，女性，38岁。诊断为“风湿性心脏病二尖瓣狭窄(中度)”，突发心悸2天，伴呼吸困难，不能平卧。查体：BP 95/75mmHg，口唇发绀，双肺较多湿啰音，心率150次/分，第一心音强弱不等，节律绝对不规则，心尖部舒张期隆隆样杂音，肝不大，下肢无水肿。触诊桡动脉搏动最可能有

A. 短绌脉　B. 交替脉
C. 水冲脉　D. 奇脉
E. 以上均不是

2. 患者，女性，28 岁。患风湿性心脏病二尖瓣狭窄 6 年，日常活动即出现胸闷、气短，做心脏彩超示重度二尖瓣狭窄。该患者劳累后气促主要是由于
A. 肺淤血、肺水肿所致
B. 左心室扩大所致
C. 体循环静脉压增高所致
D. 肺动脉压增高所致
E. 心室重构所致

A_3/A_4 型题

（3～5 题共用备选答案）
A. 右心室前负荷加重
B. 右心室后负荷加重
C. 左心室前负荷加重
D. 左心室后负荷加重
E. 两心室前负荷加重

3. 原发性高血压时
4. 主动脉瓣关闭不全时
5. 二尖瓣狭窄时

（6～8 题共用题干）

某风心病二尖瓣狭窄患者，因发生急性肺水肿而急诊入院，予乙醇湿化给氧，静脉注射吗啡 5mg、呋塞米 20mg 等治疗。

6. 给乙醇湿化吸氧的目的是
A. 稀释痰液　B. 缓解支气管痉挛
C. 兴奋呼吸中枢　D. 去除气道内泡沫
E. 抑制细菌生长

7. 护士应有所准备，注射呋塞米后多少时间即可排尿
A. 数分钟～1 小时　B. 1～2 小时
C. 2～4 小时　D. 4～6 小时
E. 6～8 小时

8. 护士应知道吗啡不能改善哪一种临床表现
A. 烦躁不安　B. 呼吸急促
C. 血压下降　D. 心动过速
E. 肺部湿啰音

（9、10 题共用题干）

患者，男性，49 岁。患风湿性心脏瓣膜病，因发生感染，心功能Ⅲ级而入院，给予抗感染和抗心衰治疗。今日出现乏力、腹胀、心悸，心电图示 u 波增高。

9. 目前患者出现的并发症是
A. 高钾血症　B. 低钾血症
C. 高钠血症　D. 低钠血症
E. 代谢性酸中毒

10. 患者出院后，预防链球菌感染的措施应该是
A. 坚持锻炼，防止呼吸道感染
B. 注意个人卫生，多休息
C. 高营养饮食，限制钠盐
D. 减轻心理压力，增强康复信心
E. 定期复查，必要时做血细菌培养

第6节　冠状动脉粥样硬化性心脏病患者的护理

案例 3-4　患者，男性，65 岁。主因心前区疼痛 4 小时入院。患者 4 小时前在吃午饭后突感心前区剧烈疼痛，伴大汗淋漓，恶心呕吐、烦躁，并向左肩部放射，有濒死感，胸痛持续存在，自含硝酸甘油 1 片未见好转，急诊入院。查体：血压 110/90mmHg，两肺底湿啰音，心率 114 次/分，心律齐，各瓣膜听诊区未闻及杂音。心电图示：窦性心律，Ⅱ、Ⅲ、aVF 导联 ST 段弓背向上抬高，异常 Q 波。实验室检查：血清心肌酶升高。既往高血压病史 6 年，最高血压 160/100mmHg，未规律治疗；糖尿病病史 5 年，一直口服降糖药物治疗；10 年前被诊断为“冠心病，心绞痛”。吸烟 10 年，每日 20 支左右，不饮酒。

问题：1. 初步诊断是什么？
2. 经护士评估后，目前危及患者生命的护理诊断是什么？
3. 写出相应的护理措施。

冠状动脉粥样硬化性心脏病指冠状动脉粥样硬化使血管腔狭窄或阻塞，和（或）因冠状动脉功能性改变（痉挛）导致心肌缺血缺氧或坏死而引起的心脏病，统称冠状动脉性心脏病，简称冠心病，亦称缺血性心脏病。

由于病理解剖和病理生理变化的不同，本病有不同的临床表型。1979 年世界卫生组织曾将其分为 5 型。近年临床医学家趋于将本病分为急性冠脉综合征和慢性冠脉病两大类。

1. 急性冠脉综合征　包括不稳定型心绞痛、非 ST 段抬高性心肌梗死和 ST 段抬高性心肌梗死，也有将冠心病猝死包括在内的。

2. 慢性冠脉病　包括稳定型心绞痛、冠脉正常的心绞痛、无症状性心肌缺血和缺血性心力衰竭。

本病病因尚未完全确定，对常见的冠状动脉粥样硬化所进行的广泛而深入的研究表明，本病是多病因的疾病，即多种因素作用于不同环节所致，这些因素称为危险因素。主要的危险因素为：

1. 年龄、性别　本病临床上多见于 40 岁以上的中、老年人，49 岁以后进展较快，近年来，临床发病年龄有年轻化趋势。男性与女性相比，女性发病率较低，但在更年期后发病率增加。年龄和性别属于不可改变的危险因素。

2. 血脂异常　脂质代谢异常是动脉粥样硬化最重要的危险因素。在临床实践中，以总胆固醇及低密度脂蛋白增高最受关注。

3. 高血压　血压增高与本病关系密切。60%～70%的冠状动脉粥样硬化患者有高血压，高血压患者患本病的概率较血压正常者高 3～4 倍。

4. 吸烟　吸烟者与不吸烟者比较，本病的发病率和病死率增高 2～6 倍，且与每日吸烟的支数成正比。被动吸烟也是危险因素。

5. 糖尿病和糖耐量实验异常　糖尿病患者中不仅本病发病率较非糖尿病者高出数倍，且病变进展迅速。本病患者糖耐量减低者也十分常见。

其他的危险因素尚有：①肥胖；②从事体力活动少，脑力活动紧张，经常有工作紧迫感者；③西方的饮食方式；④遗传因素；⑤性情急躁、好胜心和竞争性强、不善于劳逸结合的 A 型性格者。

近年提出肥胖与血脂异常、高血压、糖尿病和糖耐量异常同时存在时称为代谢综合征。它是本病重要的危险因素。

本节将重点讨论心绞痛和心肌梗死

一、心绞痛患者的护理

（一）概述

【概念】　心绞痛可分为稳定型心绞痛和不稳定型心绞痛，本节主要讨论稳定型心绞痛。

稳定型心绞痛亦称稳定型劳力性心绞痛，是在冠状动脉固定性严重狭窄的基础上，由于心肌负荷的增加引起心肌急剧、暂时的缺血与缺氧的临床综合征。其特点为阵发性的前胸压榨性疼痛或憋闷感觉，主要位于胸骨后部，可放射至心前区和左上肢尺侧，常发生于劳力负荷增加时，持续数分钟，休息或用硝酸酯类制剂后消失。

本症患者男性多于女性，多数患者年龄在 40 岁以上，劳累、情绪激动、饱食、受寒、急性循环衰竭等为常见的诱因。

【发病机制】　当冠状动脉的供血与心肌的需血之间发生矛盾，冠状动脉血流量不能满足心肌代谢的需要，引起心肌急剧、暂时的缺血缺氧时，即可发生心绞痛。在正常情况下，冠状循环有很大的储备力量，其血流量可随身体的生理情况而有显著的变化；在剧烈体力活动时，冠状动脉适当地扩张，血流量可增加到休息时的6～7倍。缺氧时，冠状动脉也扩张，能使血流量增加4～5倍。动脉粥样硬化而致冠状动脉狭窄或部分分支闭塞时，其扩张性减弱，血流量减少，且对心肌的供血量相对比较固定。心肌的血液供应如降低到尚能应付心脏平时的需要，则休息时可无症状。一旦心脏负荷突然增加，如劳累、激动、左心衰竭等，使心肌张力增加、心肌收缩力增加和心率增快等而致心肌氧耗量增加时，心肌对血液的需求增加，而冠脉的供血已不能相应增加，即可引起心绞痛。

（二）护理评估

【健康史】 询问患者有无高血压、高脂血症、吸氧、糖尿病及肥胖等危险因素；有无劳累、情绪激动、饱食、寒冷、吸烟、心动过速及休克等诱发因素；了解患者的年龄、饮食习惯、生活方式、工作性质及性格等。

【身体状况】 心绞痛以发作性胸痛为主要临床表现，疼痛的特点为：

1. 部位　主要在胸骨体中段或上段之后，可波及心前区，有手掌大小范围，甚至横贯前胸，界线不很清楚。疼痛常放射至左肩、左臂内侧，达环指和小指，或至颈、咽或下颌部。

2. 性质　胸痛常为压迫、发闷或紧缩性，也可有烧灼感，但不像针刺或刀扎样锐性痛，偶伴濒死的恐惧感觉。有些患者仅觉胸闷不适，不认为有痛。发作时，患者往往被迫停止正在进行的活动，直至症状缓解。

3. 诱因　发作常由体力劳动或情绪激动（如愤怒、焦急、过度兴奋等）所诱发，饱食、寒冷、吸烟、心动过速、休克等亦可诱发。疼痛多发生于劳力或激动的当时，而不是在一天劳累之后。典型的心绞痛常在相似的条件下重复发生，但有时同样的劳力只在早晨而不在下午引起心绞痛，提示心绞痛与夜间交感神经兴奋性增高等昼夜节律变化有关。

4. 持续时间　疼痛出现后常逐步加重，然后在3～5分钟内渐消失，可数天或数星期发作一次，亦可一日内多次发作。

5. 缓解方式　一般在停止原来诱发症状的活动后即可缓解，舌下含用硝酸甘油也能在几分钟内使之缓解。

6. 体征　平时一般无异常体征。心绞痛发作时常见心率增快、血压升高、表情焦虑、皮肤冷或出汗，有时出现第四心音或第三心音奔马律。可有暂时性心尖部收缩期杂音，是乳头肌缺血以致功能失调引起二尖瓣关闭不全所致。

◎ 考点：心绞痛的临床特点

心绞痛严重程度分级：根据加拿大心血管病学会（CCS）分级将心绞痛分为四级。

Ⅰ级：一般体力活动（如步行和登楼）不受限，仅在强、快或持续用力时发生心绞痛。

Ⅱ级：一般体力活动轻度受限。快步、饭后、寒冷或刮风中、精神应激后、醒后数小时内发作心绞痛。

Ⅲ级：一般体力活动明显受限，一般情况下平地步行200m，或登楼一层引起心绞痛。

Ⅳ级：轻微活动或休息时即可发生心绞痛。

【心理-社会状况】 当出现心绞痛反复发作时，患者易产生紧张、焦虑、恐惧或抑郁等心理。

【辅助检查】 因心绞痛发作时间短暂，以下大多数检查均应在发作间期进行，可直接或间接反映心肌缺血。

1. 心脏X线检查　可无异常发现，如已伴发缺血性心肌病可见心影增大、肺充血等。

2. 心电图检查　是发现心肌缺血、诊断心绞痛最常用的检查方法。

（1）心绞痛发作时心电图：绝大多数患者可出现暂时性心肌缺血引起的ST段移位。因心内膜下心肌更容易缺血，故常见反映心内膜下心肌缺血的ST段压低，有时出现T波倒置，发作缓解后恢复。

（2）心电图负荷试验：最常见的是运动负荷试验，运动可增加心脏负荷以激发心肌缺血。运动中应持续监测心电改变，运动前、运动中每当运动负荷量增加一次均应记录心电图，运动终止后即刻及此后每2分钟均应重复心电图记录直至心率恢复至运动前水平。进行心电图记录时应同步测定血压。心肌梗死急性期、有不稳定型心绞痛、明显心力衰竭、严重心律失常或急性疾病者禁作运动试验。

（3）心电图连续动态监测：常用方法是让患者在正常活动状态下，携带慢速转动的记录装置，连续记录并自动分析24小时心电图（又称Holter心电监测），胸痛发作时相应时间的缺血性ST-T改变有助于确定心绞痛的诊断。

3. 放射性核素检查。

4. 冠状动脉造影　可见冠状动脉及其分支狭窄的部位与程度，并可为手术治疗提供依据。

◎ 考点：心绞痛发作时的心电图特点

【治疗要点】　主要为预防动脉粥样硬化的发生和治疗已存在的动脉粥样硬化。针对心绞痛的治疗原则是改善冠状动脉的血供和降低心肌的耗氧量，同时治疗动脉粥样硬化。长期服用阿司匹林75～100mg/d和给予有效的降血脂治疗可促使粥样斑块稳定，减少血栓形成，降低不稳定型心绞痛和心肌梗死的发生率。

1. 发作时的治疗

（1）休息：发作时立刻休息，一般患者在停止活动后症状即可消除。

（2）药物治疗：较重的发作，可使用作用较快的硝酸酯制剂。扩张冠状动脉，降低阻力，增加冠状循环的血流量，通过对周围血管的扩张作用，减少静脉回流心脏的血量，降低心室容量、心腔内压、心排血量和血压，减低心脏前后负荷和心肌的需氧量，从而缓解心绞痛。常用制剂为：硝酸甘油和硝酸异山梨酯，在应用上述药物的同时，可考虑用镇静药。

2. 缓解期的治疗　①宜尽量避免各种确知足以诱致发作的因素。②药物治疗：使用作用持久的抗心绞痛药物以防心绞痛发作，可单独选用、交替应用或联合应用下列被认为作用持久的药物，如β受体阻滞剂、硝酸酯制剂、钙通道阻滞剂；中医中药治疗。③介入治疗。④外科手术治疗。⑤运动锻炼疗法：谨慎安排进度适宜的运动锻炼有助于促进侧支循环的形成，提高体力活动的耐受量而改善症状。对冠心病稳定型心绞痛除用药物防止心绞痛再次发作外，应从阻止或逆转粥样硬化病情进展、预防心肌梗死等方面综合考虑以改善预后。

（三）护理诊断及合作性问题

1. 急性疼痛：胸痛　与冠状动脉供血不足导致心肌缺血、缺氧有关。

2. 焦虑　与心绞痛反复发作有关。

3. 潜在并发症：急性心肌梗死。

（四）护理目标

能够避免各种诱因，疼痛能够及时得到缓解或消失；情绪稳定，焦虑减轻或消失；无急性心肌梗死的发生。

（五）护理措施

1. 休息与活动　心绞痛发作时应立即就地休息，停止活动，一般患者在停止活动后症状即可消除。硝酸甘油舌下含服，必要时给予镇静剂，如地西泮等。

2. 饮食护理　给予高维生素、低热量、低脂肪、低胆固醇、适量蛋白质、易消化的清淡饮食，少量多餐，避免过饱及刺激性食物与饮料，禁烟酒，多吃蔬菜、水果。

3. 病情观察　观察疼痛的部位、性质、范围、放射性、持续时间、诱因及缓解方式，如发作频率、疼痛性质、持续时间增加，以及服用硝酸甘油后不能有效缓解，应立即到医院就诊。

4. 用药护理　药物治疗较重的发作，可使用作用较快的硝酸酯制剂。这类药物除扩张冠状动脉、降低阻力、增加冠状循环的血流量外，还通过对周围血管的扩张作用，减少静脉回流心脏的血量，降低心室容量、心腔内压、心排血量和血压，减低心脏前后负荷和心肌的需氧量，从而缓解心绞痛。

（1）硝酸甘油：可用 0.3～0.6mg，置于舌下含化，迅速为唾液所溶解而吸收，1～2 分钟即开始起作用，约半小时后作用消失。它对约 92%的患者有效，其中 76%的患者在 3 分钟内见效。不良反应有头晕、头胀痛、头部跳动感、面红、心悸等，偶有血压下降，因此第一次用药时，患者宜平卧片刻。

（2）硝酸异山梨酯：可用 5～10mg，舌下含化，2～5 分钟见效，作用维持 2～3 小时。还有供喷雾吸入用的制剂。

5. 心理护理　心绞痛发作时患者因疼痛可引起烦躁不安、紧张、恐惧，使心率增快，血压上升，增加心肌耗氧量，所以护理人员应进行耐心、细致的解释工作，消除紧张情绪，使患者得到安慰、理解和合作。

◎ 考点：心绞痛的护理措施

6. 健康指导

（1）疾病知识指导：教会患者及家属心绞痛发作时的缓解方法，即休息或舌下含服硝酸酯制剂。积极控制危险因素以及避免各种诱发因素。指导患者正确用药，学会观察药物疗效和不良反应。嘱患者随身携带硝酸酯制剂以备发作时急救。若发作频率、疼痛性质、持续时间增加，以及服用硝酸甘油后不能有效缓解应警惕心肌梗死，立刻由家属护送就近就诊。嘱患者定期到医院随诊。

（2）生活指导：嘱患者生活要有规律，保证充足的睡眠和休息。指导患者进食高维生素、低热量、低脂肪、低胆固醇、适量蛋白质、易消化的食物，少量多餐，避免过饱及刺激性食物与饮料，禁烟酒，多吃蔬菜、水果。适当运动，控制体重，减轻精神压力。

（六）护理评价

患者心前区疼痛是否缓解；情绪是否稳定，焦虑减轻或消失；无急性心肌梗死的发生。

二、心肌梗死患者的护理

（一）概述

【概念】　心肌梗死是心肌缺血性坏死，是在冠状动脉病变的基础上发生冠状动脉血供急剧减少或中断，使相应的心肌严重而持久地急性缺血导致心肌坏死。急性心肌梗死临床表现有持久的胸骨后剧烈疼痛、发热、白细胞计数和血清心肌坏死标志物增高及心电图进行性改变，可发生心律失常、休克或心力衰竭，属急性冠脉综合征的严重类型。

【病因和发病机制】 基本病因是冠状动脉粥样硬化（偶为冠状动脉栓塞、炎症、先天性畸形、痉挛和冠状动脉口阻塞所致），造成一支或多支血管管腔狭窄和心肌血供不足，而侧支循环未充分建立。在此基础上，一旦血供急剧减少或中断，使心肌严重而持久地急性缺血达 20～30 分钟及以上，即可发生急性心肌梗死。

大量的研究已证明，绝大多数的急性心肌梗死是由于不稳定的粥样斑块溃破，继而出血和管腔内血栓形成，而使管腔闭塞。少数情况下粥样斑块内或其下发生出血或血管持续痉挛，也可使冠状动脉完全闭塞。

促使斑块破裂出血及血栓形成的诱因有：

1. 上午 6～12 时交感神经活动增加，机体应激反应性增强，心肌收缩力、心率、血压增高，冠状动脉张力增高。

2. 在饱餐特别是进食多量脂肪后，血脂增高，血黏稠度增高。

3. 重体力活动、情绪过分激动、血压剧升或用力大便时，致左心室负荷明显加重。

4. 休克、脱水、出血、外科手术或严重心律失常，致心排血量骤降，冠状动脉灌流量锐减。

急性心肌梗死可发生在频发心绞痛的患者，也可发生在原来从无症状者中。急性心肌梗死后发生的严重心律失常、休克或心力衰竭，均可使冠状动脉灌流量进一步降低，心肌坏死范围扩大。

（二）护理评估

【健康史】 询问患者有无冠心病危险因素及心绞痛发作史；有无休克、脱水、出血、外科手术、严重心律失常及重体力劳动、情绪激动、血压突然升高、饱餐、用力排便等诱发因素。

【身体状况】

1. 先兆 50%～81.2%患者在发病前数日有乏力，胸部不适，活动时心悸、气急、烦躁、心绞痛等前驱症状，其中以新发生心绞痛（初发型心绞痛）或原有心绞痛加重（恶化型心绞痛）为最突出。心绞痛发作较以往频繁、程度较剧、持续较久、硝酸甘油疗效差、诱发因素不明显。

2. 症状

（1）疼痛：是最先出现的症状，多发生于清晨，疼痛部位和性质与心绞痛相同，但诱因多不明显，且常发生于安静时，程度较重，持续时间较长，可达数小时或更长，休息和含用硝酸甘油片多不能缓解（表 3-3）。患者常烦躁不安、出汗、恐惧，胸闷或有濒死感。少数患者无疼痛，一开始即表现为休克或急性心力衰竭。部分患者疼痛位于上腹部，被误认为急腹症；部分患者疼痛放射至下颌、颈部、背部上方，被误认为骨关节痛。

表 3-3 心绞痛和急性心肌梗死疼痛的比较

	心绞痛	心肌梗死
部位	胸骨上、中段之后	相同，但可在较低位置或上腹部
性质	压榨性或窒息性	相似，但程度更剧烈
诱因	劳力、情绪激动、受寒、饱食等	不常有
时限	短，1～5 分钟或 15 分钟以内	长，数小时或 1～2 天
频率	频繁发作	不频繁
硝酸甘油疗效	显著缓解	作用较差或无效

（2）全身症状：有发热、心动过速、白细胞增高和红细胞沉降率增快等，由坏死物质被吸收所引起。全身症状一般在疼痛发生后24～48小时出现，程度与梗死范围常呈正相关，体温一般在38℃左右，很少达到39℃，持续约1周。

（3）胃肠道症状：疼痛剧烈时常伴有频繁的恶心、呕吐和上腹胀痛，重症者可发生呃逆。

（4）心律失常：见于75%～95%的患者，多发生在起病1～2天内，以24小时内最多见，可伴乏力、头晕、晕厥等症状。各种心律失常中以室性心律失常最多见，尤其是室性期前收缩，常为心室颤动的先兆。心室颤动是急性心肌梗死早期患者入院前主要的死因。

（5）低血压和休克：疼痛期中血压下降常见，未必是休克。如疼痛缓解而收缩压仍低于80mmHg，有烦躁不安、面色苍白、皮肤湿冷、脉细而快、大汗淋漓、尿量减少（<20ml/h）、神志迟钝甚至晕厥者，则为休克表现。

（6）心力衰竭：主要是急性左心衰竭，可在起病最初几天内发生，或在疼痛、休克好转阶段出现，为梗死后心脏舒缩力显著减弱或不协调所致。出现呼吸困难、咳嗽、发绀、烦躁等症状，严重者可发生肺水肿，随后可有颈静脉怒张、肝大、水肿等右心衰竭表现。右心室心肌梗死者可一开始即出现右心衰竭表现，伴血压下降。

◎ 考点：心肌梗死最早的表现为疼痛；最严重的表现为心律失常

3. 体征

（1）心脏体征：心脏浊音界可正常，也可轻至中度增大；心率增快或减慢；心尖区第一心音减弱；可出现第四心音（心房性）奔马律，少数有第三心音（心室性）奔马律；10%～20%患者在起病第2～3天出现心包摩擦音；心尖区可出现粗糙的收缩期杂音或伴收缩中晚期喀喇音；可有各种心律失常。

（2）血压：除极早期血压可增高外，几乎所有患者都有血压降低。

（3）其他：可有与心律失常、休克或心力衰竭相关的其他体征。

【心理-社会状况】 患者因突发剧烈胸痛、呼吸困难、入住监护病房而产生恐惧或濒死感；因活动耐力、自理能力下降而产生焦虑和悲观情绪。家属、亲友对疾病的认识程度及对患者的态度，直接影响患者的情绪和预后。

【辅助检查】 心电图常有进行性的改变，对心肌梗死的诊断、定位、定范围、估计病情演变和预后都有帮助。

1. 心电图　特征性改变：ST段抬高性心肌梗死者其心电图表现特点叙述如下。

（1）ST段抬高呈弓背向上型，在面向坏死区周围心肌损伤区的导联上出现。

（2）宽而深的Q波（病理性Q波），在面向透壁心肌坏死区的导联上出现。

（3）T波倒置，在面向损伤区周围心肌缺血区的导联上出现。

◎ 考点：心电图是诊断冠心病最常用的方法

2. 放射性核素检查　主要用于显示心肌梗死的部位和范围，并有助于判断心室功能、诊断梗死后造成的室壁运动失调和心室壁瘤。

3. 超声心动图　有助于了解心室壁的运动和左心室功能，诊断室壁瘤和乳头肌功能失调等。

4. 实验室检查

（1）起病24～48小时后白细胞可增至（10～20）$\times 10^9$/L，中性粒细胞增多，嗜酸粒细胞减少或消失；红细胞沉降率增快；C反应蛋白增高均可持续1～3周。起病数小时至2日内血中游离脂肪酸增高。

（2）血心肌坏死标志物增高：心肌损伤标志物增高水平与心肌梗死范围及预后明显相关。①肌红蛋白起病后2小时内升高，12小时内达高峰；24～48小时内恢复正常。②肌钙蛋白I（cTnI）或T（cTnT）起病3～4小时后升高，cTnI于11～24小时达高峰，7～10天降至正常；cTnT于24～48小时达高峰，10～14天降至正常。这些心肌结构蛋白含量的增高是诊断心肌梗死的敏感指标。③肌酸激酶同工酶（CK-MB）升高。其在起病后4小时内增高，16～24小时达高峰，3～4天恢复正常，其增高的程度能较准确地反映梗死的范围，其高峰出现时间是否提前有助于判断溶栓治疗是否成功。

对心肌坏死标志物的测定应进行综合评价，如肌红蛋白在急性心肌梗死后出现最早，也十分敏感，但特异性不很强；cTnT和cTnI出现稍延迟，而特异性很高，在症状出现后6小时内测定为阴性则6小时后应再复查，其缺点是持续时间可长达10～14天，对在此期间出现胸痛，判断是否有新的梗死不利。CK-MB虽不如cTnT、cTnI敏感，但对早期（<4小时）急性心肌梗死的诊断有较重要价值。

链 接

我们听听专家的话“10个心肌梗死，9个可以预防”

中华医学会心血管病分会副主任委员、北京大学人民医院心内科主任胡大一教授说：国际性大规模研究显示，90%以上的严重心血管事件可以通过已知的危险因素预测到，这些危险因素是吸烟、血脂异常、高血压、糖尿病、肥胖、紧张、不健康饮食和缺乏体育锻炼。这些危险因素都可以通过改变生活方式和恰当的药物治疗来控制。针对危险因素积极预防和控制，10个心肌梗死9个可以预防。胡大一特别强调指出：不要把心血管疾病误认为老年疾病，心血管疾病的危险因素从青少年时期就开始出现了。心血管疾病的防治需要实行连续的终身管理策略，即从青少年抓起，中年强化，老年继续。如果能始终保持健康生活方式，并配合使用适当的预防药物，可以明显延缓老年人心脏老化，实现人老心不老；但是如果不重视预防，即使年纪很轻，心脏很可能已经不年轻了。维持心脏健康，延长生命，主要靠自己。他请大家记住几个与健康相关的数字：第一是“0”，即吸烟是零；第二是“5”，总胆固醇要降到5mmol/L以下；第三是“30”，每天运动30分钟；第四是“140/90”，把血压控制在140/90mmHg以下。

【治疗要点】 急性心肌梗死，强调及早发现、及早住院，并加强住院前的就地处理。治疗原则是尽快恢复心肌的血液灌注（到达医院后30分钟内开始溶栓或90分钟内开始介入治疗）以挽救濒死的心肌、防止梗死扩大或缩小心肌缺血范围，保护和维持心脏功能，及时处理严重心律失常、泵衰竭和各种并发症，防止猝死，使患者不但能渡过急性期，且康复后还能保持尽可能多的有功能的心肌。

1. 急性期心电监护1周，如有并发症应延长监护时间。

2. 解除疼痛　①哌替啶肌内注射或吗啡皮下注射。②疼痛较轻者可用可待因或罂粟碱肌内注射或口服。③或再试用硝酸甘油或硝酸异山梨酯舌下含用或静脉滴注。

3. 再灌注心肌　起病3～6小时，最多在12小时内，使闭塞的冠状动脉再通，心肌得到再灌注，濒临坏死的心肌可能得以存活或坏死范围缩小，减轻梗死后心肌重塑，预后改善，是一种积极的治疗措施。它包括介入治疗、溶栓疗法和紧急主动脉-冠状动脉旁路移植术。

4. 消除心律失常　心律失常必须及时消除，以免演变为严重心律失常甚至猝死。

5. 控制休克　补充血容量，应用升压药，应用血管扩张剂等。

6. 治疗心力衰竭　主要治疗急性左心衰竭，以应用吗啡（或哌替啶）和利尿剂为主，亦可选用血管扩张剂、多巴酚丁胺、短效血管紧张素转换酶抑制剂等。在梗死发生后 24 小时内宜尽量避免使用洋地黄制剂。

7. 其他治疗　β受体阻滞剂和钙通道阻滞剂、血管紧张素转化酶抑制剂和血管紧张素受体阻滞剂、极化液疗法、抗凝疗法等有可能有挽救濒死心肌、防止梗死扩大、缩小缺血范围、加快愈合的作用，有些尚未完全成熟或疗效尚有争论，可根据患者具体情况考虑选用。

◎ 考点：治疗心梗的关键是早期再灌注治疗

（三）护理诊断与合作性问题

1. 急性疼痛：胸痛　与心肌缺血、坏死有关。
2. 活动无耐力　与心肌氧的供需失调有关。
3. 恐惧　与剧烈胸痛伴濒死感有关。
4. 有便秘的危险　与进食少、活动少、不习惯床上排便有关。

（四）护理目标

患者胸痛减轻或消失；活动耐力逐渐提高；恐惧感减轻或消失，情绪平稳；患者能描述预防便秘的措施，排便通畅，无便秘发生。

（五）护理措施

1. 休息与活动　急性期 12 小时内卧床休息，若无并发症，24 小时内应鼓励患者在床上行肢体活动，若无低血压，第 3 天就可在病房内走动；梗死后第 4～5 天，逐步增加活动直至每天步行 3 次，每次 100～150m。

2. 饮食　基本同心绞痛患者，但第一周宜进流质或半流质饮食。心功能不全及有高血压史患者应限制钠盐的摄入。

3. 病情观察　在冠心病监护室进行心电图、血压和呼吸的监测，除颤仪应随时处于备用状态。

4. 吸氧　对有呼吸困难和血氧饱和度降低者，最初几日间断或持续通过鼻导管、面罩吸氧。

5. 用药护理

（1）镇痛药：使用哌替啶、吗啡时注意防止对呼吸功能的抑制。使用硝酸甘油或硝酸异山梨酯要注意心率增快和血压降低。

（2）溶栓药物：使用前，询问患者有无活动性出血、脑血管病等溶栓禁忌证，检查血常规、出凝血时间和血型。间接判断血栓是否溶解的方法：根据冠状动脉造影直接判断，或根据下述内容判断，①心电图抬高的 ST 段于 2 小时内回降＞50%；②胸痛 2 小时内基本消失；③2 小时内出现再灌注性心律失常；④血清 CK-MB 酶峰值提前出现（14 小时内）等。

6. 保持大便通畅　急性心肌梗死患者长期卧床，进食少、消化功能减退，加上疼痛后应用吗啡和哌替啶，抑制消化腺分泌等，易引起便秘，切忌用力排便，以防诱发心律失常、心脏破裂和猝死等，故应给予缓泻剂，或用开塞露塞肛。

7. 心理护理　疼痛发作时应有专人陪伴，鼓励患者表达内心感受，给予心理支持。医护人员进行各项抢救措施时，应沉着、冷静、正确和熟练，必要时向患者作出相应解释，缓解患者的恐惧心理，给患者以安全感。及时向家属通告患者的病情和治疗情况，解答家属的疑问，协助患者和家属提高应对疾病的能力，维持患者和家人的心理健康。

8. 健康指导

（1）疾病知识指导：向患者及家属介绍疾病的发生、发展，强调动脉粥样硬化对本病发生的重要性。近年提倡急性心肌梗死恢复后，进行康复治疗，逐步作适当的体育锻炼，有利于体力和工作能力的增进。经 2～4 个月的体力活动锻炼后，酌情恢复部分或轻工作，以后部分患者可恢复全天工作，但应避免过重体力劳动或精神过度紧张。以下预防措施亦适用于心绞痛患者。预防动脉粥样硬化和冠心病，属一级预防；已有冠心病和心肌梗死病史者还应预防再次梗死和其他心血管事件，这被称为二级预防。二级预防应全面综合考虑，为便于记忆可归纳为以 A、B、C、D、E 为符号的五个方面：A. 抗血小板聚集（或氯吡格雷，噻氯匹定）；抗心绞痛治疗；硝酸酯类制剂。B. 预防心律失常；减轻心脏负荷等，控制好血压。C. 控制血脂水平；戒烟。D. 控制饮食；治疗糖尿病。E. 普及有关冠心病的教育，包括患者及其家属；鼓励患者有计划、适当地进行运动锻炼。

（2）生活指导：指导患者与家属掌握简易的急救方法，能够及时辨别急性心肌梗死的发生。

（3）定期门诊随访。

（六）护理评价

患者胸痛是否减轻或消失；活动耐力是否增强；患者情绪是否稳定；大便是否通畅。

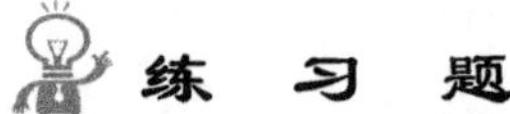

练 习 题

A_1 型题

1. 急性心肌梗死早期（24 小时以内）的主要死亡原因是

A. 心律失常　B. 心室壁瘤
C. 发热　D. 心源性休克
E. 心力衰竭

2. 动脉粥样硬化不可控制的病因是

A. 年龄　B. 血脂异常
C. 糖尿病　D. 高血压
E. 肥胖

A_2 型题

3. 患者，男性，64 岁。突感心前区憋闷，有严重窒息感，伴恶心、呕吐及出冷汗，休息及含服硝酸甘油不能缓解，最可能是

A. 急性胰腺炎　B. 急性胆囊炎
C. 急性胃炎　D. 急性心肌梗死
E. 心肌炎

4. 患者，男性，60 岁。因“做家务时突发心前区疼痛，伴胸闷、憋气”来院就诊，诊断为“急性心肌梗死”，收入院治疗。进行心电监护，以防突发心律失常。急性心肌梗死患者预示心室颤动发生的心律失常是

A. 心房颤动　B. 室性心动过速
C. 室上性心动过速　D. 窦性心动过缓
E. 一度房室传导阻滞

5. 患者，男性，66 岁。胸痛 2 小时，诊断为“急性心肌梗死”，给予急诊溶栓治疗，下列对直接诊断冠脉再通最有价值的是

A. 胸痛 2 小时内基本消失
B. 出现心律失常
C. 心电图抬高 ST 段回降＞50%
D. 血清心肌酶峰值提前
E. 冠脉造影示闭塞动脉再通

A_3 型题

（6、7 题共用题干）

患者，男性，80 岁。“因突发心前区疼痛，疼痛难忍，并伴有胸闷、憋气”来医院就诊。患者既往有胃溃疡病史 15 年、糖尿病病史 10 年，吸烟史 60 年。经检查医生诊断为广泛前壁心肌梗塞，入院后有心律失常，病情不稳定。

6. 急性心肌梗死患者预示心室颤动发生的心律失常是

A. 心房颤动　B. 室性心动过速

C. 室上性心动过速 D. 室性期前收缩
E. 三度房室传导阻滞

7. 心室颤动的临床表现不包括
A. 意识丧失 B. 面色苍白
C. 血压测不清 D. 脉搏触不到
E. 心音消失

第 7 节 原发性高血压患者的护理

案例 3-5 患者，男性，55 岁。头晕、头痛 1 周，今日因与同事发生矛盾情绪激动，出现头痛加重，伴头晕。既往有烟酒嗜好，烟平均 15 支/天，吸烟史已有 30 年。酒平均 4 两/天，饮酒史也已有 30 年。喜好高盐高脂饮食。有高血压家族病史。查体：体温 36.5℃，脉搏 95 次/分，呼吸 21 次/分，血压 178/88mmHg，体重 88kg，身高 180cm，大小便正常。睡眠尚可。

问题：1. 该患者应诊断为何病？
2. 该患者会有哪些护理问题？

一、概 述

【概念】 原发性高血压是指原因不明，以体循环动脉血压升高为主要表现的临床综合征，简称高血压。高血压的诊断标准为收缩压≥140mmHg 和（或）舒张压≥90mmHg。高血压是最常见的心血管疾病，影响重要脏器，如心、脑、肾的结构与功能，最终导致这些器官的功能衰竭，迄今仍是心血管疾病死亡的主要原因之一。目前我国对血压水平采用的定义和分类（中国 2010 年指南）见表 3-4。

表 3-4 中国 2010 年高血压指南高血压分类

分类	收缩压（mmHg）		舒张压（mmHg）
正常血压	＜120	和	＜80
正常高值	120～139	和（或）	80～89
高血压	≥140	和（或）	≥90
1 级高血压（轻度）	140～159	和（或）	90～99
2 级高血压（中度）	160～179	和（或）	100～109
3 级高血压（重度）	≥180	和（或）	≥110
单纯收缩期高血压	≥140	和	＜90

注：当收缩压和舒张压分属于不同级别时，以较高的分级作为标准。以上标准适用于男性、女性，任何年龄的成人。

○ 考点：高血压的诊断标准

【病因】 病因为多因素，可分为遗传因素和环境因素两个方面。常见的环境因素有：高钠盐摄入，高蛋白摄入，饮食中饱和脂肪酸/不饱和脂肪酸值较高也属于升压因素。长期精神紧张、压力、焦虑也可导致血压上升。肥胖、吸烟、过量饮酒等也可使血压升高。

【发病机制】 在一定遗传背景下，多种因素综合作用，各种因素使大脑皮质下神经中枢功能发生变化，导致交感神经系统活性亢进、肾素-血管紧张素系统激活、血管平滑肌细胞膜离子转运系统失调、胰岛素抵抗机制等，导致血压调节机制失代偿，而使血压升高。

二、护 理 评 估

【健康史】 询问患者有无高血压家族史；询问发病的时间、血压增高的程度、做过何种检查和治疗、治疗效果如何；是否长期处于紧张状态、是否为脑力劳动者；有无长期摄入高蛋白、高脂、高盐饮食史，有无长期酗酒史；注意形体是否肥胖；有无服用避孕药；有无睡眠打鼾等。

【身体状况】

1. 一般表现　大多数起病缓慢，早期常无症状，大多于体检时发现血压升高，少数患者则在发生心、脑、肾等并发症后才被确诊。一般症状有头晕、头闷、头痛、失眠、心悸等，呈持续性，在紧张或劳累后加重。高血压患者还可出现受累器官的症状，如胸闷、气短、心绞痛等。主要体征为血压升高，成人高血压诊断标准为收缩压≥140mmHg 和（或）舒张压≥90mmHg。血压随季节、昼夜、情绪等因素变化有较大波动。血压有明显昼夜波动，一般夜间血压较低，清晨起床活动后血压迅速升高，形成清晨血压高峰。冬季血压偏高，夏季偏低。

2. 并发症　随着病情发展，血压持久升高，可有心、脑、肾等靶器官的损害。①心：长期高血压使左心室后负荷过重，可引起心肌肥厚、心室扩大，称高血压性心脏病，最终导致心力衰竭。高血压促进冠状动脉粥样硬化的形成和发展，导致冠心病的发生。②脑：可并发多种急性脑血管疾病，如脑出血、短暂性脑缺血发作、脑血栓形成等。③肾：由于进行性肾小球硬化，出现蛋白尿及肾功能损害。

3. 急进型高血压　也称恶性高血压，可由缓进型突然转变而来，也可起病即为恶性。其可发生在任何年龄，但以30～40岁为最多见。血压明显升高，舒张压多在130mmHg以上，有乏力、口渴、多尿等症状。视力迅速减退，眼底有视网膜出血及渗出，常有双侧视神经盘水肿。迅速出现蛋白尿、血尿及肾功能不全。也可发生心力衰竭、高血压脑病和高血压危象，病程进展迅速，多死于尿毒症。

4. 高血压急症　①高血压危象，因疲劳、紧张、寒冷、嗜铬细胞瘤发作、突然停服降压药等，小动脉发生剧烈痉挛，血压急剧上升，影响重要脏器血液供应而产生危急症状。危象发生时以收缩压明显升高（可达260mmHg）为主或伴舒张压升高到120mmHg以上），出现头痛、烦躁、眩晕、恶心、呕吐、心悸、气急及视物模糊等严重症状。②高血压脑病，发生在重症高血压患者，由于过高的血压突破了脑血流自动调节范围，脑组织血流灌注过多引起脑水肿和颅内压增高。临床表现为弥漫性剧烈头痛、喷射性呕吐、意识障碍、精神错乱、全身抽搐甚至昏迷。

链　接

危险度分层：心血管危险因素（吸烟、高脂血症、糖尿病、男性大于55岁、女性大于65岁、早发心血管病家族史），靶器官受损情况（左心室肥厚、蛋白尿和血肌酐轻度升高、动脉粥样硬化斑块、视网膜动脉局灶或广泛狭窄），根据这几项因素合并存在时对心血管事件绝对危险的影响做出危险分层（表3-5）。

表3-5　高血压危险度分层

危险因素及病史	血压水平		
	1级	2级	3级
无其他危险因素	低危	中危	高危
1～2个危险因素	中危	中危	高危
≥3个危险因素或靶器官损害或糖尿病	高危	高危	高危
并存临床状况	高危	高危	高危

考点：高血压分级与危险度分层

【实验室和其他检查】

通过有关检查重点了解有无心、脑、肾等靶器官的损害及程度。

1. 实验室检查 累及肾脏，尿常规检查可见红细胞、蛋白、管型等，肾功能减退则血中肌酐和尿素氮增高，尿相对密度（比重）降低等。

2. 胸部 X 线检查 可见主动脉迂曲、扩张，发生高血压心脏病时可有左心室增大及肺淤血征象。

3. 心电图 心脏受累时可有左心室肥厚、劳损及心律失常等改变。

4. 动态血压监测 用小型携带式血压记录仪测定 24 小时血压动态变化对高血压的诊断及病情观察、判断疗效均有较高的价值。

【心理-社会状况】 部分患者有不同程度的烦躁、焦虑等心理反应。评估时注意了解患者的性格特征和有无引起精神紧张的心理社会因素。

【治疗要点】 治疗的目的是使血压控制到正常或接近正常水平，防治和减少并发症，降低病死率和病残率，并干预可逆危险因素。治疗原则是采取综合性治理措施，坚持长期或终身治疗。

（1）改善生活行为习惯：此项措施是所有高血压患者都必须采取的，包括保持情绪稳定、合理作息、适量增加运动、减少钠盐及脂肪摄入、戒烟、限酒。少数早期轻型患者单独采取这项措施病情可以得到改善。

（2）降压药物治疗：目前常用六大类降压药物。①利尿剂类，如螺内酯、氢氯噻嗪、呋塞米等；②β 受体阻滞剂类，如美托洛尔、阿替洛尔、比索洛尔等；③钙通道阻滞剂类，如硝苯地平、氨氯地平、非洛地平等；④血管紧张素转换酶抑制剂类，如卡托普利、贝那普利、依那普利等；⑤血管紧张素Ⅱ受体阻滞剂类，如氯沙坦、缬沙坦、厄贝沙坦等；⑥α 受体阻滞剂类，如特拉唑嗪等。

降压药物的应用原则：①选用经济、方便使用的降压药。②用药宜个体化。③采取联合用药，达到减小用药剂量、降低副作用的目的。④用药从小剂量开始，根据血压水平调整剂量，直至血压达到理想水平后维持。⑤坚持长期用药，不宜频繁、随意更换或停用降压药。⑥降压不宜过快、过低。

（3）高血压急症时必须迅速降压，尽快控制血压，降低颅内压，静脉常应用硝普钠、硝酸甘油、乌拉地尔等。

◎ 考点：常用的降压药有哪六大类

三、主要护理诊断

1. 疼痛：头痛 与血压升高有关。
2. 有受伤的危险 与高血压引起的头晕、视物模糊等有关。
3. 焦虑 与血压控制不满意或并发症带来生活质量下降有关。
4. 知识缺乏：缺乏关于高血压危险因素、高血压的危害及自我保健的知识。
5. 营养失调：高于机体需要量 与摄入过多、缺少运动有关。
6. 潜在并发症：心力衰竭、脑血管意外、肾衰竭等。

四、护 理 目 标

1. 患者头痛等躯体不适感减轻，血压控制在正常范围。

2. 患者能认识到高血压的危险因素，学会自我保健和预防高血压的发生与发展。

3. 患者情绪稳定。

4. 患者能坚持医嘱合理用药，并能说出非药物疗法对高血压控制的作用。

5. 患者每日饮食中盐含量不超过6g，运动适宜，能够合理饮食。

6. 患者无并发症发生。

五、护理措施

1. 心理护理　当患者情绪变化时，应结合疾病的有关知识，进行解释和心理疏导。协助患者训练自我控制能力，能在情绪激动时自我调整，使心态平和、轻松、稳定，尽可能保持良好的适应性。

2. 生活护理

（1）休息与体位：早期患者宜适当休息，生活要有规律，尤其是工作过度紧张者。对血压较高，症状明显或伴有脏器损害表现者应充分休息。通过治疗血压稳定在一般水平、无明显脏器功能损害者，除保证足够的睡眠外，可适当参加力所能及的工作，并提倡适当的体育活动，如散步、做操、打太极拳等，不宜长期静坐或卧床。进行体力活动和体育锻炼，有利于减肥，降低血脂，防止动脉硬化，使四肢肌肉放松、血管扩张，有利于降低血压。

（2）饮食护理：①减少钠盐摄入，每日食盐量控制在6g以下，如有心力衰竭和水肿者，还应减少食盐量。②控制总热量、低脂饮食。③补充钙盐和钾盐，钾可以对抗钠所引起的升压和血管损伤的作用。④限制饮酒。

考点：高血压患者的饮食护理原则

3. 病情观察　定时规范地测量血压并记录，发现异常血压，及时与医师联系，并按医嘱做相应的处理。对有心、脑、肾并发症患者应严密观察血压波动情况，详细记录出入液量。如发现患者血压急剧升高，并出现头痛、视物模糊、呕吐等症状时，要警惕发生高血压危象的可能，对高血压危象患者监测其心率、呼吸、血压、神志等。

4. 配合治疗　遵医嘱应用降压药物，坚持正规治疗，观察用药后的疗效和不良反应。降压药物要求长期服用，坚持少量、有效原则，有助于防治心脑血管并发症，同时应遵医嘱，掌握药物用量，如降压过度，反而会引起头晕等全身不适；如降压不足，则达不到治疗目的。目前主张血压控制的目标值为＜140/90mmHg；一般患者血压应降至130/85mmHg以下，降压不宜过快过剧；糖尿病或慢性肾病合并高血压者，血压控制目标值为＜130/80mmHg。

（1）使用血管紧张素转换酶抑制剂的观察及护理：服药后可出现刺激性咳嗽、皮疹、药物热，偶见味觉障碍、粒细胞减少和蛋白尿，也可产生首剂现象，出现低血压；因此，首次服药应严密观察血压变化，从小剂量开始，可防止首剂现象发生。剧烈咳嗽患者应停药，咳嗽较轻时可减量使用。

（2）使用钙通道阻滞剂的观察及护理：患者服药后可出现头痛、头晕、面部潮红、耳鸣、肢体麻木、水钠潴留、直立性低血压，剂量过大可诱发心力衰竭。因此，服用此类药物的患者，要注意观察有无上述不良反应的发生。告诉患者改变体位时不能太快，出现直立性低血压时要卧床休息；有头晕、头痛时要减少剂量；出现下肢水肿时要限制钠盐的摄入或减量，必要时加用利尿剂。

考点：应用降压药物时注意直立性低血压的发生

5. 高血压急症的护理　①绝对卧床休息，取半卧位或抬高床头，稳定情绪；②迅速建立静脉通道，遵医嘱使用降压药，一般首选硝普钠，现配现用、避光静脉滴注，根据血压变化随时调整滴速，降压不宜太快太低，以免发生脏器供血不足；③严密观察病情变化，尤其要注意血压、神志、脉搏、心律、瞳孔、尿量等变化。必要时进行心电监护。

◎ 考点：高血压急症首选药物及用药护理

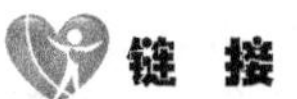

链　接

血压管理　赢在清晨

清晨血压是提高血压管理的杠杆点，中国疾病预防控制中心慢性非传染性疾病预防控制中心 2013 年公布的一项横断面研究显示：中国高血压人数已突破 3.3 亿；每 3 名成人中有 1 人患高血压；每死亡 5 人中至少有 2 个与高血压相关。那么管理清晨服药前血压势在必行。如何有效管理清晨血压，要掌控以下三点：①监测清晨服药前血压；②要选择半衰期长、真正长效降压药物——真正控制 24 小时血压；③引导并指导高血压患者进行血压自我管理，包括建立各种类型的血压自我管理模式。

六、健 康 指 导

1. 指导患者保持心态稳定，减少较强烈的喜、怒、哀、乐等精神刺激，保持轻松愉快的心情。大脑皮质兴奋、抑制平衡，是控制血压升高的重要环节。

2. 休息与运动　做到劳逸结合，避免参加竞争比赛性运动。适量的运动有利于神经中枢功能的调整。保持足够良好的睡眠，避免过度脑力和体力负荷。轻度高血压可以参加正常工作，不要过度劳累，经常进行体育锻炼，如打太极拳、跑步、行走、游泳等慢性活动时，收缩压升高伴有心率增加，但舒张压不升高时，经过一段时间锻炼后，静息血压可以下降。而运动时，血压和心率增加幅度减少，有利于血压恢复。

3. 减轻体重　轻度高血压患者减轻体重可使血压降至正常，肥胖中度高血压患者，可同时行减体重和应用降压药治疗。减轻体重，能改善胰岛素敏感性和高胰岛素血压。主要措施是控制饮食和增加体育活动。体重减轻的速度以每周 1kg 为宜［男性身高－100、女性身高－105 是标准体重，按千克（kg）计算］。同时限钠降压效果更为明显。

4. 合理饮食　高血压患者的饮食，以低盐、清淡、低热量、低胆固醇和低动物脂肪为宜。目的是维持足够营养的同时，降低血脂水平。

（1）减少钠盐摄入，每日摄盐低于 6g。限制动物内脏、鱼子、软体动物、贝壳类食物。

（2）少食多餐，不宜过饱，饱餐使血管舒张调节功能降低，引起血压波动。戒烟酒、浓茶、咖啡等刺激性食物。

（3）清淡、含丰富维生素和植物蛋白饮食，减少饱和脂肪酸、胆固醇及含糖物质的摄入，尽量使用花生油、豆油、菜籽油等。食用低胆固醇高蛋白饮食，如鱼类、鸡、兔肉等。蛋白质可使脑卒中发生率降低。此外，牛奶、豆浆，不但能补充蛋白质，也可补钙。动物内脏、蛋黄、贝壳类海产品含胆固醇多，不宜进食。降低高血压是预防动脉硬化的有效方法，低盐、低脂饮食在预防动脉硬化上的作用不可忽视。

（4）多进食含维生素多的新鲜蔬菜和水果，少进食含糖多的水果。用利尿剂者，应进含钾高的水果，如橘子、香蕉等。禁吃零食。戒烟、限酒，不吸烟，饮酒精量＜20～30g/d（2～3 两）。

5. 教会患者自我松弛练习　闭上双眼，放松全身各部位肌肉，尤其是头颈部；调整呼吸，进行自然腹式呼吸，增加潮气量；集中注意力，选择注意对象。每日 15～30 分钟，有温和的降压作用。

6. 让患者在医师指导下，按医嘱服药 ①根据年龄、高血压的程度和分期、并发症、用药后反应等个体情况，选用降压作用好、副作用小、服用方便的制剂。②循序渐进，从小剂量开始，逐渐加量至治疗最大量。采用阶梯式治疗方案，以保持血压正常或接近正常，后用维持量。③坚持长期用药，服用降压药不属于病因治疗，它虽能控制高血压，但不能治愈。需要长期治疗，不能突然停用降压药物，以免引起反跳性血压而导致严重的合并症。④注意服药后的副作用，如颜面潮红、胃肠不适、直立性低血压、皮疹等。⑤联合用药，以增加药物协同作用，减少不良反应。教育患者服药剂量必须遵医嘱执行，不可随意增减药量或突然换药。

7. 高血压患者应避免热水浴，防止因血管扩张，而使血压突然下降发生意外。

8. 教会患者掌握测量血压的方法应如何记录。四固定：固定使用同一血压计，采用同一体位、部位，固定同一人测量，固定时间测量。注意：①患者在测血压前 30 分钟不要吸烟，避免饮刺激性的饮料如浓茶、可乐、咖啡等。②患者在安静状态下休息 5 分钟后再测量。③应连续测量两次血压取平均值。

9. 让患者了解高血压并发症（高血压危象和脑病）。由于某些诱因，短期内血压急剧升高出现头痛、呕吐、视物模糊等时应绝对卧床休息，将床头抬高 30°，避免一过性脑缺血的发生，尤其是夏天；适当休息，保证充足的睡眠。

10. 定期门诊复查。若血压控制不满意或有心动过缓等不良反应随时就诊。

七、护理评价

患者头痛、焦虑等不适感有无减轻，血压是否控制在正常范围内；患者和家属能否复述高血压的危险因素、能否完成高血压的治疗计划。

第 8 节 病毒性心肌炎患者的护理

案例 3-6 患者，女性，12 岁。发热、胸闷、心悸 1 周，伴气短、乏力、咽痛。体格检查：体温 37.8℃，脉搏 110 次/分，血压 100/60mmHg，咽红，扁桃体 2 度肿大，听诊心尖部第一心音低钝。心电图提示频发室性早搏。

问题：1. 初步诊断为什么病？

2. 有哪些护理诊断及合作性问题？

一、概 述

【概念】 心肌炎指心肌细胞本身的炎症病变，病毒性心肌炎是病毒感染所引起的心肌炎性病变，是最常见的感染性心肌炎。

【病因】 病毒性心肌炎以肠道病毒尤其是柯萨奇 B 组病毒最为常见。

【发病机制】 ①病毒的直接作用，典型改变为心肌间质增生、水肿及充血，内有多量炎性细胞浸润等；②病毒感染导致细胞介导的细胞毒性所致心肌细胞损伤。

【临床表现】

病毒性心肌炎是病毒侵犯心脏所致的炎性过程，以心肌炎性病变为主要表现的疾病。有时可伴有心包炎和心内膜炎。临床表现轻重不一，预后大多良好，轻症患儿症状较少，常不被重视，体检可发现心动过速、早搏等。典型病例在起病前常有发热、周身不适、咽痛、肌痛、腹泻和皮疹等前驱症状。心肌受累的患儿常诉疲乏、气促、心悸和心前区不适或腹痛。体检发现心脏扩大、心搏异常，安静时心动过速，第一心音低钝。出现奔马律或心包摩擦音，甚至血压下降，表现为充血性心力衰竭或心源性休克。重者可发生心力衰竭、心源性休克甚至猝死。

病毒性心肌炎可分为急性心肌炎和慢性心肌炎，病程各阶段的时间划分比较困难，一般急性期定为 3 个月，3 个月至 1 年为恢复期，1 年以上为慢性期。

二、护 理 评 估

【健康史】 询问患者发病前有无肠道或呼吸道病毒感染史；有无细菌感染、营养不良、寒冷、酗酒、过度疲劳及妊娠等诱因。

【身体状况】

1. 症状评估　约半数患者发病前 1～3 周有肠道或呼吸道病毒感染史。主要表现为心力衰竭和心律失常，如心悸、胸痛、呼吸困难、水肿甚至阿-斯综合征。

2. 护理体检　体检可见与发热程度不平行的心动过速、各种心律失常，可听到第三心音或杂音。或有颈静脉怒张、肺部啰音、肝大等心力衰竭体征。重症患者可出现心源性休克。

【实验室和其他检查】

1. 实验室检查　血清肌钙蛋白、心肌肌酸激酶增高，红细胞沉降率加快。病原学检查血清柯萨奇病毒 IgM 抗体滴度明显增高、急性期在患者心脏组织活检及心包穿刺液中检测出病毒及相关抗原，有诊断意义。

2. X 线检查　可见心影呈轻至重度普遍扩大，左心室较显著，心脏搏动减弱，肺淤血、肺水肿，少数有胸腔少量积液。

3. 心电图　常见 ST-T 改变和各种心律失常，特别是室性心律失常和房室传导阻滞等。

【心理-社会状况】 患者因发热、倦怠及心脏受累等情况影响日常生活，可出现烦躁、焦虑不安等心理；症状较重的患者因担心留下后遗症而致心理负担过重。

【治疗要点】 急性期应卧床休息，加强营养，改善心肌代谢，出现心力衰竭、心律失常时应对症治疗。不主张早期使用糖皮质激素，但对有房室传导阻滞、难治性心力衰竭、重症患者或考虑与自身免疫有关的患者可慎用。

1. 一般治疗　急性病毒性心肌炎患者尽早卧床休息，可以减轻心脏负荷：①有严重心律失常、心衰的患者，卧床休息 1 个月，半年内不参加体力活动；②无心脏形态功能改变者，休息半个月，3 个月内不参加重体力活动。

2. 抗病毒治疗　①α 干扰素能够阻断病毒复制和调节细胞免疫功能。用法：α 干扰素 100 万～300 万 U，每日 1 次肌内注射，2 周为 1 个疗程。②黄芪可能有抗病毒、调节免疫的功能，对干扰素系统有激活作用。用法：黄芪注射液 20g＋5%葡萄糖注射液 250ml，静脉滴注，每日 1 次，2 周为 1 个疗程，然后改为口服黄芪治疗。细菌感染是病毒性心肌炎的条件因子，在治疗初期应常规应用青霉素（400 万～800 万）U/d 或克林霉素 1.2g/d 静脉滴注 1 周。

3. 保护心肌疗法　心肌炎时，自由基产生增多，而超氧化物歧化酶活性下降，自由基加重心肌细胞损伤。①维生素 C 具有保护心肌不受自由基和脂质过氧化损伤的作用。用法：重症心肌炎患者，维生素 C 5g＋5%葡萄糖注射液 250ml，静脉滴注，每日 1 次，疗程 1～2 周。②辅酶 Q10 参与氧化磷酸化及能量的生成过程，并有抗氧自由基及膜稳定作用。用法：辅酶 Q10 片 10mg 口服，每日 3 次，疗程为 1 个月。③曲美他嗪通过抑制游离脂肪酸 β 氧化，促进葡萄糖氧化，利用有限的氧，产生更多 ATP，增加心脏收缩功能。用法：曲美他嗪 20mg 口服，每日 3 次，疗程为 1 个月。

4. 免疫抑制剂治疗　在心肌炎早期患者出现完全性房室传导阻滞、严重室性心律失常、心源性休克、心脏扩大伴心力衰竭等严重并发症，此时存在免疫介导心肌损害，可以短期应用糖皮质激素治疗。在病程后期证实心肌病变是由免疫反应引起时可以试用糖皮质激素。

5. 对症治疗　出现心力衰竭者，按常规心力衰竭治疗，但洋地黄用量偏小，贝那普利 5～10mg 或培哚普利 2～4mg 或咪达普利 5～10mg 口服，每天 1 次。完全性房室传导阻滞者，使用临时体外起搏器，可短程应用地塞米松 10mg 静脉滴注，每日 1 次，连用 3～7 天，不能恢复者安装永久心脏起搏器。根据心律失常情况选择抗心律失常药物治疗。

三、主要护理诊断

1. 活动无耐力　与心肌结构和功能损害有关。
2. 体温过高　与心肌炎症有关。
3. 焦虑　与担心疾病预后、学习和前途有关。
4. 潜在并发症：心力衰竭、心律失常。

四、护 理 目 标

1. 患者能按照要求限制活动量，活动耐力逐渐增加。
2. 体温恢复正常。
3. 患者焦虑程度减轻或消失，能积极配合治疗。
4. 无并发症发生。

五、护 理 措 施

（一）休息和活动

急性期患者应卧床休息，无心脏形态功能改变者，休息半个月，3 个月内不参加重体力活动；有严重心律失常和心力衰竭的患者，应卧床休息 1 个月，半年内不参加体力活动。直至患者症状消失、血液学指标等恢复正常后方可逐渐增加活动量。

◎ 考点：心肌炎患者的生活护理要点

（二）饮食护理

进食富含维生素及蛋白质、易消化的食物；心力衰竭患者应限制钠盐的摄入。

（三）病情观察

急性期应进行心电监护，注意心率、心律和心电图的变化；密切观察生命体征、神志、尿量及皮肤黏膜颜色；注意有无呼吸困难、咳嗽、颈静脉怒张及水肿等情况；发生心力衰竭、心律失常等并发症时，立即报告医师并进行急救护理。

（四）配合治疗

心力衰竭时遵医嘱使用利尿剂、血管扩张剂、血管紧张素转换酶抑制剂等。期前收缩频发或有快速心律失常者，应用抗心律失常药。注意观察药物疗效及不良反应。高度房室传导阻滞、快速室性心律失常或窦房结功能损害而出现晕厥或明显低血压时可考虑使用临时性心脏起搏器，并做好相应护理。

（五）心理护理

病毒性心肌炎患者以中青壮年为主，患病常影响患者日常生活、学习或工作，从而患者易产生焦虑、烦躁等情绪。应耐心向患者解释病情，说明卧床休息、补充营养的重要性。关心、体贴患者，协助生活护理，给予心理安慰，解除其焦虑、恐惧心理，使其主动地配合治疗和护理。

（六）健康指导

指导患者避免加重心肌炎的因素；告诉患者及家属加强营养，戒烟酒及刺激性食物，促进心肌代谢及修复、合理安排休息与活动、注意防寒保暖，预防病毒性感冒、定期随访；教会患者及家属测脉率、节律，发现异常或有胸闷、心悸不适时及时复诊。

（七）护理评价

患者能否按照要求限制活动量，且活动耐力逐渐增强；体温是否恢复正常；焦虑程度有无减轻或消失、能否积极配合治疗。

第9节　心肌病患者的护理

案例3-7　患者，女性，50岁。因劳累后心悸、气急1年，伴双下肢水肿1个月入院。体格检查：体温36.8℃，脉搏110次/分，血压90/60mmHg，心界向两侧扩大，心率110次/分，心音弱。胸部X线提示心脏呈普大形，有肺淤血征象。

问题：1. 初步诊断为什么病？
2. 有哪些护理诊断及合作性问题？

心肌病是指伴有心肌功能障碍的心肌疾病。它分两大类，病因未十分明确的称特发性或原发性心肌病；病因已明确的或是全身疾病的一部分称特异性或继发性心肌病。近年来心肌病的相关研究取得了显著进展，特别是心肌病分子遗传学领域取得了突破性进展，一些心肌病的病因已经明确，并发现了新的心肌病类型。2008年欧洲心脏学学会（ESC）根据心脏结构和功能表现把心肌病分为扩张型心肌病、肥厚型心肌病、限制型心肌病、致心律失常型右室心肌病、未定型心肌病五种类型，常见的有扩张型心肌病、肥厚型心肌病，本节讨论这两种类型心肌病患者的护理。

一、扩张型心肌病患者的护理

（一）概述

【概念】 扩张型心肌病（DCM）是多种原因导致以左心室或右心室或双侧心室扩大，并伴有心室收缩功能减退为特征，伴或不伴充血性心力衰竭，室性或房性心律失常的心肌病。病情呈进行性加重，死亡可发生于疾病的任何阶段。

【病因及发病机制】 扩张型心肌病病因不明，除特发性、家族遗传性外，近年来认为反复病毒感染对心肌组织的损伤、自身免疫介导的心肌损伤是其重要原因。

【病理】 扩张型心肌病主要特征是单侧或双侧心腔扩大，心肌收缩功能减退，常有附壁血栓。

【临床表现】 本病患者以中年人居多。本病起病多缓慢，有时可达10年以上。症状以充血性心力衰竭为主，其中以气短和水肿最为常见。最初在劳动或劳累后气短，以后在轻度活动或休息时也有气短，或有夜间阵发性呼吸困难。患者常感乏力。

体检见心率加速，心尖搏动向左下移位，可有抬举性搏动，心浊音界向左扩大，常可听得第三心音或第四心音，心率快时呈奔马律。由于心腔扩大，可有相对性二尖瓣或三尖瓣关闭不全所致的收缩期吹风样杂音，此种杂音在心功能改善后减轻。晚期病例血压降低，脉压小，出现心力衰竭时舒张压可轻度升高。交替脉的出现提示左心衰竭。脉搏常较弱。

心力衰竭时两肺可有啰音。右心衰竭时肝脏肿大，水肿的出现从下肢开始，晚期可有胸腔积液、腹水，出现各种心律失常，高度房室传导阻滞、心室颤动、窦房阻滞可导致阿-斯综合征，成为致死原因之一。此外，尚可有脑、肾、肺等处的栓塞。

（二）护理评估

【健康史】 询问有无明确的原因，如反复病毒感染史、家族遗传史；有无劳累、感染、毒素作用及酒精中毒等诱发因素。

【身体状况】

1. 症状评估　本病早期可无症状，起病缓慢，逐渐出现极度乏力、心悸、气促甚至端坐呼吸等；晚期出现水肿、上腹胀满，部分患者可发生栓塞、心律失常或猝死。

2. 护理体检　体检可发现心脏扩大、心音低钝，心尖部收缩期吹风样杂音，常可听到第三或第四心音，心率快时呈奔马律。

【实验室和其他检查】 胸部X线检查可发现心脏扩大及肺淤血改变；心电图检查可发现心律失常及ST-T改变等；超声心动图可显示心腔扩大、心壁变薄、心肌收缩力减弱。

【心理-社会状况】 由于病程漫长，治疗效果不理想，反复出现心慌、气促甚至心力衰竭，逐渐丧失劳动力而致心情忧虑。患者尚有猝死的危险，而感到焦虑、恐惧。

【治疗要点】 扩张型心肌病的治疗主要是针对充血性心力衰竭和各种心律失常。一般是限制体力活动，低盐饮食，应用洋地黄和利尿剂。但本病易发生洋地黄中毒，故应慎用。对有心房颤动或深静脉血栓形成等发生栓塞性疾病风险且没有禁忌证的患者宜口服阿司匹林以预防附壁血栓形成。对已经有附壁血栓形成和发生血栓栓塞的患者必须长期抗凝治疗。

二、肥厚型心肌病患者的护理

（一）概述

肥厚型心肌病（hypertrophic cardiomyopathy，HCM）是指并非完全因心脏负荷异常引起的左心室室壁增厚。虽然 HCM 是一种常见的心血管疾病，具有遗传因素，但却几乎没有相应的随机对照临床研究。临床上根据有无左心室流出道梗阻分为梗阻型与非梗阻型两种类型。

【病因及发病机制】 肥厚型心肌病常有明显家族史，好发于男性，高达 60%的青少年与成人 HCM 患者的病因是心脏肌球蛋白基因突变引起的常染色体显性遗传。5%～10%的成人患病因为其他遗传疾病，包括代谢和神经肌肉的遗传病、染色体异常和遗传综合征。还有一些患者的病因是类似遗传疾病的非遗传疾病，如老年淀粉样变性。

【病理】 肥厚型心肌病是以左心室（或右心室）肥厚为特征，常为不对称肥厚并累及室间隔，引起左心室血液充盈受限、舒张期顺应性下降。

【临床表现】 本病患者以青壮年多见，常有家族史。本病可以无症状，也可以有心悸、劳力性呼吸困难、心前区闷痛、易疲劳、晕厥甚至猝死，晚期出现左心衰竭的表现。梗阻型肥厚型心肌患者胸骨左缘可出现粗糙的收缩中晚期喷射性杂音，可伴震颤，应用洋地黄制剂、硝酸甘油、静脉滴注异丙肾上腺素，以及做 Valsalva 动作后杂音增强；反之应用 β 受体阻滞剂、去甲肾上腺素及下蹲时杂音减弱。有些患者闻及第三心音、第四心音及心尖区相对性二尖瓣关闭不全的收缩期杂音。

（二）护理评估

【健康史】 询问有无明确的原因，如反复病毒感染史、家族遗传史；有无劳累、感染、毒素作用及酒精中毒等诱发因素。

【身体状况】

1. 症状评估 多数患者有心悸、胸痛、劳力性呼吸困难，伴有流出道梗阻的患者由于左心室舒张期充盈不足，心排血量降低可在起立或运动时出现晕厥甚至神志丧失等。

2. 护理查体 可见心脏轻度增大，能听到第四心音；流出道有梗阻的患者可在胸骨左缘第 3、4 肋间听到较粗糙的喷射性收缩期杂音，凡能影响心肌收缩力、改变左心室容量及射血速度的因素均可使杂音的响度有明显变化，如使用 β 受体阻滞剂、取下蹲位，心肌收缩力下降或使左心室容量增加，均可使杂音减轻；相反，如含硝酸甘油片、应用强心药、进行体力劳动或取站立位，使左心室容量减少或增加心肌收缩力，均可使杂音增强。

◎ 考点：肥厚型心肌病的主要临床表现

【实验室和其他检查】 肥厚型心肌病 X 线心影增大不明显；心电图最常见的表现为左心室肥大。超声心动图是临床上的主要诊断手段，可显示室间隔的非对称性肥厚、运动减弱，左心室腔缩小及舒张功能障碍，顺应性降低。

【心理-社会状况】 由于病程漫长，治疗效果不理想，反复出现心慌、气促甚至心力衰竭，逐渐丧失劳动力而致心情忧虑。患者尚有猝死的危险，而感到焦虑、恐惧。

【治疗要点】 肥厚型心肌病治疗原则是弛缓肥厚的心肌以降低流出道梗阻，治疗药物以 β 受体阻滞剂和钙通道阻滞剂为主。对重症梗阻型患者可作介入或手术治疗。对患者进行生活指导，提醒患者避免剧烈运动、负重或屏气等，减少猝死的发生。

三、心肌病患者的护理

（一）主要护理诊断

1. 气体交换受损　与肺淤血有关。
2. 活动无耐力　与心肌病变使心脏收缩力减退、心搏出量减少有关。
3. 疼痛：胸痛　与左心室流出道梗阻引起冠状动脉缺血有关。
4. 焦虑　与病程长、治疗效果不明显、有猝死的危险有关。
5. 潜在并发症：心力衰竭、栓塞、心绞痛、心律失常、猝死。

（二）护理目标

1. 心力衰竭纠正，心排血量维持正常。
2. 活动耐力逐渐增强。
3. 患者焦虑程度逐渐减轻或消失，能积极配合治疗。

（三）护理措施

1. 休息与体位　保证患者充足睡眠、休息，限制探视，促进患者躯体和心理的恢复。心力衰竭或严重的心律失常者，绝对卧床休息。未发生心力衰竭时，避免劳累，预防感染，尽可能维持心功能，避免或延缓心力衰竭发生。避免剧烈活动、情绪激动、突然用力或提取重物，以免心肌收缩力增加，发生猝死。

2. 饮食护理　给予充足营养，采用高蛋白、高维生素、低盐饮食。心律失常患者应少量多餐，选择清淡、易消化、低脂肪、富于营养的饮食。应避免饱餐及吸烟，不要饮用酒、浓茶、咖啡等刺激性饮料，以免诱发心律失常。对服用利尿剂者应鼓励多进食含钾盐丰富的食物如橘子、香蕉等，避免出现低血钾从而诱发心律失常。

3. 病情观察　观察心率、心律、脉搏、血压、呼吸等变化，注意有无胸痛、水肿、栓塞症状的发生，若有异常应及时通知医师，采取相应措施。监测血压及血流动力学参数变化，注意有无咳嗽加剧、气促明显等心力衰竭发作先兆以及心排血量降低的早期表现。

4. 配合治疗

（1）扩张型心肌病：呼吸困难者给予吸氧，必要时采取半卧位。心力衰竭患者遵医嘱给予强心、利尿药物。本病较易发生洋地黄中毒，故应慎用，使用洋地黄时应密切观察。应用利尿剂时严格记录出入量。遵医嘱给予抗凝治疗。

（2）肥厚型心肌病：应用β受体阻滞剂和钙通道阻滞剂时，应注意有无心动过缓等不良反应。心力衰竭时应慎用洋地黄及利尿剂，因其可使心室收缩力增强，且可减少心脏容量负荷，从而加重流出道梗阻，使病情加重。

◎ 考点：避免使用加重左心室流出道梗阻的药物

5. 心理护理　心肌病由于病程长，迁延不愈，患者常产生忧虑、挫折、抑郁、愤怒及消极情绪，因此应加强有关疾病和治疗知识的教育，调动自身积极的抗病能力。

6. 健康指导　对确诊扩张型心肌病的患者，症状明显时应卧床休息，症状较轻时可参加轻体力工作，但要避免劳累，避免或延缓心力衰竭的发生。教育肥厚型心肌病患者应避免剧烈的运动和强体力活动，以免诱发晕厥和猝死，有晕厥病史者应避免独自外出活动，以免发作时无人在场而发生意外。日常生活中要保持空气流通，防寒保暖，预防上呼吸道感染。指导患者摄取高蛋白、高热量、富含纤维素的清淡饮食，以促进心肌代谢，增强机体抵抗力。遵医嘱服用纠正心力衰竭、抗心律失常的药物或β受体阻滞剂与钙通道阻滞剂，以提高存活年限。嘱患者定期门诊随访，一旦症状加重应立即就诊，以防病情进展、恶化。

（四）护理评价

患者活动耐力是否逐渐增强；焦虑程度是否逐渐减轻或消失，能否积极配合治疗。

第 10 节　感染性心内膜炎患者的护理

案例 3-8　患者，男性，30 岁。因“高热 1 周”入院。以往尚健康，1 年来有毒品注射史。查体：眼结膜有瘀点，心界不大，心率 110 次/分，律齐，各瓣膜区未闻及杂音，足底可见紫红色结节，有压痛，血常规：白细胞计数 12×10^9/L，血红蛋白 80g/L。尿常规：蛋白（+），红细胞 8～10 个/HP。

问题：该患者最可能的诊断是什么？

一、概　　述

【概念】　感染性心内膜炎指各种病原微生物经血流侵犯心内膜（心瓣膜）或邻近的大血管内膜所引起的一种感染性炎症。局部赘生物的形成，是其特征之一，以心瓣膜受累最为常见。

考点：感染性心内膜炎的常见病因

【特征】

亚急性感染性心内膜炎：病程数周至数月；中毒症状轻；病原体以草绿色链球菌多见。

急性感染性心内膜炎：病程进展迅速；中毒症状明显；病原体主要为金黄色葡萄球菌。

【病因】　感染性心内膜炎发病主要与以下因素有关：

1. 瓣膜内皮细胞受损　正常瓣膜内皮细胞抵抗循环中的细菌黏附，防止感染形成。血液湍流、导管损伤、炎症及瓣膜退行性变等可引起瓣膜内皮损伤，使内皮下基质蛋白暴露、组织因子释放、纤维蛋白及血小板沉积，从而有利于细菌黏附和感染。

2. 短暂菌血症　各种感染或细菌寄居的皮肤黏膜的创伤导致暂时性菌血症，循环中的细菌定居在无菌性赘生物上即可发生心内膜炎。

【发病机制】　感染性心内膜炎的常见病原体包括金黄色葡萄球菌、链球菌属和肠球菌属。它们均有黏附损伤瓣膜、改变局部凝血活性、局部增殖的能力，并具备多种表面抗原决定簇，对宿主损伤瓣膜表达的基质蛋白具有黏附作用，黏附后的病原微生物对宿主防御可能产生耐受现象。

二、护 理 评 估

【健康史】

1. 无心瓣膜病、先天性心脏病等病史。

2. 近期内有无上呼吸道感染、咽峡炎、扁桃体炎及身体其他部位感染史。

3. 是否做过拔牙、导尿、泌尿系器械检查、心导管检查及心脏手术。

4. 有无静脉药瘾。

【身体状况】

1. 发热 是最常见的症状，见于 95%以上患者，为弛张热。体温升高的特点：午后和晚上高热，不超过 39℃。

2. 心脏杂音 绝大多数患者是病理性杂音，可由基础心脏病和心内膜炎的局部赘生物形成、瓣膜损害所致，见于 90%患者。

3. 周围体征 多为非特异性，近年已不多见，可能的原因是微血管炎或微栓塞，包括：瘀点、指（趾）甲下线状出血、Osler 结节、Roth 斑、Janeway 损害。

4. 动脉栓塞 与赘生物脱落有关。

5. 并发症

（1）心脏并发症：心力衰竭为最常见并发症。

（2）细菌性动脉瘤：受累动脉依次为近端主动脉、脑、内脏和四肢。

（3）迁移性脓肿：常发生于肝、脾、骨髓和神经系统。

（4）神经系统并发症：患者可有脑栓塞、脑细菌性动脉瘤、脑出血等。

（5）肾脏并发症：大多数患者有肾损害。

【实验室和其他检验】

（1）血培养：为最重要的诊断方法，阳性率为 95%。

（2）血常规：白细胞轻度升高、红细胞沉降率增快。

（3）尿液：蛋白尿。

（4）超声心电图：诊断赘生物具有特异性，经胸超声心动图准确率为 50%～60%，而食管超声则高达 90%～100%。

（5）其他：X 线、心电图。

【心理社会状态】 感染性心内膜炎患者常因疾病带来工作和生活上的限制，易产生角色适应不良；因病情重或病程漫长需住院治疗，经济负担重，常使患者出现悲观绝望、焦虑、恐惧等心理，家属对患者关心和支持不足，或医疗费用保障不足，会使患者紧张、烦躁甚至不配合治疗。

【治疗要点】 抗微生物药物治疗是最重要的治疗措施。用药原则为用药要早、剂量要足、疗程要长、选用杀菌剂、静脉用药为主、监测血清杀菌滴度调整药物剂量、联合用药，根据血培养和药物试验结果选用敏感的抗生素。对抗生素治疗无效、有严重心内并发症者应考虑手术治疗。

【主要护理诊断】

1. 营养失调：低于机体需要量 与低蛋白血症有关。

2. 体温过高 与心肌炎有关。

3. 舒适的改变：胸闷、气喘 与心排血量减少有关。

4. 自理能力下降 与病情危重及医源性限制有关。

5. 焦虑 与病情危重及担心疾病预后有关。

6. 知识缺乏 与知识来源受限有关。

7. 疼痛 与栓子部分脱落导致血管阻塞引起左侧耳根疼痛及右脚肿胀、疼痛有关。

【护理目标】

1. 患者体温逐渐降至正常。

2. 患者进食量逐渐增加。

3. 患者情绪稳定，能积极主动配合治疗。

4. 患者未发生并发症，或并发症被及时发现并得到及时处理。

【护理措施】

1. 一般护理

（1）休息与活动：急性者应卧床休息，限制活动；亚急性者可适当活动，避免剧烈运动和情绪激动等。

（2）饮食护理：给予高热量、高蛋白、高维生素、低胆固醇、清淡、易消化的半流质饮食或软食，鼓励患者多饮水。

2. 病情观察　观察患者的体温变化情况；观察皮肤瘀点、甲床下出血、Osler结节等皮肤黏膜病损及消退情况；观察有无脑、肾、冠状动脉、肠系膜动脉及肢体动脉栓塞。

3. 用药护理　长期、大剂量静脉应用抗生素时，应严格遵医嘱用药。注意保护静脉，可使用静脉留置针。用药过程中，注意观察药物疗效及不良反应。

4. 正确采集血培养标本　未经治疗的亚急性患者，应在第1天间隔1小时采血1次，共3次；如次日未见细菌生长，重复采血3次后，开始抗生素治疗。已用抗生素者，停药2～7天后采血。急性患者应在入院后立即安排采血，在3小时内每隔1小时采血1次，共取3次血标本后，按医嘱开始治疗。本病的菌血症为持续性，无需在体温升高时采血。每次采血10～20ml，同时做需氧菌和厌氧菌培养。

5. 心理护理　向患者和家属讲解本病的病因与机制，该病治疗周期较长，应增强患者战胜疾病的信心。

6. 健康指导

（1）疾病知识指导：向患者及家属讲解本病的相关知识，日常生活中注意避免诱发因素。对有器质性心脏病的患者行器械操作前宜预防性应用抗生素。

（2）生活指导：嘱患者平时注意保暖，避免感冒。保持口腔和皮肤清洁，少去公共场所。不要挤压痤疮等感染病灶。

【护理评价】

1. 体温是否正常，血培养是否为阴性。

2. 患者的营养状况是否改善。

3. 情绪稳定，焦虑恐惧感消失。

4. 活动耐力是否增加，有无并发症。

5. 是否掌握疾病的相关知识。

第11节　心包疾病患者的护理

心包疾病除原发感染性心包炎外，尚有肿瘤、代谢性疾病、自身免疫性疾病、尿毒症等所致非感染性心包炎。按病情进展，它可分为急性心包炎、慢性心包炎、粘连性心包炎、亚急性渗出性缩窄性心包炎、慢性缩窄性心包炎等。临床上以急性心包炎和慢性缩窄性心包炎为最常见。

一、急性心包炎患者的护理

案例 3-9 患者，女性，55 岁。主因“心前区疼痛 5 天，呼吸困难 2 天”以“急性心包炎”收入院。5 天前无明显诱因出现心前区剧烈疼痛，未向其他处放射，持续存在，无咳嗽、咳痰。深吸气时胸痛明显。近 2 天来，自觉胸痛略有缓解，但感呼吸困难加重。查体：T 39℃，P 112 次/分，R 21 次/分，BP 125/65mmHg，颈静脉略显怒张，肺底可闻及湿啰音，心尖搏动不明显，心浊音界略向两侧扩大，心律齐，心音低，双下肢无水肿。辅助检查：血常规示白细胞增高。心电图示：窦性心动过速。常规导联（除 aVR 外）呈弓背向下型 ST 段抬高，T 波低平；X 线显示心脏阴影向两侧增大。

问题：1. 该患者的护理评估有哪些内容？

2. 此患者主要的护理诊断是什么？

（一）概述

【概念】 急性心包炎为心包脏层和壁层的急性炎症，可以同时并存心肌炎和心内膜炎，也可以是唯一的心脏病损。它常是全身疾病的一部分或由邻近器官组织病变蔓延导致。

【病因】 急性心包炎可由细菌、病毒、肿瘤、自身免疫（风湿热、系统性红斑狼疮）、物理（外伤、放射性）、化学（尿毒症、急性心肌梗死的反应）等因素引起。临床上以结核性心包炎最常见。

【发病机制】 根据病理变化，急性心包炎可以分为纤维蛋白性和渗出性两种。在急性期，心包壁层和脏层上有纤维蛋白、白细胞及少许内皮细胞渗出，则为纤维蛋白性心包炎；随后如液体增加，则转变为渗出性心包炎，液体量可由 100ml 至 2～3L 不等；液体也可在较短时间内大量积聚，引起急性心脏压塞表现。

（二）护理评估

【健康史】 询问有无风湿热、结核、细菌感染、病毒感染等病史；有无肿瘤、尿毒症、心肌梗死等疾病。

【身体状况】

1. 症状评估

（1）心前区疼痛：为纤维蛋白性心包炎的主要症状，疼痛部位多位于心前区或胸骨后，呈尖锐性疼痛或压榨性疼痛。常因咳嗽、深呼吸或变换体位而加重。

（2）呼吸困难：是心包积液最突出的症状，可能与支气管、肺受压及肺淤血有关。呼吸困难严重时，患者呈端坐呼吸，身体前倾，呼吸浅速、面色苍白，可有发绀。

（3）其他：压迫食管、气管后可出现吞咽困难、干咳、声音嘶哑；还有发热、出汗、乏力等不适。

◎ 考点：纤维蛋白性心包炎的主要症状

2. 护理查体

（1）纤维蛋白性心包炎：典型体征为心包摩擦音，呈抓刮样粗糙音，多位于心前区，以胸骨左缘第 3、4 肋间最为明显；坐位时身体前倾、深吸气或将听诊器胸件加压更容易听到。持续时间约数小时、数天，少数可达数周。当心包积液增多，使两层心包分开时，摩擦音可减弱甚至消失。

◎ 考点：纤维蛋白性心包炎的典型体证

（2）渗出性心包炎：心浊音界向两侧迅速扩大、随体位改变而改变；心音低钝而遥远，心率增快；大量心包积液时可有发绀；出现颈静脉怒张、肝大、腹水及下肢水肿等。

◎ 考点：渗出性心包炎最突出的症状

（3）心脏压塞：快速心包积液时可引起急性心脏压塞，心排血量显著下降，心率加快，脉搏细弱，动脉收缩压下降，脉压减少，严重者可出现休克。慢性心脏压塞时，表现为体循环静脉淤血、颈静脉怒张，静脉压升高，奇脉等。奇脉是指大量积液患者在吸气时脉搏显著减弱或消失，呼气时复原的现象。

◎ 考点：奇脉的特证及临床意义

【实验室和其他检查】

1. 感染者可有白细胞增加、红细胞沉降率增快等炎症反应。
2. X 线检查对渗出性心包炎有一定价值，可见心脏阴影向两侧增大，心脏搏动减弱或消失。
3. 超声心动图可见液性暗区以确定诊断。
4. 心电图检查：常规导联（除 aVR 外）呈弓背向下型 ST 段抬高，T 波低平或倒置，心包积液时可有 QRS 波群低电压，无病理性 Q 波。
5. 心包穿刺可证实心包积液的存在并对抽取的液体做生物学（细菌、真菌）、生化、细胞分类的检查，包括寻找肿瘤细胞。

【心理-社会状况】 急性心包炎患者出现呼吸困难较早，心前区疼痛剧烈，一时难以明确诊断，而病情进展快、病情危重等。它给患者的生活和工作带来不便及一定的经济负担，从而导致患者烦躁不安、焦虑等情绪反应。

【治疗要点】 急性心包炎治疗包括病因治疗和对症治疗，如出现压塞综合征时行心包穿刺术。顽固性复发性心包炎伴严重胸痛的患者可考虑外科心包切除术治疗。

（三）主要护理诊断

1. 心前区疼痛　与心包膜纤维蛋白性渗出刺激心包膜有关。
2. 气体交换受损　与心包积液、肺淤血有关。
3. 体温过高　与细菌、病毒等因素导致急性炎症反应有关。
4. 活动无耐力　与心排血量减少有关。
5. 营养失调：低于机体需要量　与结核、肿瘤等病因有关。
6. 恐惧、焦虑　在发生气急时引起，与病因不明、病情重、疗效不佳有关。

（四）护理目标

1. 患者心前区疼痛减轻或消失。
2. 患者能维持正常换气功能，呼吸困难和发绀等症状改善或消失。
3. 患者体温恢复正常。
4. 患者身心得到充分休息，活动耐力得到改善。
5. 患者能说出加强营养的重要性，接受合理的饮食计划，营养状态得到改善。
6. 患者情绪逐渐放松，表情安静。

（五）护理措施

1. 生活护理

（1）休息与体位：患者应采取舒适的体位充分休息，给予氧气吸入；休息时可采取半卧位以减轻呼吸困难；出现心脏压塞的患者往往采取强迫前倾坐位，应给患者提供可趴俯的床旁小桌，并加床档保护患者，以防坠床。

（2）饮食护理：给予高热量、高蛋白、高维生素的易消化饮食。

2. 对症护理　发热患者当体温升至 38.5℃时，遵医嘱给予物理降温，如乙醇擦浴，同时告知患者多饮水，积极配合抗感染治疗等。

3. 配合治疗　心包手术护理：可根据病情配合医生行心包穿刺术、切开引流术等。心包穿刺术既可用于诊断，又是一项重要的治疗措施。它可以帮助明确心包积液性质及病原，又在大量心包积液时能解除心脏压塞症状，在化脓性、结核性或癌性积液时，可向心包腔内注入药物。①心包穿刺术的术前准备：向患者做好解释，争取患者合作，必要时给予镇静剂。②术中嘱患者勿剧烈咳嗽或深呼吸；抽液过程中注意适时夹闭引流管以防止空气进入。抽出的液体应准确留取标本、及时送检。③术后密切观察患者面色、表情、呼吸，嘱患者平卧位或半卧位休息 4～6 小时，每小时测血压 1 次，直至平稳。进行连续心电监护，密切注意心率、心律变化，并给予氧气吸入，详细记录患者尿量及脉搏（有无奇脉）情况，记录抽液量、性质、颜色。术后常规应用抗生素 3～5 天。

（1）用药护理：遵医嘱正确给予解热镇痛药止痛；正确应用抗生素、抗结核、抗肿瘤等针对病因治疗的药物，并观察其不良反应。遵医嘱应用非甾体抗炎药、糖皮质激素时，注意有无胃肠道反应、出血等。

（2）病情观察：密切观察患者心前区疼痛的部位、性质，呼吸困难及特点；定时监测和记录生命体征，血压明显下降、口唇发绀、面色苍白、心动过速甚至休克时应及时向医师报告。对水肿明显和应用利尿剂治疗的患者，须准确记录出入量，观察水肿部位皮肤及有无乏力等低血钾表现。

（六）心理护理

加强心理护理，与患者建立良好的护患关系，减轻患者思想压力，有利于患者的配合治疗及康复。患者呼吸困难发生后，常常精神紧张，甚至产生恐惧心理，陪护人员应守护在旁，给予解释和安慰，适当运用放松技巧，听听轻音乐，消除不良心理因素，取得患者的配合。在行心包穿刺抽液治疗前，向患者做好解释工作，通过讲解此项治疗的意义、过程、术中配合事项等，减轻恐惧、不安情绪。

（七）健康指导

心包炎患者的机体抵抗力减弱，应注意充分休息，加强营养。继续进行药物治疗，教会患者如何正确服药并观察疗效、不良反应。大多数心包炎可以治愈。结核性心包炎病程较长，鼓励患者坚持治疗，勿擅自停药；而急性非特异性心包炎则易复发，部分患者可演变为慢性缩窄性心包炎。注意定期复查。

（八）护理评价

1. 患者心前区疼痛是否减轻。
2. 呼吸困难和发绀有无改善或消失。
3. 患者体温逐渐达到正常范围。
4. 患者知晓并接受合理的饮食搭配，营养状态得到改善。

5. 情绪是否逐渐放松，身体得到充分休息，活动耐力有所改善。

二、缩窄性心包炎患者的护理

案例 3-10 患者，男性，56 岁。主因“呼吸困难半个月”门诊以“缩窄性心包炎”收入院。半年前曾诊断为急性心包炎，经治疗后好转。近半个月来，活动后即出现呼吸困难，伴有吞咽困难，声音嘶哑。查体：T 37℃，P 99 次/分，R 21 次/分，BP 100/65mmHg，颈静脉怒张，可见 Kussmaul 征，心尖搏动不明显，心界不大，心律齐，可闻及心包叩击音，肝肋下 2 指，双下肢水肿严重。辅助检查：胸片示心影正常；心电图示窦性心律 QRS 低电压，T 波倒置。

思考： 1. 你应为该患者制订哪些护理措施？

2. 对该患者进行哪些健康指导？

（一）概述

缩窄性心包炎是心包炎急性期之后，渗液逐渐吸收，纤维性瘢痕组织形成。心包广泛粘连、增厚、僵硬、纤维化，使其失去伸缩性，致心脏舒张期充盈受限而产生血液循环障碍，血液积聚在静脉系统中，静脉压显著增高。结核性心包炎是缩窄性心包炎最主要的病因。缩窄性心包炎宜早期施行心包切除术，以免发展到心源性恶病质、严重肝功能不全、心肌萎缩等。通常在心包感染被控制、结核活动已静止时即应手术，并在术后继续用药 1 年。

（二）护理评估

【健康史】 询问有无急性结核性心包炎、急性非特异性心包炎、化脓性或创伤性心包炎病史；并了解曾患急性心包炎的发病时间及治疗情况，与本次发病间隔的时间。

【身体状况】

1. 症状评估 心包缩窄多于急性心包炎后 1 年内形成，表现为不同程度的呼吸困难、食欲缺乏、腹部膨隆、乏力、肝区疼痛；劳力性呼吸困难，主要与心搏量降低有关。

2. 护理体检 有肝大、颈静脉怒张、腹水及下肢水肿、Kussmaul 征（吸气时周围静脉回流增多而已缩窄的心包使心室失去适应性扩张的能力，致静脉压增高，颈静脉更明显扩张，称 Kussmaul 征）、心尖搏动不能触及、心音减低，可闻及心包叩击音。脉搏细弱无力，收缩压降低，脉压变小。

◎ 考点：缩窄性心包炎由于心脏舒张期充盈受限导致静脉压升高引起相应的症状与体征

【实验室和其他检查】

1. X 线检查可见心影偏小、正常或轻度增大，左右心缘变直，主动脉弓小或难以辨认。

2. 心电图示 QRS 低电压、T 波低平或倒置。

【心理-社会状况】 患者因病疾病反复迁延，呼吸困难、疲乏等不适；生活不能自理或需要做心包切开术等易出现焦虑不安、悲观心理。

【治疗要点】 本病最有效的治疗是早期实施心包切除术，积极做好术前准备、术中配合、术后护理等；结核性心包炎引起的缩窄性心包炎要积极、系统地进行抗结核治疗等。有活动性结核者，按医嘱给予抗结核药物治疗，注意观察药物疗效及毒副作用。注意患者之间的呼吸道隔离，定期进行病房的空气消毒。

（三）主要护理诊断

1. 活动无耐力 与心排血量减少有关。

2. 体液过多　与体循环淤血有关。

3. 焦虑、悲观　与病情反复加重有关。

（四）护理目标

1. 活动耐力增强，能胜任日常体力活动。

2. 水肿减轻或消退。

3. 患者情绪稳定。

（五）护理措施

1. 生活护理

（1）体位与休息：患者应注意卧床休息，避免因过度活动和情绪激动而加重心功能不全。呼吸困难者，给予氧气吸入。有胸腔积液、腹水患者不能平卧时，可取半卧位；注意端坐位的患者，应加床档，以防坠床。

（2）饮食护理：给予高热量、高蛋白、高维生素、易消化的半流质饮食或软食，应限制钠盐摄入。

2. 病情观察　注意观察患者有无不同程度的呼吸困难、腹部膨隆、乏力、肝区疼痛等症状。密切观察患者呼吸、血压、脉搏、心率、心律、面色等变化。做好记录，注意脉压的大小。应用利尿剂的患者，严格记录出入量，注意有无水电解质紊乱。

（六）心理护理

对此病护士应劝患者家属尽最大努力解决患者的后顾之忧，帮助其一起渡过难关。对需要手术者，应介绍手术的可靠性和采取的各项预防措施，增加患者的心理适应性和对医护人员的信任，从而增加战胜疾病的信心，减轻焦虑和悲观情绪。

（七）健康指导

1. 嘱患者注意休息，保持心情舒畅。

2. 避免加重心脏负担的各种因素。

3. 未行手术治疗的患者应协助医师向患者解释手术的必要性；有效的治疗为早期施行心包切除术，以避免发展到心源性恶病质、严重肝功能不全、心肌萎缩。

4. 患者可在院外继续对因治疗，为尽早手术创造条件。

5. 结核病患者术后继续药物治疗 1 年。

（八）护理评价

患者活动耐力提高，营养状况得到改善，情绪安静稳定。

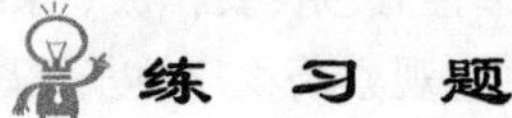

A_1型题

1. 循环系统疾病引起呼吸困难最常见的病因为

A. 左心衰竭　　B. 右心衰竭

C. 心包炎　　D. 心肌炎

E. 心脏压塞

2. 心源性水肿最常见的病因为

A. 左心衰竭　B. 右心衰竭
C. 心脏压塞　D. 缩窄性心包炎
E. 渗液性心包炎

3. 左心衰竭最早出现的症状是
A. 端坐呼吸
B. 夜间阵发性呼吸困难
C. 刺激性干咳
D. 心源性哮喘
E. 劳力性呼吸困难

4. 给患者服用洋地黄类药物前应测量
A. 体温　B. 脉搏
C. 呼吸　D. 血压
E. 体重

5. 洋地黄中毒最重要的不良反应是
A. 恶心、呕吐　B. 视物模糊、黄视
C. 心律失常　D. 血药浓度增高
E. 心力衰竭

6. 下列哪项心律失常采用刺激迷走神经的方法可能终止发作
A. 频发室性期前收缩
B. 房室传导阻滞
C. 心房颤动
D. 阵发性室性心动过速
E. 阵发性室上性心动过速

7. 冠心病具有确诊价值的检查手段是
A. 心电图　B. 超声心动图
C. 运动负荷试验　D. 放射性核素检查
E. 冠状动脉造影

8. 心绞痛发作时最重要的缓解方法是
A. 立即到医院就诊　B. 立即含化硝酸甘油
C. 减少饮食摄入量　D. 吸氧
E. 避免情绪激动

9. 急性心肌梗死早期最常见的致死原因是
A. 室性心律失常　B. 心源性休克
C. 急性心力衰竭　D. 心脏破裂
E. 室壁瘤

10. 急性心肌梗死后室性心律失常最常发生于
A. 6 小时内　B. 3 小时内
C. 12 小时内　D. 24 小时内
E. 48 小时内

11. 原发性高血压治疗的目的是
A. 降低颅内压
B. 预防和延缓并发症的发生
C. 提高疗效
D. 降低病死率
E. 推迟动脉硬化

12. 高血压危象药物治疗可首选
A. 硝普钠　B. 硝酸甘油
C. 利尿剂　D. 甘露醇
E. 美托洛尔（倍他乐克）

13. 二尖瓣狭窄最早出现的症状是
A. 水肿　B. 咯血
C. 劳力性呼吸困难　D. 咳嗽
E. 端坐呼吸

14. 二尖瓣关闭不全最有意义的体征是
A. 心尖部舒张期隆隆样杂音
B. 心尖部全收缩期吹风样杂音
C. 第一心音减弱
D. 第一心音增强
E. 心尖部舒张期叹气样杂音

15. 下列属于诱发或加重心力衰竭最常见的因素是
A. 呼吸道感染　B. 妊娠和分娩
C. 情绪激动　D. 严重心律失常
E. 药物使用不当

16. 鼓励长期卧床的心力衰竭患者在床上活动下肢，其主要目的是
A. 维持神经兴奋性
B. 防止肌肉功能退行性变
C. 改善末梢循环
D. 预防下肢静脉血栓形成
E. 减少回心血量

17. 患者出现洋地黄毒性反应，首要的处理措施是
A. 补液，稀释体内药物
B. 电击除颤
C. 利多卡因，纠正心律失常
D. 利尿，促进排泄
E. 停用洋地黄药物

A_2型题

18. 患者，男性，72岁。因“发作性晕厥3次”入院。心电图：三度房室传导阻滞，心室率40次/分，首选治疗是
   A. 临时心脏起搏器 B. 肾上腺素
   C. 利多卡因 D. 胺碘酮
   E. 心脏按压
19. 患者，女性，70岁。住院心电图监测时发生室性心动过速，心率172次/分，血压120/80mmHg，意识清楚，双肺呼吸音清，无湿啰音。首选的治疗药物是
   A. 阿托品 B. 硝酸甘油
   C. 利多卡因 D. 地高辛
   E. 呋塞米
20. 患者，男性，70岁。突然意识丧失，血压测不清，颈动脉搏动消失。住院心电图监测为心室颤动，此时应采用最有效的治疗是
   A. 心脏按压
   B. 人工呼吸
   C. 非同步直流电复律
   D. 静脉滴注利多卡因
   E. 心腔内注射肾上腺素
21. 患者，男性，60岁。急性广泛前壁心肌梗死，经治疗疼痛缓解，但患者烦躁不安，血压80/60mmHg，脉搏120次/分，尿量20ml/h，此时患者的情况属于
   A. 病情好转 B. 心力衰竭
   C. 肾衰竭 D. 心源性休克
   E. 心律失常
22. 患者，女性，29岁。风湿性心脏病二尖瓣狭窄6年，伴心房颤动5年，无明显原因突然出现意识障碍，最可能的原因是
   A. 心排出量减少，脑供血不足
   B. 发生心室颤动
   C. 心房血栓脱落，脑栓塞
   D. 高凝状态，脑血栓形成
   E. 发生心房颤动
23. 患者，女性，50岁。因“咳嗽、咳痰、尿少、呼吸困难加重”入院。既往有风湿性心脏病二尖瓣狭窄、心力衰竭。医师考虑患者有急性左心衰竭，其咳嗽、咳痰的性质是
   A. 白色浆液样痰
   B. 偶尔咳嗽，咳粉红色泡沫样痰
   C. 频频咳嗽，咳大量粉红色泡沫样痰
   D. 偶尔咳嗽，咳白色泡沫状痰
   E. 痰中带血丝
24. 患者，女性，70岁。有风湿性心脏病二尖瓣狭窄，反复住院治疗，因此次住院治疗效果不佳，病情不稳定而死亡。风湿性心瓣膜病最主要的致死原因是
   A. 充血性心力衰竭 B. 心律失常
   C. 亚急性感染性心内膜炎 D. 栓塞
   E. 急性肺水肿
25. 患者，男性，65岁。间断胸闷1周，1天前于夜间突然被迫坐起，频繁咳嗽，严重气急，咳大量粉红色泡沫痰，既往患冠心病10年。考虑该患者发生了左心衰竭、急性肺水肿，给氧方式应采用
   A. 高流量，30%～50%乙醇溶液湿化
   B. 低流量，30%～50%乙醇溶液湿化
   C. 高流量，10%～20%乙醇溶液湿化
   D. 低流量，10%～20%乙醇溶液湿化
   E. 持续低流量给氧
26. 患者，女性，65岁。突然出现心前区疼痛伴大汗3小时，急诊就医，诊断为急性心肌梗死。此患者首要的护理问题是
   A. 自理缺陷 B. 恐惧
   C. 有便秘的危险 D. 疼痛
   E. 知识缺乏
27. 患者，男性，40岁。1个月前诊断为急性心包炎，近2周呼吸困难严重，心率加快。查体发现患者有奇脉，奇脉的表现是
   A. 脉搏搏动吸气时显著减弱，呼气时消失
   B. 脉搏搏动吸气时显著消失，呼气时减弱
   C. 脉搏搏动呼气时显著减弱或消失，吸气时减弱或有停顿
   D. 脉搏搏动呼气时显著减弱或消失，吸气时又复原

E. 脉搏搏动吸气时显著减弱或消失，呼气时又复原

28. 患者，男性，50 岁。既往高血压病史 10 年，1 个月前出现疲乏症状，近日出现劳力性呼吸困难，经休息后缓解，患者最可能出现了

A. 慢性左心衰竭　B. 急性肺水肿

C. 高血压危象　D. 慢性右心衰竭

E. 急性左心衰竭

29. 患者，男性，25 岁。因“心悸、心慌”就诊，下列检查可明确诊断心律失常的是

A. 心电图　B. 心音图

C. 超声心动图　D. 放射性核素检查

E. 心脏 X 线

30. 患者，女性，78 岁。间断胸闷 1 周，1 天前于夜间突然被迫坐起，频繁咳嗽，严重气急，咳大量粉红色泡沫痰。既往患冠心病病史 10 年。考虑其发生左心衰竭、急性肺水肿，为减轻呼吸困难首先应采取的护理措施是

A. 高浓度吸氧　B. 利尿，低盐饮食

C. 端坐，双腿下垂　D. 平卧，抬高双腿

E. 皮下注射吗啡

A_3 型题

（31～33 题共用题干）

患者，女性，65 岁。患风湿性心脏病 8 年余，今日上呼吸道感染后出现乏力，稍事活动就心悸、气急，伴有食欲缺乏，肝区胀痛，双下肢轻度水肿。查体：双肺底湿啰音，肝大，肝颈静脉回流征阳性，心率 128 次/分。

31. 护士为患者制订的休息活动计划是

A. 活动不受限制

B. 从事轻体力活动

C. 可在床上做轻微活动

D. 卧床休息，限制活动量

E. 严格卧床休息，半卧位

32. 护士告诫患者不适宜的饮食是

A. 低盐饮食　B. 高纤维食物

C. 少食多餐　D. 禁烟酒

E. 禁食辛辣、刺激性食物

33. 用地高辛治疗后，患者出现头晕、头痛、恶心、呕吐、黄视，护士查心率为 45 次/分，心律不齐。考虑患者出现的情况是

A. 心力衰竭加重　B. 急性前壁心肌梗死

C. 洋地黄中毒　D. 心源性休克

E. 全心衰竭

（34、35 题共用题干）

患者，女性，62 岁。患高血压 7 年，诉血压波动范围为（140～170）/（90～105）mmHg，未予重视，仅在头晕、头痛时服降压药，缓解后即减量或停用，身体肥胖。近 1 周劳累过度，今日出现剧烈头痛、头晕、恶心，测血压 205/120mmHg。确诊为高血压，住院 1 周后症状消失，血压恢复至 140/90mmHg。

34. 目前患者存在的主要护理诊断是

A. 潜在并发症：心力衰竭

B. 疼痛

C. 活动无耐力

D. 知识缺乏

E. 潜在并发症：脑血管意外

35. 出院前，护士向患者介绍服用降压药的注意事项，其内容应除外

A. 控制体重

B. 应遵医嘱用药，不可自行增减或停药

C. 降压药需长期服用，不可停药

D. 服药期间不可采用非药物治疗

E. 改变不良生活行为

（36～38 题共用题干）

患者，女性，35 岁。活动后出现呼吸困难，近半年有进行性加重，并伴有咳嗽、声音嘶哑。患者既往有风湿热病史 10 年。常有扁桃体炎发生，经医师诊断为慢性风湿性心瓣膜病。

36. 慢性风湿性心瓣膜病最常受累的瓣膜是

A. 二尖瓣　B. 三尖瓣

C. 肺动脉瓣　D. 主动脉瓣

E. 静脉瓣

37. 二尖瓣狭窄最早出现的症状是

A. 水肿　B. 咯血

C. 劳力性呼吸困难　D. 咳嗽

E. 端坐呼吸

38. 风湿性心脏病二尖瓣狭窄最常见的心律失常是
   A. 心房颤动
   B. 室性期前收缩
   C. 窦房传导阻滞
   D. 阵发性室上性心动过速
   E. 房室传导阻滞

A_4型题

（39～42题共用题干）

患者，男性，69岁。因“情绪激动后突感剧烈压榨性胸痛、呕吐伴窒息感2小时”入院。心率110次/分，血压82/60mmHg，心电图示V_1～V_4导联ST段弓背抬高，心律不齐。

39. 根据患者的病情，考虑患者可能出现的危险病情变化是
   A. 恶化性心绞痛　B. 急性心肌梗死
   C. 急进型高血压　D. 不稳定型心绞痛
   E. 长期应用硝酸甘油可能产生耐药性

40. 急诊护士对患者评估后，认为首选的护理诊断是
   A. 活动无耐力　B. 潜在并发症：感染
   C. 恐惧　D. 焦虑
   E. 疼痛

41. 护士为患者采取的护理措施应除外
   A. 卧床休息
   B. 开放静脉通路
   C. 发作时应尽可能描记心电图
   D. 准备气管切开用物
   E. 了解患者发生心绞痛的诱因

42. 患者经静脉滴注硝酸甘油、吸氧，胸痛已缓解，护士告诉患者如何避免心绞痛发作的诱因，其内容不包括
   A. 保持情绪稳定，避免过度劳累
   B. 避免饱餐及受凉
   C. 无需戒烟酒
   D. 宜少食多餐，不宜过饱
   E. 预防便秘

（43～45题共用题干）

患者，男性，32岁。低热，乏力3个月，服感冒药后无明显好转。近1周来心悸伴气促，心前区不适，活动时明显，夜间不能平卧入院。查体：体温37.7℃，脉搏98次/分，血压95/65mmHg，颈静脉充盈，左下肺呼吸音低，心界扩大，肝大，下肢水肿。

43. 患者最可能的情况是
   A. 心力衰竭　B. 心肌梗死
   C. 心包积液　D. 胸腔积液
   E. 肺源性心脏病

44. 下列属于既可以明确诊断，又最简便有效的检查是
   A. 心电图　B. 胸部CT
   C. 心导管检查　D. 血细菌培养
   E. 超声心动图

45. 该疾病最可能的病因是
   A. 细菌（链球菌）性　B. 结核性
   C. 肿瘤性　D. 遗传性
   E. 化脓性

王洪飞　陈　莹　张素英

第 4 章 消化系统疾病患者的护理

消化系统疾病是临床常见病，主要包括食管、胃、肠、肝、胆、胰及腹膜、肠系膜、网膜等脏器的器质性或功能性疾病。消化系统疾病可局限于本系统，也可累及其他系统及全身；同样，全身或其他系统的疾病，亦可引起消化系统的病症。当然，消化系统疾病发病率高与其结构、功能有密切关系，消化道直接与外界相通，其黏膜接触致病因素的机会较多，容易发生炎症、损伤、肿瘤等。近年来，消化系统恶性肿瘤如直肠癌和胰腺癌的发病率明显上升，急性胰腺炎、功能性胃肠病、胃食管反流病等疾病也有逐年增高的趋势，而非酒精性脂肪性肝病也已成为我国常见慢性病之一。

第1节　概　　述

一、消化系统结构及功能

消化系统由消化管和消化腺组成，前者包括口腔、咽、食管、胃、小肠和大肠；后者包括唾液腺、肝、胰和消化管壁内的小消化腺（图 4-1）。

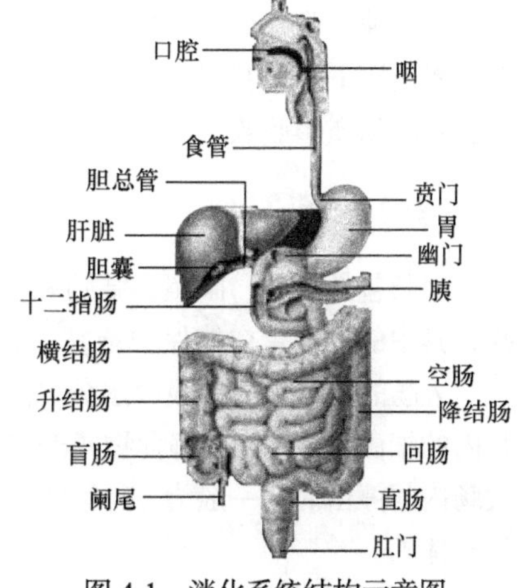

图 4-1　消化系统结构示意图

消化系统的主要生理功能是摄取和消化食物、吸收营养和排泄废物。肝脏是体内物质代谢最重要的器官。此外，消化系统还具有免疫功能。

（一）食管

食管是连接咽和胃的通道，全长约 25cm。食管的功能是把食物和唾液等运送至胃。食管壁由黏膜、黏膜下层及肌层组成，没有浆膜层，故食管病变易播散至纵隔。食管有三个生理狭窄，它们常为瘢痕性狭窄、憩室、肿瘤等病变的好发部位。食管下食管括约肌有阻止胃内容物反流的作用，其功能失调可引起反流性食管炎和贲门失弛缓症。食管下段的静脉易充盈曲张，破裂时可引起大出血。

（二）胃

胃位于腹腔左上方，上端与食管相连处为贲门，下端与十二指肠相连处为幽门。胃分为贲门部、胃底、胃体和幽门部四部分。胃壁从外向内分别为浆膜层、肌层、黏膜下层和黏膜层。胃的外分泌腺主要为贲门腺、泌酸腺和幽门腺。其中，泌酸腺分布在胃底和胃体部，主要由三种细胞组成：①主细胞：主要分泌胃蛋白酶原。胃蛋白酶原可被盐酸或已活化的胃蛋白酶激活，参与蛋白质的消化。②壁细胞：主要分泌盐酸和内因子。盐酸激活胃蛋白酶原使其转变为有活性的胃蛋白酶，并且为其生物活性提供必要的酸性环境。盐酸分泌过多对胃十二指肠黏膜有侵袭作用，是消化性溃疡形成的直接原因，起到决定性作用。内因子与食物中的维生素 B_{12} 结合，使维生素 B_{12}

被回肠末端吸收。慢性萎缩性胃炎时内因子缺乏，可发生巨幼细胞性贫血。③黏液细胞：分泌碱性黏液，可中和胃酸、保护胃黏膜。此外，胃 G 细胞以胃窦部最多，可分泌促胃液素，促使壁细胞分泌盐酸。

胃的主要功能是为暂时储存食物，并通过胃蠕动与食物充分混合，以利于形成食糜，促使胃内容物进入十二指肠。幽门括约肌的功能是控制胃内容物进入十二指肠的速度，并能阻止十二指肠内容物反流入胃。一餐如含有糖类、蛋白质和脂肪的混合性食物，从胃完全排空需 4～6 小时。

（三）小肠

小肠由十二指肠、空肠和回肠组成，是消化管中最长的一段。十二指肠上接幽门，下连空肠，呈“C”字形包绕胰头，全长约 25cm。十二指肠分为球部、降部、横部和升部四部分，球部为消化性溃疡的好发部位。降部内后壁黏膜上的十二指肠乳头，为胆总管与胰管分别或汇合开口处，胆汁和胰液由此进入十二指肠。升部与空肠相连，连接处被屈氏韧带（Treitz’s ligament）固定，此为上、下消化道的分界处，也是空肠起点的标志。

小肠的主要功能是消化和吸收，其内的消化主要是由消化酶参与的化学消化；小肠内有十二指肠腺和肠腺两种腺体。十二指肠腺分泌含有黏蛋白的碱性液体，其作用是保护十二指肠上皮不被胃酸侵蚀。肠腺分泌液为小肠液的主要部分，小肠液呈碱性，大量的小肠液可稀释消化产物，使其渗透压下降，有利于吸收。食物通过小肠后，在其中停留 3～8 小时，消化过程基本完成，许多营养物质被吸收。

（四）大肠

大肠包括盲肠、阑尾、结肠和直肠，全长 1.5m。大肠腺可分泌黏液和碳酸氢盐，呈碱性，并且其中的黏液蛋白能保护肠黏膜和润滑粪便。

大肠的主要功能是吸收水分、维生素和无机盐，并为消化后的食物残渣提供暂时的储存场所。肠内的细菌，具有能分解食物残渣和植物纤维的酶，可合成 B 族维生素和维生素 K。食物残渣在大肠内的停留时间一般为 10 余个小时，经过大肠内细菌酶的发酵和腐败作用，形成粪便，最后排出体外。

（五）肝

肝是人体最大的消化腺，也是一个多功能重要器官，位于右季肋部和上腹部，由门静脉和肝固有动脉双重供血，血流量约占心排血量的 1/4，其中 75%的血供来自门静脉，门静脉收集来自腹腔脏器的血流，内含营养物质和有害物质，在肝内进行物质代谢或被解毒；25%的血供来源于肝动脉，其血液是肝营养的来源。

肝的主要功能有：①生成胆汁：胆汁可促进脂肪在小肠内的消化和吸收；②参与物质代谢：蛋白质、脂肪、糖、维生素等的合成代谢均需要肝脏参与。如肝脏是清蛋白和某些凝血因子的唯一合成场所。③解毒：肝脏是人体的主要解毒器官，肠道吸收的或体内代谢产生的有毒有害物质，大多数由肝解毒后随胆汁或尿液排出体外。

（六）胆

胆道系统起始于肝细胞间的毛细胆管，毛细胆管在肝内逐渐集合成小叶间胆管，并汇成左、右肝管。左、右肝管出肝后汇成肝总管，并与胆囊管汇合成胆总管，开口于十二指肠大乳头。胆管主要起运输和排泄胆汁的作用，胆囊则主要起到储存、浓缩、排泄的作用。

(七) 胰

胰为腹膜后器官，分头、体、尾三部分，胰的输出管为胰管，自胰尾至胰头纵贯胰的全长，穿出胰头后与胆总管合并或分别开口于十二指肠大乳头。胰为混合型分泌腺体，由内分泌腺和外分泌腺两部分组成，具有外分泌和内分泌两种功能。外分泌结构由腺泡细胞和小的导管管壁细胞组成，分泌胰液，胰液中碳酸氢盐的含量很高，其主要作用是中和十二指肠的胃酸，以使肠黏膜免受酸的侵蚀，也给小肠内多种消化酶活动提供了最适宜的环境（pH 7～8）。胰液中的消化酶主要有胰淀粉酶、胰蛋白酶、糜蛋白酶和胰脂肪酶，分别对糖、蛋白质、脂肪进行消化、分解。胰的内分泌结构为散在于胰腺组织中的胰岛，胰岛中重要的结构有胰岛 A 细胞和 B 细胞，分别分泌胰高血糖素、胰岛素，它们主要调节糖的代谢。

二、消化系统常见疾病的种类

按照病变器官分类，消化系统常见疾病可分为以下几种类型：

(一) 消化道疾病

1. 食管病变　胃食管反流病、贲门失弛缓症、食管炎、食管癌及门静脉高压所致的食管静脉曲张等。
2. 胃十二指肠病变　急慢性胃炎、消化性溃疡、胃癌等。
3. 小肠病变　急性肠炎、肠结核、克罗恩病、急性出血坏死性肠炎等。
4. 大肠病变　各种结肠炎、痢疾、阑尾炎、结肠直肠癌等。

(二) 肝胆胰病变

肝胆胰病变包括病毒性肝炎、肝硬化、肝癌、胆石症、胆囊炎、胆道息肉及肿瘤、急慢性胰腺炎等。

(三) 腹膜及肠系膜病变

腹膜及肠系膜病变包括急慢性腹膜炎、腹膜转移癌、肠系膜淋巴结炎和结核等。

三、护 理 评 估

(一) 病史

病史包括患者的年龄、性别、出生地、生活地、职业与工作条件、经济状况、生活方式、饮食方式、性格与精神状态、患病经过、检查及治疗经过等。

(二) 身体状况

1. 一般状态　①生命体征：评估患者呼吸、血压、心率、体温情况。②意识状态：评估患者有无精神淡漠甚至昏迷、行为异常、兴奋。③饮食和营养状况：评估患者有无食欲减退、腹泻、呕吐、消化吸收不良等导致的营养障碍及水、电解质酸碱平衡紊乱。

2. 症状　表现为恶心、呕吐、吞咽困难、嗳气、反酸、腹痛、腹泻、便秘、里急后重、黄疸、呕血、黑便等。

3. 体征　主要进行腹部检查，同时也要注意全身各系统检查。评估腹部外形及腹壁紧张度；肝脾是否肿大，其大小、硬度和表面情况；有无腹部包块，其位置、大小、形状、表面情况、活动情况、触痛等；有无振水音、移动性浊音；除此之外，注意评估皮肤黏膜有无色素沉着、黄染、瘀点、瘀斑、蜘蛛痣、肝掌等肝胆疾病的表现。

4. 实验室及其他检查

（1）实验室检查：粪便检查是胃肠道疾病诊断的简易手段，对肠道感染、寄生虫病、腹泻、便秘和消化道隐性出血有重要诊断价值；血清酶学、血清总蛋白、清蛋白和球蛋白及其比值、凝血酶原时间等检查用于肝胆疾病的诊断；血尿淀粉酶测定对急性胰腺炎的诊断具有决定性意义；甲胎蛋白对原发性肝癌有较特异性的诊断价值；腹水常规检查可以初步判断腹水的性质，腹水的生化、细菌学、细胞学检查对于鉴别肝硬化、腹腔细菌性感染、腹膜结核、腹内癌肿等有重要意义。

（2）影像学检查：腹部 X 线检查可观察腹腔内游离气体，肝、脾、胃等脏器的轮廓，钙化的结石或组织，以及肠内气体和液体；胃肠钡餐造影可发现食管、胃、小肠或结肠的静脉曲张、炎症、溃疡、肿瘤、结构畸形及运动异常等；腹部B超可观察肝、脾、胰、胆囊等脏器，发现这些脏器的脓肿、囊肿、结石等病变，以及腹腔内肿块、腹水。

（3）内镜检查：包括胃镜、十二指肠镜、胆道镜、胰管镜、小肠镜、结肠镜和腹腔镜等，其中最常用的是胃镜和结肠镜，可检出大部分胃肠道疾病。

（4）活组织检查和脱落细胞检查：肝穿刺活组织检查是确诊慢性肝病最有价值的方法之一。脱落细胞检查是在内镜直视下冲洗或擦刷消化管腔黏膜，收集脱落细胞做病理检查，有利于癌的确诊。

第2节　消化系统疾病患者常见症状体征的护理

消化系统疾病的常见症状与体征主要有恶心和呕吐、腹痛、腹泻、呕血与黑便、吞咽困难、嗳气反酸等。

一、恶心与呕吐

恶心与呕吐是一组常见的临床症状。恶心为上腹部不适、紧迫欲吐的特殊不适感，是延髓呕吐中枢受到刺激的结果。呕吐指通过胃的强烈收缩，迫使胃或部分小肠内容物经过食管、口腔排出体外的现象。两者均为复杂的反射动作，可单独出现，但多数患者先有恶心，继而呕吐。

（一）护理评估

【健康史】　恶心与呕吐的病因很多，最常见于消化系统疾病，如急性胃炎、慢性胃炎、消化性溃疡伴幽门梗阻、肝胆胰及腹膜的急性炎症、肠梗阻、胃癌、腹腔脏器急性炎症、胃肠功能紊乱引起的心理性呕吐等；也可见于全身性疾病、神经系统疾病、药物中毒等。

◎ 考点：各类呕吐的特点

【身体状况】

1. 症状特点

(1)恶心：多有上腹部不适及胀满感，可伴有迷走神经兴奋的表现，如面色苍白、出汗、流涎、血压降低及心动过缓等。恶心常为呕吐的前驱表现，但也可仅有恶心而无呕吐，或仅有呕吐无恶心。

(2)呕吐：病因不同，呕吐的表现也各不相同。消化性溃疡伴幽门梗阻所致的呕吐常发生在餐后，呕吐量大，吐后症状可缓解，呕吐物含酸性发酵宿食；低位肠梗阻时呕吐物带有粪臭味；急性胰腺炎所致呕吐，剧烈而频繁，呕吐物为胃内容物甚至胆汁；上消化道出血，呕吐物呈咖啡色或鲜红色；中枢神经系统性疾病引起的呕吐，多呈喷射性，常无恶心先兆，与饮食无关，吐后无轻松感；精神性呕吐，多见于青年女性，常与精神和情绪有关，进餐后即呕吐，无恶心，吐后即可进食。

2. 伴随症状　如伴有腹痛、腹泻，常见于急性胃肠炎、细菌性食物中毒、腹腔脏器急性炎症和各种原因引起的急性中毒等；伴剧烈头痛及喷射性呕吐常见于颅内压增高或青光眼；眩晕、眼球震颤者多见于前庭器官疾病；呕吐剧烈可致食管贲门黏膜撕裂，诱发上消化道出血；呕吐频繁且量大可引起水电解质紊乱、代谢性碱中毒、营养缺乏及体重减轻等；昏迷者呕吐时，易发生误吸，引起肺部感染甚至窒息等严重后果。

【心理-社会状况】　长期或频繁的恶心、呕吐、不能进食，使患者易产生紧张、焦虑、烦躁甚至恐惧等不良情绪。

【实验室和其他检查】　血、尿、便常规，必要时对呕吐物做毒物分析和细菌培养，呕吐量大者监测电解质及酸碱平衡情况等。

(二)主要护理诊断

1. 有体液不足的危险　与大量呕吐引起体液丧失和摄入不足有关。
2. 活动无耐力　与频繁呕吐导致的水和电解质丢失有关。
3. 焦虑　与频繁呕吐、不能进食有关。

(三)护理目标

1. 恶心、呕吐减轻或停止，无水、电解质紊乱及酸碱平衡失调。
2. 逐渐恢复进食，能够保证机体所需热量、水分的摄入，活动耐力恢复或有所改善。
3. 焦虑程度减轻或消失。

◎ 考点：呕吐的护理

(四)护理措施

1. 一般护理

(1)休息与体位：协助患者进行日常生活护理。呕吐时，帮助其采取合适的体位，病情轻者可取坐位；病情重及体力差者，采取侧卧位或仰卧位，头偏向一侧，避免发生误吸。吐毕将患者口鼻腔内的呕吐物清理干净，用温开水或生理盐水即刻漱口，及时清理被污染的衣物被褥，开窗通风除去异味。

(2)饮食护理：呕吐不严重者，可进少量清淡易消化食物；呕吐剧烈或有严重水电解质紊乱时，遵医嘱静脉补液。呕吐停止后，酌情给予清淡易消化的饮食，注意少量多餐，逐渐增加进食量。

2. 病情观察　观察并记录呕吐的方式和次数，呕吐物量及性状、颜色、气味，必要时留取标本送检。呕吐严重者需注意监测生命体征直至稳定，并观察有无软弱无力、尿少、口渴、皮肤黏膜干燥及弹性下降甚至烦躁、神志不清、昏迷等脱水征象。准确记录每日的出入量、尿比重、体重。随时观察实验室检查结果，如血清电解质及酸碱平衡状态。

3. 用药护理

（1）遵医嘱使用甲氧氯普胺、多潘立酮、颠茄合剂、硫酸阿托品等药物。并注意观察用药后病情变化及药物副作用。

（2）积极补充水分和电解质：给予口服补液，应少量多次饮用，以免引起恶心呕吐。剧烈呕吐不能进食或存在严重水电解质紊乱者，应通过静脉补液予以纠正。

4. 心理护理　解释安慰，疏导紧张情绪，特别是呕吐与精神因素有关的患者，紧张、焦虑会影响食欲及消化功能。给予患者及时热情的帮助，以消除不良情绪。指导患者进行缓慢深呼吸，或以听音乐等转移注意力的方法以减轻和控制恶心呕吐。

5. 健康教育

（1）向患者和家属解释恶心、呕吐的原因，教会患者缓解恶心、呕吐的方法，消除诱因，积极治疗原发疾病，遵医嘱服药，并注意药物的不良反应。

（2）告知患者紧张、焦虑会影响食欲和消化功能，保持心情愉快、情绪稳定有利于缓解症状。

（五）护理评价

生命体征是否正常；实验室结果是否在正常范围内；活动耐力是否增加，活动后有无心悸、气促或直立性低血压；恶心、呕吐能否减轻或停止，进食量是否增加；焦虑程度能否减轻。

二、腹　　痛

腹痛指腹部的感觉神经纤维受到某些因素（如炎症、缺血、理化因子或直接侵犯等）刺激后所产生的疼痛或不适感。临床上按起病急缓、病程长短将其分为急性腹痛与慢性腹痛。

（一）护理评估

【健康史】　询问有无腹痛发生的相关病史或诱因，了解腹痛与进食、活动、体位等因素的关系。

1. 引起腹痛的常见病因

（1）腹部疾病：①急性腹痛：可由腹腔脏器的急性炎症、扭转或破裂，空腔脏器梗阻等引起。②慢性腹痛：可由腹腔脏器的慢性炎症、消化性溃疡、肿瘤压迫或浸润等引起。

（2）腹腔外脏器疾病：肺炎、急性心梗、胸椎结核、糖尿病酮症酸中毒、恶性肿瘤等。

2. 诱发因素　酗酒、暴饮暴食、高脂饮食等都可为腹痛的诱发因素。

考点：腹痛的类型、特点

【身体状况】

腹痛的特点：腹痛的部位、性质、程度、放射部位及伴随症状，常与疾病有关。

（1）腹痛的性质：腹痛可表现为隐痛、钝痛、灼痛、胀痛、刀割样痛、钻痛或绞痛等。胃十二指肠疾病引起的腹痛多为上腹部隐痛、灼痛或不适感；急性胰腺炎常为上腹部剧烈疼痛，为持续性钝痛、钻痛或绞痛；胆道蛔虫症可有阵发性剑突下钻顶样疼痛。

（2）腹痛的部位：一般腹痛部位多为病变所在部位。如胃、十二指肠疾病疼痛多在剑突下偏左和偏右；急性胰腺炎疼痛常出现于中上腹部；肝胆疾病疼痛多在右上腹；阑尾炎为右下腹麦氏点疼痛；小肠疾病疼痛多位于脐周，结肠疾病腹痛多位于左下腹；弥漫性腹痛见于急慢性腹膜炎。

（3）伴随症状：伴发热者，提示腹腔内急性感染，如急性胆囊炎、腹腔脓肿等；伴黄疸者提示肝、胆、胰疾病，如肝癌、胆结石、胰头癌等；伴休克常见于肝脾破裂、胃肠穿孔、急性出血坏死性胰腺炎、异位妊娠破裂等，也可见于急性心肌梗死等；伴呕吐者提示胃肠道梗阻；伴腹泻者见于肠道炎症等；伴血尿提示泌尿系统结石等。

【心理-社会状况】 患者因疼痛可产生烦躁、精神紧张、焦虑甚至恐惧等不良情绪。

【辅助检查】 根据病情做相应实验室检查，必要时需做腹部 X 线、CT、超声波、消化道内镜检查等。

（二）主要护理诊断

1. 疼痛：腹痛 与胃肠道炎症、缺血、梗阻、肿瘤、溃疡及腹膜刺激等有关。
2. 焦虑 与反复、持续、剧烈腹痛有关。

（三）护理目标

1. 患者腹痛减轻或消失。
2. 患者紧张、焦虑减轻，情绪稳定。

◎ 考点：腹痛的护理

（四）护理措施

1. 休息与体位 急性腹痛患者应卧床休息，加强巡视，做好生活护理。应协助患者取舒适体位以减轻疼痛，一般取仰卧或侧卧位，下肢屈曲，放松腹部肌肉，减轻疼痛；慢性腹痛患者，应保证充足的睡眠，注意劳逸结合。

2. 饮食护理 急性腹痛者，在诊断未明时宜禁食，必要时行胃肠减压，可静脉补液，保证体液平衡；慢性腹痛患者，应进食营养丰富、易消化、富含维生素的食物。溃疡性结肠炎患者以进食低纤维食物为宜，且忌乳制品；消化性溃疡患者禁食酸性食物；胆结石和急慢性胆囊炎患者禁食油腻食物。

3. 病情观察 密切观察患者腹痛的部位、性质及程度，如果疼痛特点突然发生变化，且经一般对症治疗不能缓解，反而加重，需警惕并发症的发生，如溃疡穿孔等。观察非药物性缓解疼痛方法和（或）药物止痛治疗的效果。

4. 配合治疗

（1）教会患者非药物缓解疼痛的方法

1）行为疗法：指导患者数数、谈话、深呼吸、音乐疗法、生物反馈、指导式想象，转移对疼痛的注意力，减轻疼痛。

2）局部热疗法：除急腹症外，疼痛局部可用热水袋热敷，解除肌肉痉挛以减轻疼痛。

3）针灸止痛：根据不同疾病和疼痛部位选择穴位针灸以缓解疼痛。

（2）药物止痛：遵医嘱使用镇痛药，如吗啡、哌替啶等，观察疗效及不良反应。严禁在未确诊前随意使用强效镇痛药或激素，以免掩盖症状，延误病情。癌性疼痛应遵循按需给药的原则，有效控制患者的疼痛。

5. 心理护理 关心、爱护患者，尽量满足患者提出的要求，缓解患者的焦虑情绪。告知患者紧张可使疼痛加剧，情绪稳定有利于增加对疼痛的耐受性。

6. 健康教育

（1）向患者及家属介绍腹痛的原因和诱因、预防方法和自我护理措施。

（2）对慢性腹痛反复发作者，遵医嘱用药，建议定期门诊复查。

（五）护理评价

患者腹痛是否减轻或消失；焦虑是否减轻，情绪是否稳定。

三、腹　泻

正常人排便多为每天1次，或每天2～3次或每2～3天1次，只要粪便的性质正常，都属正常。腹泻指排便次数超过平日习惯的频率、粪质稀薄、水分增加，或带有未消化的食物、黏液、脓血。腹泻分为急性和慢性两种，病程超过2个月者为慢性腹泻。

（一）护理评估

【健康史】 了解患者有无与腹泻相关的疾病病史或不洁饮食史；询问腹泻次数，粪便的性状、量、气味及颜色。急性腹泻多由食物中毒、肠道和全身性感染、药物不良反应、变态反应等引起。引起慢性腹泻的原因，多为慢性消化系统疾病及全身性疾病，如溃疡性结肠炎、肝胆胰源性腹泻、甲状腺功能亢进、系统性红斑狼疮、尿毒症等。

◎ 考点：腹泻的粪便特点

【身体状况】

1. 腹泻特点

（1）起病情况：急性腹泻起病急，病程短，多为感染或食物中毒所致，每日排便可达10次以上，并引起脱水、电解质紊乱，甚至危及生命；慢性腹泻起病缓慢，病程较长，多见于慢性感染、非特异性肠炎、肠道肿瘤或神经功能紊乱，可呈持续性或呈间歇性，一般每日排便数次，长期可致营养不良、贫血、体重下降。

（2）粪便特点：小肠病变引起的腹泻粪便呈糊状或水样，可有未消化的食物成分；大肠病变引起的腹泻粪便可含脓、血、黏液，病变累及直肠可出现里急后重。阿米巴痢疾粪便呈暗红色或果酱样；霍乱粪便呈米泔样或大量水样；急性细菌性痢疾常有脓血便或黏液血便。

2. 伴随症状 伴发热者见于肠道感染；伴里急后重者，多见于乙状结肠下端、直肠病变；伴体重减轻者见于甲状腺功能亢进、肠道恶性肿瘤等；伴有重度失水者见于霍乱、细菌性食物中毒及尿毒症。

【心理-社会状况】 慢性腹泻迁延不愈，患者会产生紧张、焦虑、恐惧、抑郁等不良情绪。

【辅助检查】 采集新鲜粪便标本，进行显微镜和粪便细菌学检查。急性腹泻注意监测血清电解质、酸碱平衡状况。

（二）护理诊断及合作性问题

1. 腹泻 与肠道疾病或全身疾病有关。

2. 营养失调：低于机体需要量　与长期慢性腹泻有关。

3. 有体液不足的危险　与大量腹泻导致的失水有关。

（三）护理目标

1. 患者的腹泻及其引起的不适减轻或消失。

2. 营养状况得到改善。

3. 无失水、电解质紊乱和酸碱失衡。

考点：腹泻的护理

（四）护理措施

1. 休息与活动　根据病情调整休息和活动。急性严重腹泻患者应卧床休息，并注意腹部保暖，可用热水袋热敷，减轻肠蠕动，减少排便次数，以利于减轻腹痛。慢性轻症者应多休息，按需要留取粪便标本送检。

2. 饮食护理　合理的饮食是防治腹泻的重要措施。腹泻者应以营养丰富、少纤维、低脂肪、易消化、少渣食物为宜；忌食生冷及刺激性食物，以防加重腹泻；适当补充水分，严重腹泻伴恶心呕吐者，积极静脉补充营养和液体。急性腹泻者根据病情，遵医嘱采取禁食或进流质、半流质或软食，病情好转后逐渐增加食量。

3. 皮肤护理　腹泻患者排便频繁时，因粪便的刺激，可使肛周皮肤糜烂和感染。便后可温水坐浴或清洗，动作应轻柔；用软纸或软布轻轻拭干，保持肛周皮肤清洁干燥，喷皮肤保护膜或涂凡士林、抗生素软膏保护肛周皮肤，如有皮肤潮红或破损可用安普妥外贴，促进损伤处愈合。

4. 配合治疗　腹泻的治疗以病因为主，遵医嘱给予抗生素、止泻剂、解痉止痛剂等药物治疗，如鞣酸蛋白、蒙脱石、药用炭等止泻药，应用时注意患者排便情况，腹泻控制后及时停药；对腹泻诊断不明者应慎用止泻剂。严重腹泻者应及时补充水分、电解质和营养物质，以维持电解质和酸碱平衡。补液多采用口服方式，腹泻严重时需静脉补液，注意要根据患者的情况调整输液速度。

5. 病情观察　观察并记录排便次数和量、颜色、气味及性状、伴随症状；密切观察失水征象如口渴、疲乏无力、尿量减少甚至昏迷等；严重腹泻者应严密监测患者的生命体征、神志、尿量、血液生化指标，并准确记录出入量，发现脱水、代谢性酸中毒等并发症，及时报告医生，并协助处理；注意观察肛周皮肤情况；长期慢性腹泻者要注意患者的营养状况，有无消瘦、贫血。

6. 心理护理　慢性腹泻治疗效果不明显时，患者往往会产生焦虑等不良情绪。某些腹泻如肠易激综合征与精神因素有关，故应注意评估患者心理状况，稳定患者情绪。

7. 健康教育

（1）向患者或家属解释腹泻的原因，嘱患者积极治疗原发疾病和避免诱因。

（2）遵医嘱用药，切忌不能自行用药及停药。

（3）教育患者养成良好的饮食卫生习惯。

（4）保持良好的心理状态，避免精神刺激。

（五）护理评价

患者的腹泻及伴随症状是否减轻或消失；营养状况是否得到改善；生命体征正常，无失水、电解质紊乱等表现。

四、其他症状体征

（一）吞咽困难

吞咽困难是指食物咽下不畅的一种感觉，多见于咽、食管及食管周围疾病，如咽部脓肿、食管癌、胃食管反流病、贲门失弛缓症等，也可见于神经损伤及主动脉瘤压迫食管。

（二）嗳气

嗳气是胃内气体溢出口腔的现象，气体经过咽部时也可发出特殊声响，有时伴有特殊气体，俗称“打饱嗝”。它多见于胃内气体增多或食管下段括约肌较松弛，如胃食管反流病、胃十二指肠疾病、胆道疾病等。频繁嗳气多因精神因素、吞咽动作过多或进食过急、过快等引起。

（三）反酸

反酸是指酸性胃内容物在无恶心和不用力的情况下经食管反流入口腔，常伴有烧灼感、胸骨后疼痛、吞咽痛、吞咽困难及间歇性声嘶等呼吸道症状。反酸多因食管括约肌功能不全所致。

（四）食欲缺乏

食欲缺乏是指没有进食的欲望，多见于消化系统疾病，如消化系统炎症、肿瘤等，也可见于全身性疾病，如结核、垂体功能减退、尿毒症等。

（五）腹胀

腹胀是一种腹部胀满不适感，多因胃肠胀气、腹水、腹内肿物、胃肠道功能紊乱等引起，也可见于低钾血症。

（六）呕血与黑便

呕血是指血液随呕吐动作从口腔排出，多见于消化系统疾病或全身性疾病引起的上消化道出血。黑便是指消化道出血时，血红蛋白中的铁质在肠道经硫化物作用形成黑色硫化铁，粪便黑色发亮，又称为柏油样便，上消化道出血超过 50ml 即可见柏油样便。

第3节　胃炎患者的护理

案例 4-1　患者，男性，29 岁。3 年来间歇性上腹部饱胀不适，伴恶心，近 1 个月上述症状加重，食欲缺乏，有时嗳气；有烟酒嗜好，否认有肝炎病史。查体：消瘦，上腹部轻压痛，但无放射痛；血、便常规未见异常，胃酸正常，血清抗壁细胞抗体阴性。胃镜检查见胃黏膜呈颗粒状，血管显露，色泽灰暗，皱襞细小，幽门螺杆菌检测阳性。

问题：1. 初步诊断是什么？

2. 有哪些护理诊断及合作性问题？

胃炎是指不同病因引起的胃黏膜炎症，常伴有上皮损伤和细胞再生，是最常见的消化道疾病之一。按临床发病缓急和病程长短，胃炎一般分为急性胃炎和慢性胃炎两大类。

一、急性胃炎患者的护理

（一）概述

【概念】 急性胃炎是指胃黏膜的急性炎症，常急性发病，表现为上腹部症状。其主要病变是胃黏膜的水肿、充血、糜烂及出血，临床以急性糜烂出血性胃炎最常见。

【病因及发病机制】

1. 药物　以非甾体类抗炎药最常见，如阿司匹林、吲哚美辛等，其次为抗肿瘤药、铁剂或氯化钾口服液等，可直接损伤胃黏膜而发生出血、糜烂。

2. 急性应激　严重创伤、大手术、大面积烧伤、颅内病变及其他严重脏器病变或多脏器功能衰竭等使机体处于应激状态，造成胃黏膜缺血、缺氧，引起糜烂和出血。

3. 幽门螺杆菌感染　多在慢性胃炎基础上有急性活动。

4. 理化因素　物理因素如进食过冷、过热、粗糙食物或暴饮暴食；化学因素如进食浓茶、烈酒、浓咖啡、辛辣食物，误服或自服强酸、强碱、农药等。

（二）护理评估

【健康史】 询问患者有无服用非甾体类抗炎药、肾上腺皮质激素、抗肿瘤药等；是否有大面积烧伤、大手术、休克等应激病史；了解其饮食习惯，有无长期饮酒、进食刺激性食物及浓茶、咖啡等饮料史；有无不洁饮食史。

【身体状况】 多数患者急性起病，由于病因不同，表现轻重不一；轻者多无明显表现，仅少数出现上腹疼痛、饱胀、食欲减退、恶心、呕吐、嗳气等消化不良表现，或症状被原发病掩盖。查体可有上腹部不同程度的压痛。急性糜烂出血性胃炎患者多因突发的呕血和（或）黑便等上消化道出血症状而就诊，严重者可伴有头晕、乏力、血压下降甚至休克。

【心理社会状况】 急性糜烂出血性胃炎患者常以突发消化道出血就诊，易产生紧张、焦虑甚至恐惧等心理。

【实验室和其他检查】

1. 便潜血试验　呈阳性或阴性。

2. 胃镜检查　确诊依据，宜在出血后 24～48 小时内进行。镜下可见胃黏膜出血、糜烂和水肿等急性黏膜损害。

【治疗要点】 主要进行病因治疗，如为急性应激者，应积极治疗原发病，并使用抑制胃酸分泌和保护胃黏膜的药物；如为药物引起者，应立即停药；大出血患者应迅速补充血容量，防治休克的发生。

（三）护理诊断及合作性问题

1. 潜在并发症：上消化道大出血。
2. 知识缺乏：缺乏急性胃炎防治知识。
3. 焦虑　与消化道出血及病情反复有关。

（四）护理目标

1. 无上消化道出血发生。
2. 掌握急性胃炎预防保健知识
3. 病情明显好转，情绪稳定。

（五）护理措施

1. 潜在并发症：上消化道大出血。

具体护理措施参见本章第 10 节“上消化道大量出血患者的护理”。

2. 心理护理 关心、安慰患者，告知相关疾病的知识，帮助其放松心情，保持良好的心理状态，积极配合治疗护理。

3. 健康教育

（1）向患者及家属介绍急性胃炎的病因，根据病情具体指导，如避免使用对胃黏膜有损害的药物，必须用时应同时服用制酸剂或胃黏膜保护剂。

（2）注意饮食卫生，进食要规律，避免过冷、过热、辛辣等刺激性食物及浓茶、咖啡等饮料，戒烟酒。

（3）告知患者紧张焦虑情绪不利于疾病恢复，帮助患者保持良好的心理状态。

（4）指导患者注意观察大便颜色，有无反酸、烧灼感等胃肠症状，若有异常及时就诊，定期门诊复查。

（六）护理评价

有无发生上消化道出血；患者有无了解急性胃炎相关知识；情绪是否稳定，能否配合治疗与护理。

二、慢性胃炎患者的护理

（一）概述

【概念】 慢性胃炎是由各种病因引起的胃黏膜慢性炎症性病变，与幽门螺杆菌感染密切相关。发病率在各种胃病中居首位，且随年龄增长而上升。若慢性胃炎的炎性细胞浸润仅在黏膜固有层的表层，腺体没有受到损害，称为慢性浅表性胃炎；若累及胃的腺体并发生萎缩、消失，胃黏膜变薄，称为慢性萎缩性胃炎。慢性萎缩性胃炎又再分为多灶性萎缩性胃炎和自身免疫性胃炎两大类。

◎ 考点：引起慢性胃炎的主要病因

【病因及发病机制】

1. 幽门螺杆菌（Hp）感染 目前研究认为 Hp 感染是慢性胃炎的主要病因。

链 接

幽门螺杆菌

幽门螺杆菌是一种单极、多鞭毛、末端钝圆、螺旋形弯曲的细菌，长 2.5～4.0μm，宽 0.5～1.0μm，在胃黏膜上皮细胞表面常呈典型的螺旋状或弧形（图 4-2），其感染力极强，可穿过黏液层在胃窦黏膜小凹处及其邻近上皮细胞表面繁殖。幽门螺杆菌有尿素酶，可分解尿素产生 NH_3，使上皮细胞受损；并且分泌多种毒素，引起中性粒细胞浸润，诱发炎症反应；其菌体胞壁还可作为抗原诱导免疫反应。

2. 饮食因素 流行病学资料显示，高盐饮食、缺乏新鲜蔬菜水果，以及长期饮烈酒、浓茶、咖啡等与慢性胃炎的发生密切相关。

3. 自身免疫 在自身免疫性胃炎患者血液中存在自身抗体如壁细胞抗体和内因子抗体，当壁细胞损伤后能作为自身抗原刺激这些抗体产生，破坏壁细胞，导致胃酸分泌减少或丧失，还可影响维生素 B_{12} 吸收导致恶性贫血。

4. 其他因素 服用大量非甾体抗炎药以及各种原因引起的十二指肠液反流等均可损伤胃黏膜。老年胃黏膜退行性病变、胃黏膜营养因子（胃泌素）缺乏等也可引起慢性胃炎的发生。

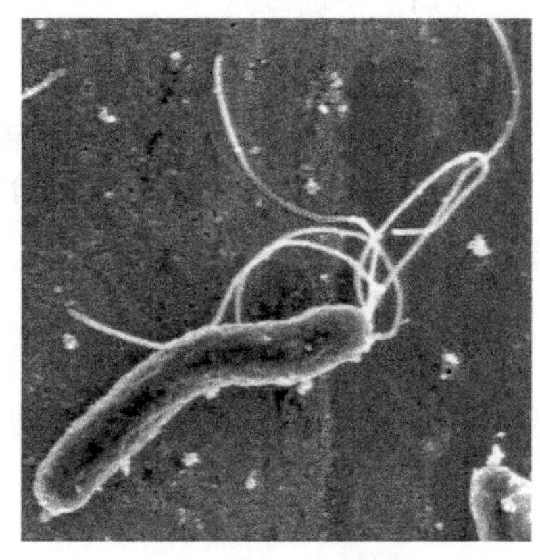

图 4-2 幽门螺杆菌

（二）护理评估

【健康史】 详细询问患者饮食习惯，是否有长期摄入粗糙或刺激性食物、酗酒、高盐饮食史；有无经常服用非甾体类抗炎药、糖皮质激素史；有无慢性右心衰竭、肝硬化门静脉高压等引起胃黏膜淤血、缺氧的疾病；家族成员中有无萎缩性胃炎及自身免疫性疾病的患者等。

【身体状况】 慢性胃炎病程迁延，进展缓慢，无特异性症状。大多数患者可无任何症状，部分患者有上腹痛或不适、食欲减退、饱胀、嗳气、反酸及恶心等；自身免疫性胃炎患者可出现明显畏食、贫血和体重下降；体征多不明显，有时表现为上腹部压痛。

【心理-社会状况】 因慢性胃炎症状不典型、病程迁延、病情时轻时重，且有癌变可能，易使患者产生紧张、焦虑及恐惧等心理。

◎ 考点：慢性胃炎最可靠的诊断方法

【辅助检查】

1. 胃镜及胃黏膜活组织检查 是最可靠的诊断方法。必要时行胃黏膜活组织检查以明确诊断。浅表性胃炎胃镜可见红斑（点、片状或条状）、黏膜粗糙不平、出血点（或斑）；慢性萎缩性胃炎可见黏膜呈颗粒状、黏膜血管显露、色泽灰暗及皱襞变细、平坦；两种胃炎皆可伴有糜烂、胆汁反流。

2. 血清学检查 自身免疫性胃炎患者抗壁细胞抗体、抗内因子抗体可呈阳性，血清促胃液素水平明显升高。多灶萎缩性胃炎患者血清促胃液素水平正常或偏低。

3. Hp 检测 详见本章第 4 节“消化性溃疡患者的护理”。

4. 胃液分析 自身免疫性胃炎时，胃酸缺乏；多灶萎缩性胃炎时，胃酸分泌正常或偏低。

【治疗要点】 根治 Hp 感染（详见本章第 4 节“消化性溃疡患者的护理”）；消除病因、对症治疗；防治癌前病变。

（三）护理诊断及合作性问题

1. 疼痛：腹痛 与胃黏膜炎症病变有关。

2. 营养失调：低于机体需要量　与厌食和消化吸收不良有关。

3. 焦虑　与病情迁延、病情反复有关。

（四）护理目标

1. 腹痛缓解或消失。

2. 食欲增加，营养改善，体重增加。

3. 患者能乐观地看待疾病，并能采取积极的应对措施，消除焦虑和恐惧心理。

（五）护理措施

1. 环境与休息　保持环境清洁、空气新鲜、温度适宜，避免环境中的不良刺激。指导患者日常生活要有规律，急性发作时应卧床休息；病情缓解时，可参加正常活动，但要注意劳逸结合。

考点：慢性胃炎患者的饮食护理

2. 饮食护理

（1）饮食原则：营造良好的进餐环境，规律进餐，少量多餐，细嚼慢咽。进食高热量、高蛋白、高维生素、易消化的食物，避免摄入刺激性食物，戒除烟酒。

（2）协助患者制订合理的饮食计划，指导患者及家属根据病情选择易于消化的食物种类，如胃酸低者食物应完全煮熟后食用，同时可给予刺激胃酸分泌的食物，如肉汤、鸡汤等，或酌情给予酸性食物，如山楂、食醋等；高胃酸者应避免进食酸性、多脂肪食物，可食用牛奶、菜泥、面包等，口味要清淡、少盐。注意改进烹调技巧，注意食物搭配，促进食欲。

（3）营养状况评估：观察并记录患者每天进餐次数、量、种类，定期测体重，检测有关营养指标的变化，了解患者的营养状况。

3. 病情观察　密切观察患者腹痛的部位、性质及与进食的关系；呕吐物与粪便的颜色、量及性状，及时发现病情变化。

4. 配合治疗

（1）遵医嘱根治 Hp 治疗以及应用抑酸剂、胃黏膜保护剂时，注意观察药物的疗效及不良反应，见本章第 4 节“消化性溃疡患者的护理”相关内容。解痉止痛药如阿托品、溴丙胺太林等，应餐前服用；制酸剂宜在餐后服用；促胃肠动力药如多潘立酮、西沙必利等，可加速胃排空，宜在餐前服用，且不宜与解痉药合用；胃酸缺乏者，可服 1%盐酸溶液，宜用吸管直接送到舌根部咽下。

（2）对症护理：腹痛患者应避免精神紧张，采用深呼吸、转移注意力等非药物性方法缓解；亦可针刺足三里、合谷、内关等穴位；腹部热敷及遵医嘱给予解痉止痛药。若有出血，按上消化道出血护理。

5. 心理护理　加强沟通，耐心向患者解释病情，说明不良情绪会诱发或加重病情。对于不典型增生者，要严密随访观察，早期发现癌变，早期手术切除可获得满意的疗效。指导家属给予患者精神与物质上的支持，帮助患者树立信心，消除紧张、恐惧的心理。

考点：慢性胃炎的健康教育要点

6. 健康教育

（1）向患者及家属介绍本病的病因，指导其避免诱发因素。

（2）指导患者注意饮食卫生，养成良好的饮食习惯，进食要有规律，注意加强营养，避免粗糙、刺激性食物及浓茶、咖啡等饮料，戒烟酒。

（3）嘱患者遵医嘱用药，并告知可能出现的不良反应，如有异常，及时复诊；避免使用对胃黏膜有刺激性的药物，定期门诊复查，以便早期发现病变，早期治疗。

（4）保持良好的心理状态，合理安排工作和休息，生活规律，劳逸结合。

（六）护理评价

腹痛是否减轻或消失；食欲是否恢复，体重是否增加；情绪是否稳定。

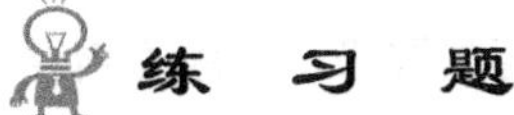

练　习　题

A_1型题

1. 急性糜烂性胃炎的确诊依据为
   A. 上消化道出血的临床表现
   B. 胃镜检查
   C. X线胃肠钡餐检查
   D. 胃液分析
   E. 腹部B超
2. 在我国，大多数慢性胃炎的主要病因为
   A. 药物　B. 食物
   C. 胆汁反流　D. 物理因素
   E. 幽门螺杆菌
3. 非甾体抗炎药引起胃炎的主要机制是
   A. 激活磷脂酶A　B. 抑制前弹性蛋白酶
   C. 抑制前列腺素合成　D. 促进胃泌素合成
   E. 抑制脂肪酶

A_2型题

4. 患者，女性，45岁。两年来间歇性上腹部饱胀不适，伴恶心，近1个月上述症状加重，食欲缺乏。护理查体：消瘦，上腹部轻压痛，胃镜检查可见胃黏膜呈颗粒状，血管显露，色泽灰暗，皱襞细小，幽门螺杆菌检测阳性。此病例考虑诊断为
   A. 消化性溃疡　B. 急性胃炎
   C. 慢性浅表性胃炎　D. 胃癌
   E. 慢性萎缩性胃炎
5. 关于慢性胃炎患者的饮食指导叙述错误的是
   A. 急性发作期给予无渣、半流质的温热饮食
   B. 协助患者制订合理的饮食计划，规律进餐，少量多餐
   C. 恢复期给予高热量、高蛋白、高维生素、易消化的饮食
   D. 避免摄入过咸、辛辣、生冷、粗糙等刺激性食物
   E. 戒除烟酒无意义

第4节　消化性溃疡患者的护理

案例4-2　患者，男性，35岁。上腹部间歇性疼痛5年，空腹及夜间痛明显，进食后可缓解，劳累时易发作。近3天疼痛加剧，部位和规律同前，今日中午大量饮酒后，上腹部疼痛持续不缓解，自服药物无效。1小时前突然恶心，继而两次呕吐咖啡样胃内容物，共约1000ml，自觉心悸、头晕、出冷汗。查体：T 36.5℃，P 110次/分，R 26次/分，血压80/55mmHg。神志清、面色苍白，四肢厥冷，大汗，呼吸急促，腹部平软，上腹压痛，无反跳痛，肝脾未触及。血常规：红细胞4.4×10^{12}/L，血红蛋白106g/L，白细胞10.4×10^{9}/L，中性粒细胞0.82。

问题：1. 初步考虑什么疾病？
2. 请提出对该患者的护理措施。

一、概　　述

【概念】　消化性溃疡主要是指发生在胃和十二指肠黏膜的慢性溃疡，即胃溃疡（GU）和十二指肠溃疡（DU），因溃疡的形成与胃酸/胃蛋白酶的自身消化作用有关而得名。临床上 DU 较 GU 多见，两者之比约为 3∶1。本病可发生于任何年龄，DU 以青壮年居多，GU 好发于 40～50 岁，GU 发病年龄较 DU 平均迟 10 年。秋冬和冬春之交为本病的好发季节。

◎ 考点：胃溃疡和十二指肠溃疡的主要病因

【病因及发病机制】　目前认为，消化性溃疡是一种多因素疾病，溃疡的发生主要是胃、十二指肠黏膜的自身防御-修复（保护）因素和侵袭（损害）因素失衡的结果。胃十二指肠黏膜的保护因素有：黏膜屏障、黏液/碳酸氢盐屏障、黏膜血流量、细胞更新、前列腺素及表皮生长因子等；损害因素包括：胃酸、胃蛋白酶、幽门螺杆菌、非甾体抗炎药（NSAID）、酒精、吸烟及应激等；其中幽门螺杆菌感染和服用 NSAID 是已知的主要病因。

1. 幽门螺杆菌（Hp）感染　是消化性溃疡的重要病因。幽门螺杆菌感染导致消化性溃疡的机制可能是：①幽门螺杆菌-胃泌素-胃酸学说：Hp 直接或间接作用于胃黏膜的 G 细胞、D 细胞及壁细胞，导致胃酸分泌增加，从而使十二指肠的酸负荷增加，引起 DU 或 GU 的发生。②十二指肠-胃上皮化生学说：十二指肠-胃上皮化生为 Hp 在十二指肠定植提供了条件，从而导致黏膜屏障破坏，最终发展为 DU。③Hp 致十二指肠碳酸氢盐减少：Hp 感染可减少十二指肠碳酸氢盐分泌，从而使黏膜屏障削弱，导致 DU 发生。④Hp 导致胃黏膜的屏障功能削弱：Hp 削弱胃黏膜的屏障功能后，使胃酸对受损胃黏膜的侵蚀作用增强而导致 GU。

2. 胃酸/胃蛋白酶　是溃疡形成的最终影响因素，其中胃酸起决定性作用，是溃疡形成的直接原因。

3. 非甾体抗炎药（NSAID）　如阿司匹林、吲哚美辛等可直接作用于黏膜，损害黏膜屏障；同时削弱了前列腺素对黏膜的保护作用，形成溃疡。

4. 其他因素　①吸烟：吸烟者比不吸烟者溃疡发生率高，其机制不明确，可能与吸烟增加胃酸分泌、降低幽门括约肌张力，以及影响前列腺素合成等有关。②遗传：遗传因素影响不能确定，但消化性溃疡有家庭聚集现象，O 型血者易得 DU，此情况也可能和幽门螺杆菌感染有关。③急性应激：可引起应激性溃疡。④胃十二指肠运动异常：部分 GU 患者胃排空延迟，可引起十二指肠液反流入胃，而削弱胃黏膜屏障；部分 DU 患者胃排空增快，可加重十二指肠酸负荷。⑤神经精神因素：持久及过度的精神紧张、情绪激动等可使大脑皮质功能紊乱，影响胃十二指肠分泌、运动及黏膜血流的调节，从而引起溃疡的发作或加重。

【病理】　DU 好发于球部，GU 好发于胃角和胃小弯处；溃疡可单发，也可有多个，形态呈圆形或椭圆形，边缘完整，基底光滑，表面可有灰白色或灰黄色纤维渗出物；活动性溃疡周围黏膜常有炎性水肿，深者可达胃壁肌层或浆膜层，穿破浆膜层可致穿孔，血管破溃可致出血；溃疡愈合，瘢痕收缩，可使周围黏膜皱襞向溃疡集中。

二、护理评估

【健康史】　询问患者发病的年龄、饮食习惯，有无烟酒嗜好，职业，是否长期使用阿司匹林等非甾体类抗炎药，有无胃炎病史，家族中有无消化性溃疡患者，是否长期处于精神紧张、焦虑或情绪波动的状态，以及遭受严重的精神创伤。

【身体状况】

1. 症状 临床表现不一，主要表现是上腹痛。少数患者可无症状或症状不明显，而是以出血、穿孔等并发症为首发症状被发现。典型消化性溃疡有以下特点：

（1）慢性：腹痛长期反复发作，病程可达数年至数十年。

（2）周期性：发作期与缓解期交替，发作期可为数周或数月，缓解期时间不等。发作有较明显的季节性，一般多在秋冬或冬春之交发病。

（3）节律性：大多数患者腹痛具有节律性（表 4-1）。

◎ 考点：胃溃疡和十二指肠溃疡疼痛的特点

表 4-1 胃溃疡、十二指肠溃疡疼痛特点的比较

	胃溃疡	十二指肠溃疡
性质	钝痛、灼痛、胀痛或剧痛	钝痛、灼痛、胀痛或剧痛，也可仅有饥饿样不适感
部位	中上腹或剑突下或剑突下偏左	中上腹或剑突下偏右
发作时间	餐后 0.5～1 小时出现，经 1～2 小时后逐渐缓解，至下次进餐前消失	餐后 2～4 小时，常发生在两餐间，故又称空腹痛、饥饿痛、午夜痛
节律	进餐—疼痛—缓解	疼痛—进餐—缓解

此外，患者常伴有胃肠道症状，如反酸、嗳气、恶心呕吐、食欲下降等消化不良的表现，GU 较 DU 多见。还可表现为自主神经功能失调的症状，如失眠、多汗等，亦可表现为营养不良的症状，如贫血、消瘦等。

2. 体征 发作时可有上腹部固定而局限的压痛点，缓解时无明显体征。

链 接

特殊类型的消化性溃疡

1. 球后溃疡 发生于十二指肠球部以下的溃疡，其午夜痛及背部放射痛较为多见。

2. 幽门管溃疡 较少见。

3. 巨大溃疡 直径大于 2cm。

4. 复合溃疡 胃、十二指肠同时发生溃疡。

5. 老年人消化性溃疡 溃疡多位于胃体上部甚至胃底，较大，症状多不典型，疼痛多无规律，食欲减退、恶心呕吐、消瘦、贫血等症状较突出，易误诊为胃癌。

6. 无症状溃疡 15%～35%患者无任何症状，以老人多见，可以出血、穿孔为首发症状。

◎ 考点：消化性溃疡的主要并发症

3. 并发症

（1）出血：是消化性溃疡最常见的并发症。消化性溃疡是上消化道出血的最常见原因。出血的临床表现取决于出血量和速度，轻者仅表现为呕血和黑便，重者可出现失血性休克。

（2）穿孔：是消化性溃疡最严重的并发症，常发生于溃疡活动期，可由饮食过饱、饭后剧烈运动、饮酒、劳累、服用 NSDIA 等诱发，由溃疡病灶向深部发展穿透浆膜层引起。其可分为急性、亚急性和慢性三种。急性最为常见，表现为突发的上腹部剧痛，并迅速波及全腹；腹肌紧张呈板状腹，有明显压痛及反跳痛，肠鸣音减弱或消失，肝浊音界消失，部分患者可出现休克。腹部 X 线检查可见膈下游离气体，为诊断穿孔的重要依据。慢性穿孔，腹痛顽固而持久，疼痛常放射至背部，溃疡穿透，但与邻近器官、组织粘连，穿孔时胃肠内容物不能流入腹腔，又称穿透性溃疡。

（3）幽门梗阻：多见于十二指肠溃疡和幽门管溃疡。表现为胃排空延迟，上腹饱胀不适，疼痛常于餐后加重，且有反复大量呕吐，呕吐物为发酵酸性宿食，吐后症状可缓解。严重呕吐可引起低氯血症、低钾血症、代谢性碱中毒和营养不良。上腹部振水音、胃型及胃的蠕动波、空腹抽出胃液量＞200ml 为幽门梗阻的特征性表现。

（4）癌变：少数 GU 可发生癌变，尤其是 45 岁以上的患者。上腹部疼痛失去节律性，症状顽固，经严格内科治疗无效，粪便潜血试验持续阳性者应考虑癌变。

【心理-社会状况】 患者因病程长、反复发作或易出现并发症而产生焦虑、恐惧等心理。

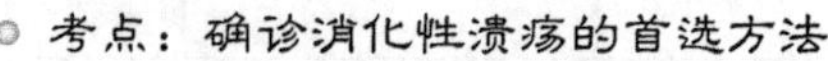
考点：确诊消化性溃疡的首选方法

【辅助检查】

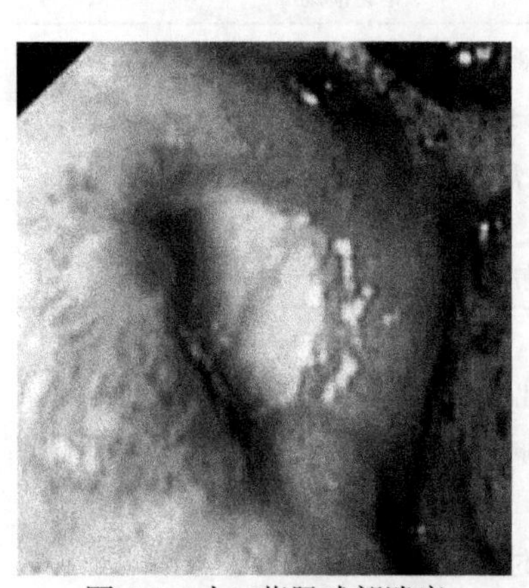
图 4-3　十二指肠球部溃疡

1. 胃镜检查及黏膜活组织检查　是确诊消化性溃疡的首选方法。胃镜检查可对胃和十二肠溃疡进行直视、摄影，并可在直视下对溃疡边缘及邻近黏膜活检，借此可鉴别良恶性溃疡和进行幽门螺杆菌检测，对治疗有指导意义。内镜下消化性溃疡多呈圆形或椭圆形，边缘光整，底部覆有灰黄色或灰白色渗出物，周围黏膜可有充血、水肿，可见皱襞向溃疡集中（图 4-3）。

2. 幽门螺杆菌（Hp）的检测　方法有侵入性和非侵入性两种。前者需经胃镜取活组织进行检测，有快速尿素酶试验、组织学检查和 Hp 培养。后者主要有 ^{13}C 或 ^{14}C 尿素呼气试验，敏感性和特异性高，无需胃镜检查，为根治后复查的首选方法；其次为粪便 Hp 抗原检测。

3. X 线钡餐检查　直接征象为龛影，对溃疡有确诊价值；激惹和变形等间接征象，提示可能有溃疡发生。

4. 胃液分析　GU 患者胃酸分泌正常或低于正常，DU 患者胃酸分泌增多。

5. 粪便潜血试验　溃疡活动期呈阳性，经治疗 1～2 周内转阴。如持续阳性则提示癌变的可能。

考点：消化性溃疡的主要治疗药物

【治疗要点】 消化性溃疡的治疗目的是消除病因、缓解症状、促进溃疡愈合、预防复发及并发症。本病治愈率高，但易复发。极少数胃溃疡患者可发生癌变。

1. 降低胃酸的药物　有抗酸药和抑制胃酸分泌药两类。抗酸药常用碱性抗酸药，如氢氧化铝、铝碳酸镁及其复方制剂等，可与胃内盐酸作用形成盐和水，降低胃内酸度，对缓解溃疡疼痛有较好效果，但长期大量使用，不良反应较大，故目前很少单一应用抗酸药来治疗溃疡病。

抑制胃酸分泌药常用的有 H_2 受体拮抗剂（H_2RA）和质子泵抑制剂（PPI）两类。H_2RA 能阻止组胺与 H_2 受体结合，使壁细胞胃酸分泌减少，常用的有西咪替丁、雷尼替丁、法莫替丁和尼扎替丁。主要不良反应有头晕、乏力、嗜睡和腹泻。PPI 以奥美拉唑、兰索拉唑及泮托拉唑等为代表，是目前抑制胃酸分泌最强的一类药，其抑制胃酸分泌的作用较 H_2RA 更强，作用更持久；还可与抗生素协同作用，作为根除 Hp 治疗的基础用药。

2. 保护胃黏膜的药物　硫糖铝、枸橼酸铋钾为常用的胃黏膜保护剂，可黏附覆盖在溃疡面上形成一层保护膜，从而阻止胃酸和胃蛋白酶的侵袭。枸橼酸铋钾因兼有较强的抑制 Hp 的作用，可作为根除 Hp 的联合治疗，但因过量蓄积可引起神经毒性，故不宜长期服用。前列腺素类药物如米索前列醇可增加黏液/碳酸氢盐的分泌、增加黏膜血流，有一定的抑制胃酸分泌作用，从而起到增加胃十二指肠黏膜防卫能力的作用。

3. 根除幽门螺杆菌治疗　对于有 Hp 感染的患者，应首先给予抗幽门螺杆菌治疗。目前推荐使用以质子泵抑制剂（PPI）和（或）胶体铋剂为基础加上两种抗生素的三、四联治疗方案，即奥美拉唑和（或）枸橼酸铋钾加上克林霉素或阿莫西林或甲硝唑等。

4. 外科手术治疗　有下列指征者可选用手术治疗：①大量出血经内科治疗无效；②急性穿孔；③瘢痕性幽门梗阻；④胃溃疡疑有癌变；⑤正规内科治疗无效的顽固性溃疡。

三、护理诊断及合作性问题

1. 疼痛　与胃酸刺激溃疡面或穿孔有关。

2. 营养失调：低于机体需要量　与疼痛所致摄入不足、消化吸收障碍或并发症致营养损失过多有关。

3. 焦虑　与溃疡反复发作、迁延不愈有关。

4. 潜在并发症：上消化道出血、穿孔、幽门梗阻、癌变。

四、护理目标

1. 疼痛减轻或消失。
2. 营养状况改善，体重稳定或增加。
3. 焦虑减轻，情绪稳定，舒适感增加，能配合治疗及护理。
4. 预防并发症的发生，一旦发生及时配合处理。

五、护理措施

（一）休息与活动

病室环境安静、舒适；腹痛较轻者，适当休息，可参加轻微的工作，注意劳逸结合。溃疡活动期且症状较重或有严重并发症者应卧床休息 1～2 周。

（二）饮食护理

合理饮食可减少疼痛发作，并可改善营养状况。向患者说明摄取足够营养对溃疡的修复及全身状况恢复的重要性。

1. 饮食原则　营造良好的进餐环境，定时定量，少量多餐，细嚼慢咽。

2. 食物选择　选择清淡易消化的食物，避免对病灶的刺激。溃疡活动期，以面食为主，不习惯面食者则以软米饭或米粥替代；脱脂牛奶有中和胃酸的作用，但其中的钙质可刺激胃酸分泌，应适量摄取，并安排在两餐间服用；脂肪可刺激小肠分泌抑促胃液素，抑制胃酸分泌，但同时可引起胃排空减慢及胃窦扩张，致使胃酸分泌增加，故脂肪的摄取也应适量；此外，避免食用生、冷、硬、粗纤维多的蔬菜、水果及浓肉汤、咖啡、浓茶、酸醋等刺激性强的食物。

3. 营养状况评估　观察患者每日进餐次数、量、种类，定期测体重，检测有关营养指标的变化，了解患者的营养状况。

（三）病情观察

注意观察患者的疼痛规律及特点，重点观察有无上消化道出血、急性穿孔、幽门梗阻等并发症，一旦出现，应立即通知医师，并配合做好各项护理。

考点：消化性溃疡患者的用药护理、并发症的护理

（四）用药护理

遵医嘱用药，注意观察药物的疗效及不良反应。

1. 抑制胃酸药物　①H_2受体拮抗剂：应在餐中或餐后即刻服用，也可将一天的剂量睡前顿服，若与抗酸药联用时，则两药应间隔1小时以上。若静脉滴注应注意给药速度，防止滴速过快引起低血压和心律失常。长期大量使用西咪替丁可出现男性乳房肿胀、性功能紊乱等。少数患者可出现一过性肝损害和粒细胞缺乏，头痛、头晕、皮疹，停药后可消失。因药物随母乳排泄，哺乳期应停药。②质子泵抑制剂：奥美拉唑不良反应较少，可有头晕，因此服药期间不宜开车或进行高空作业。兰索拉唑可出现荨麻疹、皮疹、瘙痒、头痛、口苦、肝功能异常等，反应严重时应停止用药。泮托拉唑不良反应较少，偶可引起头痛和腹泻。③抗酸药：氢氧化铝、铝碳酸镁，餐后1小时和睡前服用。避免与奶制品同服，易形成络合物。不宜与酸性食物及饮料同服。氢氧化铝阻碍磷的吸收，老年人长期服用可引起骨质疏松。

2. 胃黏膜保护剂　①硫糖铝：在餐前1小时服用，可有便秘、口干等不良反应。②米索前列醇：腹泻是常见不良反应，能引起子宫收缩，孕妇忌用。③胶体铋，如枸橼酸铋钾，还具有杀灭Hp的作用；短期服用可使牙齿、舌发黑，故可用吸管直接吸入；部分患者服药后可出现便秘、黑便，停药后自行消失；长期服用铋可在体内积蓄产生神经毒性，不宜长期使用；因药物在酸性环境下有效，故应餐前半小时口服，不宜与制酸剂、牛奶同服。

3. 抗菌药物治疗　①阿莫西林：服用前应询问患者有无青霉素过敏史，服用过程中注意有无迟发性过敏反应的出现，如皮疹。②甲硝唑：有恶心、呕吐等胃肠道不良反应，应安排在餐后半小时服用，可遵医嘱用甲氧氯普胺等拮抗胃肠道反应。

（五）疼痛的护理

腹痛剧烈时嘱患者卧床休息，评估患者疼痛的特点、与饮食的关系，如DU若有空腹痛或午夜痛，可嘱患者随身携带碱性食物（如苏打饼干等），在疼痛前或疼痛时进食，或服用制酸剂；也可采用局部热敷或针灸止痛，若病情允许可适当活动以分散注意力，避免过度劳累和不良精神刺激。

（六）并发症护理

1. 出血　见本章第10节“上消化道大量出血患者的护理”。

2. 穿孔　卧床休息，取适宜体位以减轻疼痛，禁食并胃肠减压，密切观察患者的病情变化，建立静脉通路，遵医嘱补液，必要时做好术前准备。

3. 幽门梗阻　指导患者禁食，禁食期间行胃肠减压，静脉补液，保持水电解质与酸碱平衡及营养需要。观察和记录呕吐的量及性状，需手术治疗时，配合做好术前准备。

（七）心理护理

向患者介绍疾病的相关知识，增加其对治疗的信心。减轻或消除来自各方面的不良刺激，使患者心情放松，情绪稳定。

◎ 考点：消化性溃疡患者的健康教育要点

（八）健康教育

1. 疾病知识介绍　护理人员应向患者讲解消化性溃疡的病因和诱发因素，保持良好的心态，减少生活和工作压力，避免紧张劳累。认识规律生活和休息对溃疡病恢复的重要性。

2. 合理饮食　选择营养丰富、易消化的食物，少量多餐，规律进餐，避免暴饮暴食和进食刺激性饮食，戒烟酒，以免加重对胃黏膜的损伤。告诉患者碱性食物和抑酸剂可缓解十二指肠溃疡引起的空腹痛。

3. 用药指导　遵医嘱用药，忌用或慎用对胃黏膜有损害作用的药物。对服用非甾体抗炎药者，若病情允许遵医嘱停用。即使患者未服此类药物，亦应告诫其今后慎用。

4. 定期复诊　教会患者了解本病及其并发症的相关知识和识别方法，若有异常情况立即就诊。年龄偏大的 GU 患者，嘱其定期门诊复查，防止癌变。

六、护 理 评 价

腹痛是否减轻或消失；能否合理进食，营养指标是否在正常范围内；患者情绪是否稳定。

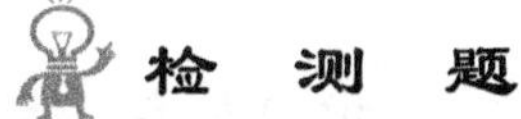

检　测　题

A_1型题

1. 胃溃疡患者上腹部疼痛节律特点为
   A. 疼痛—进食—缓解
   B. 进食—缓解—疼痛
   C. 缓解—疼痛—进食
   D. 进食—疼痛—缓解
   E. 疼痛—进食—疼痛
2. 消化性溃疡患者最易出现的并发症是
   A. 出血　B. 穿孔
   C. 梗阻　D. 癌变
   E. 肝性脑病

A_2型题

3. 患者，男性，32 岁。上腹部间歇性疼痛 3 年，夜间痛明显，进食后可缓解，近 3 天疼痛加重，前来就诊，请问确诊首选的检查方法是
   A. X 线钡餐检查
   B. 幽门螺杆菌检测
   C. 胃镜检查及胃黏膜活组织检查
   D. CT 检查
   E. 超声显像
4. 患者，男性，22 岁。消化性溃疡患者，给予枸橼酸铋钾＋克拉霉素＋呋喃西林，三联治疗期间出现黑便，担心病情加重，行粪便隐血试验，报告呈阴性，此时应向患者解释黑便的原因为
   A. 溃疡出血
   B. 溃疡癌变
   C. 枸橼酸铋钾不良反应
   D. 克拉霉素不良反应
   E. 呋喃西林不良反应
5. 消化性溃疡患者应在餐前半小时服用的药物是
   A. 氢氧化铝-镁乳合剂　B. 法莫替丁
   C. 西咪替丁　D. 枸橼酸铋钾
   E. 硫糖铝混悬液

第5节 溃疡性结肠炎患者的护理

案例 4-3 患者，女性，25 岁。1 年前无明显诱因出现左下腹隐痛，黏液脓血便，每日 2～3 次，病情常反复。近 1 个月腹痛加重，排便次数增多至 6～7 次/天，便后疼痛减轻，且伴里急后重、低热及食欲缺乏。查体：生命体征正常，情绪低落，消瘦，除左下腹压痛阳性外，未发现阳性体征。结肠镜检查：乙状结肠多发性浅溃疡，表面附有脓性分泌物。

问题： 1. 初步诊断是什么疾病？

2. 明确诊断还需进行哪些检查？

3. 提出该患者目前存在的护理诊断。

一、概　述

【概念】 溃疡性结肠炎是一种病因尚不明确的直肠和结肠慢性非特异性炎症性疾病。临床以腹泻、黏液脓血便、腹痛及里急后重为主要表现，病情轻重不等，多呈反复发作的慢性病程。其可发生于任何年龄，多见于青壮年，男女发病率无明显差别。

【病因及发病机制】 病因尚未完全明确。目前认为本病与环境、感染、免疫因素、遗传等有关。

【病理】 病变部位主要在直肠、乙状结肠的黏膜和黏膜下层，可延伸到降结肠，甚至整个结肠。由于病变反复发作和慢性经过，可形成炎性息肉，少数患者可能发生结肠癌变，以恶性程度较高的未分化型多见。

二、护理评估

【健康史】 询问患者有无饮食失调、劳累、精神刺激等诱因；患病、诊治过程及患者的饮食形态和排泄形态；有无溃疡性结肠炎的家族史。

◎ 考点：溃疡性结肠炎腹泻的特点，腹痛的规律

【身体状况】 多数起病缓慢，呈慢性经过，可迁延数年至十余年，发作期与缓解期交替，少数症状持续并逐渐加重。偶见急性暴发过程。

1. 症状

（1）消化系统表现：①腹泻及黏液脓血便，多见，腹泻为炎症刺激使肠蠕动增快和肠黏膜对水钠吸收障碍所致；黏液脓血便是本病活动期的重要表现，为炎症渗出和黏膜糜烂及溃疡所致。排便次数和便血程度可反映病情程度，轻者每日排便 2～4 次，粪质呈糊状，混有黏液、脓血，便血轻或无；重者每日腹泻达 10 余次，大量脓血，甚至呈血水样粪便。因病变累及直肠，故常伴里急后重，偶有腹泻与便秘交替。②腹痛，轻症患者于缓解期可无腹痛或仅有腹部不适，活动期为轻至中度左下腹或下腹部阵痛，亦可波及全腹，有疼痛—便意—便后缓解的规律。若并发中毒性巨结肠或腹膜炎，则腹痛剧烈而持久。③其他症状，常有腹胀、食欲缺乏、恶心、呕吐等。

（2）全身表现和肠外表现：疾病活动期可有低热或中度热，急性暴发型或有并发症者可有高热。重者可出现衰弱、消瘦、贫血、低蛋白血症、水电解质紊乱。肠外表现有口腔黏膜溃疡、结节性红斑、外周关节炎、脾大等。

2. 体征　患者呈慢性病容。轻者仅有左下腹轻压痛。重症或暴发型者有明显压痛和鼓肠。腹部若有腹肌紧张、压痛和反跳痛、肠鸣音减弱，提示中毒性巨结肠和肠穿孔等并发症的发生。

◎ 考点：溃疡性结肠炎的并发症

3. 并发症

（1）中毒性巨结肠：最严重的并发症，表现为病情急剧恶化，毒血症明显，预后较差，易引起急性肠穿孔。

（2）直肠、结肠癌变：发生率较低，主要发生在重症患者、病变累及全结肠和病程长的患者。

（3）其他并发症：大量出血、急性穿孔、肠梗阻，偶见瘘管形成、肛门直肠周围脓肿。

【心理-社会状况】　因本病病程漫长，反复发作，迁延不愈，用药时间长，无特效治疗方法，患者易产生抑郁、焦虑、紧张心理，甚至不配合治疗和护理。

【辅助检查】

1. 结肠镜检查　是确诊的重要手段之一，可直接观察肠黏膜病变并进行活检，确定病变范围及程度。镜下可见病变黏膜粗糙呈颗粒状、充血和水肿、有脓性分泌物附着，病变明显处可见多发性糜烂或溃疡，结肠袋变浅、变钝或消失，也可见假息肉形成（图 4-4）。

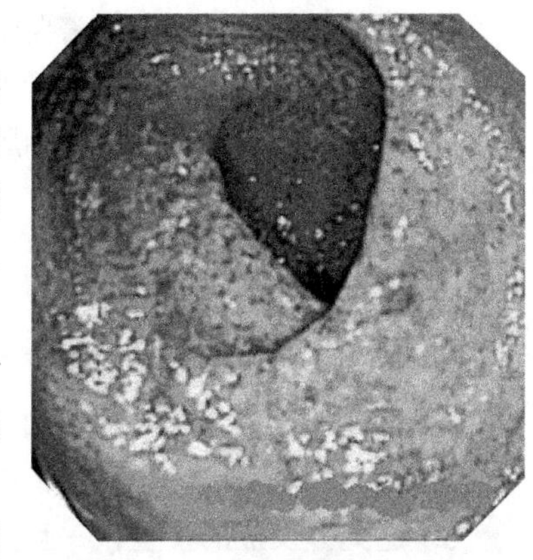

图 4-4　结肠镜下溃疡性结肠炎

2. 血液检查　红细胞和血红蛋白减少；活动期白细胞计数增高、红细胞沉降率增快与 C 反应蛋白增高，是活动期的标志。

3. X 线钡剂灌肠检查　可见病变部位黏膜粗乱或有细颗粒改变，肠管边缘呈锯齿状或毛刺样，肠壁有多发性小充盈缺损或小龛影，偶见肠管缩短，袋囊消失，呈铅管样。严重病例不宜作此检查，以免加重病情。

4. 粪便检查　肉眼常见黏液脓血便，显微镜检查见红细胞、白细胞、脓细胞和巨噬细胞。不能检出致病性病原体，但粪便的病原学检查目的主要是排除感染性结肠炎。

链　接

溃疡性结肠炎要与哪些疾病鉴别？

1. 慢性细菌性痢疾　病变部位、腹泻症状相似，但粪便细菌培养痢疾杆菌阳性，抗菌药物治疗有效。

2. 肠结核　病变部位在回盲部，由结核分枝杆菌经口感染，渗出型以腹泻为主，粪便呈糊状，无黏液、脓血及里急后重感。增生型以便秘为主。肠梗阻为最常见并发症。

3. 阿米巴痢疾　病变部位主要在右侧结肠，也可累及左侧结肠，粪便呈果酱样，无里急后重，结肠溃疡较深，粪便或溃疡渗出物可找到溶组织阿米巴原虫滋养体或包囊。抗阿米巴治疗有效。

◎ 考点：治疗溃疡性结肠炎的常用药物治疗

【治疗要点】　治疗原则是控制急性发作，缓解症状，减少复发，防止发生并发症。

1. 一般治疗　①活动期或病情严重时应卧床休息，去除或减轻刺激因素。②饮食和营养：以易消化、富于营养、补充足够热量为原则，给予流质饮食，病情改善后改为营养少渣饮食。病情严重者应禁食，给予胃肠外营养。

2. 药物治疗　氨基水杨酸制剂（柳氮磺吡啶）是治疗本病的常用药物，适用于轻型、中型患者和经糖皮质激素治疗已缓解的重型患者。也可用其他的氨基水杨酸制剂，如美沙拉嗪、奥沙拉秦、巴柳氮等。糖皮质激素对急性发作期有比较好的疗效，适用于对氨基水杨酸制剂疗效不佳的轻、中型患者，特别适于重型活动和急性暴发型患者。免疫抑制剂如硫唑嘌呤或巯嘌呤可用于激素治疗效果不佳或对激素依赖的慢性持续型患者。

3. 外科手术治疗　并发大出血、肠穿孔、中毒性巨结肠，结肠癌或经积极内科治疗无效且伴有严重毒血症者应积极进行手术治疗。

三、护理诊断及合作性问题

1. 疼痛：腹痛　与肠道炎症刺激、溃疡、痉挛有关。
2. 腹泻　与肠道炎症和肠道功能紊乱有关。
3. 营养失调：低于机体需要量　与长期腹泻、肠道吸收障碍有关。
4. 焦虑　与病情反复、迁延不愈有关。
5. 潜在并发症：中毒性巨结肠、出血、穿孔、癌变。

四、护理目标

1. 腹痛减轻或消失。
2. 腹泻次数减少或排便恢复正常。
3. 营养状况改善，体重增加并恢复到原有水平且保持稳定。
4. 焦虑和恐惧心理缓解，情绪稳定。
5. 避免并发症的发生，一旦发生，能及时配合处理。

五、护理措施

◎ 考点：溃疡性结肠炎的一般护理与用药护理

（一）休息与活动

轻症可以减少活动，注意休息；重症应卧床休息。

（二）饮食护理

给予高热量、高蛋白、丰富维生素、质软、易消化、少纤维的食物，以减轻对肠黏膜的刺激，并有利于机体的吸收。避免食用水果、冷饮、多纤维及刺激性食物，忌牛奶及奶制品。病情严重者应禁食，给予静脉高营养，改善全身状况，缓解后可给予流质或无渣半流质饮食，以减轻症状。观察患者进食情况，定期测量体重，检测相关营养指标。

（三）病情观察

观察排便次数、粪便的量及性状、腹痛特点，监测生命体征、营养指标及水电解质改变；了解营养状况的改善；注意并发症的发生，如出现鼓肠、肠鸣音消失、腹痛加剧等，要考虑中毒性巨结肠的发生，及时通知医生，积极配合抢救。

（四）配合治疗

遵医嘱用药，观察其疗效及不良反应。如服用柳氮磺胺吡啶（SASP），可出现恶心呕吐、皮疹、粒细胞减少、关节痛等不良反应，应嘱患者饭后服用，服药期间定期监测血象。应用糖皮质激素者，不可随意停药，以防反跳现象；应用硫唑嘌呤或巯嘌呤时可出现骨髓抑制现象，应监测白细胞变化。

（五）对症护理

腹泻、腹痛的护理见本章第 2 节。

（六）心理护理

由于本病经久不愈、反复发作，且病因不明，患者往往比较紧张甚至恐惧。需要认真倾听患者诉说，帮助其解除思想顾虑，鼓励患者树立自信。

（七）健康教育

1. 疾病知识指导　告诉患者及家属本病呈慢性过程，反复发作，且与遗传、感染、自身免疫、精神心理等多种因素有关。让患者及家属对疾病的发生、发展、诊疗有一定的了解。

2. 生活指导　指导患者合理休息与活动，注意劳逸结合；合理选用柔软、易消化、富有营养和足够热量的食物，少量多餐；补充多种维生素，避免食用生、冷、多纤维、辛辣刺激性食物，忌牛奶和乳制品。

3. 用药指导　遵医嘱用药，不要随意换药或停药，服药期间应大量饮水；教会患者识别药物的不良反应，如出现疲乏、头疼、发热、手脚发麻、排尿不畅等症状要及时就诊，以免延误治疗。

4. 随时就诊　指导患者门诊随访知识，定期门诊复查；如出现腹痛性质突然改变，腹胀、便血或不排气等，及时就诊。

六、护理评价

腹泻能否减轻或缓解；进食量有无增加，营养是否改善；情绪是否保持平稳。

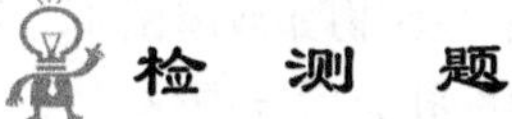

检　测　题

A_1 型题

1. 关于溃疡性结肠炎的描述应除外
   A. 黏液脓血便
   B. 腹痛主要局限在右下腹
   C. 活动期有低热或中等度发热
   D. 具有疼痛—便意—便后缓解的规律
   E. 活动期有轻或中度腹痛
2. 判断溃疡性结肠炎活动期的标志性检查项目是
   A. 红细胞沉降率增高
   B. 白细胞增高
   C. 反应蛋白增高
   D. 粪便检查见血、脓和黏液
   E. X 线钡剂灌肠检查：可见黏膜粗乱或有细颗粒改变

A_2 型题

3. 患者，男性，38 岁。因“腹泻、腹痛 2 年，急性

加重5天”被诊断为“溃疡性结肠炎”入院。患者大便的形态是

A. 米泔水样便　　B. 黑便

C. 羊尿便　　D. 白陶土样便

E. 黏液脓血便

4. 患者，女性，29岁。因“近1个月常出现腹泻、腹痛、脓血便”就诊，诊断为“溃疡性结肠炎”入院治疗。入院3天后患者突然感觉剧烈腹痛，呈持续状。护士查体：腹肌紧张，反跳痛明显，肠鸣音减弱。该护士判断患者可能发生的并发症为

A. 直肠结肠癌变　　B. 中毒性巨结肠

C. 急性肠穿孔　　D. 直肠癌变

E. 结肠大量出血

第6节　肝硬化患者的护理

案例4-4　患者，男性，58岁。腹胀、食欲减退、乏力8个月，今日因劳累突发呕血约700ml，排暗红色大便1次，伴有头晕、心悸。既往有乙型肝炎病史，无烟酒嗜好，否认血吸虫疫水接触史。查体：体温37.2℃，脉搏110次/分，呼吸22次/分，血压90/60mmHg，营养差，慢性肝病面容，神志清楚，巩膜无黄染，颈部及前胸可见蜘蛛痣3枚，无颈静脉怒张，心肺未见异常。腹膨隆，腹壁静脉可见，移动性浊音（+），肝掌，两下肢轻度可凹性水肿。

问题：1. 初步诊断为什么疾病？

2. 有哪些护理诊断及合作性问题？

一、概　述

【概念】　肝硬化是由一种或多种原因造成肝细胞慢性、进行性、弥漫性损害，发生变性、坏死、纤维组织增生和肝细胞结节状再生进而引起的以肝功能障碍和门静脉高压为主要表现的一种常见的慢性肝病。发病高峰年龄在20～50岁，男女发病无明显差异。

◎ 考点：肝硬化常见病因

【病因】　引起肝硬化的原因很多，在国内以病毒性肝炎最为常见，欧美国家以慢性酒精中毒多见。

1. 病毒性肝炎　主要是乙型，其次是丙型，而甲型和戊型一般不发展为肝硬化。

2. 慢性酒精中毒　长期大量饮酒因酒精及中间代谢产物（乙醛）的毒性作用，引起酒精性肝炎，继而发展为肝硬化。此外，酗酒所致肝细胞营养失调也对肝脏有一定损害作用。

3. 胆汁淤积　持续肝内瘀胆或肝外胆管阻塞，可引起原发性或继发性胆汁性肝硬化。

4. 药物或化学毒物　长期服用某些药物如双醋酚丁、甲几多巴等，或长期接触某些化学毒物如磷、砷、四氯化碳等可引起中毒性肝炎后肝硬化。

5. 其他　血吸虫病、循环障碍、营养失调等因素均可引起肝硬化。

【发病机制】　各种原因引起肝硬化的发展过程有4个方面：①广泛肝细胞变性坏死、正常肝小叶纤维支架塌陷。②不规则结节状肝细胞团（再生结节）的形成。③大量纤维结缔组织增生，假小叶的形成。④上述病理改变，使肝内血管缩小、闭塞、扭曲；肝内门静脉、肝静脉、肝动脉小支三者失去正常关系，出现吻合支。这既是形成门静脉高压的病理基础，又加重了肝细胞的营养障碍，促使肝硬化进一步发展。

二、护理评估

【健康史】　询问患者有无病毒性肝炎史；是否长期大量饮酒、长期服用对肝脏有损害的药

物；有无慢性充血性心力衰竭、胆汁淤积、长期或反复感染血吸虫等病史。

◎ 考点：肝硬化代偿与失代偿期的主要临床表现

【身体状况】 肝硬化起病隐匿，病程进展较缓慢。临床上分为肝功能代偿期和失代偿期。

1. 代偿期　早期无症状或较轻，无特异性，乏力、食欲减退出现较早、较突出，可伴有腹胀、恶心、厌油腻、上腹隐痛、轻度腹泻等，多呈间歇性，因劳累出现，经休息或治疗后可缓解。肝轻度肿大、质地较硬，脾轻度或中度肿大。

2. 失代偿期　主要为肝功能减退和门静脉高压所致的临床表现。

（1）肝功能减退的表现

1）全身表现：患者一般情况及营养状况差，消瘦乏力，精神不振，皮肤干而粗糙，面色灰暗无光泽（肝病病容），常有不规则低热、水肿、舌炎等。

2）消化道症状：食欲减退甚至厌食，上腹饱胀不适、恶心、呕吐，对脂肪和蛋白质耐受性差，进油腻肉食易引起腹泻，是因门静脉高压时胃肠道淤血、水肿、消化吸收障碍和肠道菌群失调所致。半数以上患者有轻度黄疸，少数有中、重度黄疸，提示肝细胞有进行性或广泛性坏死。

3）出血倾向和贫血：轻者可有鼻出血、牙龈出血、皮肤紫癜，重者胃肠道出血引起黑便，与肝合成凝血因子减少、脾功能亢进等有关。营养不良、肠道吸收障碍、失血和脾功能亢进等因素可致不同程度的贫血。

4）内分泌失调：由于肝功能减退，肝脏对雌激素灭活能力减弱，使雌激素增多，通过负反馈抑制腺垂体分泌功能，致雄激素、肾上腺糖皮质激素减少。男性患者表现为乳房发育、毛发脱落、性欲减退、睾丸萎缩等；女性患者有月经失调、闭经、不孕等；部分患者面、颈、上胸、肩背和上肢等上腔静脉回流区出现蜘蛛痣；手掌大鱼际、小鱼际等部位充血发红，称为肝掌；面部皮肤可有色素沉着。肝功能减退也使肝对醛固酮和抗利尿激素的灭活作用减弱，致继发性醛固酮和抗利尿激素增多，促使水肿和腹水形成。

（2）门静脉高压表现

1）脾大和脾功能亢进：脾因长期淤血而肿大，多为轻、中度肿大。晚期出现脾功能亢进可有红细胞、白细胞、血小板计数减少。

2）侧支循环建立与开放：由于门静脉压力增高，导致门静脉与腔静脉吻合支逐渐扩张，形成门-体侧支循环（图 4-5）。主要有：①食管下段和胃底静脉曲张：常因门静脉压力突然增高、粗硬食物机械损伤或腹内压突然升高而使曲张静脉破裂发生上消化道大出血，出现呕血、黑便及休克等症状；②腹壁静脉曲张：在脐周与腹壁可见迂曲的静脉；③痔静脉曲张：形成痔核，破裂时可引起便血。

3）腹水：是肝硬化最突出的临床表现。患者常有腹胀，大量腹水时腹部膨隆，呈蛙腹状，膈肌抬高，可出现呼吸困难、心悸。腹水形成是多种因素作用的结果，主要原因有：①门静脉高压，组织液回流减少而进入腹腔；②低蛋白血症，血浆胶体渗透压降低，致使血浆外渗；③肝淋巴液生成过多，超过胸导管的引流能力，使淋巴液渗出至腹腔；④继发抗利尿激素、醛固酮增多，水钠重吸收增加；⑤有效循环血容量不足，肾血流量减少，致肾小球滤过率降低。

（3）肝脏体征：早期肝脏肿大，表面光滑，质地稍硬；晚期缩小，表面可呈结节状，质地硬；一般无压痛。

◎ 考点：肝硬化的并发症

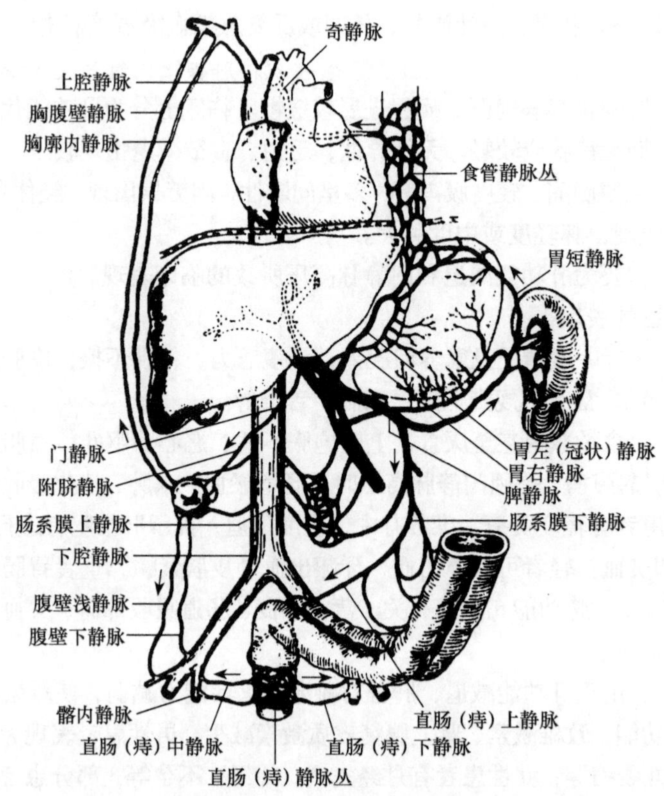

图 4-5 门静脉高压时，侧支循环血流方向示意图

3. 并发症

（1）上消化道出血：是最常见的并发症，食管胃底静脉曲张破裂可导致失血性休克或诱发肝性脑病。

（2）肝性脑病：是本病最严重的并发症，也是最常见的死亡原因。

（3）感染：肝硬化患者抵抗力低下易并发感染，如肺炎、胆道感染、大肠埃希菌败血症及自发性腹膜炎等。

自发性腹膜炎

自发性腹膜炎是指腹水自发性感染导致的自发性细菌性腹膜炎和内毒素血症。致病菌多为革兰阴性杆菌，表现为腹痛、发热、腹水迅速增长，严重者出现中毒性休克。

（4）原发性肝癌：患者短期内出现肝脏迅速增大、肝表面出现肿块、持续性肝区疼痛或腹水呈血性应考虑并发原发性肝癌，需作进一步检查。

（5）肝肾综合征：肝硬化失代偿期大量腹水时，由于有效循环血容量不足可发生功能性肾衰竭，又称肝肾综合征。表现为自发性少尿或无尿、氮质血症、稀释性低钠血症和低尿钠。但肾脏无明显器质性损害。

（6）电解质和酸碱平衡紊乱：常见低钠血症，与长期钠摄入不足、利尿和大量放腹水有关；也常出现低钾低氯血症和代谢性碱中毒，与摄入不足、呕吐和腹泻、利尿及继发性醛固酮增多有关。

（7）其他：肝肺综合征及门静脉血栓形成等。

【实验室和其他检查】

1. 血常规　失代偿期有轻重不等的贫血。当脾功能亢进时，红细胞、白细胞、血小板均见减少。

2. 尿常规　代偿期一般无变化，有黄疸时可出现胆红素，并有尿胆原增加。有时可见到蛋白尿、管型尿和血尿。

3. 肝功能检查　代偿期正常或轻度异常；失代偿期血浆清蛋白降低、球蛋白升高，白/球蛋白比例降低或倒置，谷丙转氨酶（ALT）、谷草转氨酶（AST）常轻、中度增高。凝血酶原时间延长。

4. 免疫学检查　T 淋巴细胞数常低于正常；血清 IgG 显著增高，IgA、IgM 也可升高；可出现抗核抗体等非特异性自身抗体；病毒性肝炎肝硬化者，乙型、丙型和丁型肝炎病毒标记可呈阳性反应。

5. 腹水检查　腹水一般为漏出液，如并发自发性腹膜炎，则为渗出液。

6. 影像学检查　B 超、CT 检查可显示脾静脉和门静脉增宽、肝脾大小和质地的改变，以及腹水情况。食管吞钡 X 线检查显示食管胃底静脉曲张呈现虫蚀样充盈缺损。

7. 肝穿刺活组织检查　若见有假小叶形成，可确诊。

【心理-社会状况】　肝硬化患者常因疾病带来工作和生活上的限制，易产生角色适应不良；因病情重或病程漫长需长期住院治疗，经济负担重，常使患者出现悲观绝望、焦虑、恐惧等心理；家属对患者关心和支持不足，或医疗费用保障不足，会使患者紧张、烦躁，甚至不配合治疗。

◎ 考点：肝硬化腹水患者限制钠和水的摄入及利尿剂的使用

【治疗要点】　目前，本病仍无特效治疗，关键在于早期发现，针对病因治疗及加强一般治疗，阻止肝硬化进一步发展。失代偿期以对症治疗、改善肝功能和抢救并发症为主。

1. 一般治疗　包括保证休息，避免劳累，增加营养等支持疗法及抗纤维化治疗。抗纤维化治疗目前尚无有肯定作用的抗纤维化药物。治疗原发病，防止起始病因所致的肝脏炎症坏死，可一定程度上起到防止肝纤维化发展的作用。对病毒复制活跃的病毒性肝炎肝硬化者可给予抗病毒治疗，如拉米夫定、阿德福伟酯、干扰素等。肝硬化代偿期患者可服用抗纤维化的药物（如秋水仙碱）及中药，但不宜滥用护肝药物，避免使用对肝有损害的药物。

2. 腹水的治疗　除了卧床休息、增加营养、加强支持疗法外，还应注意以下几个方面。

（1）限制钠和水的摄入：限制食盐在 1.5～2g/d，进水量限制在 1000ml/d 以内。

（2）利尿剂：是目前临床上应用最广泛的治疗腹水的方法。临床常用的利尿剂为螺内酯和呋塞米。目前主张两药联合应用，既可加强疗效，又可减少不良反应。因为单独长期使用螺内酯可发生高钾血症；而单独应用呋塞米时还要注意补钾。使用利尿剂时，速度不宜过快，理想的利尿效果是体重每天减轻 0.3～0.5kg（无水肿者）或 0.8～1kg（下肢水肿者），可避免诱发肝性脑病和肝肾综合征。同时还要注意监测体重变化及血生化。

（3）提高血浆胶体渗透压：每周定期输注清蛋白、血浆、新鲜血。

（4）难治性腹水的治疗：可选择大量排放腹水加输注清蛋白的方法，但不宜用于有严重凝血障碍、肝性脑病、上消化道出血等情况的患者。还可选择自身腹水浓缩回输（有发热、感染、DIC 等不良反应）、经颈静脉肝内门体分流术（TIPS）、肝移植。

3. 并发症的治疗

（1）食管-胃底静脉曲张破裂出血：见本章第10节“上消化道大量出血患者的护理”。

（2）肝性脑病的治疗：见本章第8节“肝性脑病患者的护理”。

（3）自发性腹膜炎的治疗：强调尽早、足量、联合使用抗生素。

（4）肝肾综合征：应积极防治诱发因素，如感染、上消化道出血等；控制输液量、纠正水电解质失衡，补充清蛋白或腹水回输；在扩容的基础上应用利尿剂，并酌情应用血管活性药物如多巴胺等，外科治疗包括经颈静脉肝内门体分流术（TIPS）和肝移植等。

4. 门静脉高压的手术治疗　目的是切断或减少曲张静脉的血流来源、降低门静脉压力和消除脾功能亢进。手术方法包括：分流术、断流术、脾切除术。凡无黄疸或腹水、肝功能损害较轻者，手术预后好。

5. 肝移植　是对晚期肝硬化治疗的最佳选择。

三、主要护理诊断

1. 营养失调：低于机体需要量　与肝功能减退引起食欲减退、消化和吸收障碍有关。
2. 体液过多　与肝功能减退、门静脉高压引起水钠潴留有关。
3. 活动无耐力　与肝功能减退致营养障碍和大量腹水有关。
4. 有感染的危险　与营养障碍、白细胞减少致机体抵抗力降低有关。
5. 有皮肤完整性受损的危险　与营养障碍、水肿、皮肤干燥及长期卧床有关。
6. 潜在并发症：上消化道出血、肝性脑病。

四、护理目标

患者能按饮食计划增加摄入，营养状态改善；腹水、水肿减轻；能遵循休息和活动计划，增加活动耐力；无皮肤破损或感染；未出现并发症或出现时及时发现并处理。

五、护理措施

（一）休息和活动

休息可减轻患者能量消耗，减轻肝脏代谢的负担，增加肝脏的血流量，有助于肝细胞修复。代偿期患者可参加轻体力工作，减少活动量；失代偿期患者应以卧床休息为主。

考点：肝硬化的饮食护理

（二）饮食护理

1. 饮食原则　给予高热量、高蛋白、高维生素、易消化饮食，并随病情变化及时调整；戒烟酒，避免进食刺激性强、粗纤维多和较硬的食物，以避免损伤曲张的静脉；食欲缺乏、恶心呕吐的患者应于进食前给予口腔护理以促进食欲，在允许范围内尽量照顾患者的饮食习惯和口味；必要时遵医嘱静脉补充足够的营养，如高渗葡萄糖液、复方氨基酸、清蛋白或新鲜血。

2. 食物选择　热量以碳水化合物为主；蛋白质应以豆制品、鸡蛋、牛奶、鱼、鸡肉、猪瘦肉为主，蛋白质是肝细胞修复和维持血清清蛋白正常水平的重要物质基础，应保证其摄入量，但肝功能显著损害或有肝性脑病先兆时应限制蛋白质摄入，待病情好转后再逐渐增加蛋白质的摄入量，并应选择植物蛋白，如豆制品，因其含蛋氨酸、芳香氨基酸和产氨氨基酸较少；多食新鲜蔬菜和水果，如西红柿、柑橘等富含维生素 C，以保证维生素需求。

（三）病情观察

准确记录每日液体出入量，定期测量腹围和体重，以观察腹水消长情况；密切监测血清电解质和酸碱变化，如有水、电解质和酸碱平衡紊乱，及时报告医生；注意有无呕血、黑便，有无精神异常，有无腹痛、腹胀、发热及短期内腹水迅速增加，有无少尿、无尿等表现，及时发现上消化道出血、肝性脑病、自发性腹膜炎及肝肾综合征，若发现上述异常，立即报告医师并协助处理。

考点：肝硬化腹水的护理

（四）腹水患者的护理

1. 体位　轻度腹水尽量取平卧位，以增加肝肾血流量，改善肝细胞的营养，提高肾小球滤过率。大量腹水患者取半卧位，以使横膈下降，增加肺活量，减轻呼吸困难和心悸，同时应避免腹内压突然剧增的因素，如剧烈咳嗽、打喷嚏、便秘等。

2. 限制钠、水摄入　钠限制在每天 500～800mg（氯化钠 1.2～2.0g）；进水量限制在每天 1000ml 左右。嘱患者少食高钠食物，如咸肉、酱菜、酱油、罐头食品、含钠味素等。限钠饮食常使患者感到食物无味，可适量添加橘汁、食醋等，以增进食欲。

3. 加强皮肤的护理　保持床铺干燥、平整，指导和协助患者定时变换体位，臀部、足部及其他水肿部位可用棉垫，并给予热敷和按摩，预防压疮的发生。黄疸患者皮肤瘙痒时，外用炉甘石洗剂止痒，嘱患者不搔抓皮肤以免引起皮肤破损、出血和感染。

4. 用药护理　要使用利尿剂螺内酯和呋塞米，利尿前可输注清蛋白以增加腹水消退。利尿速度不宜过猛，每日体重减轻以不超过 0.5kg 为宜。注意观察有无钾的紊乱。

5. 协助腹腔穿刺放腹水或腹水浓缩回输　对大量腹水引起呼吸困难、心悸且利尿效果不佳者可酌情放腹水和腹水浓缩回输，后者可避免蛋白质丢失。

（五）心理护理

护士应鼓励患者说出其内心感受和忧虑，增加与患者交谈的时间，与患者一起讨论其可能面对的问题，给予精神上的安慰和支持。向患者及家属介绍治疗有效的病例，增加治疗信心，勿过多考虑病情，遇事豁达开朗。引导患者家属在情感上关心支持患者，使之能从情感宣泄中减轻沉重的心理压力。对表现出严重焦虑和抑郁的患者，应加强观察并及时进行干预，以免发生意外。可帮助家属与相关机构联系，为患者争取社会的经济支持和援助。

（六）健康教育

1. 疾病知识介绍　向患者及家属介绍肝硬化的基本知识，帮助他们掌握本病的防治知识和自我护理方法。合理安排休息时间，保证身心两方面的休息，睡眠充足，心情愉快，把护理计划落实到日常生活中。

2. 饮食指导　向患者和家属说明饮食治疗的重要意义及原则，切实遵循饮食治疗的原则和计划，严格限制饮酒和吸烟，少进食粗糙食物并防止便秘。

3. 用药指导　嘱患者遵医嘱用药，指导其认识常用的对肝脏有害药物，告知患者勿滥用“保肝药物”，以免服药不当而加重肝脏负担和肝功能损害，介绍患者所用药物的不良反应，如服用利尿剂者出现软弱无力、心悸等症状时，提示低钠血症、低钾血症，应及时就医。

4. 照顾者指导　指导家属理解和关心患者，让家属和患者学会识别各种并发症的征兆，及早发现病情变化，如患者出现性格、行为改变等肝性脑病的前驱症状，或呕血、黑便等消化道出血表现时，应及时就诊。告知患者定期到门诊复查。

六、护理评价

患者营养状况是否改善；腹水、水肿是否减轻；活动耐力和生活自理能力是否增加；有无皮肤损伤和感染；有无并发症发生及发生后患者恢复的情况。

检测题

A_1型题

1. 在国内引起肝硬化的常见原因为

A. 循环障碍　B. 酒精中毒
C. 营养障碍　D. 病毒性肝炎
E. 化学物质或药物损害

2. 肝硬化导致门静脉高压的表现有

A. 腹水　B. 上腹饱胀
C. 蜘蛛痣　D. 大隐静脉曲张
E. 颈静脉充盈怒张

A_2型题

3. 患者，男性，40岁。患酒精性肝硬化入院，护士对其生活方式和行为的指导中，最重要的是

A. 避免过度劳累　B. 适量饮酒
C. 戒酒　D. 服用解酒护肝药
E. 低脂饮食

A_3/A_4型题

（4、5题共用题干）

患者，男性，45岁。肝硬化5年。主诉乏力，食欲缺乏。护理查体：消瘦，轻度黄疸，肝脾轻度肿大，移动性浊音阳性，X线钡餐检查示胃底食管静脉曲张。

4. 该患者的饮食护理中不恰当的是

A. 高蛋白饮食　B. 高热量饮食
C. 低盐饮食　D. 适量限制饮水量
E. 多食用粗纤维食物

5. 该患者的护理诊断不正确的是

A. 体液过多
B. 有皮肤完整性受损的危险
C. 活动无耐力
D. 组织灌注量改变
E. 营养失调：低于机体需要量

（6～9题共用题干）

患者，男性，56岁。有肝硬化病史10年余。近2个月来感腹胀明显，心慌、气短，呼吸困难。查体：腹部膨隆，状如蛙腹，B超提示大量腹水。

6. 该患者腹水发生最主要的原因是

A. 水摄入过多　B. 钠盐摄入过多
C. 肾衰竭　D. 心力衰竭
E. 门静脉高压和血浆清蛋白降低

7. 针对该患者的护理措施，错误的是

A. 取半卧位休息
B. 食盐摄入量每日不超过2g
C. 每日摄入水量控制在1500ml左右
D. 预防压疮
E. 准确记录每日出入液量

8. 对该患者进行腹腔穿刺放液，在放腹水过程中突然出现昏迷，首先应采取的措施是

A. 吸氧　B. 头颅降温
C. 停止放腹水　D. 补充血容量
E. 保持呼吸道通畅

9. 该患者每日氯化钠的摄入量应控制在

A. 1.2～2.0g　B. 2.5～3.0g
C. 3.5～4.0g　D. 4.5～5.0g
E. 5.5～6.0g

第 7 节　原发性肝癌患者的护理

案例 4-5　患者，女性，53 岁。持续右上腹胀痛 1 个月，夜间症状加重，消瘦乏力，恶心呕吐。自述有乙肝病史 20 年。入院查体：肝区疼痛、肝肿大，无黄疸，无腹水，AFP 800μg/L，B 超检查提示右肝多发性占位。

问题： 1. 患者可能发生了什么情况？

2. 有哪些护理诊断及合作性问题？

一、概　　述

【概念】　原发性肝癌是指发生于肝细胞和肝内胆管上皮细胞的癌，是我国常见的恶性肿瘤之一。近年来发病率有增高趋势，据统计，目前原发性肝癌年病死率位居我国恶性肿瘤的第二位。肝癌流行于我国沿海地区，广西的扶绥、江苏的启东等地是高发区。本病可发生于任何年龄，好发于 40～49 岁年龄组，男女比例在高发区为（3～4）∶1。

◎ 考点：原发性肝癌的病因及分型

【病因及发病机制】　原发性肝癌的病因尚未完全明确。目前认为与肝炎病毒感染、黄曲霉素污染、饮水污染等因素有关。

1. 病毒性肝炎　原发性肝癌患者中约 1/3 有慢性肝炎病史，流行病学调查显示，原发性肝癌患者的血清 HBsAg 及其他乙型病毒性肝炎标志的阳性率可达 90%，提示乙型肝炎病毒与肝癌高发有关。此外，近年来研究还表明丙型病毒性肝炎亦与肝癌的发病密切相关。

2. 肝硬化　原发性肝癌合并肝硬化者占 50%～90%，病理检查发现多为乙型或丙型病毒性肝炎后大结节性肝硬化，可能系肝细胞损害引起再生或不典型增生所致。在欧美国家，原发性肝癌常发生在酒精性肝硬化的基础上。

3. 黄曲霉毒素　调查发现，肝癌相对高发区的粮食被黄曲霉素及其毒素污染的程度高于其他地区。黄曲霉素能诱发动物肝癌已被证实。

4. 饮水污染　在我国，研究显示原发性肝癌高发地区与不洁饮水有关。污水中已发现有数百种致癌或促癌物质，池塘中生长的蓝绿藻产生的微囊藻毒素与肝癌的发生有关。

5. 其他　亚硝胺类、有机氯农药等化学物质，肝小胆管中的华支睾吸虫感染亦是导致原发性肝癌的原因。此外，遗传、嗜烟酒等可能与原发性肝癌的发生有关。

【病理】

1. 分型

（1）按大体形态分型：分为四型，即块状型（最多见，癌块直径在 5cm 以上）、结节型（癌块直径一般不超过 5cm）、弥漫型（最少见，米粒与黄豆大小的癌结节）和小癌型（单个癌结节最大直径不超过 3cm，多个癌结节数目不超过 2 个，其最大直径总和小于 3cm）。

（2）按组织学分型：可分为肝细胞型肝癌、胆管细胞型肝癌和混合型三类。最常见的是肝细胞型，约占 90%。

2. 转移途径　肝内血行转移是原发性肝癌发生最早、最常见的转移途径，极易侵犯门静脉分支，癌栓经门静脉系统形成肝内播散，甚至阻塞门静脉主干；肝外血行转移部位最多见于肺，其次为肾上腺、骨、脑等。再次为淋巴道转移，转移至肝门淋巴结为最多，其次为胰周、脾、主动脉旁和锁骨上淋巴结。此外，亦可见向横膈及附近器官和腹腔种植性转移。

二、护理评估

【健康史】 询问有无肝炎、肝硬化病史；有无长期食用含黄曲霉菌、亚硝胺类食物；有无长期饮用污染水；有无长期吸入有机氯类农药；有无长期大量吸烟及酗酒；有无家族史等。

◎ 考点：原发性肝癌患者的身体状况特点

【身体状况】 早期缺乏特异性表现，多数患者在普查或体检时发现。自行就诊患者多属于中晚期，可有局部和全身表现。

1. 症状

（1）肝区疼痛：为最常见和最主要症状，约半数以上患者以此为首发症状，多呈间歇性或持续性钝痛或刺痛。它主要是由于肿瘤生长迅速，牵拉肝包膜所致。如位于肝右叶顶部的癌肿累及横膈时疼痛可牵涉至右肩背部；如肿瘤生长缓慢，则可完全无痛或仅有轻微钝痛；若肝表面的癌结节破裂，坏死的癌组织及血液流入腹腔时，可突然引起剧痛，从肝区开始延及全腹，产生急腹症的表现，如出血量大可引起晕厥和休克。

（2）消化道症状：常表现为食欲减退、腹胀、恶心、呕吐或腹泻等，易被忽视。

（3）全身症状：可有不明原因的持续性低热或不规则发热，抗菌药治疗无效；早期，患者消瘦、乏力不明显；晚期，体重呈进行性下降，可伴有贫血、出血、水肿等恶病质表现。

2. 体征

（1）肝大：为中、晚期肝癌的主要临床体征。肝呈进行性肿大、质地较硬、表面高低不平、有大小不等的结节或肿块。癌肿突出于右肋弓下或剑突下时，上腹可呈现饱满或局部隆起，肝浊音界上移；癌肿位于膈面时，主要表现为膈抬高，而肝下缘可不大。

（2）黄疸：一般在晚期出现，可为癌肿压迫或侵犯胆管或肝门转移性淋巴结肿大而压迫胆管引起阻塞性黄疸；也可是肝细胞损害所致肝细胞性黄疸。

（3）肝硬化征象：一般见于肝癌伴肝硬化者。其中腹水很快增多，一般为漏出液。

3. 伴癌综合征　少数肝癌患者由于癌本身代谢异常，进而影响宿主机体而致内分泌或代谢异常，可有特殊的全身表现，称为伴癌综合征，以自发性低血糖症、红细胞增多症较常见，其他还有高钙血症、高脂血症、类癌综合征等。

4. 并发症　患者还可出现肝性脑病、上消化道出血、癌肿破裂出血及继发性感染等并发症。

◎ 考点：原发性肝癌的辅助检查

【实验室和其他检查】

1. 肿瘤标志物检测

（1）甲胎蛋白（AFP）：对诊断肝细胞癌有相对专一性，阳性率为 70%～90%，是目前诊断原发性肝癌最常用、最重要的方法，也是反映病情、判断疗效、预测复发的敏感指标。

（2）其他：甲胎蛋白异质体、γ-谷氨酰转移酶同工酶Ⅱ、异常凝血酶原、α-L-岩藻糖苷酶等可辅助诊断。

2. 影像学检查

（1）B 型超声检查：能发现直径为 2cm 以上的肿瘤，结合 AFP 检查已广泛应用于肝癌普查和早期诊断，是目前肝癌定位检查中首选的一种方法。

（2）X 线检查：腹部透视或摄片可见肝阴影扩大。如肝右叶顶部癌肿，可见右侧横膈抬高。

（3）其他：CT、MRI、放射性核素扫描、选择性腹腔动脉或肝动脉造影检查等。

3. 肝穿刺活组织检查　在 B 超引导下细针穿刺癌结节进行活检，是确诊肝癌最可靠的方法，但有出血、肿瘤破裂和肿瘤沿针道转移的危险。

4. 腹腔镜探查　经各种检查未能确诊而临床又高度怀疑肝癌者，经患者许可，必要时可行腹腔镜探查以明确诊断。

◎ 考点：原发性肝癌的治疗要点

【治疗要点】　以手术为主的综合治疗。

1. 手术治疗　手术切除仍是目前根治原发性肝癌最好的方法。

2. 非手术治疗

（1）肝动脉化疗栓塞治疗（TACE）：原则上肝癌不作全身化疗。TACE 为不能手术切除肝癌者的首选治疗方法；TACE 步骤是经皮穿刺股动脉，在 X 线透视下将导管插至肝固有动脉或其分支注射抗肿瘤药物和栓塞剂。常用的栓塞剂有碘化油和颗粒明胶海绵。

（2）局部治疗：由于肝硬化、受肝功能的限制，一些小肝癌不能采取手术治疗，可在肿瘤局部注入药物或用加热和冷冻的方法杀灭癌细胞，对全身及肝功能影响小，多数患者可耐受。现采用较多的是 B 超引导下经皮穿刺肿瘤内注射无水乙醇、微波加热、射频治疗等。

（3）放射治疗：对一般情况较好、肝功能尚好，不伴肝硬化、黄疸、腹水、脾功能亢进和食管静脉曲张，癌肿较局限，尚无远处转移而又不适于手术者，或手术后肝断面仍有残癌或手术切除后复发者，可采用以放射为主的综合治疗。常用放射能源为 ^{60}Co 和直线加速器。

（4）其他：免疫治疗、中医中药治疗、综合治疗、基因治疗等。

【心理-社会状况】　大部分原发性肝癌患者多无自觉症状，常在体检或普查时发现，可能出现否认、愤怒、忧伤等情绪，甚至有些患者认为肝癌即是绝症，会产生轻生的念头和行为。应评估家属对本病及其治疗方法、预后的认知程度、心理承受能力和经济支持状况。

三、主要护理诊断

1. 疼痛：肝区痛　与肿瘤迅速生长导致肝包膜张力增加或手术、放疗、化疗后的不适有关。

2. 预感性悲哀　与担忧疾病预后和生存期限有关。

3. 营养失调：低于机体需要量　与厌食、化学药物治疗所致胃肠道不良反应及肿瘤消耗有关。

4. 潜在并发症：出血、肝性脑病、膈下积液或脓肿等。

四、护理目标

患者疼痛减轻或缓解；患者愿意表达出悲哀，能正确面对疾病、手术和预后，并参与对治疗和护理的决策；患者能主动进食富含蛋白、能量、维生素等营养均衡的食物或接受营养支持治疗；未出现并发症或发生时及时发现并处理。

五、护理措施

（一）休息与活动

必要时卧床休息，以减少体力消耗，增加肝脏血流量，减轻肝脏的负担。

◎ 考点：原发性肝癌的饮食护理

（二）饮食护理

宜采用高蛋白、高热量、高维生素、易消化饮食。选择患者喜爱的食物种类，安排舒适的环境，少量多餐。如有食欲缺乏、恶心、呕吐者，遵医嘱给予止吐剂，保持口腔清洁，吐后 30 分钟内勿进食。此外，还可遵医嘱给予营养支持、输血等，以纠正低蛋白血症。

（三）病情观察

观察肝区疼痛部位、性质、程度、持续时间及伴随症状；观察有无腹水、发热、黄疸等征象；观察有无肿瘤转移表现；观察有无肝性脑病、上消化道出血、癌结节破裂出血等并发症表现。

（四）疼痛护理

轻度疼痛者，保持环境安静、舒适，减少不良刺激，缓解心理压力；鼓励患者表达自己的感受，有助于减轻疼痛，舒缓心情；教会患者放松和转移注意力的方法，如深呼吸、交谈、听音乐等；上述措施效果不佳者可根据 WHO 疼痛三阶梯止痛法，遵医嘱采取镇静、止痛药物或患者自控镇痛（PCA）法进行止痛。

（五）肝动脉栓塞化疗的护理

1. 化疗前准备　向患者解释肝动脉栓塞化疗治疗的目的、方法、注意事项及治疗的重要性和优点，帮助患者消除紧张、恐惧的心理，争取主动配合；注意出凝血时间、血象、肝肾功能、心电图等检查结果，判断有无禁忌证；做碘过敏试验和普鲁卡因过敏试验并查看结果；穿刺处皮肤准备；术前 1 天给予易消化饮食，禁食禁饮 6 小时；调节室内温度，铺好麻醉床，备好心电监护仪。

2. 化疗中护理配合　术中询问患者感受，给予心理支持，使其放松；密切监测生命体征、血氧分压等，观察有无恶心、呕吐、心慌、胸闷、皮疹等过敏症状，如有异常及时报告医师；注射化疗药物后，观察有无恶心、呕吐，一旦出现，立即使患者头偏向一侧，做深呼吸，必要时遵医嘱给予止吐药；观察并询问患者上腹有无疼痛，轻者转移注意力以缓解，较剧烈者遵医嘱给予对症处理。

3. 化疗后护理　拔管后局部加压 15 分钟，防止局部出血。嘱患者平卧位穿刺侧肢体保持伸直 24 小时，穿刺处沙袋加压 6～8 小时。注意观察穿刺侧肢体皮肤的颜色、温度及足背动脉搏动，注意穿刺点有无出血现象。肝动脉栓塞化疗后多数患者可出现发热、肝区疼痛、恶心、呕吐、心悸、白细胞下降等，称为栓塞后综合征。①发热是由于被栓塞的肿瘤细胞坏死吸收所引起的，一般为低热，若体温高于 38.5℃，可予物理、药物降温。②肝区疼痛多因栓塞部位缺血坏死、肝体积增大、包膜紧张所致，必要时可适当给予止痛剂。③术后禁食 2～3 日，从流质饮食开始逐渐过渡到普食，栓塞术后 1 周，常因肝脏缺血影响肝糖原储存和蛋白质的合成，应遵医嘱输注清蛋白，适量补充葡萄糖溶液，并准确记录 24 小时出入液量。

（六）并发症防护

密切观察生命体征和腹部体征，若因胃、胆、胰、脾动脉栓塞而出现上消化道出血及胆囊坏死等并发症时，及时通知医师并协助处理。

◎ 考点：原发性肝癌的心理护理

（七）心理护理

加强心理支持，减轻悲哀，告知患者手术切除可使早期肝癌患者获得根治的机会；肝癌的综合治疗有可能使以前不能切除的大肝癌转变为可以手术治疗，使不治之症转变为可治之症，患者有望获得较长的生存时间。在患者悲痛时，应提供一种开放式且支持性的环境，尊重患者，表示同情和理解，并让家属了解发泄的重要性。与家属共同讨论并计划照顾患者的措施，允许家属参与患者的照顾工作，鼓励家属与患者多作沟通交流。通过各种心理护理措施，促进患者的适应性反应。

（八）健康教育

1. 生活照料　注意营养，多吃含能量、蛋白质和维生素丰富的食物和新鲜蔬菜、水果。食物以清淡、易消化为宜。若有腹水、水肿，应控制食盐的摄入量。保持大便通畅，防止便秘，可适当应用缓泻剂，预防血氨升高。患者应注意休息，如体力许可，可做适当活动或参加部分工作。保持乐观的心态和愉快的心情，有利于疾病的恢复。

2. 自我观察和定期复查　嘱患者/家属注意有无水肿、体重减轻、出血倾向、黄疸和疲倦等症状，必要时及时就诊。定期复查 AFP，定期做胸片和 B 超检查。尤其对于肝动脉栓塞化疗术后的患者，强调 CT 检查的必要性和重要性。

3. 疾病预防　注意防治肝炎，不吃霉变食物。有肝炎肝硬化病史者和肝癌高发区人群应定期体格检查，做 AFP 测定、B 超检查；以期早期发现，及时诊断。

六、护 理 评 价

患者疼痛是否减轻或缓解；能否正确面对疾病、手术和预后；营养状况是否改善，体重是否稳定或有所增加；患者神志是否清醒，生命体征是否平稳，循环血容量是否充足，尿量是否大于 30ml/h，有无腹痛、腹胀、体温升高、白细胞及中性粒细胞增高表现。

检　测　题

A_1 型题

1. 早期原发性肝癌最主要的治疗方法是
   A. 肝叶切除术　B. 肝移植术
   C. 肝动脉栓塞化疗治疗　D. 免疫治疗
   E. 基因治疗
2. 原发性肝癌非手术治疗首选的是
   A. 全身化学药物治疗
   B. 肝动脉栓塞治疗
   C. 放射线治疗
   D. 免疫治疗
   E. 中医药治疗
3. 原发性肝癌患者饮食宜
   A. 高蛋白、高脂肪　B. 高蛋白、高糖
   C. 高蛋白、低维生素　D. 高脂肪、高糖
   E. 高蛋白、高维生素
4. 原发性肝癌患者主诉腹痛并伴有腹膜刺激征，最有可能出现的并发症是
   A. 癌肿破裂出血　B. 上消化道出血
   C. 急性腹膜炎　D. 肝性脑病
   E. 急性胃穿孔

A_3/A_4 型题

（5～8 题共用题干）

患者，男性，56 岁。有乙型肝炎病史 10 年余。近日持续右上腹胀痛，消瘦乏力、恶心、呕吐。查体：肝区疼痛，肝肿大，有黄疸和腹水。疑为原发性肝癌。

5. 最有助于诊断原发性肝癌的实验室检查指标是

A. ALK　B. AFP
C. rGP　D. AAT
E. CEA

6. 引发该患者发生肝癌的主要疾病是
A. 甲型肝炎　B. 乙型肝炎
C. 肝脓肿　D. 中毒性肝炎
E. 肝棘球蚴病

7. 原发性肝癌最常见的症状是
A. 腹水和黄疸　B. 上消化道出血
C. 贫血　D. 肝区疼痛
E. 肝进行性肿大

8. 住院期间该患者情绪激动，常常指责或挑剔家属和医护人员。护士正确的护理措施是
A. 给患者正确的死亡关和人生教育观
B. 诚恳地指出患者的不恰当做法
C. 认真倾听患者的心理感受
D. 让患者尽可能一个人独处
E. 减少和患者的语言交流

第8节　肝性脑病患者的护理

案例 4-6　患者，女性，65岁。既往有乙肝病史18年，肝硬化病史3年。近日因“肝硬化食管静脉曲张、腹水”入院治疗。入院体检：T 36℃，P 80次/分，R 18次/分，BP 100/65mmHg，慢性肝病面容，腹壁静脉曲张，脾肋下2cm，移动性浊音（+），双下肢可见瘀斑。1天前放腹水后出现精神错乱、幻觉，伴有扑翼样震颤、脑电图异常。

问题：1. 患者可能发生了什么情况？
2. 作为护士应如何为患者照顾者进行指导？

一、概　　述

【概念】　肝性脑病曾称为肝性昏迷，是由严重的肝病引起的、以代谢紊乱为基础、中枢神经系统功能失调的综合征，其主要临床表现是意识障碍、行为失常和昏迷。如果脑病的发生是由于门静脉高压，肝门静脉与腔静脉之间有侧支循环存在，从而使大量门静脉血绕过肝直接流入体循环所致，称为门体分流性脑病。对于无明显临床表现和生化异常，仅能用精细的心理智能试验和（或）电生理检测才可作出诊断，则称为亚临床或隐性肝性脑病，又称轻微肝性脑病，是肝性脑病发病过程中的一个阶段。

◎ 考点：肝性脑病最常见的病因

【病因及诱发因素】

1. 病因　导致肝性脑病最常见的病因是病毒性肝炎后肝硬化，重症肝炎、暴发性肝衰竭、门静脉高压门体分流手术、原发性肝癌、妊娠期急性脂肪肝、严重胆管感染等也可导致肝性脑病，但比较少见。

2. 诱因　肝性脑病特别是门体分流性脑病常有明显的诱因，常见的诱因有上消化道出血、高蛋白饮食、大量排钾利尿和放腹水、应用镇静催眠药和麻醉药、便秘、感染、尿毒症、外科手术、低血糖等。

◎ 考点：肝性脑病常见的诱因

诱发因素对血氨的影响

上述诱因对血氨的具体影响：

（1）药物：如苯二氮䓬类、麻醉剂、乙醇等可抑制大脑和呼吸中枢，造成缺氧。

（2）导致氨的产生、吸收及进入大脑增加的因素：包括蛋白食物摄入过多，消化道出血、

感染、便秘、低钾血症导致代谢性碱中毒等。

（3）低血容量：如利尿、腹泻、呕吐、出血、大量放腹水所致低血容量，导致肾前性氮质血症，使血氨增高；低血容量与缺氧也可降低脑对氨毒的耐受性。

（4）门体分流：手术或自然分流可致肠源性氨进入体循环。

（5）血管阻塞：门静脉血栓、肝静脉血栓致血管阻塞，使肠源性氨进入体循环。

（6）原发性肝癌导致肝脏对氨的代谢能力明显减退。

◎ 考点：肝性脑病的重要发病机制

【发病机制】 肝性脑病的发病机制迄今尚未完全阐明。一般认为是由于肝细胞功能衰竭和门-腔静脉之间形成的侧支循环，使来自于肠道的许多毒性代谢产物，未经肝脏解毒和清除，由侧支循环进入体循环，透过血-脑屏障至脑部，引起中枢神经系统功能紊乱。目前，关于肝性脑病的发病机制主要有如下假说：

1. 氨中毒学说　氨对大脑的毒性作用是干扰脑的能量代谢，使大脑细胞能量供应不足，不能维持正常功能。该学说是肝性脑病尤其是门体分流性脑病的重要发病机制。氨的形成和代谢：血氨主要来自于肠道、肾和骨骼肌生成的氨，其中胃肠道是氨生成的主要部位。正常人每天产氨约 4g，氨以非离子型氨（NH_3）和离子型氨（NH_4^+）两种形式存在，两者受 pH 的影响而互相转化。氨在结肠部位以非离子型氨（NH_3）由肠黏膜弥散入血，游离的 NH_3 有毒性，而且能透过血-脑屏障；氨在肠道的吸收受 pH 的影响，当结肠内 $pH>6$ 时，NH_3 大量弥散入血；$pH<6$ 时，NH_3 从血液转至肠腔随粪排泄。机体清除血氨的主要途径：①合成尿素，绝大部分来自肠道的氨在肝中转变为无毒的尿素经肾脏排出，这是机体清除血氨的最主要的途径；②脑、肝、肾等组织利用和消耗氨，合成谷氨酸和谷氨酰胺；③血氨过高时可从肺部呼出少量氨；④肾是排泄氨的主要场所。含量过高的血氨通过血-脑屏障进入脑组织，对中枢神经系统产生毒性作用，主要影响为干扰细胞的三羧酸循环、增加大脑对抑制作用物质中性氨基酸（如酪氨酸、苯丙氨酸、色氨酸）的摄取、合成谷氨酰胺致脑水肿发生及直接干扰神经的电活动。

肝性脑病时血氨增高的原因

血氨增高主要是生成过多和（或）代谢清除过少。血氨生成过多可以是外源性，也可以是内源性的。外源性血氨生成过多的原因见于摄入过多含氮食物（高蛋白饮食）或药物；内源性血氨生成过多的原因见于上消化道出血（停留在肠内的血液分解为氨）、肾前性与肾性氮质血症（血中的尿素弥散至肠腔转变为氨，再进入血液）、肝合成尿素能力减退、门体静脉间有分流（肠道的氨未经肝解毒而直接进入体循环，使血氨升高）等。

2. 其他学说　假神经递质学说、γ-氨基丁酸/苯二氮□（GABA/BZ）复合体学说、氨基酸代谢不平衡学说等都可导致神经传导发生障碍，出现意识障碍或昏迷等症状。

二、护理评估

【健康史】 询问患者有无病毒性肝炎后肝硬化、重症肝炎、暴发性肝衰竭、门静脉高压门体分流手术、原发性肝癌、妊娠期急性脂肪肝、严重胆管感染等疾病史，有无上消化道出血、高蛋白饮食、大量排钾利尿和放腹水、应用镇静催眠药和麻醉药、便秘、感染、尿毒症、外科手术、低血糖等诱发肝性脑病的因素。

◎ 考点：肝性脑病的临床分期及特点

【身体状况】 肝性脑病的临床表现因原有肝病的性质、肝细胞损害严重程度及诱因不同而很不一致。一般根据意识障碍程度、神经系统体征和脑电图改变，可将肝性脑病的临床过程分为四期。

1. 一期（前驱期） 此期临床表现不明显，仅有轻度性格改变和行为失常，如淡漠少言或欣快激动、衣冠不整、随地便溺等，应答尚准确，但有时吐词不清且较缓慢。可有扑翼样震颤。扑翼样震颤也称为肝震颤，即嘱患者两臂平伸，肘关节固定，手掌向背侧伸展，手指分开时，可见到手向外侧偏斜，掌指关节、腕关节甚至肘与肩关节急促而不规则地扑击样抖动。脑电图多数正常。

2. 二期（昏迷前期） 此期主要表现为行为异常、言语不清、书写障碍、理解力及定向力障碍，不能完成简单计算，多有睡眠时间倒错、昼睡夜醒，甚至出现幻觉、恐惧、狂躁而被看成一般的精神病。有明显的神经体征，如腱反射亢进、肌张力增高、巴宾斯基征阳性，扑翼样震颤存在。脑电图有特征性异常。

3. 三期（昏睡期） 此期患者大部分时间呈昏睡状态，勉强唤醒可应答，但常有神志不清和幻觉。各种神经体征持续或加重，肌张力增高，四肢被动运动常有抵抗力，扑翼样震颤仍可引出。脑电图明显异常。

4. 四期（昏迷期） 此期患者神志完全丧失，不能唤醒。浅昏迷时，腱反射亢进和肌张力高；深昏迷时，各种反射消失，肌张力降低。由于患者不能合作，扑翼样震颤无法引出。脑电图明显异常。

以上各期的分界不很清楚，前后期临床表现可有重叠，其程度可因病情发展或治疗好转而变化。肝功能损害严重的患者有明显黄疸、出血倾向和肝臭，易并发各种感染、肝肾综合征和脑水肿等。

【实验室和其他检查】

1. 血氨 正常人空腹静脉血氨为40～70μg/dl。慢性肝性脑病尤其是门体分流性脑病患者多有血氨升高，急性肝性脑病患者血氨可以正常。

2. 脑电图 正常人脑电图呈α波，每秒8～13次。肝性脑病患者的脑电图表现为节律变慢，Ⅱ～Ⅲ期患者表现为δ波或三相波，每秒4～7次；昏迷时表现为高波幅的δ波，每秒少于4次。

3. 诱发电位 用于轻微肝性脑病的诊断和研究。

4. 心理智能测验 适合于肝性脑病的诊断和轻微肝性脑病的筛选。方法简便，但受年龄、教育程度影响。

5. 影像学检查 可行CT或MRI检查，急性肝性脑病患者可发现脑水肿，慢性肝病患者可发现不同程度的脑萎缩。

目前开展的磁共振波谱分析及临界视觉闪烁频率对检测轻微肝性脑病有一定帮助。

【心理-社会状况】 患者出现轻度性格改变、嗜睡、昼夜颠倒等表现时，家属会因不了解病情不能很好地给予照顾，甚至责备患者。随着病情的发展患者会逐渐丧失工作能力和生活自理能力，加上长期治疗和预后不佳，给患者及其家庭带来沉重的经济及精神负担，患者及其家人会产生抑郁、焦虑、恐惧等各种心理问题。

◎ 考点：减少肝性脑病患者肠内有毒物质生成和吸收的治疗措施

【治疗要点】 目前尚无特效疗法，应采取综合治疗措施。

1. 及早识别并消除诱因 及时控制感染、预防上消化道出血并及时清除积血；避免快速、大量排钾利尿和放腹水；纠正水、电解质和酸碱平衡失调；缓解便秘；禁用麻醉、镇痛、催眠、镇静类药物，必要时可用东莨菪碱、异丙嗪等。

2. 减少肠内有毒物质的生成和吸收

（1）饮食控制：起病数日内禁食蛋白质，以碳水化合物为主，加用必需氨基酸。神清后逐步增加蛋白质至 40～60g/d，以植物蛋白最好。

（2）灌肠或导泻：为清除肠内积食、积血或其他含氮物质，常用生理盐水或弱酸性溶液灌肠，或口服或鼻饲 25%硫酸镁 30～60ml 导泻。但急性门体分流性肝性脑病患者首选乳果糖灌肠。忌用肥皂水灌肠。

（3）抑制肠道细菌生长：可口服抗生素，如新霉素、甲硝唑、利福昔明等。

3. 促进有毒物质的代谢清除　临床上常用的降氨药物如谷氨酸钾、谷氨酸钠，加入葡萄糖液中静脉滴注，但均为经验用药，疗效还有争议。目前有效的最常用的降氨药物为 L-鸟氨酸-L 门冬氨酸，其能促进体内的尿素循环，每天静脉输注 20g 可降低血氨，改善症状。

4. 调节神经递质

（1）减少或拮抗假性神经递质：如患者不能耐受蛋白质食物，摄入足量支链氨基酸为主的混合液，对恢复患者的正氮平衡有效而安全。支链氨基酸制剂是以亮氨酸、异亮氨酸、缬氨酸为主的复合氨基酸。药物作用是通过竞争性抑制芳香族氨基酸通过血-脑屏障，减少假性神经递质的形成，纠正氨基酸代谢不平衡。

（2）GABA/BZ 复合体受体拮抗药：如氟马西尼可迅速改善肝性脑病症状，对三期、四期患者有催醒作用。

5. 其他　临床上采用多种人工肝支持治疗方式，如血浆置换、血液透析、血液灌流、分子吸附再循环（MARS）及生物人工肝等；此外，对于严重和顽固性肝性脑病患者，若符合肝移植指征，可行肝移植。

三、主要护理诊断

1. 意识障碍　与血氨增高、干扰脑细胞能量代谢和神经传导有关。
2. 营养失调：低于机体需要量　与肝衰竭致代谢紊乱、限制蛋白质摄入有关。
3. 活动无耐力　与肝功能减退、营养摄入不足有关。
4. 照顾者角色困难　与患者意识障碍、照顾者缺乏有关照顾知识及经济负担过重有关。
5. 知识缺乏：缺乏预防肝性脑病的有关知识。

四、护 理 目 标

患者意识状态恢复正常；体重保持正常；未发生感染，或发生感染后得到及时处理；患者及家属能复述预防肝性脑病发生的知识。

五、护 理 措 施

（一）休息与体位

提供环境安静、空气新鲜的病房，保证患者绝对卧床休息，专人护理。昏迷者取仰卧位，头偏向一侧，防止舌根后坠阻塞呼吸道。兴奋躁动不安或抽搐的患者需要使用床档，必要时用保护带，以防坠床。

考点：肝性脑病的饮食护理

（二）饮食护理

1. 限制蛋白质 在起病数天内，饮食中暂停蛋白质的摄入（Ⅰ～Ⅱ期患者可限制在 20g/d 以内），待患者神志清楚后，可逐步增加蛋白质饮食，从 20g/d 开始逐渐增加至 1g/（kg·d），但短期内不能超过 40～50g/d。最好给予植物性蛋白如豆制品，其支链氨基酸多、非吸收纤维多，可减少氨的生成，并有利于氨的清除。

2. 保证热量 给予高热量饮食，每天供给充足的热量，以碳水化合物为主食，如面条、稀饭等。对昏迷患者可通过鼻饲或静脉滴注 25%葡萄糖溶液的方法供给热量，以减少体内蛋白质的分解。

3. 维持水、电解质平衡 水钠不宜过多，尤其是腹水和脑水肿患者。钠限制在 250mg/d，水入量为尿量＋1000ml/d。

4. 其他 提供丰富的维生素，多食新鲜蔬菜和水果，但禁用维生素 B_6，以免影响多巴进入脑组织，减少中枢神经系统的正常传导递质。脂肪可延缓胃的排空，应尽量少用。

（三）病情观察

密切注意肝性脑病的早期征象，观察患者思维及认知的改变，监测生命体征及瞳孔变化；识别患者意识障碍程度及扑翼样震颤等征象；监测血氨、肝功能、肾功能、电解质的变化等。

（四）昏迷患者的护理

患者取仰卧位，头略偏向一侧，以防舌后坠阻塞呼吸道；深昏迷患者必要时做气管切开；做好排痰护理，并保证氧气供给；做好口腔、眼的护理，对眼睑闭合不全、角膜外露的患者用生理盐水纱布覆盖眼部；尿潴留患者应给予留置导尿；为防止静脉血栓形成和肌肉萎缩，可给患者做肢体被动运动。保护脑细胞：对有抽搐、脑水肿的患者，应遵医嘱使用脱水剂，同时注意滴速和尿量。

考点：肝性脑病患者的用药护理

（五）用药护理

1. 新霉素可抑制肠道产尿素酶的细菌，减少氨的形成，但使用不宜超过 1 个月，以免长期口服致耳毒性和肾毒性，同时使用期间应监测听力和肾功能。

2. 谷氨酸钠、谷氨酸钾、精氨酸等药物对水、电解质、酸碱平衡有较大影响，临床已很少使用，使用时注意监测肾功能；精氨酸不宜与碱性溶液配伍使用，而且滴速不宜过快，以免引起流涎、呕吐、面色潮红等反应。

3. 乳果糖或乳梨醇通过酸化肠道，使肠道产氨减少，但肠内产气较多，可引起腹胀、腹痛、恶心、呕吐及电解质紊乱，应遵医嘱从小剂量开始使用。

4. 使用 L-鸟氨酸-L-门冬酸应检查肾功能，严重肾衰竭者禁用该药。静脉给药应控制速度，避免出现恶心、呕吐等消化道不良反应。

（六）心理护理

针对患者不同的心理问题，积极开导、劝解，尊重其人格，解除其顾虑和不安的情绪；并向其家属讲解本病的发展过程，让他们了解患者情绪、性格改变系疾病所为，进而更好地照顾和护理患者，并给予鼓励，树立信心，共同努力，提高治愈率。

◎ 考点：肝性脑病患者的健康教育要点

（七）健康教育

1. 疾病知识指导　向患者和家属介绍肝性脑病的相关知识，指导其了解各种诱发因素及有效去除和避免措施，如限制蛋白质的摄入，不滥用对肝脏有损害的药物，保持大便通畅，避免各种感染，戒烟、酒等。

2. 用药指导　指导患者遵医嘱用药，包括其剂量、用法、常见不良反应等，并定期随访复诊。

3. 照顾者指导　向照顾者介绍肝性脑病的诱因、早期表现及主要治疗与护理知识，提高照顾能力，帮助照顾者进入角色。通过增进与照顾者的相互沟通，建立良好的护患关系，给予情感上的支持，树立信心；指导家属学会观察肝性脑病患者早期性格、行为的改变，以便及时发现病情变化，及早就医。

六、护理评价

患者意识状态是否恢复正常；体重是否保持正常；是否发生感染，或发生感染后是否得到及时处理；患者及家属能否复述预防肝性脑病发生的知识。

检　测　题

A_1 型题

1. 肝性脑病前驱期可表现为
   A. 语言不清，举止反常
   B. 睡眠时间倒错
   C. 轻度性格改变和行为失常
   D. 举止反常，定向力减退
   E. 意识错乱、应答吐词不清，但尚准确

2. 肝性脑病最早出现的表现是
   A. 定向力障碍　B. 反射亢进
   C. 性格和行为改变　D. 巴宾斯基征阳性
   E. 昏睡

A_3/A_4 型题

（3～6 题共用题干）

患者，女性，45 岁。肝硬化病史 5 年。2 天前因腹水入院治疗，昨日大量利尿放腹水后出现神志恍惚，情绪低沉，口齿不清。

3. 该患者可能出现的情况是
   A. 肺性脑病　B. 肝性脑病
   C. 呼吸衰竭　D. 肝癌
   E. 急性胰腺炎

4. 此次发病的诱因是
   A. 上消化道出血　B. 感染
   C. 便秘　D. 高蛋白饮食
   E. 大量放腹水

5. 关于该患者的用药护理，错误的是
   A. 严重肾衰竭时慎用或禁用 L-鸟氨酸-L-门冬氨酸
   B. 有少尿及无尿时慎用或禁用谷氨酸钾
   C. 严重水肿、腹水及脑水肿时慎用或禁用谷氨酸钠
   D. 新霉素使用不宜超过 2 个月
   E. 静脉大量输入葡萄糖时要警惕低钾血症

6. 针对该患者的护理措施错误的是
   A. 低热量饮食
   B. 暂禁蛋白摄入
   C. 清除肠内积血
   D. 米醋加生理盐水灌肠
   E. 口服 50%硫酸镁溶液导泻

第9节　急性胰腺炎患者的护理

案例 4-7　患者，男性，52岁。昨晚饱餐，饮大量白酒后出现中上腹持续性剧烈的疼痛，并向左肩、腰背部放射，伴有反复的恶心、呕吐，腹胀，呕吐物为食物和胆汁，饮水后症状加重。体格检查：轻度发热，上腹部压痛，腹肌轻度紧张。辅助检查：血清淀粉酶明显升高，腹部B超检查可见胰腺弥漫性肿大，胰内及周围回声异常。

问题：1. 初步诊断为什么疾病？

2. 有哪些护理诊断及合作性问题？

一、概　　述

【概念】　急性胰腺炎是各种病因作用引起胰酶在胰腺内异常激活导致胰腺及其周围组织自身消化、水肿、出血甚至坏死的化学性炎症。临床以急性上腹痛、恶心、呕吐、发热和血尿淀粉酶增高为特点。本病可见于任何年龄，但以青壮年居多。

◎ 考点：急性胰腺炎的常见病因

【病因】　引起急性胰腺炎的病因较多，常见的有胆道疾病、大量饮酒和暴饮暴食。

1. 胆道系统疾病　由胆道系统疾病引起的急性胰腺炎称为胆源性胰腺炎。国内报道约50%以上的急性胰腺炎并发于胆石症、胆道感染或胆道蛔虫等胆道系统疾病，其中胆石症最为常见。急性胰腺炎的发生与胆石症关系密切，因为在解剖上70%～80%的胰管与胆总管汇合成共同通道，开口于十二指肠壶腹部，一旦结石嵌顿于此，将会导致胰腺炎与上行胆管炎。除此之外，尚有其他机制，可归纳如下：

（1）梗阻：结石、感染、蛔虫等因素作用于Oddi括约肌（特别是形状不规则的结石），造成其水肿、痉挛，使肝胆壶腹部梗阻，胆管内压力高于胰管内压力，胆汁逆流入胰管，激活胰酶引起急性胰腺炎。

（2）Oddi括约肌功能不全：结石在移行过程中损伤胆总管、壶腹部或胆道炎症引起Oddi括约肌松弛，使富含肠激酶的十二指肠液反流入胰管，引起急性胰腺炎。

（3）胆道感染时细菌毒素、游离胆酸、非结合胆红素等，通过胆胰间淋巴管交通支扩散到胰腺，激活胰酶引起急性胰腺炎。

2. 大量饮酒和暴饮暴食　均可致胰液分泌增加，并刺激Oddi括约肌痉挛，十二指肠乳头水肿，使胰管内压增高，胰液排出受阻。长期酒癖者常有胰液内蛋白含量增高，易沉淀而形成蛋白栓，致胰液排出不畅。

3. 胰管阻塞　胰管结石、狭窄、肿瘤或蛔虫钻入胰管等均可引起胰管阻塞，当胰液分泌旺盛时胰管内压力过高，使胰管小分支和胰腺腺泡破裂，胰液与消化酶外溢到间质引起急性胰腺炎。

4. 其他　手术与创伤、内分泌与代谢障碍、感染、药物等，均可损伤胰腺组织引起急性胰腺炎。但仍有5%～25%的急性胰腺炎病因不明，其被称之为特发性胰腺炎。

急性胰腺炎的病理变化

急性胰腺炎根据病理变化特点一般分为急性水肿型和急性出血型两型。急性水肿型可见胰腺肿大、间质水肿、分叶模糊、充血和炎性细胞浸润等改变。急性出血型可见明显出血，分叶结构消失，胰实质有较大范围的脂肪坏死，坏死灶周围有炎性细胞浸润，病程稍长者可并发脓肿、假性囊肿或瘘管形成。

【发病机制】 急性胰腺炎的发病机制尚未完全阐明。一般认为，上述各种病因以不同途径引起相同的病理生理过程，即一系列胰腺消化酶激活导致胰腺的自身消化。近年的研究提示胰腺组织损伤过程中，一系列炎性介质，如氧自由基、血小板活化因子、前列腺素等，可引起胰腺血液循环障碍，导致急性胰腺炎的发生和发展。

二、护理评估

【健康史】 询问有无胆道疾病，如胆结石、胆道感染、胆道蛔虫等；有无胰腺及十二指肠疾病；有无腹部手术与创伤、内分泌与代谢疾病等。发病前有无大量饮酒及暴饮暴食等诱因。

◎ 考点：急性胰腺炎的腹痛特点及重症急性胰腺炎的临床特点

【身体状况】 急性胰腺炎常发病于饱食、脂餐或饮酒后，临床表现和病情轻重取决于病因、病理类型和诊治是否及时。轻者以胰腺水肿为主，临床多见，病情常呈自限性，预后良好，称为轻症急性胰腺炎。少数重者的胰腺出血坏死，常继发感染、腹膜炎和休克等多种并发症，病死率高，称为重症急性胰腺炎。

1. 症状

（1）腹痛：为本病的主要表现和首发症状，起病急骤。疼痛剧烈而持续，呈钝痛、钻痛、绞痛或刀割样痛，可有阵发性加剧，且一般胃肠道解痉药不能缓解，进食或饮水后可加剧。腹痛常位于中上腹，向腰背部呈带状放射，患者自觉上腹及腰背部有“束带感”，取弯腰抱膝位可缓解。水肿型腹痛一般 3～5 天后缓解。坏死型胰腺炎腹部剧痛，持续时间较长，由于渗液扩散可引起全腹痛。极少数年老体弱患者腹痛极轻微或无腹痛。

（2）恶心、呕吐及腹胀：起病后多出现恶心、呕吐，大多频繁而持久，吐出食物和胆汁，呕吐后腹痛并不减轻，常同时伴有腹胀，甚至出现麻痹性肠梗阻。

（3）发热：多数患者有中度以上发热，一般持续 3～5 天，若持续发热 1 周以上或逐日升高，并伴有白细胞升高，应考虑有胰腺脓肿或胆道炎症等继发感染。

（4）水、电解质、酸碱平衡紊乱：多有轻重不等的脱水，呕吐频繁者可有代谢性碱中毒。重症者可出现脱水和代谢性酸中毒，伴血钾、血镁、血钙降低，出现低钙血症（$<$2mmol/L）、手足抽搐。部分患者可有血糖增高，偶尔发生糖尿病酮症酸中毒或高渗昏迷。

（5）低血压和休克：常见于重症急性胰腺炎，主要原因为胰腺坏死，释放心肌抑制因子致心肌收缩不良、有效血液循环容量不足、周围血管扩张并发消化道出血等。极少数患者可突然出现休克，甚至发生猝死，亦可逐渐出现或在有并发症时出现。

2. 体征

（1）轻症急性胰腺炎：患者腹部体征较轻，可有上腹部压痛，但无腹肌紧张和反跳痛，可有腹胀和肠鸣音减弱。

（2）重症急性胰腺炎：患者常呈现急性痛苦面容，脉搏增快，呼吸急促，血压下降，上腹或全腹显著压痛，并有腹肌紧张、反跳痛。伴麻痹性肠梗阻时有明显腹胀，肠鸣音减弱或消失，出现移动性浊音，腹水多呈血性。少数患者由于胰酶或坏死组织液沿腹膜后间隙与肌层渗到腹壁下，导致两侧腰部皮肤呈暗灰蓝色，称 Grey-Turner 征（图 4-6）；或出现脐周皮肤青紫色瘀斑，称 Cullen 征（图 4-7）。若胆总管受胆总管或壶腹部结石、胰头炎性水肿压迫可出现黄疸；后期出现黄疸应考虑并发胰腺脓肿或假性囊肿压迫胆总管或由于肝细胞损害所致。

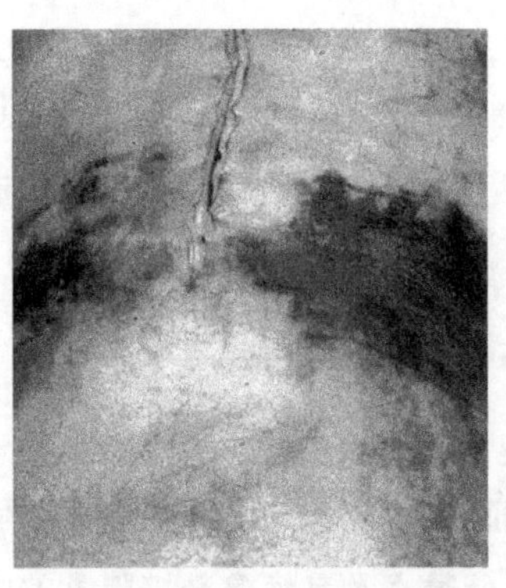

图 4-6 Grey-Turner 征

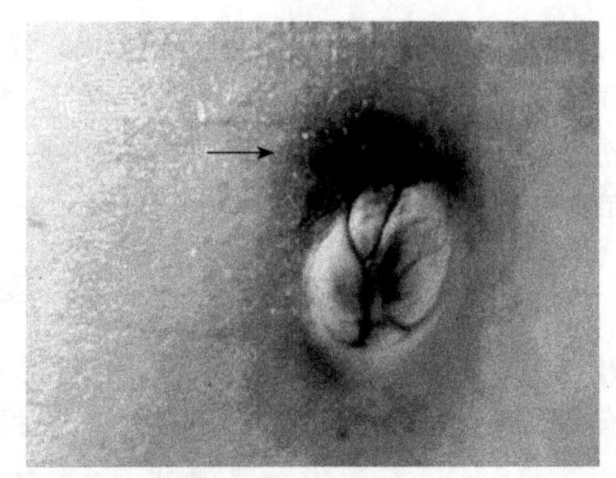

图 4-7 Cullen 征

3. 并发症 主要见于重症急性胰腺炎。局部并发症有胰腺脓肿和假性囊肿。全身并发症常在病后数天出现，如急性肾衰竭、急性呼吸窘迫综合征、心力衰竭、消化道出血、胰性脑病、高血糖、败血症、慢性胰腺炎等，病死率极高。

◎ 考点：血、尿淀粉酶升高的临床意义

【实验室和其他检查】

1. 白细胞计数 多有白细胞增多及中性粒细胞核左移。

2. 血、尿淀粉酶测定 急性胰腺炎时，血清和尿淀粉酶明显升高，但病情的严重性与淀粉酶升高的程度并不一致。血淀粉酶升高较早，超过正常值 3 倍可确诊本病；尿淀粉酶升高较晚（表 4-2）。

表 4-2 急性胰腺炎血、尿淀粉酶的动态变化

发病后开始	升高时间（小时）	高峰（小时）	开始下降（小时）	持续时间（天）
血清淀粉酶	6～12	12～14	48～72	3～5
尿清淀粉酶	12～14			7～14

3. 血清脂肪酶 常在起病后 24～72 小时开始上升，持续 7～10 天，对病后就诊较晚的急性胰腺炎患者有诊断价值，特异性也较高。

4. 生化检查 暂时性血糖升高较常见，持久空腹血糖高于 10mmol/L 可反映胰腺坏死，提示预后不良。低血钙程度与临床严重程度平行，若血钙低于 1.5mmol/L 则预后不良。此外还有血清 AST、LDH 增加，血清清蛋白降低。

5. C 反应蛋白（CRP） 是组织损伤和炎症的非特异性标志物，在胰酶坏死时 CRP 明显升高。

6. 影像学检查

（1）腹部 X 线平片可排除其他急腹症，可见“哨兵袢” 和“结肠切割征”，它们是胰腺炎的间接指征，并可发现肠麻痹或麻痹性肠梗阻征象。

（2）腹部 B 超显像胰腺弥漫增大，其轮廓与周围边界模糊不清，坏死区呈低回声或低密度图像，对假性囊肿和并发胰腺脓肿的诊断有帮助。

（3）CT 对急性胰腺炎的诊断和鉴别诊断，评估其严重程度，鉴别轻症和重症以及附近器官是否受累具有重要价值。轻症可见胰腺非特异性增大和增厚，胰周围边缘不规则；重症可见胰周围区消失。增强 CT 是诊断胰腺坏死的最佳方法。

【心理-社会状况】 由于起病急骤，剧烈而持久的腹痛，反复呕吐，患者常产生紧张、恐惧的心理，甚至感到死亡的威胁，增加了对医护人员的依赖心理。

考点：急性胰腺炎的治疗要点

【治疗要点】 治疗原则是减轻腹痛，减少胰腺分泌，防治并发症。

1. 轻症急性胰腺炎　多数患者经 3～5 天积极治疗多可治愈。主要治疗措施有：

（1）禁食及胃肠减压：减少胃酸分泌，进而减少胰液分泌，减轻腹痛和腹胀。

（2）静脉输液：补充血容量，维持水、电解质和酸碱平衡。

（3）解痉止痛：可用阿托品或山莨菪碱肌内注射，疼痛剧烈者可加用哌替啶肌内注射。

（4）抗感染：可防止继发感染，缩短病程，减少并发症。

（5）抑酸治疗：可给予 H_2 受体拮抗剂或质子泵抑制剂，能减少胃肠分泌进而减少胰腺分泌。

2. 重症急性胰腺炎　除上述轻症急性胰腺炎治疗措施外，还应采取以下措施。

（1）监护：转入重症监护病房，密切监测血压、血氧、尿量等。

（2）抗休克及纠正水电解质平衡紊乱。

（3）营养支持。

（4）抗感染治疗：预防胰腺坏死，防止继发感染。

（5）抑制胰液分泌：生长抑素、胰高血糖素和降钙素能抑制胰液分泌，尤以生长抑素和其拟似物奥曲肽疗效较好。

（6）抑制胰酶活性：给予胰蛋白酶抑制剂以抑制胰酶活性，适用于出血坏死型胰腺炎的早期，常用药物有抑肽酶和加贝酯。

3. 其他治疗　对于胆源性胰腺炎合并胆道梗阻或胆道感染者可行内镜下 Oddi 括约肌切开术（EST）；中医治疗对急性胰腺炎有一定疗效；符合手术指征者需实施外科手术。

三、主要护理诊断

1. 疼痛：腹痛　与胰腺及周围组织炎症、水肿、坏死有关。
2. 有体液不足的危险　与呕吐、禁食及胃肠减压、出血有关。
3. 体温升高　与炎症及坏死组织吸收有关。
4. 知识缺乏：缺乏急性胰腺炎发生原因及预防复发的知识。
5. 潜在并发症：休克、电解质紊乱、急性呼吸窘迫综合征、心功能不全、急性肾衰竭等。

四、护理目标

患者自述腹痛减轻或消失；保持体液充足，无休克征；体温下降或恢复正常；患者及家属能复述急性胰腺炎发生原因及预防知识；未发生并发症或及时发现并处理。

五、护理措施

（一）休息和活动

急性胰腺炎患者应绝对卧床休息，保证充足的睡眠，改善病情。腹痛时协助患者采取弯腰、抱膝侧卧位以减轻疼痛。对休克患者除保证输液、输血通路的通畅外，还应给氧，注意保暖并保证患者安全。

考点：禁食和胃肠减压的目的、护理

（二）饮食护理

急性期严格禁食、禁水，需要时行胃肠减压，以减少胃酸和食物刺激胰液分泌，促进胰腺修复，并可减轻腹痛和腹胀。禁食期间，要耐心地做好解释工作，给予全胃肠外营养（TPN），若无肠道梗阻，应尽早行空肠插管，而后过渡到肠内营养。胃肠减压时补液量要适当增加，同时补充电解质，维持水电解质平衡。患者口渴可用水漱口或湿润口唇，并要每天做好口腔护理。待腹痛和腹部体征消失后，逐渐给予清淡流质、半流质、软食，渐进为普通饮食，恢复期仍禁止高脂饮食，切忌暴饮暴食和大量饮酒。

（三）病情观察

严密观察患者生命体征、神志及尿量的变化；患者腹痛的部位、性质、持续时间及引起疼痛的原因等；观察呕吐物的量及性状；使用胃肠减压时应观察引流液的颜色、内容物及量；准确记录 24 小时出入量；监测血淀粉酶、尿淀粉酶、电解质、血气等，以便及时发现病情变化；及时发现休克、多器官衰竭、胰腺脓肿等并发症并通知医师及协助处理。

考点：腹痛为何禁用吗啡

（四）腹痛护理

1. 观察并记录患者腹痛的部位、性质及程度，发作的时间、频率和持续时间及相关临床表现。

2. 采取非药物性缓解疼痛的方法，如行为疗法、松弛疗法等。

3. 患者因剧烈疼痛辗转不安时，注意安全，必需时加用床档，防止坠床。

4. 用药护理　观察药物止痛的效果。遵医嘱使用阿托品解痉止痛药时应注意有无口干、排尿困难、心率加快等不良反应，有高度腹胀或肠麻痹者不宜用阿托品。腹痛剧烈者可遵医嘱给予哌替啶等止痛药，但应注意其反复使用可致成瘾。禁用吗啡，以免引起 Oddi 括约肌痉挛，加重病情。

（五）心理护理

护士应加强巡视，了解并满足患者的需要。鼓励患者说出其内心感受和忧虑，给予精神上的安慰和支持。向患者及家属解释引起疼痛的原因，介绍缓解疼痛的方法，缓解其焦虑，树立战胜疾病的信心。抢救重症患者，应不慌乱、有条不紊，减轻患者及家属的恐惧感。

考点：急性胰腺炎的健康教育要点

（六）健康教育

1. 疾病知识介绍　应向患者及家属介绍本病的主要诱因和疾病发生发展的过程，教育患者积极治疗胆道疾病，注意防治胆道蛔虫。

2. 饮食指导　指导患者养成良好的生活方式和饮食习惯，避免暴饮暴食和大量饮酒。腹痛缓解后，应从少量低脂、低糖饮食开始逐渐恢复正常饮食。避免刺激强、产气多、高脂和高蛋白饮食，戒烟戒酒，以防疾病复发。

3. 用药指导　指导患者遵医嘱坚持用药，定期门诊复查。

4. 心理疏导　解释腹痛的产生与转归，消除疑惑，树立战胜疾病的信心，以缓解烦躁不安、恐惧心理。教会患者放松技巧，尽量分散注意力，以提高痛阈、减轻疼痛。

六、护理评价

患者腹痛是否改善；液体摄入是否充足，无休克征；体温是否下降或恢复正常；是否能复述急性胰腺炎发生病因及预防相关知识；有无并发症发生及发生后患者恢复的情况。

练　习　题

A_1 型题

1. 提示急性胰腺炎患者重症与预后不良的表现为

A. 低钾血症　B. 低镁血症
C. 低钙血症　D. 高血糖
E. 代谢性碱中毒

A_2 型题

2. 患者，男性，49 岁。素有胆道结石病史，嗜烟酒。昨晚大量饮酒和暴饮暴食后出现剧烈上腹疼痛，伴恶心、呕吐。查体：T 38℃，辗转不安，巩膜轻度黄染，血淀粉酶 512U，尿淀粉酶 270U。最可能的诊断是

A. 胆囊穿孔　B. 胆道阻塞
C. 肝硬化　D. 急性胰腺炎
E. 原发性肝癌

3. 患者，男性，37 岁。因急性胰腺炎入院。上述疾病的主要临床表现为

A. 中上腹疼痛，并向腰背部呈带状放射
B. 右上腹疼痛，并向左肩放射
C. 麻痹性肠梗阻
D. 上腹胀痛伴恶心、呕吐
E. 上腹胀痛伴反酸、嗳气

4. 患者，男性，42 岁。既往有胆结石病史。因“3 小时前大量饮酒和进食大量肉食出现腹部绞痛”入院。诊断为“急性胰腺炎”，积极治疗后病情缓解，可以出院，出院前护士对其进行健康指导，患者的复述不妥的是

A. “少吃油腻食物”
B. “规律进食，切勿饱一顿饿一餐”
C. “积极治疗胆囊结石”
D. “每天一杯红酒有助于我的身体健康”
E. “遵医嘱用药，定期到门诊复查”

A_3/A_4 型题

（5～9 题共用题干）

患者，男性，46 岁。进高脂餐后突然出现上腹中部剧烈刀割样疼痛，向腰背部呈带状放射，继而呕出胆汁。查体：急性痛苦面容，全腹疼痛，腹肌紧张，体温 38.5℃。

5. 应初步考虑该患者可能为

A. 胃溃疡穿孔　B. 上消化道出血
C. 急性胆囊炎　D. 急性阑尾炎
E. 急性胰腺炎

6. 要明确诊断，首选的辅助检查是

A. 胃镜检查　B. B 超检查
C. CT 检查　D. 血清淀粉酶测定
E. X 线腹部检查

7. 紧急处理中最重要的措施是

A. 应用抗生素　B. 解痉镇痛
C. 禁食及胃肠减压　D. 降温
E. 观察病情

8. 为减轻患者腹痛，可协助患者采取

A. 仰卧位　B. 半卧位
C. 屈膝侧卧位　D. 俯卧位
E. 坐位

9. 该患者禁忌使用的药物是

A. 654-2　B. 阿托品
C. 哌替啶　D. 吗啡
E. 施他宁

第10节　上消化道大量出血患者的护理

案例 4-8　患者，男性，60岁。患消化性溃疡病史20年。4小时前食用粽子后，突发呕鲜红色血4次，量约1200ml，继而出现面色苍白、呼吸急促、烦躁不安，家人急忙送医院进行抢救。入院后测脉搏108次/分，血压83/60mmHg。

问题：1. 初步诊断为什么疾病？

2. 有哪些护理诊断及合作性问题？

一、概　　述

◎ 考点：上消化道大量出血的概念

【概念】 上消化道出血是指屈氏韧带以上的消化器官，包括食管、胃、十二指肠、肝、胆、胰及胃空肠吻合术后的空肠病变出血。上消化道大量出血一般指在数小时内出血量超过 1000ml 或循环血容量的20%，主要表现为呕血和（或）黑便，常伴有血容量减少引起的急性周围循环衰竭，是临床常见急症之一，如不及时抢救，可危及生命。

◎ 考点：引起上消化道大量出血最常见的原因

【病因】 引起上消化道出血的病因很多，消化系统疾病及全身疾病均可引起，临床上最常见的有消化性溃疡、急性糜烂出血性胃炎、食管胃底静脉曲张破裂和胃癌等。

1. 上胃肠道疾病　食管疾病（食管炎、食管癌和食管损伤等）；胃十二指肠疾病（消化性溃疡、急性糜烂出血性胃炎、促胃液素瘤等）；空肠疾病（空肠克罗恩病、胃肠吻合术后空肠溃疡等）。

2. 门静脉高压引起的食管、胃底静脉曲张破裂。

3. 上胃肠道邻近器官或组织疾病　胰腺疾病累及十二指肠（胰腺癌、急性胰腺炎并发脓肿破溃等）；胆道出血（胆囊或胆管结石、胆道蛔虫、胆囊或胆管癌等）；其他（纵隔肿瘤破入食管，主动脉瘤破入食管、胃或十二指肠等）。

4. 全身性疾病　遗传性毛细血管扩张症、过敏性紫癜、白血病、血友病、应急性溃疡、尿毒症等亦可引起上消化道大量出血。

二、护 理 评 估

【健康史】 询问患者有无消化性溃疡、肝硬化、胃癌、胰腺、胆道疾病病史及消化道手术史；有无饮食不当、过度劳累、精神紧张、长期嗜酒或服用损害胃黏膜的药物；出血前有无进食粗硬或刺激性食物、酗酒等；询问患者近期有无重大创伤、休克、严重心力衰竭及急性传染病史；既往有无出血史及治疗情况。

◎ 考点：上消化道大出血的特征性表现

【身体状况】 上消化道出血的表现取决于出血病变的性质、部位、失血量与速度。

1. 呕血与黑便　是上消化道出血的特征性表现。呕血前多有上腹部不适和恶心。出血部位在幽门以上者常有呕血。呕血提示胃内积血量达到 250～300ml。呕血的颜色取决于出血量的多少、胃内停留时间长短。出血量多、胃内停留时间短则呕吐物呈鲜红色或混有血块。少而慢的出血，血液在胃内停留时间较长，血红蛋白经胃酸作用形成酸化正铁血红蛋白，呕吐物可呈咖啡渣样棕褐色。上消化道出血时，由于血红蛋白中的铁在肠道内与硫化物作用形成黑色的硫化铁，使粪便呈黏稠而发亮的柏油样，称为黑便。出血量在 50～100ml 时，可出现黑便。粪便颜色正常，但潜血试验阳性，提示每天出血量为 5～10ml。当出血量大，血液在肠内推进较快时，粪便可呈暗红色甚至鲜红色。呕血常伴黑便，黑便可无呕血。大量出血可致失血性贫血，甚至出现失血性休克而危及生命。

2. 失血性周围循环衰竭　急性大量失血时，由于循环血容量迅速减少，导致周围循环衰竭。早期可出现头晕、心悸、乏力、出汗、口渴、晕厥、黑矇及出汗等组织缺血的表现。患者呈休克状态时，表现为面色苍白、血压下降、脉压减小、呼吸急促、四肢湿冷、口唇发绀、心率加快、烦躁不安或神志不清、尿量减少。若补足血容量后仍少尿或无尿，应考虑并发急性肾衰竭。

3. 贫血和血象变化　急性大量出血后均有失血性贫血，但在出血的早期，血红蛋白浓度、红细胞计数与血细胞比容可无明显变化。在出血后，一般需经 3～4 小时以上才出现贫血，贫血程度除取决于失血量外，还和出血前有无贫血基础、出血后液体平衡状况等因素有关。急性出血患者为正细胞正色素性贫血，出血后骨髓有明显代偿增生，可暂时出现大细胞性贫血，慢性失血则呈小细胞低色素性贫血。出血 24 小时内网织红细胞即见增高，至出血后 4～7 天可达 5%～15%，以后逐渐降至正常。上消化道出血 2～5 小时，白细胞计数出现轻至中度升高，血止后 2～3 天才恢复正常。如果是肝硬化患者，同时伴有脾功能亢进者，则白细胞计数可不增高。

4. 发热　多数患者于大量出血后 24 小时内出现低热，一般不超过 38.5℃，持续 3～5 天，可降至正常。

5. 氮质血症　上消化道大量出血后，肠道中血液的蛋白质消化产物被吸收，引起血中尿素氮浓度增高，称为肠源性氮质血症。血尿素氮多在一次出血后数小时开始上升，24～48 小时达高峰，若无继续出血，3～4 天恢复正常。

◎ 考点：诊断上消化道大出血病因的首选方法

【实验室和其他检查】

1. 实验室检查　为正细胞正色素性贫血。出血 24 小时内网织红细胞即增高，出血停止后逐渐降至正常，如出血不止可持续升高。出血后 2～5 小时，白细胞计数升高，达（10～20）$\times 10^9$/L，出血停止后 2～3 天恢复正常。血尿素氮升高，一般不超过 14.3mmol/L（40mg/dl）。进行肝功能、肾功能、大便潜血试验测定，有助于观察失血量及有无动态出血，判断治疗效果，协助病因诊断。

2. 内镜检查　是目前诊断上消化道大量出血病因的首选方法。出血后 24～48 小时内行急诊内镜检查，明确诊断，同时对出血灶进行止血治疗。

3. X 线钡餐检查　对明确病因亦有价值。一般主张出血停止且病情基本稳定数日后进行检查。

4. 其他检查　放射性核素扫描或选择性动脉造影可帮助确定出血部位，适用于胃镜及 X 线钡餐造影未能确诊而又反复出血者。

【心理-社会状况】　患者由于大量呕血、黑便及周围循环衰竭症状而产生恐惧、紧张、沮丧、焦虑、烦躁心理。反复出血的患者因工作能力下降、经济负担加重而产生悲观情绪。

◎ 考点：诊断上消化道大出血的治疗要点

【治疗要点】　上消化道大出血为临床急症，应采取积极措施进行抢救：迅速补充血容量、纠正水电解质紊乱、预防和治疗失血性休克、止血、去除病因、防治并发症。

1. 补充血容量　立即建立有效静脉通道，迅速补充血容量，先用平衡盐液或葡萄糖盐水、右旋糖酐或其他血浆代用品，尽早输入全血。

2. 止血

（1）非食管胃底静脉曲张破裂出血

1）药物治疗：多由消化性溃疡出血引起，常用 H_2 受体拮抗剂或质子泵抑制剂。

2）内镜直视下止血：有活动性出血或暴露血管的溃疡可在内镜直视下止血，治疗方法包括激光光凝、高频电凝、微波、热探头止血、血管夹钳夹、局部药物喷洒或局部药物注射等。

3）手术治疗：大量出血经内科治疗无效符合手术指征时行外科手术治疗。

4）介入治疗：少数不能进行内镜直视下止血或手术治疗的严重大出血患者，可给予寻找出血病灶行血管栓塞治疗。

（2）食管胃底静脉曲张破裂出血

1）药物治疗

A. 血管加压素：为常用药物，其作用是使内脏血管收缩，从而减少门静脉血流量，降低门脉及其侧支循环的压力，进而控制食管胃底静脉曲张的出血；同时用硝酸甘油静脉滴注或舌下含服以减轻血管加压素的不良反应，同时与其协同降低门静脉压力。

B. 生长抑素及其拟似物：为近年来治疗食管胃底静脉曲张破裂出血最常用的药物，止血效果肯定。临床常用的药物有14肽天然生长抑素和人工合成的8肽生长抑素拟似物奥曲肽。

2）双气囊管三腔管压迫止血：此管的两个气囊为胃囊和食管囊，三腔管内的三个腔分别通往两个气囊和患者的胃腔。用气囊压迫食管胃底曲张静脉的止血效果是肯定的，但患者痛苦、并发症多、早期再出血率高，故一般不作为首选止血措施，仅在药物治疗不能控制行内镜止血治疗前暂时使用，操作方法及护理详见本节护理措施。

3）内镜直视下止血：在药物治疗和气囊压迫使出血基本控制的情况下，病情基本稳定后，可进行急诊内镜检查和止血治疗。常用的方法有硬化剂（无水乙醇、鱼肝油酸钠、乙氧硬化醇等）注射止血术、食管曲张静脉套扎术、组织黏合剂注射法等，这些方法多能达到止血目的，是目前治疗本病的重要止血手段，既可有效防止早期再出血，亦可作为预防性治疗，但也会造成局部溃疡、出血、穿孔、瘢痕狭窄、术后感染等并发症。

4）手术治疗：经内科治疗无效时，应考虑外科手术或经颈静脉肝内门体静脉分流术。

三、主要护理诊断

1. 体液不足　与上消化道大量出血有关。
2. 活动无耐力　与出血后贫血、周围循环衰竭有关。
3. 有受伤的危险　与血液反流入气管、气囊长时间压迫食管胃底黏膜、气囊阻塞气道有关。
4. 恐惧　与突然发生的大量出血及其对生命带来的威胁等因素有关。
5. 潜在并发症：失血性休克。

四、护理目标

患者无继续出血的征象，生命体征平稳；乏力状况改善，活动耐力逐渐增加；呼吸道通畅，无食管胃底黏膜损伤，无窒息、误吸；患者情绪稳定，无恐惧感；未出现并发症或发生时及时发现并处理。

五、护理措施

◎ 考点：上消化道大出血患者的体位

（一）休息与活动

上消化道大出血患者应绝对卧床休息，平卧并将双下肢略抬高，保证脑部供血。呕吐时头偏向一侧，避免误吸和窒息。保持呼吸道通畅，必要时吸氧。病情稳定后，逐渐增加活动量。呕血停止后协助患者及时漱口，保持口腔清洁。

◎ 考点：上消化道大出血患者的饮食护理

（二）饮食护理

少量出血无呕吐者给予温凉、清淡、流质饮食，以减少胃收缩运动及中和胃酸，有利于止血。大出血者应禁食 8～24 小时，出血停止后 1～2 天渐进温凉流质、半流质、高热量、高维生素、易消化的饮食，少量多餐，待病情平稳后改为软食，逐步恢复正常饮食。食管胃底静脉曲张破裂出血的患者，限制蛋白质和钠的摄入，以免诱发肝性脑病和加重水肿，同时避免生、冷、硬、粗糙、刺激性食物，且应细嚼慢咽，防止损伤曲张静脉而再次出血。

（三）病情观察

1. 病情监测　大出血时每 15～30 分钟测生命体征 1 次，必要时进行心电监护，观察患者的神志、皮肤色泽、末梢循环及尿量的变化，观察呕吐物和粪便的性质、颜色和量，并准确记录 24 小时出入量。定期复查血红蛋白浓度、红细胞计数、血细胞比容、网织红细胞计数、血尿素氮、大便潜血以了解贫血程度及出血是否停止。监测血清电解质和血气分析变化。如患者烦躁不安、面色苍白、皮肤湿冷、四肢冰凉提示血液灌注不足；而皮肤逐渐转暖、出汗停止提示血液灌注好转。同时观察患者原发疾病病情变化。

2. 评估出血量　观察患者呕血及黑便的颜色、性状、量、次数、临床表现、尿量等，估计出血量（表 4-3）。

表 4-3　出血量估计表

项目	轻度	中度	重度
症状	头晕、乏力	眩晕、口渴、面色苍白、心悸、烦躁	冷汗、四肢厥冷、意识模糊、呼吸深快
收缩压（mmHg）	正常	下降，≥80	显著下降，＜80
脉搏（次/分）	正常	100～120	＞120
尿量	减少	明显减少	少尿或无尿
出血量（ml）	＜500	800～1000	＞1500
占全身总血量（%）	10～15	20～30	＞30

3. 判断出血是否停止　出现下列情况，提示有活动性出血或再次出血。

（1）反复呕血，呕吐物由咖啡色转为鲜红色。

（2）黑便次数及量增多，粪质稀薄，色泽转为暗红色或鲜红色，伴肠鸣音亢进。

（3）经充分补液、输血而周围循环衰竭的表现未改善，或暂时好转而又恶化，血压、脉搏不稳定，中心静脉压仍在下降。

（4）红细胞计数、血细胞比容、血红蛋白量继续下降，网织红细胞计数持续升高。

（5）补液足量、尿量正常情况下，血尿素氮持续或再次升高。

（6）门静脉高压的患者原有脾大，在出血后常暂时缩小，如不见脾恢复肿大亦提示出血未止。

（四）止血治疗的护理

1. 用药护理　①出血量大者，立即建立两条静脉通道，尽快补充血容量，配合医师止血，同时配血，做好输血准备，观察治疗效果及不良反应。输液开始宜快，必要时监测中心静脉压以调整输液量和速度。应避免输液、输血量过多、过快而引起急性肺水肿。对老年人和心肺功能不全者尤应注意。②用血管加压素止血注意观察有无恶心、腹痛、心悸及面色苍白等不良反应。③肝病患者宜输新鲜血，因库存血含氨量高，易诱发肝性脑病。

2. 双气囊三腔管压迫止血护理

（1）插管前护理：使用前仔细检查三腔管的性能，如气囊是否漏气、气囊膨胀是否均匀、管道是否通畅等，并做好标记，抽尽囊内气体以备用。

（2）插管过程中协助医师插管、充气、测压、牵引。将三腔管前端及气囊外面涂上液体石蜡，然后经患者鼻孔慢慢插入，管端到达咽喉部或喉部时，指导患者做吞咽动作。当三腔管插入 50～65cm 时，抽胃液证实已达胃腔，可做暂时固定。先向胃囊内注气 200～300ml，压力维持在 40～45mmHg，末端用弹簧夹夹住，然后反折以细纱绳扎紧，将三腔管轻轻外拉，至有阻力感为止，表示胃气囊已压在胃底部（图 4-8）。再在距三腔管尾端 10～20cm 处用蜡绳扎住，穿过牵引架上的滑轮吊以牵引物进行持续牵引（图 4-9），牵引角度成 40° 左右，牵引物离地面 30cm 左右。如仍有出血，再向食管气囊注气 100～150ml，压力维持在 30～40mmHg，以压迫食管静脉，同样将该管末端反折夹紧。

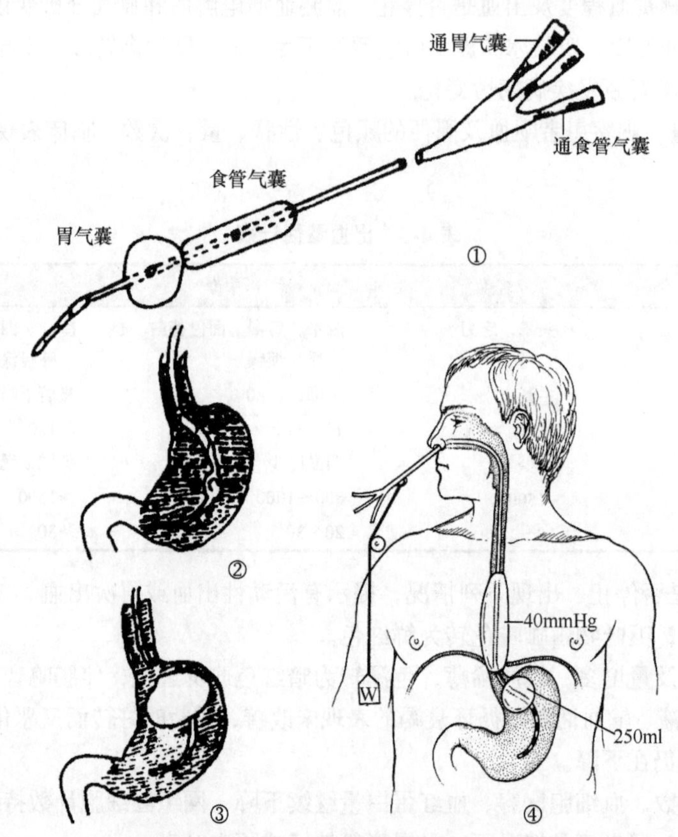

图 4-8 双气囊三腔管压迫止血示意图

① 双气囊三腔管；②管插入 65cm，头端已达幽门；③胃气囊压在胃底；④食管气囊压迫食管下 1/3

（3）插管后及期间护理：①插管后整理好床单位。②止血期观察与护理：压迫止血期间应经常抽吸胃内容物，避免胃膨胀引起呕吐，也可观察胃内容物的颜色、量，如见新鲜血液，说明止血效果不好，应检查牵引松紧或气囊压力，并给予适当调整；若患者出现恶心、胸骨下不适或频发期前收缩，应检查是否为胃气囊进入食管下端挤压心脏所致，应给予适当调整；若提拉不慎或患者用力咳嗽，可将胃气囊拉出而阻塞咽喉部，引起呼吸困难或窒息，此时应立即将气囊口打开，或将三腔管结扎处剪除，放出气体。③监测囊内压：压迫止血期间每 4～6 小时检测一次囊内压，囊内压降低时应抽尽囊内气体，重新注气。④定时放气：三腔管放置 12～24 小时后，食管气囊应放气 15～30 分钟，同时放松牵引，并将三腔管向胃内送入少许，以解除胃底贲门压力，然后再充气牵引，避免局部黏膜受压过久而发生糜烂坏死。⑤鼻饲流质：出血停止后，定时从胃管腔内注入流质饮食，但必须确认为胃腔后再注入，以免误入气囊发生意外。⑥保持患者口、鼻腔清洁，嘱患者不要将唾液、痰液咽下，以免误入气管引起吸入性肺炎，每日两次向鼻腔内滴入少许液体石蜡，以免三腔管黏附于黏膜。

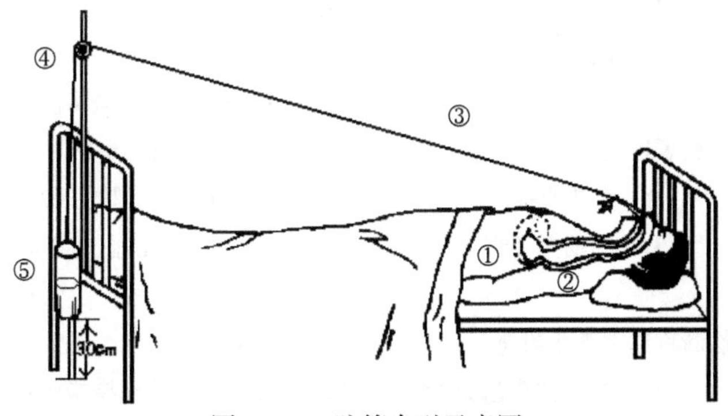

图 4-9　三腔管牵引示意图

①胃气囊；②食管气囊；③牵引线；④滑轮；⑤牵引物

（4）拔管护理：出血停止后，放松牵引，放出囊内气体，保留管道继续观察 24 小时，未再出血可考虑拔管，对昏迷患者亦可继续留置管道以用于流质食物或药物的注入。拔管前口服液体石蜡 20～30ml，使黏膜与管外壁润滑后，再缓慢拔出三腔管，气囊压迫一般以 3～4 天为限，继续出血者可适当延长。

（五）心理护理

关心、安慰患者，解释各项检查、治疗措施，耐心细致地听取、解答患者或家属的提问，消除患者的紧张情绪。大出血时陪伴患者，使其有安全感。及时清除血迹、污物，以减少对患者的不良刺激。说明安静休息，情绪稳定有助于止血，而过度的精神紧张则可加重出血，以利于患者更好地配合治疗及护理。对特别紧张的患者遵医嘱适当给予镇静剂。

（六）健康教育

1. 疾病知识指导　向患者和家属介绍上消化道出血的病因、诱因、预防、治疗和护理知识，懂得积极治疗原发病的重要性，减少再次出血的危险。指导患者和家属学会早期识别出血征象和应急措施。

2. 生活指导　合理安排休息与活动，劳逸结合，生活规律，保持良好的心态，避免长期精神紧张，过度劳累。

3. 饮食指导　合理饮食是避免诱发上消化道出血的重要因素。注意饮食卫生和规律，进食营养丰富、易消化的食物；避免过度饥饿或暴饮、暴食，禁烟酒、咖啡、浓茶、粗糙、辛辣的食物及过甜、过酸的饮料等。

六、护理评价

患者出血是否停止，生命体征平稳；活动耐力是否增加；食管胃底黏膜是否因气囊压迫而损伤，呼吸道通畅，有无窒息、误吸发生；恐惧是否减轻或改善；是否出现并发症。

检测题

A_1型题

1. 上消化道出血最常见的病因是
   A. 慢性胃炎　B. 胃癌
   C. 食管胃底静脉曲张　D. 消化性溃疡
   E. 脾功能亢进
2. 上消化道出血的特征性表现是
   A. 发热　B. 氮质血症
   C. 贫血　D. 周围循环衰竭
   E. 呕血与黑便
3. 上消化道出血病因诊断首选检查手段是
   A. 内镜检查　B. X线钡餐造影检查
   C. 粪便隐血试验　D. 吞线试验
   E. 选择性动脉造影
4. 内镜检查一般在上消化道出血后多长时间内进行
   A. 6～12小时　B. 12～24小时
   C. 24～48小时　D. 36～72小时
   E. 48～72小时

A_2型题

5. 患者，男性，52岁。既往有胃溃疡病史13年，现出现上消化道少量出血，无呕血，护士对该患者采取的护理措施正确的是
   A. 禁食
   B. 少量温凉、清淡无刺激性饮食
   C. 正常饮食
   D. 冰水洗胃
   E. 静脉滴注垂体后叶素

A_3/A_4型题

（6～9题共用题干）

患者，男性，56岁。有肝硬化病史10年余。近日食欲减退，黄疸明显加重，今晨剧烈咳嗽，突然呕咖啡色液体约1200ml，黑便2次，伴头晕、眼花、心悸，急诊入院。查体：神志清，面色苍白，血压80/60mmHg，心率110次/分。

6. 患者消化道出血最可能的原因是
   A. 消化性溃疡出血
   B. 食管胃底静脉曲张破裂出血
   C. 急性糜烂出血性胃炎
   D. 应激性溃疡
   E. 胃癌出血
7. 对患者紧急处理措施中首要的是
   A. 内镜检查以明确病因
   B. 积极补充血容量
   C. 立即采取止血措施
   D. 手术治疗
   E. 升压药提高血压
8. 经过治疗后，患者情况已经基本稳定，下列选项提示出血停止的是
   A. 听诊肠鸣音10～12次/分
   B. 黑便次数增多，粪质稀薄
   C. 血红蛋白测定下降
   D. 尿量正常，血尿素氮持续增高
   E. 血压基本维持在正常水平
9. 若患者突然出现神志恍惚、嗜睡，提示可能出现
   A. 消化道再出血　B. 脑出血
   C. 低血容量性休克　D. 肝性脑病
   E. 肝肾综合征

张美霞　陈　婧

第5章 泌尿系统疾病患者的护理

第1节 概　　述

泌尿系统由肾脏、输尿管、膀胱、尿道及有关的血管、神经组成。其中，肾脏的主要功能是形成和排泄尿液；调节水电解质和酸碱平衡；并分泌激素，维持机体内环境的稳定。

一、肾的基本结构

肾脏左右各一，位于腹膜后脊柱的两侧，形似蚕豆，可分为上下两端，前后两面及内外两侧缘，右肾略低于左肾 1～2cm。肾脏内侧缘中部凹陷处为肾门，内有肾盂、血管、淋巴管及神经出入。肾实质分为浅层的皮质和深部的髓质两部分（图 5-1），皮质主要由肾小体和肾小管组成，髓质由十几个肾锥体构成，锥体的尖端终止于肾乳头。肾单位和集合管形成的尿液，会经肾乳头的开口处流入肾小盏，进入肾大盏及肾盂，最后通过输尿管流入膀胱。排尿时膀胱内的尿液经过尿道排出体外。

（一）肾单位

肾单位是肾脏基本结构和功能的单位（图 5-2），每个肾约由 100 万个肾单位构成，每个肾单位又是由肾小体以及与之相连的肾小管组成。

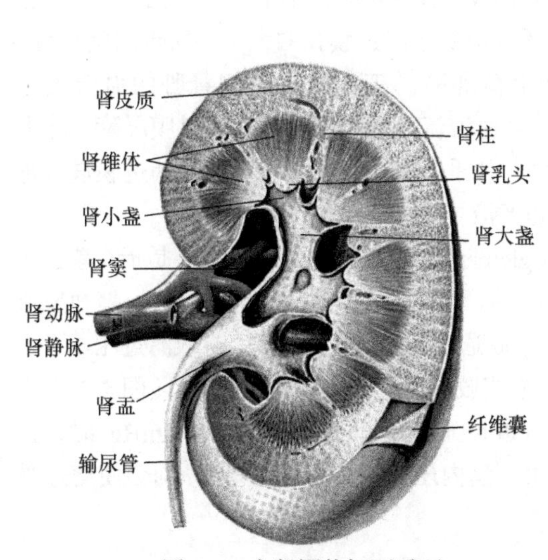

图 5-1　右肾冠状切面后面

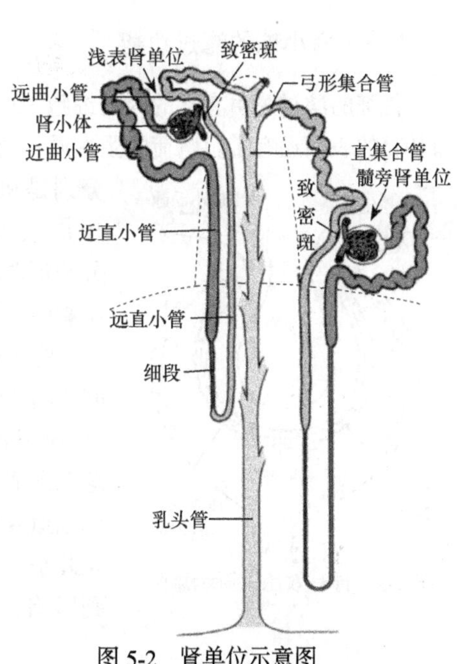

图 5-2　肾单位示意图

1. 肾小体　由肾小球和肾小囊构成的球形结构。

（1）肾小球：是肾单位的起始部分，为入球小动脉和出球小动脉间的彼此分支又吻合的毛细血管丛，呈球形。毛细血管壁极薄，仅由一层有孔的内皮细胞及其外面的基膜组成。

（2）肾小囊：是肾小管的盲端膨大、凹陷形成的双层囊，其囊性结构分为内外两层，两层囊壁之间的腔隙称为肾小囊腔。肾小囊的内层为脏层，由一种有突起的足细胞组成，足细胞的次级突起间的裂隙覆盖有一层极薄的裂孔膜。外层为壁层，与近曲小管的管壁相连接。脏层和壁层间的囊腔连接肾小管，原尿经肾小球滤出后又经该囊腔进入了近端肾小管。

2. 肾小管　依次由近端小管、细段和远端小管三部分组成，近端小管、远端小管又各自分为曲段（近曲小管、远曲小管）和直段。直段和细段组成的“U”字形结构称为肾小管的髓袢。

（二）肾小球旁复合体

肾小球旁复合体由球旁细胞（颗粒细胞）、致密斑和球外系膜细胞组成。球旁细胞（又称压力感受细胞）是入球小动脉和出球小动脉管壁间平滑肌细胞分化而成的上皮样细胞，该细胞内有分泌颗粒，这种颗粒可分泌肾素。致密斑（又称钠离子感受器）位于远端小管的起始部，能感知肾小管中液体容量及钠浓度变化，并能调节球旁细胞分泌肾素。球外系膜细胞具有吞噬功能，该细胞内的肌纤维收缩可以调节肾小球的滤过面积。

（三）肾间质

肾间质是充填于肾单位各部分和血管之间少量的结缔组织，内有血管、淋巴管及神经穿行，其功能尚不清楚。

二、肾的生理功能

（一）肾小球的滤过功能

肾脏的滤过膜由有孔的内皮细胞、基膜和裂孔膜构成，各层均有大小不一的小孔，内皮细胞和基膜的表面还有带负电荷的蛋白质，滤过膜的通透性取决于滤过膜孔的大小和所带的负电荷，分别是机械屏障和电荷屏障。正常成人两侧肾脏的血流量是1000～2000ml/min，当血液流经肾小球时通过滤过膜屏障，除大分子蛋白和血细胞外，几乎所有血浆成分均可通过滤过膜进入肾小囊腔，即形成了超滤液（原尿）。

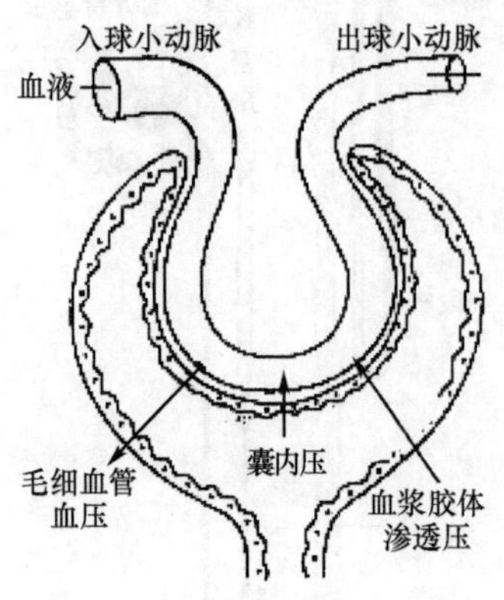

图 5-3　肾有效滤过压示意图

肾小球滤过率（glomerular filtration rate，GFR）是指在单位时间肾内清除血浆中某一物质的能力，受肾小球滤过面积、肾血浆流量、有效滤过压及滤过膜通透性等因素的影响。有效滤过压＝肾小球毛细血管血压－（血浆胶体渗透压＋肾小囊内压）（图 5-3）。当毛细血管血压下降（如低血压），动脉收缩压＜60mmHg 时，血浆几乎不能滤过出去，囊内压升高（如梗阻等），均会使滤过受到影响。

（二）肾小管的功能

1. 重吸收功能　正常人每天双肾形成超滤液的量约为 180L，而终尿量约为 1.5L，表明原尿流经肾小管时，绝大部分物质都被选择性地重吸收，其中近曲小管的重吸收量最大。超滤液中葡萄糖、氨基酸、蛋白质、水、电解质被部分重吸收，而肌酐、尿素氮则几乎不被吸收，可随尿液排出体外。不同物质的重吸收部位不同。

2. 分泌和排泄功能　远曲小管可将血液内的物质或经近曲小管重吸收的物质（如 K^+、H^+、NH_3）排泄到尿中，从而调节机体电解质和酸碱平衡。

3. 浓缩和稀释功能　肾脏对人体内的水具有强大的调节作用。当机体内缺水时，肾对水的重吸收增加，使尿液浓缩，以减少水的排出；反之，当机体内水分过多时，肾小管对水的重吸收减少，尿比重降低，尿液稀释从而排出机体多余的水分。肾衰竭的患者其肾脏对水的代谢调节功能障碍，可发生水潴留或脱水。

（三）肾的内分泌功能

1. 肾素　由肾小球旁器的球旁细胞产生，当肾动脉内压力下降时，肾素的分泌量增加，肾素可使肝脏产生的血管紧张素原转化为血管紧张素Ⅰ，血管紧张素Ⅰ在经肺、肾的血管紧张素转换酶的作用下转化为血管紧张素Ⅱ、Ⅲ，使血压升高。

2. 前列腺素　肾脏合成多种前列腺素，主要为 PGE_2、PGA_2 及少量 PGF_2。前两者能扩张肾血管，增加肾血流和水钠排出，使血压降低，PGF_2 则具有收缩血管的作用。

3. 激肽释放酶　可促使激肽原生成激肽（在肾主要为缓激肽），使小动脉扩张，并刺激前列腺素的分泌。

以上三种激素作用于肾脏，共同调节肾的血液循环和肾小球滤过，并与其他激素共同维持血压和水盐代谢。

4. 促红细胞生成素　当机体组织缺氧时，肾生成促红细胞生成素增多，从而刺激骨髓生成红细胞。

5. 1-羟化酶　肾间质可产生 1-羟化酶，能够促使 25-（OH）D_3 转化为有活性的 1，25-（OH）$_2$ D_3，调节钙、磷代谢。

三、泌尿系统疾病的护理评估

【健康史】　泌尿系统疾病病程一般较长，病因各有不同，起病方式可急可缓。应重点询问患者起病的时间、诱因，患者在疾病中出现了哪些症状及有何特点，是否出现高血压、肾区疼痛、水肿、少尿、无尿、尿频、尿急、尿痛及夜尿增多等症状，以及症状进展、迁延、反复发作的情况，并注意询问患者有无其他伴随症状和并发症。另外，某些肾脏疾病与遗传因素有关，应了解是否有家族遗传史。此外，药物、毒素及严重循环衰竭等因素均可引起急、慢性肾衰竭。曾做过哪些检查、既往治疗的经过及效果如何，是否遵从医嘱治疗。有无特殊的饮食医嘱及遵从情况。

【身体状况】

1. 症状　水肿的分布情况，有无出现晨起颜面及眼睑的水肿，下肢水肿、全身性水肿。水肿有无对称性、凹陷性，有无胸腔积液、腹水及外阴等部位的水肿。

◎ 考点：肾性水肿的分布特点

2. 体征　注意患者的意识、精神及营养状况，有无贫血面容，皮肤颜色光泽，有无色素沉着、尿素结晶、粗糙等改变。监测生命体征、体重变化，尤其注意是否有血压增高、发热等伴随症状。有无肾区压痛、叩击痛等。

【实验室和其他检查】

1. 尿常规检查　检测尿蛋白、酮体、尿潜血、白细胞，以及进行尿蛋白定量。可用任何时间段的新鲜尿液，最好是清晨第一次中段尿，有利于尿液有形成分的检出。尿标本留取后应立即送检，从标本采集到完成检验，夏天不应超过 1 小时，冬天不应超过 2 小时。

2. 肾功能测定

（1）内生肌酐清除率（endogenous creatinine clea-rance rate，Ccr）测定：是临床上检查肾小球滤过功能最常用的指标，能可靠反映肾小球滤过功能的异常，协助判断肾脏疾病的进展及预后。

◎ 考点：内生肌酐清除率的临床应用

（2）血尿素氮（blood urea nitrogen，BUN）和血肌酐（serum creatinine，Scr）测定：临床上用 BUN 和 Scr 值来判断肾小球的滤过功能，一般两者多在肾功能严重损害时才开始升高，因此并非早期诊断的指标。

（3）尿渗透压测定：能准确地反映肾脏的浓缩与稀释功能。

3. 肾脏影像学检查　包括泌尿系统平片、超声、MRI、CT、静脉及逆行尿路造影、肾动脉造影等。

4. 肾脏活体组织检查　有助于确定肾脏病的病理类型、受损程度，对明确肾脏系统疾病的诊断、分型、治疗及预后都有重要意义。

【心理-社会状况】　了解患者疾病的性质、过程、预后及防治等各方面知识的认知能力；患者有无紧张、焦虑、抑郁及绝望等不良情绪，程度如何。

第 2 节　泌尿系统疾病常见症状与体征的护理

泌尿系统疾病常见的症状和体征主要包括肾性水肿、排尿障碍、膀胱刺激征及肾性高血压。

一、肾性水肿的护理

（一）概述

【概念】　肾性水肿是指由肾脏疾病引起人体组织间隙有过多液体积聚导致的组织肿胀，是泌尿系统疾病最常见的临床表现。

【病因及发病机制】

1. 病因　各种急慢性肾炎、肾病综合征及急慢性肾衰竭等。

2. 发病机制　肾性水肿按发病机制可分为两类。

（1）肾炎性水肿：肾小球滤过率下降，而肾小管的重吸收相对正常，从而导致“球-管失衡”，引起水钠潴留而致水肿。特点是早期患者晨起时眼睑及颜面部水肿，后期可发展为全身性水肿。

◎ 考点：肾炎性水肿的临床特点

（2）肾病性水肿：主要是由于大量蛋白尿引起低蛋白血症，导致血浆胶体渗透压降低而产生水肿，此外部分患者由于有效血容量减少，激活了肾素-血管紧张素-醛固酮系统，引起抗利尿激素增多，进一步加重水肿。特点是患者水肿明显，严重时常伴有胸腔积液和腹水，指压凹陷明显。

◎ 考点：肾病性水肿的临床特点

（二）护理评估

【健康史】 询问水肿发生的原因和诱因，早期水肿的部位、程度及进展情况；有无出现少尿、乏力、头晕、心悸、呼吸困难、腹胀等症状；水肿的治疗经过，患者的用药情况，了解所用药物的种类、剂量、用法、疗程及不良反应等；对曾用过激素和（或）免疫抑制剂的患者，应询问是否遵医嘱用药及治疗效果如何。既往有无肝脏、心脏及内分泌疾病等病史；有无感染及水钠摄入过多等诱因。

【身体状况】

1. 症状 重点评估患者的生命体征、尿量、精神状况、体重的改变。肾性水肿呈凹陷性，开始于眼睑、颜面部，尤其是晨起眼睑水肿，进而逐步发展至全身。可有尿量减少、血尿、蛋白尿等改变，以及血压升高、心力衰竭及电解质紊乱等表现。

2. 体征 检查水肿的部位、范围、时间、特点及程度，注意有无晨起眼睑及颜面部水肿；有无心包积液、胸腔积液及腹水等。

【实验室和其他检查】

1. 尿液检查 尿常规、尿蛋白定性和定量。

2. 血清电解质 判断有无电解质紊乱。

3. 肾功能（包括血肌酐、血尿素氮、Ccr） 判断肾功能有无异常。

【心理-社会状况】 随着水肿的出现和加重，患者常出现紧张等不良情绪。评估患者及家属对疾病的认知情况、家属对患者的关怀程度、家庭经济情况等。

（三）护理诊断及合作性问题

1. 体液过多 与肾小球滤过率下降致水钠潴留，大量蛋白尿致血浆清蛋白下降有关。

2. 有皮肤完整性受损的危险 与皮肤水肿、组织营养不良有关。

◎ 考点：肾性水肿的护理诊断

（四）护理目标

患者的水肿减轻或消退；无皮肤破损或感染发生。

（五）护理措施

1. 休息和活动 休息能减轻肾脏的负担，严重水肿的患者应卧床休息，以增加肾血流量及尿量，缓解水钠潴留；轻度水肿者应多卧床休息。下肢水肿明显者，休息时宜抬高下肢，增加静脉回流，从而减轻水肿。对颜面部水肿者，应高枕，有胸腔积液患者宜取半卧位。卧床期间应多变换体位，水肿减轻后，患者可起床活动，但应注意避免劳累。

2. 饮食护理

（1）限制水钠摄入：每日钠盐摄入以 2～3g 为宜，液体摄入视水肿程度及尿量而定，如果每天尿量达 1000ml 以上，一般不需要严格限制，如果每天尿量小于 500ml，重者应该量出为入，每天液体入量不宜超过前一天尿量加上不显性失水量（大约 500ml）。

（2）调节蛋白质摄入：低蛋白饮食可减轻对肾功能的损害，肾功能不全者根据肾小球滤过率调节蛋白的摄入量。若患者严重水肿伴低蛋白血症，尚未出现氮质血症，可给予 1g/（kg·d）的优质蛋白，如鸡蛋、牛奶、鱼肉等。有氮质血症者可给予 0.6～0.8g/（kg·d）的优质蛋白。

（3）补充足够热量及维生素：低蛋白饮食患者，需补充足够的热量，以防发生负氮平衡，应给予热量 126～147kJ/（kg·d），同时应注意补充各种维生素。

3. 病情观察　观察并记录患者生命体征，尤其是血压变化；定期测体重，准确记录患者 24 小时液体的出入量；观察皮肤有无红肿、化脓、破损等；观察水肿的特点，有无发现胸腔积液、腹水等全身水肿征象；有无出现急性心力衰竭和高血压脑病等表现。

4. 皮肤护理　注意保持皮肤清洁，床铺、衣裤、被褥应干燥平整，患者应穿宽松、柔软的棉质衣服；嘱患者应经常变换体位，对年老体弱者可协助翻身，用软垫支撑受压部位并适当予以按摩，防止压疮；对阴囊水肿者应用托带将阴囊托起；皮肤清洗时注意勿过分用力，避免损伤皮肤；气温低需用热水袋时，嘱患者应特别小心，避免烫伤皮肤；严重水肿者应避免肌内注射，可采用静脉给药以确保药物准确及时地输入。静脉穿刺拔针后，应用无菌干棉球按压穿刺部位，直至液体不外渗为止。

◎ 考点：肾性水肿皮肤护理的要点

5. 心理护理　对水肿的出现应进行适当解释，说明水肿轻重与肾脏疾病严重程度不成正比，减轻患者心理负担，保持患者情绪稳定。

6. 配合治疗　遵医嘱使用利尿剂，注意观察利尿剂的疗效和可能出现的不良反应。长期使用利尿剂者可出现电解质紊乱，如低钾血症、低钠血症及低氯血症等，使用利尿剂时不要过快过猛，以免引起血容量不足。

7. 健康教育　告知患者及家属出现水肿的原因及诱因，使患者对自己的病情有所了解，可以减轻因水肿而产生的不安及焦虑。教会患者观察水肿的变化及保护水肿部位的皮肤等。向患者解释限制水钠对水肿消退的重要性，并与患者一起讨论制订符合患者治疗要求及患者所能接受的饮食计划。

（六）护理评价

患者水肿减轻或消失；无皮肤破损的发生。

二、尿液异常的护理

（一）概述

1. 尿量异常　正常成人每天尿量为 1000～2000ml，平均为 1500ml。尿量异常包括少尿或无尿、多尿及夜尿增多。

（1）少尿或无尿：如每日尿量少于 400ml，或每小时尿量少于 17ml，称为少尿；如每日尿量少于 100ml，或 12 小时完全无尿称为无尿。引起少尿和无尿的病因可分为三类：①肾前性因素，如血容量不足等；②肾实质性因素，如急、慢性肾衰竭；③肾后性因素，如尿路梗阻等。

（2）多尿：每日尿量超过 2500ml 称为多尿。多尿分为肾性和非肾性两种，前者常见于各种原因所致的肾小管功能不全，后者常见于糖尿病、尿崩症、溶质性利尿等。

（3）夜尿增多：正常成人夜间排尿 0～2 次，尿量为 300～400ml，为全日总尿量的 1/4～1/3。如夜间尿量持续超过 750ml 或夜间尿量超过白天尿量，称为夜尿增多。夜尿增多常提示肾功能减退。

◎ 考点：少尿、无尿、多尿、夜尿增多的概念

2. 尿质异常

（1）蛋白尿：正常人尿液中有少量的蛋白质，其含量不超过 150mg/d，常规尿蛋白定性方法不能检出。尿蛋白量持续＞150mg/d，尿蛋白定性试验呈阳性反应，称为蛋白尿。若尿蛋白持续＞3.5g/d，则称为大量蛋白尿。

（2）血尿：可分为肉眼血尿和镜下血尿两种。尿液中含血量＞1ml/L 时，外观呈血样、洗肉水样，称肉眼血尿；新鲜尿沉渣每高倍视野（HP）下红细胞＞3 个，或 1 小时尿红细胞计数＞10 万个或 12 小时计数＞50 万个，称为镜下血尿。

（3）管型尿：管型是指蛋白质、细胞或其碎片在肾小管腔中凝聚而成的一种圆柱状物。正常人尿内偶有少量透明管型和颗粒管型，12 小时的尿沉渣计数管型应＜5000 个，每毫升尿内含 2～5 个，或每高倍镜视野＜1 个，若管型数量增多或者出现大量其他管型时，称为管型尿。常见的管型有透明管型、红细胞管型、白细胞管型及颗粒管型。红细胞管型见于急性肾小球肾炎；白细胞管型是活动性肾盂肾炎的特点；蜡样管型见于慢性肾衰竭。

（4）白细胞尿、脓尿和菌尿：新鲜离心尿检查时，白细胞＞5 个/HP 或 1 小时尿液白细胞计数＞40 万个，或 12 小时计数＞100 万个，称为白细胞尿，因蜕变的白细胞称为脓细胞，故白细胞尿又称脓尿，常见于各种泌尿系化脓性炎症。菌尿是指中段尿标本涂片镜检每个高倍视野均可见细菌，或培养菌落计数＞10^5 个/ml，见于泌尿系统感染。

◎ 考点：蛋白尿、血尿、管型尿、脓尿的概念

（二）护理评估

【健康史】 询问患者引起尿液异常的原因，有无各种肾脏疾病所致的尿路结石、肾衰竭、休克、严重心力衰竭及肿瘤压迫史；有无引起多尿的内分泌代谢疾病的病史。询问每日排尿的次数及尿量，少尿、无尿、多尿的程度，有无伴随症状。

【身心状况】

1. 症状 重点评估患者尿液异常的程度、病程及伴随症状，如水肿、精神状况、乏力、心悸、呼吸困难、呕吐、腹泻、体重改变等。有无因多尿引起的低血钾、高血钠及脱水等情况；有无因少尿、无尿引起的低血钠、低血氯、代谢性酸中毒、高血钾等。

2. 体征 检查患者的意识状态，监测血压、心率及心律的变化，观察呼吸频率及深度的改变，监测体重，观察皮肤黏膜有无水肿、脱水的改变。注意肺部听诊有无湿啰音。

【实验室及其他检查】 通过血常规、尿常规、肾功能检查、血清电解质及血气分析结果，评估患者有无水电解质紊乱及酸碱平衡失调。

【心理-社会状况】 尿液异常会引起机体多系统的严重症状，使患者及家属不能面对残酷的打击，对疾病的治愈失去信心，产生恐惧、悲观等消极情绪。

（三）护理诊断及合作性问题

1. 体液过多 与肾小球滤过率下降及尿量减少有关。

2. 有体液不足的危险　与肾衰竭和尿量过多有关。

3. 焦虑　与尿量异常或对疾病不了解有关。

4. 潜在并发症　与水、电解质和酸碱平衡失调有关。

（四）护理目标

尿液异常症状有所缓解或消失；患者情绪稳定、身心舒适；体液保持平衡，无严重并发症发生。

（五）护理措施

1. 环境与休息　为患者提供良好的环境，要求病室清洁、安静、光线柔和、温湿度适宜，以保证患者充分休息。症状严重者应绝对卧床休息。对多尿患者，床旁应备屏风，便器放于易取处，小便后及时清洗便器；少尿、无尿患者病情危重，应协助做好如更衣、洗漱等日常生活护理。

2. 饮食护理　多尿与少尿或无尿患者的饮食护理比较见表 5-1。

表 5-1　多尿与少尿或无尿患者的饮食护理比较

饮食护理项目	多尿患者	少尿或无尿患者
饮水情况	多饮水以补充足够的水分	控制饮水量如禁水、进干粮
钾的摄入	根据血钾的测定结果，决定饮食中含钾食物摄入的多少	避免食用含钾较多的食物如蘑菇、马铃薯、榨菜、香蕉、柑橘等
蛋白质的摄入	氮质血症时应给予优质低蛋白饮食	氮质血症时应限制蛋白摄入，注意保证提供足够的热量，以免出现负氮平衡
盐的摄入	无需限制	伴水肿时限制盐的摄入

3. 病情观察　准确记录 24 小时排尿次数及出入量；留取尿标本并及时送检，注意采集血标本，监测电解质变化；观察有无水肿、脱水、电解质和酸碱平衡失调的表现，一旦发现立即汇报医师并配合治疗。

4. 心理护理　向患者解释病情特点、治疗及护理内容，减轻、消除患者的焦虑，积极配合治疗。嘱家属应给患者以理解和支持。

5. 配合治疗　遵医嘱正确给药，同时注意观察有无药物引起的不良反应，以防加重水、电解质和酸碱平衡失调。对有肾衰竭少尿伴高血钾者，应配合医师及时采集血标本，监测电解质变化，做好抢救准备；如需输血则忌用库存血。

6. 健康教育　向患者及家属介绍尿液异常的病因及诱因，指导观察尿量变化，解释各项检查、治疗的目的及必要性，使其能积极配合检查和治疗。与患者及家属制订合理的饮食计划。

（六）护理评价

患者无水、电解质和酸碱平衡失调的发生；患者焦虑感减轻或消失。

三、膀胱刺激征的护理

（一）概述

膀胱刺激征是指膀胱颈和膀胱三角区受到炎症或理化因素刺激而引起的尿频、尿急、尿痛，可伴排尿不尽感及下腹坠痛。正常成人日间平均排尿4～6次，夜间0～2次，如单位时间内排尿次数增多，超过上述范围称为尿频。尿急是指患者一有尿意即迫不及待需要排尿，难以控制。尿痛是指患者排尿时感觉耻骨上区、会阴部或下腹部疼痛或烧灼感。

◎ 考点：膀胱刺激征的概念

（二）护理评估

【健康史】 询问患者排尿情况，排尿时是否伴有疼痛等。了解患者出现上述症状的时间，尿频、尿急、尿痛是否同时出现，有无诱因；有无伴发热、腰痛等其他不适。询问患者有无尿路感染、结石、结核、肿瘤及盆腔疾病等病史；有无尿路器械检查、留置导尿管等。询问患者起病以来的治疗经过、用过的药物，有无出现不良反应。

【身心状况】

1. 症状

（1）尿路感染时，可出现尿频、尿急、尿痛，常伴发热、脓尿、尿频等症状，有排尿不尽和下腹坠痛感。主要由精神因素、排尿反射异常所致。

（2）膀胱结核、膀胱癌等多数患者伴有血尿。

（3）膀胱结石，出现排尿困难或尿流突然中断，常伴血尿和尿痛。

（4）前列腺增生，多见于50岁以上患者，出现尿频、尿急、排尿困难等症状。

2. 体征　注意检查各输尿管点及膀胱区有无压痛，肾区有无压痛及叩击痛，尿道口有无红肿等。

【实验室及其他检查】 尿液外观浑浊，尿沉渣镜下见红细胞、白细胞或脓细胞，应考虑为尿路感染，可进一步做中段尿培养。

【心理-社会状况】 由于出现显著的不适感，常使患者焦虑、烦躁不安。尿频、尿急、尿痛如持续时间长，患者担心形成慢性病变，从而加重心理负担。

（三）护理诊断及合作性问题

排尿障碍：尿频、尿急、尿痛　与尿路感染或理化因素刺激膀胱有关。

（四）护理目标

1. 患者的膀胱刺激征减轻或消失，体温恢复正常。
2. 患者情绪稳定，自我防护知识增加。

（五）护理措施

1. 环境与休息　病室内空气流通，保持适宜的温、湿度，患者应卧床休息。各项治疗及护理操作最好集中进行，以保证患者充足的休息和睡眠，以利于疾病的康复。

2. 增加水分的摄入　在无禁忌证的情况下，应嘱患者尽量多饮水（每日饮水量应在2000ml以上）。必要时可静脉补液，保证液体入量，以达到冲洗尿路的目的。

◎ 考点：每日饮水量及多饮水的目的

3. 病情观察　准确记录24小时排尿次数及出入量；留取尿标本并及时送检，注意采集血标本，监测电解质变化并配合治疗。

4. 心理护理　向患者解释尿频、尿急、尿痛的起因及预后，以减轻心理负担。指导患者做一些自己感兴趣的事情，如看书、听音乐、看电视等，以分散自身不适的注意力，减轻患者的烦躁不安，也可起到缓解膀胱刺激征的作用。

5. 配合治疗　出现肾区或膀胱区疼痛时，指导患者热敷或按摩疼痛的部位以缓解疼痛。遵医嘱使用抗生素，注意观察治疗情况及不良反应，嘱患者按时、按量、按疗程服药，勿随意停药。

6. 健康教育　指导患者加强个人卫生，每次便后清洗外阴，保持外阴部清洁干燥，避免擦便纸污染尿道口。嘱患者多饮水，勤排尿。积极参加体育运动，加强营养，增强机体抵抗力。

考点：尿路刺激征健康指导的内容

（六）护理评价

患者的尿路感染得到控制，尿频、尿急、尿痛等不适逐渐消失，体温降到正常范围；患者情绪稳定，自我防护知识增加。

四、肾性高血压的护理

（一）概述

【概念】　肾性高血压是指由于肾实质性疾病（肾动脉主干、分支狭窄或堵塞）所引起的血压升高。肾性高血压是继发性高血压最常见的病因。

【病因及发病机制】

1. 按病因分类　肾性高血压可分为肾实质性高血压和肾血管性高血压两大类。

（1）肾实质性高血压：是肾性高血压的常见原因，主要由急性和慢性肾小球肾炎、慢性肾盂肾炎及慢性肾衰竭等肾实质性疾病引起。

（2）肾血管性高血压：少见，主要由单侧或双侧肾动脉狭窄或堵塞引起。

2. 按发病机制分类　肾性高血压可分为容量依赖型和肾素依赖型两大类。

（1）容量依赖型：约80%以上肾实质性高血压是容量依赖型，主要由水钠潴留引起，限制水钠摄入或用排钠利尿药均可明显降低血压。

（2）肾素依赖型：由肾素-血管紧张素-醛固酮系统被激活引起。10%左右的肾实质性高血压为肾素依赖型。

（二）护理评估

【健康史】　询问患者有无急、慢性肾小球肾炎或慢性肾盂肾炎等病史；了解用药情况、血压变化及其效果；既往有无原发性高血压病史。

【身心状况】肾性高血压的程度与原发病的性质有关。急性肾小球肾炎患者常为一过性轻、重度高血压；慢性肾小球肾炎多有轻重不等的高血压；高血压急剧发生可引起高血压脑病，持久的高血压可加速对肾脏的损害。

【实验室和其他检查】　血常规检查、尿常规检查、肾功能及影像学检查等，有助于病因诊断。

【心理-社会状况】　在原有肾脏疾病基础上出现血压升高，或突然发生急剧血压升高，患者及家属会出现紧张、焦虑甚至恐惧等不良情绪。长期高血压可影响全身多个脏器，病情会进一步恶化，导致患者出现悲观、失望等心理反应。

（三）护理诊断及合作性问题

1. 疼痛：头痛　与肾性高血压有关。
2. 潜在并发症：高血压脑病。
3. 焦虑　与对疾病不了解，担心预后、病情反复有关。

（四）护理目标

患者血压平稳下降，头痛、头晕、心悸等症状减轻或消失；患者情绪稳定；未发生并发症。

（五）护理措施

1. 环境与休息　病室内空气流通，保持适宜的温、湿度。指导患者适当休息。轻度高血压应注意避免过度劳累，保证充足的睡眠；中度高血压症状明显者，应增加卧床休息时间；重度高血压患者应绝对卧床休息。

2. 饮食护理　给予充足热量、富含维生素的易消化饮食。对有明显水肿、高血压患者应限制水钠摄入；对有氮质血症者应限制蛋白质的摄入量［0.6～0.8g/（kg·d）］，其中60%以上应为优质蛋白质。

◎ 考点：肾性高血压饮食的护理要点

3. 病情观察　每日定时监测血压（定部位、定体位、定血压计）并记录，掌握血压波动规律。密切观察有无心脑并发症发生的先兆征象，一旦发现立即报告医师，并积极配合治疗和护理。

4. 心理护理　向患者解释病情发展情况，减轻患者思想负担，提高患者治疗信心，使得患者积极配合治疗。

5. 配合治疗　遵医嘱给予降压、利尿药物，指导患者按医嘱服药，用药过程应严密监测血压，注意药物不良反应。降压不可过快过低，以免影响肾灌注。指导患者改变体位时动作要慢，以防发生直立性低血压。

6. 健康教育　向患者和家属解释血压升高的原因及治疗方法。保持大便通畅，防止发生便秘，从而诱发血压升高。劝慰患者保持良好心态，正确应对疾病变化，鼓励家属给患者以理解和支持。

（六）护理评价

患者血压平稳下降，头痛、头晕、心悸等症状减轻或消失；患者情绪稳定；未发生并发症。

第3节　肾小球病患者的护理

案例5-1　患者，男性，33岁。反复眼睑水肿、血尿伴腰痛3年。护理查体：血压165/98mmHg，血红蛋白100g/L，尿蛋白（＋＋），红细胞10～16个/HP，白细胞0～3个/HP，24小时尿蛋白定量为1.8g，血肌酐33.9μmol/L，血尿素氮10.7mmol/L，血浆清蛋白34g/L，双踝部凹陷性水肿。

问题：1. 该患者最可能的医疗诊断是什么？
2. 如何收集资料对患者进行护理评估？
3. 如何对患者实施生活护理？

一、肾小球疾病概述

肾小球疾病是一组临床表现相似，但病因、发病机制、病理及预后不尽相同的疾病，主要侵犯双肾肾小球。按病因其可分为原发性、继发性和遗传性三类，其中原发性肾小球疾病占肾小球疾病的绝大部分，是我国引起慢性肾衰竭的主要原因。原发性肾小球疾病分类方式有两种，即病理分型和临床分型。

原发性肾小球疾病的病理分型：①轻微性肾小球病变；②弥漫性肾小球肾炎；③局灶性节段性病变；④未分类的肾小球肾炎。其中，弥漫性肾小球肾炎又分为增生性肾炎、膜性肾病、硬化性肾小球肾炎三类。

原发性肾小球疾病的临床分型：根据 1992 年原发性肾小球疾病分型与治疗及诊断标准，临床分型叙述如下。①急性肾小球肾炎；②急进性肾小球肾炎；③慢性肾小球肾炎；④隐匿性肾小球肾炎；⑤肾病综合征。

下面我们主要介绍急性肾小球肾炎、急进性肾小球肾炎、慢性肾小球肾炎患者的护理。肾病综合征在本章第 4 节中具体讲解。

二、急性肾小球肾炎患者的护理

（一）概述

急性肾小球肾炎（acute glomerulonephritis，AGN）简称急性肾炎，是一组以血尿、蛋白尿、水肿和高血压为特征的肾脏疾病。本病起病急，可伴一过性肾损害，多见于 5～14 岁儿童，男性居多，常有前驱感染，多见于链球菌感染后，其他病毒、细菌和寄生虫感染后引起。下面主要介绍链球菌感染引起的急性肾炎。

【病因及发病机制】 急性链球菌感染后肾小球肾炎常发生于β-溶血性链球菌引起的上呼吸道感染（1～3 周的前驱感染）或皮肤感染。目前认为，感染可导致机体产生免疫反应。发病机制是溶血性链球菌的胞壁成分或某些分泌蛋白刺激机体产生抗体，形成免疫复合物。这些免疫复合物可激活补体，导致肾小球内皮细胞及系膜细胞增生，引发肾脏病变。

（二）护理评估

【健康史】 询问患者有无上呼吸道前驱感染或皮肤感染等病史；了解用药情况及其效果。

【身体状况】

1. 尿异常　几乎所有的患者均有，约 40%患者出现肉眼血尿，常为首发症状或患者就诊的原因。可伴有轻度或中度蛋白尿，少数患者可出现大量蛋白尿。

2. 水肿　见于 80%的患者，常为起病的初发表现，主要为晨起眼睑及颜面部水肿，也可出现下肢轻度凹陷性水肿，少数严重者可波及全身。

3. 高血压　多为一过性高血压，其发生主要与水钠潴留有关，一般在 1～2 周内随尿量增多而降至正常。严重的高血压较少见，重者可发生高血压脑病。

4. 肾功能异常　部分患者起病时尿量减少，少数人为少尿，可出现一过性轻度氮质血症，常于 1～2 周后随尿量增加而恢复正常，极少数患者出现急性肾衰竭。

5. 并发症　部分患者可在急性期发生较严重的并发症。

（1）心力衰竭：以老年患者多见，易发生于起病后 1～2 周。

（2）高血压脑病：多发生于病程早期，血压骤升可引起脑血管痉挛，导致脑缺血、缺氧引发脑水肿。

（3）急性肾衰竭：极少见，为急性肾小球肾炎死亡的主要原因。

【实验室和其他检查】

1. 尿液检查　几乎所有患者均有镜下血尿，呈多形性红细胞。尿蛋白多为（+～++）。尿沉渣中可有颗粒管型、红细胞管型。

2. 血清补体测定　发病初期 C_3 及总补体均明显下降，8 周内逐渐恢复至正常水平。血清 C_3 补体的动态变化是链球菌感染后肾小球肾炎的重要体征。

3. 肾功能检查　可出现内生肌酐清除率（Ccr）降低，血肌酐（Scr）及血尿素氮（BUN）升高。

【心理-社会状况】　急性肾小球肾炎起病急，因缺乏相关知识，患者对病情和诊疗知识认识不足，可出现焦虑不安和精神负担。

【治疗要点】　治疗以卧床休息、对症处理为主。本病为自限性疾病，不宜使用糖皮质激素及细胞毒药物。急性肾衰竭患者应给予短期透析。

1. 一般治疗　急性期卧床休息，直至肉眼血尿、水肿消退及血压恢复正常。根据病情给予患者特殊饮食护理，限制水钠摄入。

2. 对症治疗　限制水钠摄入的患者水肿仍明显者，给予利尿剂治疗。如控制水钠摄入和应用利尿剂血压仍不能控制者，应及时降压治疗，防止心脑血管并发症发生。

3. 控制感染　有上呼吸道感染和皮肤感染的情况，应选用无肾毒性抗生素治疗，如青霉素、头孢菌素等，一般不主张长期预防性使用抗生素。反复发作的慢性扁桃体炎，待病情稳定后及时行扁桃体摘除术，手术前后两周应用青霉素。

4. 透析治疗　对于少数发生急性肾衰竭的患者，应给予血液透析或腹膜透析治疗，一般不需要长期维持透析。

（三）护理诊断及合作性问题

1. 体液过多　与肾小球滤过率下降、水钠潴留有关。
2. 活动无耐力　与疾病处于急性发作期有关。
3. 潜在并发症：心力衰竭、高血压脑病、急性肾衰竭。

（四）护理目标

患者血压平稳下降，症状减轻或消失；患者活动耐力提高；无并发症发生。

（五）护理措施

1. 环境与休息　指导急性期患者绝对卧床休息，病症明显者卧床 4～6 周。当卧床休息 6 周～2 个月需要进行尿液检查，当尿液检查只有镜下血尿和蛋白尿时，方可离床活动。病情缓解后逐渐增加运动量，避免劳累及剧烈运动，坚持 1～2 年，患者完全康复后才可恢复正常的体力劳动。

2. 饮食护理　饮食应热量充足、易消化，对有明显水肿、高血压患者应限制水钠摄入；盐的摄入低于 3g/d。急性期为减少蛋白的分解，应限制蛋白质的摄入量［0.5～0.8g/（kg·d）］，当血压下降及水肿消退，尿蛋白减少后可以逐渐增加食盐和蛋白质的量。除限制钠盐外，也应限制水的摄入，进水量的控制应遵循宁少勿多的原则。

3. 病情观察　注意观察水肿程度及范围。密切观察有无高血压动态变化；监测有无头痛、呕吐、颈强直等高血压脑病的表现；观察尿液及肾功能变化，及时发现有无肾衰竭的先兆征象，一旦发现立即报告医师，并积极配合治疗。

4. 心理护理　患者尤其是儿童对长期卧床会产生厌烦、忧郁等心理反应，因此要尽量多关心、巡视患者，注意患者情绪变化和精神需要。

5. 配合治疗　遵医嘱正确使用抗生素、降压药及利尿剂，指导患者按医嘱服药，用药过程应严密监测血压，注意药物的疗效和不良反应。

6. 健康教育　平时注意加强锻炼，增强体质。注意个人卫生，防止发生皮肤感染。注意休息和保暖，限制活动量，告知患者感冒、咽炎后及时就医治疗。

（六）护理评价

患者血压平稳下降，症状减轻或消失；患者活动耐力提高；无并发症发生。

三、急进性肾小球肾炎患者的护理

（一）概述

急进性肾小球肾炎（rapidly progressive glomerulonephritis，RPGN）简称急进性肾炎，是一组以少尿、水肿、血尿、蛋白尿和高血压等为临床表现，肾功能急剧恶化，短期内出现急性肾衰竭的临床综合征。病理特点主要为肾小球囊内广泛的新月体形成，因此又称为新月体性肾小球肾炎。

【病因及发病机制】　RPGN 主要包括原发性急进性肾小球肾炎、继发于全身性疾病的急进性肾小球肾炎及在原发性肾小球病基础上形成的广泛新月体性肾小球肾炎。以下重点讨论原发性急进性肾小球肾炎。

RPGN 基本发病机制是免疫反应，根据免疫病理表现可分为三型：Ⅰ型又称抗肾小球基膜型，由抗肾小球基膜抗体与肾小球基膜抗原结合激活补体而致病。Ⅱ型又称免疫复合物型，由循环免疫复合物或原位免疫复合物沉积于肾小球，激活补体而致病。Ⅲ型为非免疫复合物型，该型发生可能与肾微血管炎有关。

RPGN 患者半数以上有上呼吸道感染的前驱病史，主要为病毒感染，少数为链球菌感染，但感染与 RPGN 的发病关系尚未明确。RPGN 的诱发因素包括吸烟、吸毒及接触碳氢化合物等。此外，遗传易感性在 RPGN 发病中也有重要作用。

（二）护理评估

【健康史】　询问患者有无上呼吸道感染病史，了解发病时间及治疗情况；询问此次发病有无吸烟、吸毒及碳氢化合物等接触史。

【身体状况】　我国急进性肾炎以Ⅱ型多见，Ⅰ型好发于青中年，Ⅱ型和Ⅲ型常见于中老年患者，男性患者居多。

患者可有前驱呼吸道感染病史，起病较急，病情进展急骤。表现类似于急性肾炎，可有少尿、血尿、蛋白尿、水肿及高血压，患者多在早期出现少尿或无尿，进行性肾功能恶化并发展为尿毒症，为其Ⅰ型临床特征，患者常伴中度贫血。Ⅱ型患者约半数可伴肾病综合征，Ⅲ型患者常有不明原因的发热、乏力、关节痛或咯血等系统性血管炎的表现。

【实验室和其他检查】

1. 尿液检查　常见镜下血尿，镜下有大量红细胞、白细胞及红细胞管型。

2. 免疫学检查　Ⅰ型有肾小球基膜抗体阳性，Ⅱ型患者血液循环免疫复合物及冷球蛋白呈阳性，伴血清 C_3 降低。Ⅲ型有血清抗中性粒细胞胞质抗体（ANCA）阳性。

3. B 型超声　双肾增大。

【心理-社会状况】　急进性肾小球肾炎起病急，病情进展急骤，因缺乏相关知识，患者可出现焦虑不安和恐惧等心理反应。

【治疗要点】　本病主要的治疗关键在于早期诊断，及时强化治疗。具体治疗措施取决于疾病的病理类型和病变程度。

1. 强化治疗

（1）冲击疗法：适用于Ⅱ型和Ⅲ型急进性肾炎，对Ⅰ型疗效较差。首选甲泼尼龙进行冲击治疗 2～3 个疗程，后期改为口服泼尼松和静脉注射环磷酰胺。

（2）血浆置换疗法：主要用于Ⅰ型急进性肾炎，需早期实施。此疗法需同时联合泼尼松和细胞毒药物口服治疗。

2. 替代疗法　急性肾衰竭符合透析指征的患者应及时进行透析治疗。

3. 对症治疗　可针对症状给予患者降压、利尿、抗感染及纠正水、电解质、酸碱平衡紊乱等。

（三）护理诊断及合作性问题

1. 体液过多　与肾小球滤过率下降、大剂量激素治疗引起的水钠潴留有关。

2. 有感染的危险　与激素和细胞毒药物的使用、大量蛋白尿导致机体抵抗力有关。

3. 潜在并发症：急性肾衰竭。

4. 恐惧　与病情进展快、预后差有关。

（四）护理目标

患者的水肿症状减轻或消退；未发生感染；患者能正确面对现状，情绪稳定，恐惧感减轻或消失；无并发症发生。

（五）护理措施

1. 体液过多　具体护理措施参见本章本节“急性肾小球肾炎患者的护理”。

2. 潜在并发症：急性肾衰竭　具体护理措施参见本章第 6 节“急性肾衰竭患者的护理”。

3. 健康教育

（1）休息：患者应注意休息，避免劳累。急性期应绝对卧床休息，休息时间比急性肾炎要长。

（2）预防、控制感染：本病发生与上呼吸道感染、患病后免疫功能低下有关，应注意预防感染，避免受凉、感冒。

（3）自我监测病情与随访：向患者强调遵循诊疗计划的重要意义，不可擅自更改用药及停止用药。鼓励患者配合治疗，病情好转后坚持随访。

（六）护理评价

患者的水肿症状减轻或消退；未发生感染；患者能正确面对现状，情绪稳定，恐惧感减轻或消失；无并发症发生。

四、慢性肾小球肾炎患者的护理

（一）概述

慢性肾小球肾炎（chronic glomerulonephritis，CCN），简称慢性肾炎，是一组以血尿、蛋白尿、水肿和高血压等为临床表现的肾小球疾病。该病临床特点是病程较长，起病初期常无明显症状，后期缓慢持续进行性发展，最终可导致慢性肾衰竭。

【病因及发病机制】 绝大多数病因不明，少数是由急性肾炎发展所致。一般认为，免疫因素在发病过程中起重要作用，起病通常为慢性过程。

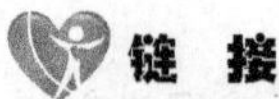
链 接

慢性肾炎是如何起病的？

慢性肾炎的起病形式有三类：①既往无急性肾炎病史，起病即为慢性肾炎，是本病的主要形式；②急性肾炎迁延不愈，病程超过 1 年，转化成慢性肾炎，占 15%～20%；③既往有急性肾炎病史，临床症状已缓解 1～2 年甚至更长时间，多年后出现慢性肾炎表现。

（二）护理评估

【健康史】 询问患者有无急性肾炎感染病史，了解发病时间及严重程度诊断、治疗情况；询问有无与慢性肾炎发病密切相关的细菌、病毒感染史；询问此次发病有无脱水、过度劳累、妊娠及应用肾毒性药物等诱因。

【身体状况】 该病起病隐匿、缓慢，临床表现呈多样化，以水肿、蛋白尿、高血压、血尿及肾功能损害为基本表现。病情迁延，时轻时重，逐渐发展成慢性肾衰竭。

◎ 考点：慢性肾炎的临床特征及转归

多数患者起病后即出现头痛、乏力、水肿、高血压等临床表现。部分患者早期无明显症状，仅体检时发现蛋白尿或血压升高。少数患者起病急，水肿明显且尿中出现大量蛋白。也有患者始终无明显症状，直至出现呕吐、出血等尿毒症表现而就诊。

1. 水肿　多数患者以水肿为首发症状，多为晨起眼睑及颜面部水肿，下午或劳累后出现下肢轻度或中度凹陷性水肿。

2. 尿液改变　蛋白尿为慢性肾炎必有的表现；可见肉眼血尿，大多为镜下血尿。

3. 高血压　多数患者可出现持续的中度以上的高血压，部分患者以高血压为首发表现。

4. 肾功能损害　呈现慢性进行性的特点，后期可有夜尿增多，晚期则出现乏力、头晕、疲倦、头痛、恶心、呕吐、食欲减退、贫血、营养不良等尿毒症表现。

5. 并发症　心力衰竭、感染、高血压脑病。

◎ 考点：慢性肾炎症状评估内容及并发症

【实验室和其他检查】

1. 尿液检查　24 小时尿蛋白定量为 1～3g，尿沉渣镜检可见多形性红细胞增多、颗粒管型。尿比重偏低，通常在 1.020 以下，晚期常固定在 1.010。

2. 血液检查　有轻或中度正色素性贫血、低蛋白血症。

3. 肾功能检查　肾衰竭患者有血尿素氮及内生肌酐增高，内生肌酐清除率降低。

4. B超　早期肾脏大小正常；晚期双肾可出现不对称性缩小。

5. 肾组织活检　可确定慢性肾炎的病理类型。

【心理-社会状况】 慢性肾小球肾炎起病隐匿、缓慢，临床表现呈多样化，病情迁延可引起慢性肾衰竭，患者可出现焦虑不安和恐惧等精神负担。

【治疗要点】 以防止或延缓肾功能进行性损害，改善和缓解临床症状及防治严重并发症为主要治疗目的。一般不宜使用糖皮质激素及细胞毒药物。综合治疗措施包括：积极控制高血压，限制食物中蛋白及磷的摄入，避免加重肾损害，及时应用抗血小板药。慢性肾炎病情迁延，最终将发展为慢性肾衰竭。病变进展的速度主要取决于其病理类型，也与治疗效果有关。

（三）护理诊断及合作性问题

1. 体液过多　与肾小球滤过率下降所致的水钠潴留等因素有关。

2. 营养失调：低于机体需要量　与慢性病程消耗过多及蛋白质摄入不足等有关。

3. 焦虑　与病程长、治疗效果不理想有关。

4. 潜在并发症：慢性肾衰竭。

◎ 考点：慢性肾炎的护理诊断

（四）护理目标

患者能接受限制钠水的治疗和护理，水肿减退或消失；患者能说出合理的饮食搭配，摄取足够的营养，贫血及低蛋白血症得以改善；患者能正确面对现状，情绪稳定，焦虑感减轻或消失；无并发症发生。

（五）护理措施

1. 休息和活动　指导患者卧床休息，增加肾脏血流量，减少尿蛋白，改善肾功能，并为患者创造一个安静、舒适的环境。保持床铺及衣裤干燥、柔软，防止皮肤发生破损。尤其全身重度水肿、血压升高、血尿和大量蛋白尿患者，长期卧床时应注意活动下肢，以防静脉血栓的形成。

◎ 考点：慢性肾炎卧床休息的意义

2. 饮食护理　①低蛋白饮食，向患者解释低蛋白饮食的意义，告知这是延缓肾脏衰竭发生的重要措施。蛋白质摄入量为0.6～0.8g/（kg·d），60%以上应为优质高生物效价蛋白质；对于已发生慢性肾衰竭的患者，根据肾小球滤过率来调节蛋白质的摄入。②保证热量供给，热量一般为125.5kJ/（kg·d），以免引起负氮平衡，并及时补充各种维生素。③限制水钠，尤其有明显水肿或血压升高的患者，水的摄入遵循“量出为入”的原则，水的摄入量为前一日尿量＋500ml。每日摄入钠盐量应＜3g。

◎ 考点：慢性肾炎的饮食护理

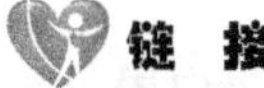

什么是优质高生物效价蛋白质？

优质高生物效价蛋白质是指必需氨基酸含量高的蛋白质，因为必需氨基酸为人体组织结构和功能所必需，而机体又不能合成，需要从食物中获取。鸡肉、瘦猪肉、牛肉、鱼、奶类制品等食物中的必需氨基酸含量较高，为优质蛋白质，应作为蛋白质的主要来源，一般膳食中要求优质蛋白与植物蛋白之比为3∶2，植物蛋白以豆制品为主。

3. 病情观察　密切观察生命体征，特别是血压的变化。准确记录24小时的出入量，尤其是尿量变化；注意观察水肿程度及消长情况等。监测肾功能，如血尿素氮、血肌酐升高和尿量迅速减少时，应警惕肾衰竭的发生。

4. 心理护理　向患者解释慢性肾小球肾炎是一种发展缓慢、病程迁延的疾病，控制病情进展、防止及延缓肾功能进行性减退非常重要，而不良心理反应可造成肾血流量的减少，加速肾脏功能的减退。告知患者应避免长期精神紧张、焦虑或抑郁等，保持良好心态，坚持合理的防治方案，对预后有积极作用。

5. 配合治疗　遵医嘱可使用利尿剂、糖皮质激素或其他免疫抑制剂，观察药物的疗效及不良反应。

6. 健康教育

（1）向患者及家属解释引起慢性肾炎反复发作或加重的因素，如劳累、感染、妊娠、使用肾毒性药物等，注意避免这些因素。

（2）教会患者与疾病有关的家庭护理知识，如向患者解释控制饮水量、低蛋白饮食的意义，保证充足的热量和多种维生素等。

（3）告知患者药物治疗的目的、意义及用药注意事项，使患者能遵医嘱长期坚持用药。

（4）指导患者注意劳逸结合，保持乐观情绪，说明定期复查的重要意义，出院后定期门诊随访。

（5）预防感染：告知患者注意口腔卫生，饭后漱口，做好口腔护理；糖皮质激素大量冲击治疗时，患者免疫力、机体防御能力受到抑制，应对患者实行保护性隔离，防止继发感染的发生。

考点：慢性肾炎的健康教育内容

（六）护理评价

患者能接受限制钠水的治疗和护理，水肿减退或消失；患者能说出合理的饮食搭配，摄取足够的营养，贫血及低蛋白血症得以改善；患者能正确面对现状，情绪稳定，焦虑感减轻或消失；无并发症发生。

第4节　肾病综合征患者的护理

案例5-2　患者，男性，30岁。主因“9天前‘感冒’后出现颜面及双下肢水肿，2天前出现纳差、腹胀”入院。护理查体：血压130/90mmHg，双眼睑水肿，腹平软，移动性浊音阳性，双下肢为指凹性水肿。实验室检查：尿蛋白4g/d，血浆清蛋白25g/L，血脂正常。

问题：1. 临床初步诊断为什么疾病？

2. 如需进一步确诊，还需完善哪些检查？

3. 患者主要的护理问题有哪些？

一、概　　述

【概念】　肾病综合征不是一个独立的疾病，而是各种肾脏疾病引起的以大量蛋白尿（>3.5g/d）、低蛋白血症（血清清蛋白<30g/L）、水肿和高脂血症为特点的一组综合征。其中，前两项为必备条件。

考点：肾病综合征的概念

【病因及发病机制】

1. 病因　见表 5-2。

表 5-2　肾病综合征的分类与常见病因

分类	中老年	青少年	儿童
原发性肾病综合征	膜性肾病	系膜增生性肾小球肾炎 系膜毛细血管性肾小球肾炎 局灶性节段性肾小球硬化	微小病变型肾病
继发性肾病综合征	糖尿病肾病 肾淀粉样变性 骨髓瘤样肾病	系统性红斑狼疮肾炎 过敏性紫癜肾炎 乙肝相关性肾小球肾炎	过敏性紫癜肾炎 乙肝相关性肾小球肾炎 先天性肾病综合征

2. 发病机制　本病属于免疫介导性炎症疾病。

二、护理评估

【健康史】　询问患者出现水肿前有无如上呼吸道感染、劳累及受凉等诱因；起病的缓急；水肿部位、程度及特点；有无肉眼血尿、少尿等。询问激素的剂量、用法、疗程、减药情况、治疗效果和不良反应。有无用过细胞毒药物及其他免疫抑制剂等，用法、剂量及疗效如何。

【身体状况】　患者常因上呼吸道感染或受凉及劳累起病，一般起病较急，也可隐匿发病，患者可有食欲减退、恶心、呕吐、腹胀等症状，20%～40%的成人肾病综合征患者有高血压，血压一般为中度增高，随水肿消退可降为正常。部分患者因血容量不足（利尿或低蛋白血症等）可出现低血压。典型表现为“三高一低”，即大量蛋白尿、低蛋白血症、高度水肿和高脂血症。

◎ 考点：肾病综合征的临床特征

1. 大量蛋白尿　典型病例可出现大量蛋白尿（>3.5g/d），主要是由肾小球滤过膜的屏障作用引起，尤其是电荷屏障。肾小球滤过膜对血浆蛋白的通透性增高，导致原尿中蛋白质含量增多超过了肾小管的重吸收，形成了大量蛋白尿。

2. 低蛋白血症　血清清蛋白<30g/L，主要是大量清蛋白自尿液中丢失所致。

3. 水肿　是肾病综合征最突出的体征，呈凹陷性。水肿部位随重力作用而移动，久卧或晨起以眼睑、腰骶部水肿为显著，起床活动后则以下肢水肿明显。严重全身水肿，可有阴囊水肿或胸腔积液和腹水，甚至出现心包积液。

4. 高脂血症　患者表现为高三酰甘油血症和（或）高胆固醇血症，并伴有极低密度脂蛋白和低密度脂蛋白的升高。其发生与肝脏脂蛋白合成增加及外周利用和分解减少有关。

5. 并发症

（1）感染：是本病最常见的并发症。感染部位以呼吸道、泌尿道、皮肤最多见。感染是导致本病复发和疗效不佳的主要原因。

（2）血栓及栓塞：多数患者血液呈高凝状态，易引起血管内血栓形成和栓塞，其中以肾静脉血栓、栓塞最多见。血栓和栓塞是直接影响肾病综合征治疗和预后的重要因素。

（3）急性肾衰竭：是肾病综合征引发肾损伤的最终结果。多见于 50 岁以上患者，主要表现为少尿型急性肾衰竭，也可引发慢性肾衰竭。

（4）其他：长期大量蛋白尿可导致严重的负氮平衡和蛋白质营养不良，引起肌肉萎缩、儿童生长发育障碍等。

◎ 考点：肾病综合征的并发症

【实验室和其他检查】

1. 尿液检查　尿蛋白定性一般为（+++）～（++++），24 小时尿蛋白定量超过 3.5g。尿沉渣中可有红细胞及管型。

2. 血液检查　血清清蛋白＜30g/L，血中三酰甘油、胆固醇、低密度脂蛋白及极低密度脂蛋白均可增高，以胆固醇升高为主，与血清清蛋白呈负相关。此外，血 IgG 可降低，补体一般正常。

3. 肾功能检查　肾衰竭时血肌酐、血尿素氮升高。

4. 肾 B 超检查　双肾正常或缩小。

【心理-社会状况】　由于病程长，长期治疗效果不佳，经济负担加重，严重影响正常生活，疾病后期生活质量差，患者易产生悲观、绝望等心理。

【治疗要点】　以抑制免疫和炎症反应为主，辅以对症、防治并发症为基本治疗原则。其预后取决于肾小球疾病的病理类型、并发症及用药的疗效等。一般而言，系膜毛细血管性肾炎、局灶性节段性肾小球硬化、重度系膜增生性肾炎预后差。

三、护理诊断及合作性问题

1. 体液过多　与低蛋白血症致血浆胶体渗透压下降有关。

2. 营养失调：低于机体需要量　与大量蛋白质的丢失及胃肠吸收障碍等因素有关。

3. 有感染的危险　与皮肤水肿、大量蛋白尿、激素或细胞毒药物致机体免疫功能低下有关。

四、护理目标

患者积极配合治疗，水肿减轻或消失；患者正常进食，营养状况逐步改善；无感染发生。

五、护理措施

（一）休息和活动

严重全身水肿和胸腔积液的患者，应绝对卧床休息，并取半坐卧位。协助患者在床上做关节运动，防止关节僵硬，也可防止肢体静脉血栓形成。对高血压患者，适当限制活动量。老年患者改变体位时不可过快，以防发生直立性低血压。

（二）饮食护理

本病饮食要求是既能改善营养状况，又不增加肾脏负担。饮食原则如下：①热量供给要充足，不少于 126～147kJ（30～35kcal）/（kg·d）。②蛋白质：应给予优质蛋白（富含必需氨基酸的动物蛋白）饮食，按 1g/（kg·d）供给。肾衰竭时，应根据内生肌酐清除率调整蛋白质的摄入量。③为减轻高脂血症，注意少食富含饱和脂肪酸的食物如动物油，而应多食富含多聚不饱和脂肪酸的食物如植物油、鱼油。④多食富含可溶性纤维的食物如燕麦、豆类等。⑤水肿时应低盐饮食，勿吃腌制食品。⑥注意各种维生素及微量元素（如钙、铁）的补充。

◎ 考点：肾病综合征的饮食原则

（三）病情观察

监测生命体征、24 小时出入量、体重及腹围的变化，定时复查尿常规和肾功能，结合临床表现判断病情进展情况。根据患者体温、咳嗽、肺部湿啰音、膀胱刺激征、皮肤破溃等判断是否并发感染；根据患者有无腰痛和下肢疼痛判断是否并发肾静脉及下肢静脉血栓；根据患者少尿、无尿及血肌酐、血尿素氮升高等判断是否发生肾衰竭。同时注意观察有无营养不良、内分泌紊乱及微量元素缺乏等表现。

（四）心理护理

向患者解释本病是一种慢性疾病，短期内疗效不是很显著，主动关心和体贴患者，经常与患者交谈，要患者树立长期治疗的观念，增强治疗疾病的信心。

（五）配合治疗

给患者及家属介绍所用药物的作用、用法、注意事项及不良反应等，使其积极配合治疗；叮嘱患者切勿自行加量或减量甚至停药。遵医嘱使用糖皮质激素患者应注意有无出现水钠潴留、上消化道出血、精神症状、继发感染及骨质疏松等不良反应；有无医源性库欣综合征发生，并告知患者该综合征的特点，消除患者的顾虑。

（六）健康教育

1. 指导患者注意休息，加强营养，避免劳累、受凉；注意个人卫生，预防感染。
2. 根据病情适度活动，避免产生肢体血栓。
3. 保持乐观开朗的心态，使患者对疾病治疗充满信心。
4. 遵医嘱用药，切勿自行减量或停用激素。自我监测药物不良反应。
5. 密切监测肾功能的变化，定期门诊随访。

◎ 考点：肾病综合征的健康指导内容

六、护 理 评 价

患者水肿程度减轻或减退；患者营养状况有所改善；患者无感染发生；患者无血栓、急性肾衰竭、心脑血管等并发症的发生。

第 5 节　尿路感染患者的护理

案例 5-3　患者，女性，30 岁，已婚。2 天来出现发热、畏寒、尿频、尿急及尿痛，伴全身乏力、恶心呕吐、肌肉酸痛、腰部不适。护理查体：体温 39.2℃，脉搏 127 次/分，血压 120/80mmHg。患者面色潮红，痛苦表情，心肺检查未发现异常，肾区压痛及叩击痛明显，肋脊角和上、中输尿管点有明显压痛。患者情绪紧张，担心疾病会影响今后的生活。实验室检查：WBC 12.9×10^9/L，N 0.85。尿常规检查：可见成堆脓细胞、少许红细胞和白细胞管型。中段尿培养大肠埃希菌菌落计数 10^6/ml。

问题：1. 该患者可能的医疗诊断是什么？

2. 该患者主要的护理问题有哪些？

3. 该患者平日体健，对本次患病感到很痛苦，焦虑不安，担心住院会影响工作，针对患者的紧张情绪，护士应怎么做？

4. 如何做好尿细菌学检查的护理？

一、概　述

【概念】 尿路感染简称尿感，是指由各种病原微生物感染引起的尿路急、慢性炎症，包括肾盂肾炎、膀胱炎和尿道炎。尿路感染分为上尿路感染和下尿路感染。上尿路感染主要是肾盂肾炎，下尿路感染主要为膀胱炎和尿道炎，下尿路感染可单独存在，而上尿路感染往往伴有下尿路感染。在我国尿路感染的发病率约为 2%，女性与男性之比约为 10：1，主要见于育龄期女性；其次为女婴、老年妇女。

◎ 考点：尿路感染的概念及类型

【病因及发病机制】

1. 病因　本病为细菌感染所致，最常见的致病菌是肠道革兰阴性杆菌，其中以大肠埃希菌最常见，约为 70%，其他依次为变形杆菌、粪链球菌及葡萄球菌，偶可见厌氧菌、真菌、病毒及原虫感染。

◎ 考点：尿路感染最常见的致病菌

2. 感染途径　见表 5-3。

表 5-3　尿路感染常见感染途径及感染特点

感染途径	感染特点
上行感染	最常见。在机体抵抗力下降、尿路损伤、入侵细菌的毒力大或黏附尿道黏膜和上行能力强时，细菌上行感染肾所引起
血行感染	较少见。当机体患有扁桃体炎、龋齿及皮肤感染时，体内感染病灶中的细菌侵入血流，经血液循环到达肾所引起
淋巴道感染	少见。当阑尾炎、结肠炎、盆腔器官有炎症时，细菌经淋巴管侵入尿路引起
直接感染	十分罕见。外伤或邻近肾的脏器有感染时，细菌直接蔓延所致

◎ 考点：尿路感染的常见感染途径

3. 易感因素

（1）尿流不畅和尿路梗阻：是最主要的易感因素，以尿路结石多见。尿路不畅时，上行尿路的细菌不能被及时冲刷，引起局部停留，在局部生长繁殖。

（2）女性：因女性尿道口宽、短、直，易被细菌污染。

（3）膀胱-输尿管反流：常导致反复发作，不易治愈。

（4）接受导尿或尿道器械检查。

（5）机体抵抗力低下：如长期卧床的严重慢性病或长期使用免疫抑制剂等。

（6）妇科炎症和细菌性前列腺炎等均可导致尿路感染。

◎ 考点：尿路感染的易感因素

二、护理评估

【健康史】 询问患者有无受凉、劳累、月经及性生活等诱发因素。反复发作患者应询问有无尿路梗阻等相关因素感染，以及既往发病、诊断及治疗情况。

【身心状况】

1. 症状

（1）急性膀胱炎和尿道炎：占尿路感染的 60%，一般无明显的全身症状，主要表现为尿频、尿急、尿痛及耻骨上区不适等。常有白细胞尿，约 30%患者有血尿，偶可见肉眼血尿。其致病菌多为大肠埃希菌。

（2）急性肾盂肾炎：起病急，可有寒战、发热、头痛、恶心、呕吐、乏力、肌肉酸痛和血白细胞升高等全身症状；也有尿频、尿急、尿痛、肋脊角压痛和（或）叩痛等泌尿系统症状。一般无高血压和氮质血症。致病菌多为大肠埃希菌。

（3）慢性肾盂肾炎：大多数是由急性肾盂肾炎反复发作所致。肾盂肾炎多次发作或迁延不愈病程达半年以上，称为慢性肾盂肾炎。患者出现全身乏力、不规则低热、食欲减退、轻度尿频、尿急，有时尿浑浊，后期出现肾小管浓缩功能障碍，出现夜尿增多，低比重尿等。

（4）无症状性菌尿：又称隐匿性尿感，是指患者有真性菌尿而无尿路感染的症状，常因其他原因做尿细菌学检查时发现，多见于孕妇和老年人。

◎ 考点：急、慢性肾盂肾炎症状评估的内容

2. 体征　急性肾盂肾炎患者多有痛苦表情，肋脊角压痛和（或）叩击痛，耻骨联合上方膀胱区有压痛。慢性肾盂肾炎体征不明显，后期可出现高血压及水肿等。

3. 并发症　严重的急性肾盂肾炎，易引起肾周脓肿、肾乳头坏死、败血症及肾周围炎。

【实验室和其他检查】

1. 血常规检查　急性期和慢性急性加重期常有白细胞计数和中性粒细胞比例升高。

2. 尿液检查

（1）尿常规检查：尿液外观浑浊，尿沉渣镜检见大量白细胞和成堆脓细胞，若出现白细胞管型则提示肾盂肾炎。尿沉渣中红细胞增多，患者可见肉眼血尿。

◎ 考点：尿路感染急性期尿常规检查结果

（2）尿细菌学检查：是诊断尿路感染的主要依据。常用新鲜清洁的中段尿作细菌培养、菌落计数，若有真性菌尿即可诊断。根据国际细菌尿研究协会的建议，真性菌尿的标准是：在排除假阳性的情况下，新鲜清洁中段尿定量培养≥10^5/ml，若临床上无尿路感染症状，则需 2 次清洁中段尿细菌定量培养≥10^5/ml，且为同一菌种。此外，膀胱穿刺时尿定性培养有细菌生长可诊断真性菌尿。

◎ 考点：真性菌尿的标准和意义

（3）肾功能检查：急性期一般无明显改变；慢性期可出现氮质血症。

（4）影像学检查：急性肾盂肾炎不宜做 X 线静脉肾盂造影（intravenous pyelography，IVP）检查，可通过 B 超确定结石、梗阻等。

【心理-社会状况】　急性期因症状明显，常引起患者焦虑、烦躁不安。因缺乏相关知识，患者对病情和诊疗知识认识不足，可出现紧张不安和精神负担。慢性反复发作、迁延不愈，需长期服药和反复进行尿液检查，患者易产生焦虑和消极情绪。

【治疗要点】

1. 急性肾盂肾炎

（1）一般治疗：卧床休息 1～2 周，多饮水，保持尿量在 2500ml/d 以上。

（2）抗菌治疗：留取尿液标本，作细菌检查后根据细菌种类选用抗菌药物。在没有药敏结果时，应用对革兰阴性杆菌有效的抗菌药物，且最好选用杀菌药，常用的有喹诺酮类、磺胺类、氨基糖苷类及头孢类。

（3）碱化尿液：口服碳酸氢钠片。

（4）抗菌药物的应用方法：应先用注射制剂，至热退 72 小时后改用口服制剂。轻症患者可

单用一种，重者应联合用药。在治疗 72 小时未见效时，应更换药物。一般疗程为 2 周，或用药至症状消失，尿检阴性后应继续用药 3～5 天。停药后每周应复查尿常规和尿培养 1 次，共 2～3 周，直至第 6 周再复查 1 次，若均为阴性，即为临床治愈；若尿菌阳性，应再用 1 个疗程。急性肾盂肾炎若及时治疗，一般预后良好。

◎ 考点：治疗急性肾盂肾炎抗生素的选择及疗程

2. 慢性肾盂肾炎　应积极寻找病因、去除易感因素，抗菌治疗。慢性肾盂肾炎可反复发作，迁延不愈，后期可引起慢性肾衰竭。

3. 急性膀胱炎　可用抗菌药单次大剂量治疗，如顿服氧氟沙星 0.6g 或头孢拉定 2.0g 或阿莫西林 3.0g，于治疗后第 5 天或第 2、6 周复查尿细菌培养，此疗法的缺点是较易复发。因此目前常采用 3 天疗法，即口服氧氟沙星 0.2g，每天 3 次；口服阿莫西林 0.5g，每天 3 次；口服头孢拉定 0.5g，每天 3 次。疗程结束后 1 周需进行尿细菌定量培养。

三、护理诊断及合作性问题

1. 排尿障碍：尿频、尿急、尿痛　与肾盂、输尿管、膀胱、尿道感染有关。
2. 体温过高　与细菌引起的泌尿系统感染有关。
3. 焦虑　与病情反复发作、久治不愈有关。
4. 知识缺乏：缺乏对肾盂肾炎的防治知识。
5. 潜在并发症：肾乳头坏死、肾周脓肿、慢性肾衰竭。

◎ 考点：尿路感染的护理诊断

四、护 理 目 标

患者能配合降温措施，体温恢复正常；患者能积极配合治疗，保证足够的饮水量，排尿异常症状减轻或消失；患者情绪稳定；患者能获得与疾病有关的预防、保健、治疗知识，焦虑减轻或消失；无并发症发生。

五、护 理 措 施

（一）休息和活动

急性肾盂肾炎和慢性肾盂肾炎急性发作期患者应卧床休息，恢复期可适当活动，劳逸结合，保证充足的睡眠，有利于疾病的康复。慢性肾盂肾炎一般不宜从事重体力劳动。

（二）饮食护理

轻症者进食清淡、易消化、富有营养的饮食，在无禁忌证的情况下指导患者尽量多饮水、勤排尿，每日饮水量至少要超过 2000ml，使尿量增加达到冲洗膀胱、尿道，促进细菌、炎性分泌物排出和减轻膀胱刺激征的目的。

◎ 考点：尿路感染患者每天饮水量及多饮水的目的

（三）病情观察

密切观察患者全身情况及体温的变化，每 4 小时测量体温、脉搏、呼吸各 1 次，体温突然升高或骤然降低时，要随时测量并记录。急性肾盂肾炎患者若高热等全身症状加重或持续不缓解，且出现腰痛加剧时，应考虑是否有肾周脓肿、肾乳头坏死等并发症，慢性肾盂肾炎后期还要观察有无肾功能损害的早期表现，应及时通知医师处理。

1. 发热　做好患者及家属的思想工作，体温在 39℃以下，无特殊情况可等到抗生素起效后体温自行下降，当体温过高（>39℃）时，可影响心、脑等重要器官的功能，施行物理降温，采用冰敷、乙醇擦浴及冰水灌肠等措施，必要时遵医嘱予以退热药，注意观察、记录降温效果。退热出汗后及时更换衣裤及被褥，注意保暖，以免加重病情。

2. 疼痛　出现肾区、膀胱区疼痛时，应卧床休息，嘱患者尽量不要弯腰，因肾包膜的牵拉可加重疼痛，指导患者进行膀胱区按摩或热敷，缓解疼痛。必要时遵医嘱服用解痉镇痛药如阿托品、山莨菪碱等。

（四）心理护理

护士应主动关心患者，耐心聆听并承认患者的感受，向患者宣教本病发生、发展和治疗及护理知识，耐心地解答患者提出的有关问题，分析焦虑与烦躁的原因，指导患者进行自我心理调整，尽量放松心情，愉快地接受和配合各种检查与治疗。

（五）配合治疗

向患者介绍所用抗菌药物的种类、作用、用法及疗程，督促患者按时、按量、按疗程服药，以达到治愈的目的。用药期间加强观察药物的疗效及不良反应，一旦发现不良反应，应立即停药，与医师联系。常见药物的不良反应有：①口服磺胺类药物可引起恶心、呕吐、厌食等胃肠道反应，经肾排泄时易析出结晶，故服药期间要多饮水和同服碳酸氢钠，以增强疗效、减少磺胺结晶的形成；②喹诺酮类药物可引起消化道反应、皮肤瘙痒，宜饭后服用；③氨基糖苷类药物可引起肾损害和听神经损害及过敏反应等。

◎ 考点：抗菌药物的种类及不良反应

（六）尿细菌学检查的护理

1. 向患者解释各种检查的意义及方法。

2. 做尿细菌培养检查时最好留取清晨第一次清洁、新鲜的中段尿液送检。为保证培养结果的准确性，尿细菌定量培养需注意：①在使用抗生素之前或停用抗生素 5 天后留取尿标本。②留取清晨第一次中段尿（要求尿液在膀胱内潴留 6～8 小时以上）。③留尿时严格无菌操作，充分清洁外阴或包皮，消毒尿道口。标本中勿混入消毒药液，女性患者留取时注意勿混入白带。④盛装尿液的容器应用有塞的无菌大试管。⑤尿液标本应在 1 小时内做细菌培养，或冷藏保存。

3. 根据临床需要培养阳性时应作药敏试验，指导临床选用抗菌药物。

4. 及时送检血肌酐、尿素氮和电解质标本，做好 X 线平片、静脉肾盂造影的术前、术后护理。

◎ 考点：采集尿细菌定量培养标本时应注意的事项

（七）健康教育

1. 多饮水、勤排尿（每 2～3 小时排尿 1 次）是最简便、有效的预防措施。

2. 学会正确清洁外阴的方法，保持会阴部清洁，特别是月经期、妊娠期及产褥期，避免擦便纸污染尿道口。女婴要特别注意尿布卫生。

3. 尽量避免使用尿路器械检查，如必须使用，则应严格无菌操作。

4. 与性生活有关的反复发作的肾盂肾炎，应于性生活后立刻排尿，并按常用量服一次抗菌药物以做预防。

5. 有膀胱-输尿管反流者，应养成“二次排尿”的习惯，即每一次排尿后数分钟再排尿一次。

6. 注意劳逸结合，饮食应营养均衡，增强机体的抵抗力。

7. 育龄期女性患者，急性期治愈后1年内应避免妊娠。

考点：尿路感染的健康指导内容

六、护理评价

患者能否配合降温措施，体温是否恢复正常；能否积极配合治疗并保证摄入足够的水量，疼痛是否减轻或缓解；焦虑紧张是否减轻或消失，情绪是否稳定；能否获得与疾病有关的预防、保健、治疗知识；有无并发症的出现，是否得到及时有效的处理。

第6节　急性肾衰竭患者的护理

案例 5-4　患者，男性，29岁。下肢被汽车轧伤后4天，尿量＜200ml/d，伴有恶心、呕吐、嗜睡、昏迷、抽搐等症状。实验室检查：血尿素氮29mmol/L，血肌酐700μmol/L。

问题：1. 该患者最可能的医疗诊断是什么？

2. 该患者的护理诊断有哪些？

3. 该患者的护理措施中效果最可靠的是什么？

（一）概述

1. 概念　急性肾衰竭是指各种病因引起的短时间内（数小时或数天）肾功能突然下降而出现的临床综合征。主要表现为血肌酐和尿素氮升高，水电解质和酸碱平衡失调及全身各系统并发症，常伴有少尿或无尿（＜400ml/24h）。若能及时诊治和去除病因，肾功能可完全恢复。

2. 病因及发病机制

（1）病因：急性肾衰竭有广义和狭义之分，广义的急性肾衰竭可分为肾前性、肾性和肾后性三类。狭义的急性肾衰竭是指急性肾小管坏死。本节主要以急性肾小管坏死为代表进行叙述。

（2）发病机制：急性肾小管坏死的发病机制尚未完全明了，一般认为不同病因、不同的病理损害类型有其不同的始动机制和持续发展因素。

链接

急性肾衰竭的发病机制

急性肾小管坏死主要由毒素、毒物直接损伤肾小管上皮，坏死脱落的上皮阻塞肾小管，继之肾小球囊内压升高，肾小球滤过率下降或停止。另外，肾小管腔中原尿反流及神经体液因素使肾血管收缩，肾血流量下降，引起肾血流动力学改变而导致肾小管坏死。

3. 临床特征　包括原发病、急性肾衰竭引起的代谢紊乱和并发症三个方面。

4. 治疗原则及预后

（1）少尿期：治疗重点为调节水、电解质和酸碱平衡，控制氮质血症，供给足够营养和治疗原发病。

（2）多尿期：治疗重点仍为维持水电解质和酸碱平衡、控制氮质血症、治疗原发病和防治各种并发症。

（3）恢复期：一般无需特殊处理，定期随访肾功能，避免肾毒性药物的使用。

本病的预后与原发病性质、患者年龄、肾功能受损程度、是否早期诊断和早期治疗、透析、有无多器官功能衰竭和并发症有关。本病患者直接死于急性肾衰竭本身的少见，主要死因在于原发病和并发症，尤其是多脏器衰竭。本病发展成慢性肾衰竭者少见。

（二）护理评估

1. 健康史、致病因素　询问患者近期有无严重疾病病史及感染史，有无各种原因引起的液体丢失和出血，有无应用肾毒性药物史。同时，应了解有无尿路结石、双侧肾盂积液、前列腺肥大和肿瘤等引起的急性尿路梗阻等。

2. 身心状况　急性肾衰竭分少尿型（尿量＜400ml/d）和非少尿型（尿量＞400ml/d）。典型少尿型肾衰竭的临床过程可分为 3 期：少尿或无尿期、多尿期和恢复期。

（1）少尿或无尿期：一般持续 10～14 天，短者 5～7 天，长者可达 4～6 周。

1）尿量减少：持续少尿或无尿者，提示愈后较差。

2）进行性氮质血症：由于肾小球滤过率降低，使氮质和其他代谢废物排出减少，血肌酐和尿素氮进行性增高。

3）尿毒症全身各系统表现：由于肾功能损害突然出现，机体对内环境稳定失调未能及时代偿，因此尿毒症症状较慢性肾衰竭更为明显。①消化系统：症状出现最早，常有厌食、恶心、呕吐、食欲减退等。②心血管系统：高血压、心力衰竭、心律失常、心包炎等。③肺部感染、尿路感染。④多器官功能衰竭。

4）水电解质紊乱和酸碱平衡失调：以高钾血症、代谢性酸中毒最为常见。高钾原因除肾排泄过少外，酸中毒、组织分解过快也是主要原因。高钾血症对心肌细胞有毒性作用，可诱发各种心律失常；严重者心室颤动、心搏骤停。代谢性酸中毒主要是因为肾脏排酸能力降低，同时又因急性肾衰竭常合并高分解代谢状态，使酸性产物明显增多所致。其他可有高磷血症、低钙血症、低钠血症、低氯血症。

（2）多尿期：排尿量从少尿逐渐进行性增加以至超过正常量的时期。若每天尿量超过 500ml 提示多尿期的开始，进行性尿量增多是肾功能开始恢复的一个标志。此期尿量每天达 3000～5000ml 甚至更多，持续 1～3 周。多尿期早期可有高钾血症，后期则易发生低钾血症。此外，此期仍易发生感染、心血管并发症和上消化道出血等。

（3）恢复期：无任何不适，血尿素氮、肌酐接近正常，尿量也正常。肾小球滤过功能在 3～12 个月内恢复正常。少数患者转为慢性肾衰竭。

（4）心理-社会状况：急性肾衰竭起病急，临床表现严重而复杂，患者及家属常感到担忧和不安，常易产生悲观、恐惧、绝望情绪。

3. 实验室及其他检查

（1）血液检查：少尿期可有轻、中度贫血。血肌酐每天升高 44.2～88.4μmol/L，血尿素氮每天升高可达 3.6～7.1mmol/L。血清钾浓度常＞5.5mmol/L，部分正常，少数偏低。血气分析提示代谢性酸中毒，可有低钠血症、低钙血症、高磷血症。

（2）尿液检查：尿液外观多浑浊，尿蛋白多为（＋）～（＋＋＋），可见肾小管上皮细胞、上皮细胞管型、颗粒管型及少许红细胞、白细胞等。尿比重降低且固定，多在 1.015 以下，尿渗透浓度低于 350mmol/L。

（三）护理诊断及合作性问题

1. 排尿异常　与急性肾功能受损有关。

2. 体液过多　与急性肾衰竭所致的肾小球滤过功能受损、水分控制不严等因素有关。

3. 恐惧　与肾功能急骤恶化、症状重等因素有关。

4. 营养失调：低于机体需要量　与患者食欲减退、限制蛋白质摄入、高代谢分解、透析等因素有关。

5. 有感染的危险　与机体抵抗力降低及侵入性操作等有关。

6. 潜在并发症：水电解质酸碱平衡失调、高血压脑病、心律失常、心力衰竭、DIC、多脏器衰竭等。

（四）护理目标

1. 患者能维持水、电解质酸碱平衡，营养状况良好。

2. 患者情绪稳定，积极配合治疗。

3. 患者获得足够的营养，但不增加肾脏的负担。

4. 降低感染的危险因素，及时、有效地预防和控制感染。

5. 急性肾衰竭症状得到及时改善，避免并发症的发生或及时发现、处理并发症。

（五）护理措施

1. 心理护理　关心体贴患者，向患者介绍本病的相关知识，鼓励患者，树立战胜疾病的信心。指导家属参与患者的护理，给患者以情感支持，消除紧张、恐惧、绝望等不良情绪。

2. 生活护理

（1）休息与体位：绝对卧床休息，以减轻肾脏负担，降低代谢率，减少蛋白质分解代谢，从而减轻氮质血症。对重症患者采取病房隔离保护措施，防止交叉感染。

（2）饮食：指导患者进食高效价优质蛋白质，如鸡蛋、牛乳、鱼肉等，蛋白质的摄入量应限制为 0.8g/（kg · d），并适量补充必需氨基酸，对有高分解代谢或营养不良及接受透析的患者其蛋白质摄入量可适当放宽。应忌用含钾较高的食物，如鲜蘑菇、香菇、榨菜、土豆、山楂、橘子、香蕉、果汁等。保证热量供给，主要由糖类和脂肪供给，可食用植物油和食糖，并注意供给富含 B 族维生素、维生素 C 和叶酸的食物。患者有恶心、呕吐，无法进食而胃肠功能正常者，可采用鼻饲进食，必要时静脉补充营养物质。

3. 病情观察　严密监测生命体征，记录 24 小时出入量，观察患者尿量的变化，水肿的部位、程度、消长情况、体重变化；有无头晕、乏力、心悸、呼吸困难等心力衰竭征象；观察患者有无头痛、嗜睡、意识障碍、共济失调、昏迷及抽搐等水中毒或稀释性低钠血症的症状。同时监测血尿素氮、血肌酐、血清电解质，发现异常及时报告医师。

4. 防治感染　感染是急性肾衰竭患者少尿期的主要死亡原因之一，故应采取切实可行的措施，尽量将患者安置在单人病房，提供清洁舒适的病室环境，限制探视人数，每日紫外线消毒 1 次；各项检查治疗应严格无菌操作，加强生活护理，尤其是口腔及会阴部皮肤卫生，卧床患者定时翻身，指导有效咳痰。

5. 配合治疗

（1）透析的各个环节应严格执行无菌操作，对于留置尿管的患者应注意做好消毒工作，卧床及虚弱的患者注意定期翻身，防止压疮和肺部感染的发生。

（2）如发生感染，应遵医嘱根据细菌培养和药物敏感试验结果合理选用无肾毒性的抗生素，并观察药物的疗效和不良反应。

（六）护理评价

患者的水、电解质紊乱及酸碱平衡失调是否得到纠正；情绪是否稳定，能否配合治疗；是否获得足够的营养，有无增加肾脏的负担；能否及时、有效地预防、控制感染；急性肾衰竭是否得到及时改善，有无并发症的发生。

（七）健康教育

应积极治疗引起肾小管坏死的原发病，如纠正肾缺氧的状态、积极控制感染、彻底清除创伤坏死组织，合理使用氨基糖苷类抗生素和利尿剂，尽量避免使用大剂量造影剂等。恢复期患者应加强营养，增强体质，适当锻炼；注意个人卫生，注意保暖，避免妊娠、手术、外伤等，定期监测肾功能、尿量，定期做好随访。

第 7 节　慢性肾衰竭患者的护理

案例 5-5　患者，男性，36 岁。主因“反复水肿、尿少 6 年，食欲缺乏、恶心 2 周”入院。患者于 6 年前因“感冒”发热后出现眼睑、双下肢水肿，曾以“肾炎”进行治疗。护理查体：体温 39.5℃，脉搏 110 次/分，呼吸 24 次/分，血压 168/106mmHg。贫血貌，双肺无异常，心率 110 次/分，心律齐。肝、脾未触及，双下肢明显水肿。尿液检查：有少许红细胞和尿蛋白；血液检查：血红蛋白 45g/L，血清钾 6.0mmol/L，血肌酐 700μmol/L，血尿素氮 25mmol/L。

问题：1. 该患者最可能的临床诊断是什么？

2. 该患者目前最突出的护理问题是什么？

3. 应如何实施护理？

（一）概述

1. 概念及分期　慢性肾衰竭（CRF）是各种慢性肾脏疾病进行性发展恶化的结果；主要表现为肾功能减退、代谢产物潴留、水电解质紊乱及酸碱平衡失调的一组临床综合征。随着病情的进展，根据肾小球滤过功能降低的程度及临床表现，将慢性肾衰竭分为四期（表 5-4）。

表 5-4　慢性肾衰竭分期

分期	GFR（ml/min）	BUN（mmol/L）	Cr（μmol/L）	症状
代偿期	70～50	正常	＜178	原发疾病表现
氮质血症期	50～25	＞7.1	178～450	可有轻度贫血、多尿和夜尿增多
肾衰竭期	25～10	17.9～28.6	451～707	贫血较明显、夜尿增多和水电解质失调，并可有轻度胃肠道、心血管和中枢神经系统症状
尿毒症期	＜10	＞28.6	＞707	肾衰竭的临床表现和血生化异常已十分显著

◎ 考点：慢性肾衰竭、氮质血症、尿毒症的概念

2. 病因及发病机制

（1）病因：常见的病因叙述如下。①原发性肾脏疾病，如慢性肾小球肾炎、慢性肾盂肾炎、多囊肾等，我国以慢性肾小球肾炎最多见。②继发性肾脏病变，如糖尿病肾病、各种药物或重金属所致的肾病。③尿路梗阻性肾病，如尿路结石、前列腺肥大等。

○ 考点：慢性肾衰竭的常见病因

（2）发病机制：未完全明了，主要有以下学说。

1）健存肾单位学说：肾实质疾病导致部分肾单位破坏，而残余健全肾单位代偿，肾实质疾病的破坏继续进行，健全肾单位越来越少，最后不能达到人体代谢的最低要求，出现肾衰竭的症状。

2）矫枉失衡学说：当出现肾衰竭时，就有一系列病态现象，为了纠正病态现象，机体要做出相应调整，在调整过程中，又产生了机体各系统之间新的不平衡，使机体再次受到新的损害。

3）肾小球高灌注、高压力、高滤过学说：随着肾单位破坏增加，残余健全肾单位代偿性发生高灌注、高压力、高滤过。肾小球高压促使残余肾小球代偿性肥大，继而发生肾硬化，肾功能进一步恶化。

3. 临床特征　慢性肾衰竭的病变十分复杂，可累及人体各个脏器，出现各种代谢紊乱，从而构成尿毒症的临床表现。

4. 治疗原则及预后　慢性肾衰竭一般为不可逆病变，病程迁延可长达数年，透析疗法或肾移植可明显延长患者的生存时间，如不进行积极治疗，所有慢性肾衰竭患者都可能死于尿毒症。

链接

肾移植

肾移植是目前治疗终末期肾衰竭最有效的方法，要选择血型配型及 HLA 配型合适的供肾者。成功的肾移植可使肾功能恢复至接近正常人的状态，是慢性肾衰竭患者有较高生存质量的希望所在。

（二）护理评估

1. 健康史、致病因素　询问患者的患病经过；询问有无慢性肾小球肾炎、慢性肾盂肾炎、高血压肾小动脉硬化症、系统性红斑狼疮、糖尿病及慢性尿路梗阻等疾病，包括首次起病前有无明显诱因，病程类型、病程长短、病程中出现了哪些主要症状、有何特点，既往治疗及用药情况，包括曾用药物的种类、用法、剂量、疗程、药物的疗效及不良反应等。

2. 身心状况

（1）症状评估：多数患者起病缓慢，早期仅表现出原发病的临床表现。进入慢性肾衰竭时，全身多系统症状才会逐渐显现出来。

1）消化系统症状：表现得最早、最突出。初期表现为食欲缺乏、腹部不适，逐渐出现恶心、呕吐、呃逆、腹泻、消化道出血、口腔尿臭味。上述症状的产生与体内毒素刺激胃肠黏膜、水电解质紊乱及代谢性酸中毒等因素有关。

○ 考点：慢性肾衰竭最早、最突出的症状

2）心血管系统症状：①高血压，尿毒症时约 80%以上患者有高血压，这与水、钠潴留及肾素活性增高有关。②心力衰竭，可表现为急性左心衰竭、慢性全心衰竭，是常见死亡原因之一，主要与高血压、水钠潴留、贫血、尿毒症性心肌病等有关。③尿毒症性心包炎，可为干性心包炎，表现为胸痛、心前区可听到心包摩擦音；少数患者可有心包积液，多与尿毒症毒素刺激有关。尿毒症性心包炎是病情危重的表现之一。④动脉粥样硬化，可发生冠心病、脑动脉和全身周围动脉粥样硬化，为患者死亡原因之一。

◎ 考点：慢性肾衰竭心血管系统的症状

3）血液系统症状：①贫血：是尿毒症患者的常见症状，为正细胞、正色素性贫血。主要由于肾脏促红细胞生成素减少所致；其次由于代谢产物（如胍类）抑制骨髓造血、使红细胞寿命缩短，铁、叶酸缺乏等均可使红细胞生成减少和破坏增加而引起贫血。②出血倾向：表现为皮下出血、鼻出血、月经过多等，与外周血小板破坏增多，血小板聚集与黏附能力下降及凝血因子减少等有关。③白细胞异常：部分患者白细胞计数减少，中性粒细胞趋化、吞噬和杀菌的能力减弱，因而易发生感染。

◎ 考点：慢性肾衰竭的血液系统症状

4）呼吸系统：代谢产物潴留可引起尿毒症性支气管炎、胸膜炎、肺炎等，酸中毒时呼吸深而长。

5）神经、肌肉系统：早期常精神委靡、疲乏、失眠，后期可出现性格改变、幻觉、抑郁、记忆力下降、昏迷等。晚期患者常有周围神经病变，以下肢受累最多见，可出现肢体麻木、感觉异常、腱反射消失。终末期尿毒症患者可出现肌无力等，与肌肉萎缩有关。

6）肾性骨营养不良症：又称肾性骨病。可出现纤维化骨炎、尿毒症骨软化症、骨质疏松症和骨硬化症，患者可有骨酸痛、行走不便等。肾性骨病是由于缺乏活性维生素 D_3、继发性甲状旁腺功能亢进、营养不良等因素引起。

7）皮肤表现：常见皮肤瘙痒。面色深而萎黄、失去光泽、轻度水肿称“尿毒症”面容，与贫血、尿素霜的沉积等有关。

链 接

为什么尿毒症患者会出现皮肤瘙痒？

尿毒症患者血液中尿素氮增高，随汗液排出或因继发性甲状旁腺功能亢进，钙盐沉积于皮肤而引起顽固性瘙痒。

8）内分泌失调：患者的血浆活性维生素 D_3、红细胞生成素降低。常有性功能障碍，女性患者月经不规则甚至闭经，男性患者常有阳痿现象。

9）代谢紊乱：尿毒症时毒素可干扰胰岛素作用，增强外周组织对胰岛素的抵抗性，故可表现为空腹血糖轻度升高，糖耐量异常。因长期恶心、呕吐使蛋白质摄入不足，出现负氮平衡及低蛋白血症。另外，还可引起水、电解质紊乱和酸碱平衡失调。表现为：①脱水或水肿，尿毒症时肾对水的调节能力下降所致。②高血钾及低血钾，肾衰竭晚期，钾平衡失调多见。由于利尿、呕吐、腹泻、摄入不足可出现低血钾。终末期患者常发生高血钾，主要因进食水果、肉类多，尿量少及使用保钾利尿剂所致。③酸中毒，尿毒症患者均有轻重不等的代谢性酸中毒。④低钙血症与高磷血症，慢性肾衰竭时，尿磷排出减少，血磷升高。为维持钙、磷沉积，血钙下降。高磷、低钙刺激甲状旁腺分泌增加，促使尿磷排出增多，终末期时尿磷排出不增加，甲状旁腺激素分泌增加，导致骨钙脱出，血钙增加，引起肾性骨病。

◎ 考点：慢性肾衰竭代谢紊乱的表现

10）继发感染：尿毒症患者免疫功能低下，白细胞功能异常，易伴发感染，以肺部及泌尿系统感染多见，且不易控制，为主要死亡原因之一。

（2）护理查体：注意生命体征，精神意识状态，水肿部位、程度及特点，有无皮肤白色尿素霜、肺底部湿啰音、呼气带氨味等。

（3）心理-社会状况：因病情复杂、治疗效果不佳，后期治疗费用昂贵，患者易出现焦虑、悲观、恐惧、绝望等不良情绪，甚至产生轻生念头。

3. 实验室及其他检查

（1）血常规：红细胞计数下降，血红蛋白浓度降低，多数为40～60g/L；白细胞、血小板计数偏低或正常。

（2）尿液检查：尿比重低而固定；尿蛋白（＋）～（＋＋），晚期反而减少，甚至呈阴性；尿沉渣检查中可有红细胞、白细胞、颗粒管型及蜡样管型。尿量减少，多数＜1000ml/d，晚期可无尿。

（3）肾功能检查：CFR降低，血BUN、血Cr增高。

（4）血生化检查：血浆清蛋白降低、血钙降低、血磷增高，血钾和血钠可增高或降低，可有代谢性酸中毒。

（5）B超或X线平片：双肾缩小。

（三）护理诊断及合作性问题

1. 体液过多　与肾功能损害、水钠潴留、多饮水或补液不当等因素有关。
2. 营养失调：低于机体需要量　与限制蛋白质摄入、消化道功能紊乱、贫血等因素有关。
3. 活动无耐力　与贫血、酸碱平衡失调等有关。
4. 焦虑　与慢性肾衰竭预后不良、接受透析疗法有恐惧感及经济负担过重有关。
5. 有感染的危险　与白细胞功能降低、透析等有关。
6. 知识缺乏　与缺乏疾病治疗配合及自我护理知识有关。
7. 潜在并发症：出血、心力衰竭。

◎ 考点：慢性肾衰竭的护理诊断

（四）护理目标

1. 能保持水、电解质和酸碱平衡。
2. 能坚持饮食原则，营养状况得到改善。
3. 能有效保存体力、降低消耗，日常生活所需得到满足。
4. 身心不适减轻，情绪稳定。
5. 感染的危险因素降低，避免、减少感染发生或及时发现、处理感染先兆。
6. 患者能积极配合治疗，掌握有关自我护理保健知识。

（五）护理措施

1. 心理护理　由于病程长，治疗费用高，预后较差，大多数患者存在恐惧和悲观失望的心理，部分家属不支持透析治疗，使患者症状日益加重，护士应给予同情，向患者和家属解释疾病有关知识，使他们正确对待，指导家属积极参与患者的护理，给患者以情感支持，使患者保持稳定积极的情绪。

2. 生活护理

（1）休息与活动

1）能起床活动的患者应鼓励其进行适当活动，但应避免劳累和受凉。活动时以不出现心慌、气促、疲乏为宜，一旦有不适应暂停活动，卧床休息。

2）贫血严重者应卧床休息。告诉患者起坐、下床时动作均宜缓慢，以免发生头晕。有出血倾向者活动时应注意安全，防止皮肤黏膜受损。

3）病情较重或心力衰竭者，应绝对卧床休息，严密监测患者血压、心律和神志变化，协助患者做好各项生活护理。

4）对长期卧床患者应指导或帮助其进行适当的床上活动，如屈伸肢体、按摩四肢肌肉等，指导其家属定时为患者进行被动的肢体活动，避免发生静脉血栓或肌肉萎缩。

（2）饮食护理

1）蛋白质：应尽早采用优质低蛋白饮食。蛋白质入量根据肾小球滤过率（GFR）做适当调整：GFR 为 10～20ml/min 时，蛋白质为 0.6g/（kg · d）；GFR 为 5～10ml/min 时，蛋白质为 0.4g/（kg · d）；GFR＜5ml/min 时，蛋白质为 0.3g/（kg · d）。蛋白质要求 60%以上必须是富含人体必需氨基酸的动物蛋白，尽量少食富含植物蛋白的食物。可部分采用麦淀粉（面粉中提去蛋白质的制品）为主食，以限制植物蛋白摄入。

2）热量：供给患者足够的热量，以减少体内蛋白质的消耗，每日供应的热量为 125.5kJ/kg（30kcal/kg），消瘦或肥胖者宜酌情加减。

3）补充多种维生素：应供给富含维生素 C、B 族维生素、叶酸和钙质的食物。

4）其他：限制含磷高的食物，每日食磷 400～600mg。饮食宜清淡、易消化，少量多餐。并注意烹调技术，增加患者的食欲。

◎ 考点：慢性肾衰竭的饮食护理

3. 病情观察　严密监测生命体征、意识状态，准确记录 24 小时出入量，每天测量体重，定时测量血常规、尿常规、肾功能、电解质等，以进一步了解病情变化。

4. 配合治疗

（1）治疗原发病和纠正加重肾衰竭的可逆因素（如水电解质紊乱、感染、尿路梗阻、心力衰竭等）是防止肾功能进一步恶化，促使肾功能有不同程度恢复的关键。

（2）补充必需氨基酸及其 α-酮酸混合制剂：低蛋白饮食虽可降低血中含氮的代谢产物，但长时间低蛋白饮食会导致营养不良，所以补充必要氨基酸及其 α-酮酸混合制剂才能使患者长期维持较好的营养状态。

（3）对症治疗

1）高血压：容量依赖型高血压，限水钠、配合利尿及降压药的综合治疗；肾素依赖型高血压，应首选血管紧张素转换酶抑制剂。用药过程中注意药物的副作用。

2）感染：慢性肾衰竭出现感染时，应积极控制感染，可根据肌酐清除率、药物半衰期来调整药物剂量。避免使用肾毒性药物，一般常选用青霉素类、头孢类等，不用或少用氨基糖苷类抗生素。

3）维持体内水、电解质平衡：①水的摄入，应根据量出为入的原则，调整液体的摄入量。尿量在 1000ml/d 以上而又无水肿者，可不限制饮水量。水肿严重者应严格限制摄入量，每天液体入量以前一天的尿量加 500ml 为宜。有严重高血压、少尿、水肿、心力衰竭者，应准确记录 24 小时出入量，严格控制饮水量和输液量。②钠、钾平衡，饮食中不宜过严限制钠盐，可给食盐 4～6g/d；有水肿、高血压和少尿时，则应限制钠盐摄入。多尿或使用排钾利尿剂时，可增加含钾量高的食品，或谨慎补充钾盐；尿量每日超过 1000ml，一般无需限钾；少尿或无尿时，首先应去除可引起高钾血症的原因，如发热、重度酸中毒、钾摄入过多以及应用保钾利尿剂、含钾药物等。如果血钾＞6.5mmol/L，必须立即配合医师紧急处理，防止出现心搏骤停。③纠正酸中毒，轻度酸中毒一般无需特殊处理。二氧化碳结合力在 13.5～20mmol/L 时可按医嘱给予碳酸氢钠口服。二氧化碳结合力＜13.5mmol/L 时，应静脉滴注碳酸氢钠，并严密观察呼吸频率、节律、深度及神志变化。在纠正酸中毒过程中同时补钙，防止低钙引起的手足抽搐。若发生手足抽搐，可给予10%葡萄糖酸钙10ml稀释后缓慢静脉滴注。

◎ 考点：慢性肾衰竭纠正高血钾、低血钙及代谢性酸中毒的方法

4）贫血：重组人红细胞生成素是治疗肾性贫血的特效药，同时应补充造血原料，如铁剂、叶酸等，如果输血还应做好配型及输血过程的护理。

◎ 考点：纠正慢性肾衰竭贫血的特效药

5）肾性骨病：骨化三醇可提高血钙，对骨软化症疗效甚佳；甲状旁腺次全切除对纤维性骨炎、转移性钙化有效。

（4）透析疗法：做好解释工作，透析疗法可代替失去功能的肾脏排泄各种毒物，减轻症状，维持生命。取得患者及家属的配合，做好透析的护理。

（5）肾移植：对慢性肾衰竭的患者，经保守治疗无效时，应考虑肾移植。

5. 皮肤护理　有水肿的患者，可按水肿皮肤护理要求进行。对尿毒症性皮炎，应保持皮肤清洁，每天以温水擦洗皮肤，涂凡士林润肤露或止痒洗剂，勤换衣裤、床被单。避免用手搔抓皮肤。忌用肥皂和刺激性液体如乙醇擦身。帮助患者早、晚刷牙，经常漱口，协助更换体位。做好尿道护理，各种操作严格遵守无菌原则。

（六）护理评价

能否维持水电解质和酸碱平衡；是否坚持合理饮食，营养状况有无改善；患者能否维持日常生活；患者情绪是否稳定；有无感染发生；患者及家属是否熟知有关自我护理保健的知识。

（七）健康教育

1. 强调合理饮食对本病的重要性，严格遵守饮食治疗原则，尤其是蛋白质的合理摄入和水钠的限制。
2. 根据病情和活动耐力进行适当的活动，以增强机体抵抗力，避免劳累。
3. 定期复查肾功能、血清电解质等，准确记录每天的尿量、血压和体重。
4. 遵医嘱用药，避免使用肾毒性较大的药物。
5. 注意个人卫生，皮肤瘙痒时切勿用力搔抓，以免破损引起感染。注意会阴部的清洁。
6. 注意保暖，避免受凉，以免引起上呼吸道感染。
7. 慢性肾衰竭的患者应注意保护和有计划地使用血管，尽量使用前臂、肘部等大静脉，以备用于血液透析治疗。已行透析治疗的患者，血液透析者应注意保护好动静脉瘘管，腹膜透析者应保护好腹膜透析管道。

◎ 考点：慢性肾衰竭的健康内容

练　习　题

A_1型题

1. 较早反映肾小球滤过功能减退的检查项目是
   A. 血尿素氮　B. 血肌酐
   C. 内生肌酐清除率　D. 酚红排泄试验
   E. 尿胆红素

2. 肾性水肿最早出现的部位是
   A. 全身　B. 上肢
   C. 下肢　D. 足部

E. 眼睑和颜面部

3. 肾性水肿肾功能正常者错误的护理措施是
A. 低蛋白饮食
B. 限制钠盐摄入
C. 保持皮肤清洁
D. 静脉输液需控制滴速和总量
E. 病室定期消毒

4. 下列哪项措施不能减轻膀胱刺激征
A. 多饮水　B. 限制蛋白质摄入
C. 严重者卧床休息　D. 保持外阴清洁
E. 酌情应用解痉剂

5. 对慢性肾炎患者的健康指导错误的是
A. 防止受凉　B. 不宜妊娠
C. 避免过度疲劳　D. 长期低盐饮食
E. 避免应用对肾脏有损害的药物

6. 肾病综合征最常见的并发症是
A. 感染　B. 急性肾衰竭
C. 高血压　D. 低血容量性休克
E. 血栓形成

7. 诊断肾病综合征时，不含下列哪项临床表现
A. 高脂血症　B. 明显水肿
C. 大量蛋白尿　D. 高血压
E. 低清蛋白血症

8. 尿路感染最常见的感染途径是
A. 血行感染　B. 上行感染
C. 淋巴道感染　D. 直接感染
E. 以上都不是

9. 采集清洁中段尿细菌定量培养标本时，正确的是
A. 宜取在膀胱内停留 6～8 小时尿液
B. 宜在停用抗菌药物 48 小时后收集尿液
C. 留取尿液前用消毒剂清洗外阴部
D. 尿液留置于清洁容器内
E. 尿标本如不能立即送检，应加适量防腐剂

10. 尿毒症最早出现的症状是
A. 嗜睡、淡漠
B. 皮肤黏膜出血
C. 血压升高
D. 厌食、恶心、呕吐
E. 咳嗽、胸痛

11. 护理尿毒症患者错误的措施是
A. 高生物效价低蛋白饮食
B. 每天用复方硼砂溶液漱口
C. 加强口腔护理
D. 用肥皂水擦洗皮肤
E. 睡前饮水 1～2 次

12. 慢性肾衰竭患者需严格记录出入量是因为患者易
A. 脱水　B. 脱水或水肿
C. 低钾血症　D. 水肿
E. 低钙血症

13. 尿毒症患者纠正代谢性酸中毒后发生抽搐，主要原因是
A. 血浆清蛋白降低　B. 血磷升高
C. 血游离钙降低　D. 血结合钙降低
E. 血尿素氮升高

14. 尿毒症少尿期患者，忌输库存血，主要是为了防止引起
A. 血钾升高　B. 输血反应
C. 出血倾向　D. 血钙降低
E. 血尿素氮升高

A_2 型题

15. 患者，女性，45 岁。患慢性肾炎 15 年，近日精神委靡、食欲差，24 小时尿量为 80ml，下腹部空虚，无胀痛，评估该患者的排尿型态为
A. 少尿　B. 无尿
C. 尿潴留　D. 尿失禁
E. 排尿正常

16. 患者，女性，35 岁。患慢性肾炎 5 年，目前蛋白尿（+++），重度水肿，少尿，血压正常，血肌酐正常。目前该患者主要的护理问题是
A. 营养失调：低于机体需要量
B. 有感染的危险
C. 生活自理缺陷
D. 体液过多
E. 知识缺乏

17. 患者，男性，30 岁。患慢性肾炎 3 年，血压 190/110mmHg，可见肉眼血尿，以下治疗不妥的是
A. 呋塞米利尿　B. 硝苯地平降压
C. 限制钠盐　D. 卧床休息

E. 激素治疗

18. 患者，女性，34岁。患慢性肾炎7年，护理该患者时护士嘱卧床休息，其主要目的是

A. 解除焦虑情绪　B. 增加肾血流量
C. 减轻心脏负担　D. 减轻尿路刺激症状
E. 减少蛋白分解代谢

19. 患者，男性，40岁。患慢性肾炎12年，近5天出现少尿，昼夜仅300～400ml，血压190/110mmHg，血钾6.5mmol/L，该患者可

A. 喝鸡蛋汤　B. 喝鲜橘汁
C. 喝红枣汤　D. 喝牛肉汤
E. 吃香蕉预防便秘

20. 患者，女性，27岁。慢性肾炎肾病型，经住院治疗后病情缓解，其向护士咨询保健知识时，护士指导不妥的是

A. 长期低盐饮食　B. 注意个人卫生
C. 维持激素治疗　D. 避孕
E. 感染时使用青霉素类抗生素

21. 患者，男性，24岁。原发性肾病综合征，其水肿的最主要原因是

A. 肾小球滤过率降低
B. 大量清蛋白丢失
C. 肾小管重吸收增加
D. 继发性醛固酮增加
E. 心力衰竭

22. 患者，女性，26岁。发热伴尿频、尿急、尿痛2天，尿液检查：脓细胞8个/HP，其结果为

A. 镜下血尿　B. 镜下脓尿
C. 乳糜尿　D. 血红蛋白尿
E. 正常尿液

23. 患者，女性，30岁。诊断为急性肾盂肾炎，护士对其护理时最重要的措施是

A. 卧床休息
B. 观察药物不良反应
C. 鼓励多饮水
D. 每天留尿送检
E. 高锰酸钾坐浴

24. 患者，女性，28岁。诊断为急性肾盂肾炎，治愈出院时给予健康指导，其中错误的是

A. 避免劳累　B. 低盐饮食
C. 禁止盆浴　D. 保持大便通畅
E. 多饮水，勤排尿

25. 患者，男性，54岁。患慢性肾衰竭3年，近日出现胸闷、心慌、咳嗽、烦躁不安。查体：端坐位，口唇发绀，颈静脉怒张。心界向两侧扩大，心音减弱，两肺底有细湿啰音。最可能发生的情况是

A. 尿毒症性肺炎　B. 尿毒症性胸膜炎
C. 尿毒症性心包炎　D. 尿毒症性心律失常
E. 尿毒症性心力衰竭

26. 患者，男性，55岁。疑诊慢性肾衰竭，则患者必有的表现是

A. 贫血　B. 高血压
C. 皮肤瘙痒　D. 恶心、呕吐
E. 口腔有氨臭味

27. 患者，女性，50岁。慢性肾衰竭患者，出现肾衰竭贫血的主要原因是

A. 慢性失血　B. 营养不良
C. 红细胞溶血　D. 红细胞生成素减少
E. 骨髓造血组织减少

28. 患者，男性，53岁。患尿毒症，在静脉滴注5%碳酸氢钠溶液过程中，突发手足抽搐。此时首先应给予

A. 静脉注射地西泮
B. 静脉注射苯妥英钠
C. 肌内注射苯巴比妥
D. 静脉注射葡萄糖酸钙
E. 口服碳酸钙

29. 患者，男性，44岁。患慢性肾衰竭尿毒症2年，近日晨起时恶心、呕吐，下述护理措施正确的是

A. 起床前口服止吐剂
B. 晨起先饮水100ml
C. 睡前进少量饮食
D. 睡前勿进食
E. 睡前饮水1～2次

A_3/A_4型题

（30、31题共用题干）

患者，女性，46岁。多年前反复发生上呼吸道感

染，近日出现恶心、呕吐、少尿、颜面部水肿，血压 180/105mmHg，尿蛋白（+++），尿红细胞（+）。

30. 该患者可能的医疗诊断是
   A. 高血压　B. 慢性肾小球肾炎
   C. 急性肾盂肾炎　D. 慢性肾盂肾炎
   E. 急性肾小球肾炎

31. 该患者发病可能的原因是
   A. 病毒感染　B. 大肠埃希菌感染
   C. 高血压　D. 摄入水过多
   E. 免疫介导炎症反应

（32～35 题共用题干）

患者，女性，28 岁。突发寒战、高热，伴尿频、尿急、尿痛，右肾区叩击痛 1 天。尿常规检查：白细胞（+++），红细胞（++）。

32. 最可能的医疗诊断是
   A. 急性肾小球肾炎　B. 慢性肾小球肾炎
   C. 急性肾盂肾炎　D. 急进性肾炎
   E. 肾病综合征

33. 导致本病最常见的致病菌是
   A. 幽门螺杆菌　B. 大肠埃希菌
   C. 肺炎球菌　D. 痢疾杆菌
   E. 结核杆菌

34. 鼓励患者多饮水的主要目的是
   A. 降低体温　B. 缓解尿频
   C. 营养需要　D. 冲洗尿路
   E. 治疗腰痛

35. 预防本病最有效的方法是
   A. 多饮水、勤排尿　B. 长期锻炼
   C. 加强营养　D. 常服抗生素
   E. 戒烟酒

（36～38 题共用题干）

患者，女性，50 岁。慢性肾衰竭患者，现出现尿毒症症状。

36. 在我国引起慢性肾衰竭最常见的病因是
   A. 慢性肾盂肾炎　B. 慢性肾小球肾炎
   C. 肾病综合征　D. 糖尿病肾病
   E. 输尿管结石

37. 尿毒症患者最佳治疗方法是
   A. 血液透析　B. 腹膜透析
   C. 肾移植　D. 纠正贫血
   E. 纠正电解质紊乱

38. 护理慢性肾衰竭最重要的措施是
   A. 每天测血压 2 次　B. 每天测体重 1 次
   C. 每天测体温 1 次　D. 每天记出入液量
   E. 每天尿液检查 1 次

王春艳　李　义

第6章 血液及造血系统疾病患者的护理

第1节 概 述

血液及造血系统疾病系指原发或主要累及血液和造血器官的疾病，简称血液病。血液病的种类较多，其共同特点表现为乏力、皮肤黏膜苍白、感染和出血倾向等，还可出现骨髓、脾、淋巴结等造血器官的结构及功能异常。随着基础医学的飞速发展，近年来血液病的治疗、研究、护理方面有了很大的进展。例如，染色体及基因的研究、造血干细胞移植、联合化学治疗、免疫治疗、血液分离、造血因子的临床应用等，尤其是目前开展的造血干细胞移植有可能根治某些恶性血液系统疾病。同时血液病的专科护理也得到进一步发展，包括各种支持疗法、预防感染、防治出血等，使一些危重患者能够度过危险期，能够提高疾病的缓解率、延长患者生存期及改善患者生活质量。

一、血液系统的解剖结构和生理功能

血液系统由血液及造血器官组成。血液由血细胞及血浆组成。造血器官包括骨髓、脾、胸腺和淋巴结。

（一）血细胞的生成及造血器官

骨髓是人体最主要的造血器官。正常情况下骨髓不断地释放出成熟血细胞来补充血液中衰老死亡的血细胞，保持动态平衡。造血干细胞是各种血细胞的起始细胞，具有不断自我更新与多向分化增殖的能力，分化为红细胞系列、粒细胞系列、巨核细胞系列，经过原始阶段、幼稚阶段、成熟阶段，发育成为成熟的血细胞，释放入血。造血干细胞最早起源于胚胎期第3周初卵黄囊中的血岛，胚胎成形后造血干细胞随血流移居肝和脾，最后种植于红骨髓内，所以胚胎早期，肝、脾为机体主要造血器官。胚胎后期至出生后，肝、脾造血功能迅速停止，红骨髓成为主要造血器官。随着年龄的增长，除四肢长骨的骨骺端及躯干骨，其余骨髓腔内的红骨髓逐渐为黄骨髓所取代。当机体需要时，如慢性溶血，在骨髓造血不能完全代偿时，已经停止造血的肝脾可恢复部分造血功能，称为髓外造血。淋巴细胞在淋巴器官和淋巴组织增殖，可成为具有免疫活性的淋巴细胞和浆细胞。

（二）血液组成及血细胞的生理功能

1. 血液组成　血液由血细胞及血浆组成。血细胞包括有红细胞、白细胞和血小板3种。

2. 血细胞的生理功能

（1）红细胞：主要成分为血红蛋白，其功能是运输氧和二氧化碳。

（2）白细胞：白细胞种类多，形态与功能各异。白细胞具有变形、游走、趋化与吞噬等生理特性，是机体防御系统的重要组成部分。

（3）血小板：主要参与机体的止血与凝血过程。

血浆成分复杂，含有多种蛋白质、凝血与抗凝血因子、补体、抗体、酶、电解质、各种激素及营养物质等。

二、血液病的分类

1. 红细胞疾病　贫血，红细胞增多症等。

2. 白细胞疾病

（1）粒细胞疾病：如白细胞减少症、粒细胞缺乏症、急慢性粒细胞白血病、类白血病反应等。

（2）单核细胞和巨噬细胞疾病：如组织细胞增多症、恶性组织细胞病、单核细胞增多症等。

（3）淋巴细胞和浆细胞疾病：如各类淋巴瘤、急慢性淋巴细胞白血病、多发性骨髓瘤、浆细胞病等。

3. 出血性及血栓性疾病

（1）血管性疾病：如过敏性紫癜。

（2）血小板数量及功能异常：如血小板减少症、血小板增多症、血小板无力症等。

（3）凝血功能障碍：如血友病、弥散性血管内凝血（diffused intravascular coagulation，DIC）及肝素使用过量等。

4. 造血干细胞疾病　如再生障碍性贫血、阵发性睡眠性血红蛋白尿等。

5. 脾功能亢进

第 2 节　血液及造血系统疾病常见症状与体征的护理

血液系统疾病常见症状与体征有贫血、出血和继发感染；常见体征有肝、脾、淋巴结肿大，胸骨压痛。

案例 6-1　患者，女性，32 岁。主因乏力、头晕 1 个月余就诊。血常规：红细胞 2.6×10^{12}g/L、血红蛋白 70g/L、白细胞 10×10^{9}g/L，其中中性粒细胞 0.70，嗜酸粒细胞 0.04，淋巴细胞 0.26。

问题：1. 考虑该患者可能患哪一类疾病？

2. 你的依据是什么？

一、贫血的护理

◎ 考点：贫血的定义、诊断标准

（一）概述

【概念】　贫血是指外周血液中单位容积内血红蛋白浓度（Hb）、红细胞计数（RBC）和（或）血细胞比容（HCT）低于同年龄、同性别、同地区的正常标准。其中以血红蛋白浓度降低最为重要。红细胞计数不一定能准确反映贫血的存在及贫血的程度。国内诊断贫血的血红蛋白标准：成年男性 Hb 低于 120g/L，成年女性（非妊娠）Hb 低于 110g/L，孕妇 Hb 低于 100g/L 就可诊断为贫血。贫血不是一种独立的疾病，各系统疾病均可引起贫血。

◎ 考点：贫血的程度

【贫血分类】

1. 按病因及发病机制分类　红细胞生成减少、红细胞破坏过多和红细胞丢失过多。

2. 按血红蛋白浓度分类　轻度贫血（90～120g/L）、中度贫血（60～90g/L）、重度贫血（30～60g/L）和极重度贫血（<30g/L）。

3. 按红细胞形态分类（表 6-1）

表 6-1　贫血的细胞学分类

类型	MCV（fl）	MCH（pg）	MCHC（%）	临床类型
大细胞性贫血	>100	>31	32～35	巨幼细胞性贫血
正细胞性贫血	80～100	27～31	32～35	再生障碍性贫血、急性失血性贫血、溶血性贫血
小细胞低色素性贫血	<80	<27	<32	缺铁性贫血、铁粒幼细胞性贫血、珠蛋白生成障碍性贫血

注：MCV 为红细胞平均体积；MCH 为红细胞平均血红蛋白含量；MCHC 为红细胞平均血红蛋白浓度。

◎ 考点：贫血的常见病因

【病因】

1. 红细胞生成减少　如缺铁性贫血、巨幼红细胞贫血、再生障碍性贫血等。

2. 红细胞破坏增多　如遗传性球形红细胞增多症、自身免疫性溶血性贫血及脾功能亢进症等。

3. 红细胞丢失过多　如消化性溃疡、月经过多、痔出血等。

【治疗原则】　积极寻找和去除病因是治疗贫血的首要原则。对症和支持治疗是纠正贫血的有效治疗措施。必要时可选用免疫抑制剂和脾切除。

（二）护理评估

【健康史】　询问患者有无引起贫血的常见疾病存在，饮食习惯，了解有无化学毒物、放射性物质及特殊药物接触史。

◎ 考点：贫血共有的主要症状与体征

【身心状况】

1. 症状、体征评估

（1）一般表现：乏力是贫血最早、最常见的症状。皮肤黏膜苍白是贫血的主要体征，早期以甲床、睑结膜、口唇及舌部位较明显。

（2）神经系统症状：脑组织对缺氧最敏感，患者常出现头晕、耳鸣、头痛、失眠、多梦、记忆力减退及注意力不集中等症状。

（3）循环系统症状：表现为心慌、心悸；严重或长期贫血者可出现心绞痛、心力衰竭，心尖部可闻及收缩期吹风样杂音等。

（4）呼吸系统症状：中度以上贫血的患者可出现呼吸加快及不同程度的呼吸困难。

（5）消化系统症状：常有食欲减退、恶心、呕吐、腹泻、便秘等表现。

（6）泌尿生殖系统症状：可出现多尿、蛋白尿、夜尿增多等。女性可有月经失调或闭经，男性可出现性功能减退。

2. 心理-社会状况　贫血引起的活动无耐力、记忆力差、工作能力下降使患者常感焦虑不安、烦躁、易怒等；有些疾病如再生障碍性贫血等由于治疗难度大、耗费多，家庭经济拮据等给患者及家属常带来沉重的心理负担。

【实验室和其他检查】 血常规检查，红细胞和血红蛋白减少；血涂片染色可对贫血的性质和类型提供诊断线索；网织红细胞计数可了解骨髓造血功能和判断贫血的疗效；任何不明原因的贫血都应做骨髓穿刺检查，必要时做骨髓活检。

◎ 考点：贫血的护理诊断

（三）护理诊断及合作性问题

1. 活动无耐力 与贫血致全身组织缺氧有关。
2. 营养失调：低于机体需要量 与胃肠道缺血缺氧致消化吸收障碍有关。
3. 有感染的危险 与贫血致机体抵抗力下降有关。

（四）护理目标

（1）患者缺氧症状减轻或消失，活动耐力增强。
（2）患者营养改善，体重增加。
（3）患者无感染等并发症发生。

◎ 考点：贫血的护理措施

（五）护理措施

1. 心理护理 向患者解释有关贫血疾病知识及用药注意事项，告诉患者应加强营养。当有不适感时及时就诊，找出病因并积极治疗。

2. 生活护理

（1）休息与活动：适当休息减少氧的消耗。轻度贫血者，应注意休息，避免过度劳累；中度贫血者，需增加卧床休息时间；重度贫血者，应绝对卧床休息，采取舒适体位（如半坐卧位）。严重贫血患者给予氧气吸入，以改善组织缺氧症状。协助做好生活护理，防止晕倒摔伤。

（2）饮食护理：贫血患者应给予高蛋白、高热量、丰富维生素及易消化食物。有造血原料缺乏者应作相应补充，以保证全面营养。

3. 病情观察 对急性及重症患者要密切观察心率、脉搏、血压、呼吸及末梢循环情况。严重贫血者进行输血过程中应注意加强监测，及时发现和处理输血反应。

4. 配合治疗

（1）病因治疗：积极寻找病因并去除病因，如慢性失血只有根治了出血，才能真正纠正贫血。

（2）用药护理：遵医嘱合理使用抗贫血药物，并注意观察药物疗效和不良反应。

（3）支持治疗：对需输血的患者，应积极做好配血、输血及输血过程中的观察，注意有无输血反应并及时处理。

（4）预防感染：应保持贫血患者皮肤、口腔、会阴部清洁，必要时遵医嘱使用抗生素。

（六）护理评价

患者贫血症状是否改善，活动耐力有无增强；营养状况是否改善。

（七）健康教育

向患者讲解各类贫血的相关知识，指导患者充分休息，合理安排饮食，注意药物治疗的注意事项和自我护理的方法，使患者认识到病因防治的重要性。

二、出血倾向的护理

案例 6-2 1. 李女士，40岁。确诊慢性再生障碍性贫血2年，近2周乏力，牙龈出血加重，伴发热、咳嗽、食欲下降。

2. 沈女士，26岁。1年来反复发生两下肢瘀斑，月经量增多，初步诊断：慢性特发性血小板减少性紫癜。

问题：学习后继续列举生活中出血倾向的病例。

（一）概述

【概念】 出血倾向是指由于止血和（或）凝血功能障碍，引起自发性出血或轻微损伤而出血不止。

【病因】

1. 血小板数量和（或）质量异常 如特发性血小板减少性紫癜、血小板无力症、再生障碍性贫血等。

2. 血管壁异常 如过敏性紫癜、遗传性出血性毛细血管扩张症等。

3. 凝血功能障碍 如血友病、严重肝病、弥散性血管内凝血等。

【临床特征】 呈急性、慢性出血，出血部位可表现为皮肤、黏膜出血，或仅表现女性月经过多；可有关节腔、内脏出血；严重者可发生颅内出血而危及生命。

（二）护理评估

【健康史】 询问出血发生的年龄、时间、部位、范围及有无原因或诱因；有无局部受压、擦伤、跌伤、抓伤、刀割伤等。近亲家族成员有无类似疾病。有无肝病、肾病、消化系统疾病等。

【身心评估】

（1）症状评估

1）出血部位：皮肤黏膜瘀点及瘀斑，多见于血管性疾病及血小板异常；关节腔出血、内脏出血，多见于凝血机制异常。颅内出血最严重，可危及生命。多部位出血是血液病出血的特点。

2）伴随症状：如伴有口腔黏膜血疱，提示血小板明显减少，是严重出血的征兆；伴有呕血及黑粪者，提示消化道出血；如突然出现视物模糊、喷射样呕吐、颈项强直，甚至昏迷，提示颅内出血；伴贫血、肝脾淋巴结肿大及骨骼疼痛者，提示恶性血液系统疾病；伴头昏、心悸、心动过速、血压下降者则提示失血性休克。

（2）护理体检：评估出血是否停止或继续。患者生命体征有无改变，如有无脉搏细速、血压下降等；有无意识改变；有无皮肤黏膜出血及温湿度改变；鼻腔黏膜、牙龈等有无出血；关节有无肿胀、畸形等。

（3）心理-社会状况：反复出血，尤其是大出血，患者可出现焦虑及恐惧等心理。慢性出血患者因不易根治，易产生抑郁、悲观等心理。

【实验室及其他检查】 出血时间测定（BT）、凝血时间测定（CT）、血小板计数及束臂试验等有助于病因诊断。血小板计数是出血性疾病首选的筛查项目之一。

（三）护理诊断及合作性问题

1. 有损伤的危险：出血　与血管壁异常、血小板减少、凝血因子缺乏有关。
2. 恐惧　与反复出血尤其是大出血有关。
3. 潜在并发症：颅内出血。

（四）护理目标

患者不发生出血或出血能被及时发现，并得到及时处理；患者自觉恐惧程度减轻或消失；患者无并发症出现。

◎ 考点：出血倾向的护理措施

（五）护理措施

1. 心理护理　了解患者的需求与焦虑的原因，给予必要的解释与疏导。当患者出血突然加重时，护士应沉着冷静，迅速报告医师并配合做好止血、救治工作。及时处理蘸污血渍的衣物、床单及地板等，避免不良刺激，消除患者紧张、恐惧情绪，使其保持安静以利于止血。

2. 生活护理

（1）休息与活动：合理安排休息与活动。若皮肤黏膜轻微出血者，原则上无需严格限制；若血小板计数低于 50×10^9/L，应减少活动，增加患者卧床休息的时间；严重出血或血小板计数低于 20×10^9/L 者，患者必须绝对卧床休息。协助患者做好各种生活护理。

（2）饮食护理：给予高蛋白、高维生素、易消化的软食或半流质，禁食过硬或粗糙的食物。保持大便通畅，避免排便用力使腹压骤增而诱发内脏出血，甚至颅内出血。便秘者可使用开塞露或缓泻剂促进排便。避免灌肠等操作，以防刺破肠黏膜而引起出血。

3. 病情观察　密切观察病情变化，若发现颅内出血征兆时立即报告医师，配合医师处理。安置患者平卧，头偏向一侧；头部置冰袋或戴冰帽，给予高流量吸氧；迅速建立静脉通路，遵医嘱给予脱水剂、止血药或浓缩血小板；观察并记录意识状态、瞳孔变化、生命体征及尿量等改变。

4. 配合治疗

（1）用药护理：遵医嘱给予糖皮质激素、免疫抑制药、止血药、凝血因子等，密切观察其疗效与不良反应，发现异常情况及时报告医师。

（2）输血或成分输血的护理：出血明显时，依据患者出血原因的不同，遵医嘱输入相应血液制品。注意要仔细核对，观察有无输血反应、过敏反应等。

（3）出血部位护理

1）皮肤出血的护理：保持床单平整，被褥、内衣柔软，避免皮肤摩擦及肢体受压。勤剪指甲，以免抓伤皮肤；避免人为创伤，如肌内注射、各种穿刺等；如必须注射时，应快速、准确，拔针后局部加压时间适当延长，并观察局部有无渗血情况。

2）鼻出血的护理：保持室内湿度 50%～60%，以防鼻黏膜干燥诱发出血；鼻腔干燥时，可用少许液状石蜡或抗生素软膏轻轻涂擦；指导患者勿挖鼻孔和用力擤鼻。少量出血时，可用明胶海绵或 1∶1000 肾上腺素棉球填塞；出血严重时，尤其是后鼻腔出血可用凡士林油纱条，做后鼻孔填塞术，术后定时用无菌液状石蜡油滴入，保持鼻腔黏膜湿润，3 日后可轻轻取出油纱条。

3）口腔、牙龈出血的护理：指导患者用棉签蘸漱口液擦洗牙齿，忌用牙签剔牙、勿用牙刷刷牙；牙龈渗血时，可用肾上腺素棉片或明胶海绵贴敷止血，及时用生理盐水或 1%过氧化氢溶液清除口腔内陈旧血块，以避免口腔异味而影响患者的食欲和心情；鼓励患者进餐前后、睡前用生理盐水等漱口，保持口腔清洁，预防感染。

4）关节腔或深部组织出血的护理：一旦出血，立即停止活动，卧床休息，抬高患肢，置于功能位，给予冰袋局部冷敷或采取绷带压迫止血等，并注意评估出血量；当出血停止后，可给予热敷，以促进淤血吸收。

5）眼底及颅内出血的护理：眼底出血时应减少活动，尽量让患者卧床休息，嘱其勿揉擦眼睛；若患者突然视物模糊、头痛、呼吸急促、喷射性呕吐，甚至昏迷，提示颅内出血的可能，应及时报告医师，积极配合治疗。

（六）护理评价

患者出血是否停止；恐惧是否减轻或消失，情绪是否稳定。

（七）健康教育

向患者和家属介绍有关疾病的病因、诱因、常见出血部位和症状、如何止血等；平时避免参加剧烈运动，避免进食粗糙及刺激性食物；遵医嘱服用止血药并注意药物的不良反应。

三、发热和继发感染的护理

（一）概述

【概念】 继发感染指血液病患者由于白细胞数量减少和（或）质量异常，加之贫血、化疗等因素造成营养不良，使患者机体抵抗力下降，易受病原微生物侵袭而发生的症状。感染是血液病患者最常见的死亡原因之一。

【病因及发病机制】 常见疾病有白血病、再生障碍性贫血及淋巴瘤等。其主要原因是由于白细胞数量减少和（或）质量异常、免疫抑制剂的应用及贫血或营养不良等导致机体抵抗力下降，继发感染，而且感染不易控制；此外肿瘤细胞所产生的内源性致热因子也是导致血液病患者持续发热的原因。

（二）护理评估

【健康史】 了解患者有无粒细胞缺乏症、白血病、再生障碍性贫血等疾病；有无受凉、感染性疾病接触史（如呼吸道感染或其他传染病）、皮肤黏膜破损及组织受伤等诱发因素。

【身心状况】

1. 症状评估　发热是感染最常见的症状。感染可发生在多个部位，其中以口腔、牙龈、咽峡最常见，其次是肺部感染、皮肤或皮下软组织化脓性感染、肛周炎及肛周脓肿等，泌尿系感染以女性居多，严重者可发生败血症。

2. 护理体检　检查患者的生命体征有无改变；口腔有无溃疡；咽、扁桃体有无充血、肿大；皮肤有无红肿；检查痰液的性质、肺部有无啰音；腹部有无压痛等。

3. 心理-社会状况　反复感染及治疗效果不佳，常使患者产生焦虑和忧郁的心理，对治疗失去信心。

【实验室及其他检查】 化验血常规、尿常规及 X 线检查有无异常；感染处细菌涂片或培养加药敏试验结果如何。监测白细胞计数及分类为观察病情和指导护理提供重要依据。

（三）护理诊断及合作性问题

1. 有感染的危险 与正常粒细胞减少、免疫功能下降有关。
2. 体温过高 与继发感染有关。

（四）护理目标

患者未发生感染或感染能被及时发现和控制；患者体温下降至正常范围，并保持稳定。

◎ 考点：继发感染的护理措施

（五）护理措施

1. 心理护理 向患者及亲属解释发生感染的危险因素、易感部位及预防措施，鼓励和督促患者积极预防感染。对有反复感染的患者，应更加关心和安慰患者，消除或减轻患者焦虑不安的情绪。

2. 生活护理

（1）休息与环境：卧床休息，协助患者采取舒适的体位，以减少机体的消耗，必要时可吸氧。患者高热时，应卧床休息，保持皮肤、床单清洁干燥，及时更换衣物，以防着凉。保持病室清洁、空气新鲜，温度和湿度适宜，每周用紫外线进行室内消毒 2 次，用消毒液擦拭家具、地板，限制探视，防止交叉感染；如患者白细胞 $<1.0\times10^9$/L，中性粒细胞 $<0.5\times10^9$/L 时，应实施保护性隔离。

（2）饮食护理：鼓励患者进食高热量、高蛋白、富含维生素及易消化的食物；加强营养，增强机体抵抗力。鼓励患者多饮水，每天至少 2000ml 以上。注意饮食卫生，忌食生冷及不洁食物。

3. 病情观察 观察患者有无口咽部、肺部、尿道、肛周感染等征象，严密观察生命体征；定期化验血、尿常规，了解白细胞总数及分类情况，尿常规有无改变等。一旦发现异常，及时告知医师并配合治疗。

4. 配合治疗

（1）高热护理：高热患者给予物理降温，有出血倾向者禁用乙醇擦浴，以防血管扩张诱发出血。慎用解热镇痛药，因其可影响血小板数量及功能，诱发出血。

（2）用药护理：遵医嘱准确使用抗生素，抗生素需现用现配，以保证药物的有效浓度和疗效。对长期使用抗生素的患者，应注意观察有无口腔黏膜溃疡等双重感染的征象。必要时可遵医嘱应用药物降温，密切观察药物疗效和不良反应。

（3）各部位感染的护理

1）鼻腔护理：忌用手指挖鼻腔，鼻腔干燥时可用抗生素软膏涂抹鼻腔黏膜。

2）口腔护理：餐前及餐后、睡前及晨起时，可用生理盐水、3%碳酸氢钠、1%过氧化氢或 3%复方硼酸溶液交替漱口，口腔黏膜溃疡于漱口后可涂碘甘油、冰硼散或锡类散；真菌感染时，可用 2.5%制霉菌素液含漱或涂克霉唑甘油。

3）皮肤护理：患者宜选透气的棉质内衣，勤洗澡勤换内衣。高热患者应及时更换汗湿的衣裤及被褥，保持皮肤清洁。长期卧床者，每日用温水擦浴，经常按摩受压部位，协助其翻身预防压疮。勤剪指甲以防抓伤皮肤。

4）肛周皮肤及会阴部护理：睡前及便后应洗净肛周皮肤，用 1：5000 高锰酸钾溶液坐浴，每次 15 分钟以上，以防局部感染；女患者每日清洗会阴 2 次，经期注意增加清洗次数。

（六）护理评价

患者体温是否下降或已恢复正常并保持稳定。患者各部位的感染能被及时发现并处理。

（七）健康教育

向患者及家属介绍血液病患者易发生感染的原因，指导预防感染的方法：教会患者自测体温、脉搏的方法，介绍体温正常、异常值及其意义；指导患者判断继发感染的表现，发现异常及时告知医护人员；了解限制陪护、探视的目的，避免到人多拥挤、空气流通较差的地方；注意加强个人卫生；积极配合治疗原发疾病。

第3节　贫血患者的护理

一、缺铁性贫血患者的护理

案例 6-3　患者，女性，43 岁。平时月经过多。主诉因乏力、头晕 1 年，加重 2 周就诊，伴有活动后心慌、气短、记忆力减退。

问题：1. 还需要评估哪些内容？

2. 请列出护理措施。

（一）概述

【概念】　缺铁性贫血是由于体内储存铁缺乏，使血红蛋白合成减少，导致红细胞生成受阻所引起的一种小细胞低色素性贫血。本病是我国最常见的一种贫血类型。生长发育期的儿童和育龄期妇女发病率较高。

【铁的代谢】

1. 铁的分布　正常成人体内含铁量男性 50～55mg/kg，女性 35～40mg/kg，其中 65%的铁存在于血红蛋白中，30%以铁蛋白和含铁血黄素的形式储存于肝、脾及骨髓等器官的单核-吞噬细胞系统内，称为储存铁。其余为组织铁，存在于肌红蛋白、转铁蛋白及含铁类酶中。

2. 铁的来源　主要来自体内衰老红细胞破坏后释放的铁，食物中的铁也是重要来源。食物中的铁以 Fe^{3+} 为主，在胃酸及还原剂（如维生素 C）的作用下还原成 Fe^{2+} 才能吸收。

3. 铁的吸收　主要吸收部位在十二指肠及空肠上段。肠黏膜吸收铁的量与体内储存铁量保持动态平衡，当体内铁储备量丰富时，铁的吸收就减少，反之则增多。

4. 铁的储存和排泄　铁储存于网状内皮系统（肝、脾、骨髓）内，以铁蛋白和含铁血黄素形式存在。正常人每日排铁量甚微，主要通过粪便排泄；育龄期妇女因月经、妊娠及哺乳而使铁的丢失增多。

○ 考点：缺铁性贫血常见病因

【病因和发病机制】　常见的病因有：①铁的需要量增加而摄入不足，多见于婴幼儿、青少年、妊娠和哺乳期妇女，是妇女、儿童缺铁性贫血的主要原因。②铁吸收不良，与胃酸缺乏、胃-

空肠吻合术、小肠黏膜病变及肠道功能紊乱等因素有关。③铁丢失过多，慢性失血是成人缺铁性贫血最常见病因，如消化性溃疡、肠道肿瘤、痔出血、月经过多等。

【治疗要点】 纠正贫血、防止复发的关键环节在于病因治疗，包括积极治疗原发病，改变不合理的饮食结构与方式，预防性增加含铁丰富的食物。纠正缺铁性贫血的有效措施是铁剂治疗，首选口服铁剂，常用药物有硫酸亚铁及富马酸亚铁等。

链 接

你知道什么情况用注射铁剂治疗吗？

①对于口服铁剂后，胃肠道反应严重而无法耐受者。②消化道疾病导致铁吸收障碍者。③病情要求迅速纠正贫血（如妊娠后期，急性大出血）者。右旋糖酐铁是最常用的注射铁剂。

（二）护理评估

【健康史】 了解患者有无慢性失血、慢性胃肠道疾病和胃肠手术病史；有无铁的需要量增加而摄入不足的情况，幼儿及儿童患者有无偏食或挑食等不良饮食习惯。

◎ 考点：缺铁性贫血临床特点

【身心状况】

1. 症状评估

（1）一般贫血共有的表现：如乏力、头晕、耳鸣、记忆力减退、活动后心慌气短等。

（2）组织缺铁的表现：①皮肤干燥、毛发脱落干枯、无光泽、指（趾）甲扁平、脆薄易裂、反甲（匙状甲）。②黏膜组织改变，口角炎、舌炎及舌乳头萎缩，胃酸缺乏、吞咽困难。③神经、精神系统表现，儿童较为明显，如头痛、兴奋烦躁，易激惹、注意力不易集中等。少数患者可有异食癖，如喜吃生米、石子、泥土等表现。

（3）原发病的表现：如消化性溃疡、慢性胃炎、钩虫病、肠道肿瘤及功能性子宫出血等疾病的临床表现。

2. 护理体检 有无皮肤、黏膜苍白，皮肤干燥无光泽、毛发干枯易断裂脱落、指甲扁平不光整等；有无黏膜损害如口角炎、舌炎等。

3. 心理-社会状况 长期轻度贫血患者，大多对疾病没有足够的重视，部分患者因记忆力减退，工作效率差，有自卑感。一旦贫血加重，症状明显时，患者常有焦虑、烦躁。某些因宗教信仰而素食者，过分忌食肉类、营养知识缺乏或家庭经济情况过分拮据等，均可导致食物中铁供给减少，成为促进缺铁性贫血发生的社会因素。

【实验室和其他检查】

◎ 考点：缺铁性贫血血常规和血涂片的特点

1. 血常规 红细胞、血红蛋白减少，血红蛋白减少更为明显；MCV、MCH 降低。血涂片中可见成熟红细胞体积小，形态大小不一，中心淡染区扩大。白细胞计数和血小板计数多正常。

2. 铁代谢 血清铁降低，血清总铁结合力增高；血清铁蛋白（SF）测定可反映体内储存铁的多少，低于 12μg/L，可作为缺铁的重要依据；但易受炎症等多种因素的影响。

3. 骨髓象 红细胞系增生活跃，细胞质发育迟于细胞核（老核幼浆）。骨髓涂片铁染色检查表现为骨髓含铁黄素（细胞外铁）消失，铁粒幼红细胞（细胞内铁）减少。骨髓铁染色反映储存铁的多少，它可以作为诊断缺铁性贫血的依据。

◎ 考点：缺铁性贫血的护理诊断

（三）护理诊断及合作性问题

1. 活动无耐力　与贫血引起全身组织缺氧有关。
2. 营养失调：低于机体需要量　与铁丢失过多、摄入不足、需要量增加等有关。
3. 焦虑　与贫血导致学习、生活能力下降有关。
4. 有感染的危险　与贫血引起机体抵抗力下降有关。
5. 知识缺乏　缺乏有关缺铁原因和防治方面的知识。

（四）护理目标

患者活动耐力改善；患者接受合理的饮食计划，营养状态得到改善；患者情绪稳定，配合治疗；患者抵抗力增加，无感染发生；患者能说出有关缺铁性贫血的防治知识。

（五）护理措施

1. 心理护理　应帮助患者及家属掌握本病的相关知识，向患者耐心解释缺铁性贫血是可以治愈的，且治愈后对身体无不良影响，以解除患者的心理压力。

2. 生活护理

（1）休息与活动：见第2节“一、贫血的护理”内容。

（2）饮食护理：指导患者均衡饮食，避免偏食和挑食。鼓励患者多吃含铁丰富、高蛋白、高维生素食品是预防和辅助治疗缺铁性贫血的重要措施，如瘦肉、动物血、肝、肾、蛋黄、豆类、海带、香菇及木耳等。合理饮食和饮食搭配，可增加铁的吸收。

3. 病情观察　观察患者皮肤和黏膜颜色及自觉症状如乏力、心悸、气促、头晕等有无改善，定期监测血常规、网织红细胞、血清铁蛋白等指标，观察治疗效果。

4. 配合治疗

考点：口服铁剂的护理

（1）口服铁剂护理

1）口服铁剂可出现恶心、呕吐、胃部不适等胃肠道不良反应，故应嘱患者在餐后或餐中服用。口服液体铁剂时要用吸管，避免牙染黑。

2）为促进铁的吸收，可服用维生素 C、乳酸或稀盐酸等酸性药物。茶、牛奶、碱性药物如氢氧化铝等均影响铁的吸收，应避免与铁剂同服。

3）服铁剂期间，粪便颜色会变黑；这是因为铁与肠内硫化氢生成硫化亚铁所致，应做好患者的解释工作。

4）铁剂治疗有效者，常于用药1周后网织红细胞开始增加，2周后血红蛋白开始上升，约2个月血红蛋白恢复正常。为补足储存铁，在血红蛋白恢复正常后，仍需继续服用铁剂3～6个月。

（2）注射铁剂护理：注射铁剂可引起过敏反应、局部肿痛并有硬结形成和皮肤发黑。过敏反应表现为面色潮红、肌肉关节痛及荨麻疹，严重者可出现过敏性休克。用药时应注意以下内容：

1）首次用药，抽取 0.5ml 右旋糖酐铁，进行深部肌内注射，同时备肾上腺素，做好急救准备。若1小时后无过敏反应，即可按医嘱给予常规剂量治疗。

2）避免局部疼痛和硬结形成，应采取深部肌内注射，并经常更换注射部位。

3）为避免药液溢出引起皮肤发黑，避免在皮肤暴露部位注射，抽取药液后更换一新空针头注射，可采用“Z”形注射法。

（六）护理评价

患者营养状况是否改善；活动耐力是否增加；黏膜损害是否得到修复；能否描述引起缺铁的原因和预防措施。

（七）健康教育

1. 疾病知识指导　介绍缺铁性贫血的相关知识，提高患者和家属对疾病的认识，从而积极配合治疗；积极防治原发病，如消化性溃疡、钩虫病及月经过多等慢性失血性疾病。

2. 饮食指导　提倡均衡饮食，保证足够的热量、蛋白质、维生素及相关营养素的摄入。指导患者选择含铁丰富的食物，改变不良的饮食习惯，做到不偏食，不挑食。生长发育期的青少年、月经期、妊娠期与哺乳期的女性，应增加含铁食物的补充，必要时预防性补充铁剂。

二、再生障碍性贫血患者的护理

案例 6-4　患者，女性，21 岁。面色苍白，自觉乏力、头晕、心悸、活动后气短等。血常规：血红蛋白 40g/L，白细胞计数 2.0×10^9/L，血小板计数 20×10^9/L。骨髓象检查：骨髓增生明显低下。该患者医疗诊断为再生障碍性贫血。

问题：1. 请列出护理诊断。

2. 讨论护理要点。

（一）概述

◎ 考点：再生障碍性贫血概念

【概念】　再生障碍性贫血（aplastic anemia，AA），简称再障，是多种病因引起的骨髓造血干细胞衰竭及造血微环境的损伤，导致以全血细胞减少为特征的一种综合征。临床上以进行性贫血、出血和感染为特征。在我国再障发病率为 7.4/10 万人口，可发生于各年龄段，以青壮年居多，老年人发病率有增高趋势，男性略高于女性。

【病因及发病机制】　病因不完全明确，常见病因有：药物及化学因素（如氯霉素、磺胺类药物、抗肿瘤化疗药物、苯等）为再障最常见的致病因素；与病毒感染（如肝炎病毒、微小病毒等）、物理因素（X 射线、放射性核素等）及遗传因素等有关。再障发病机制尚未完全阐明，包括造血干细胞的缺陷（“种子”学说）、造血微环境异常（“土壤”学说）及免疫异常（免疫学说）三种学说。

◎ 考点：再生障碍性贫血的临床特征

【临床特征】　主要表现为进行性贫血、出血及感染，无肝、脾及淋巴结肿大。根据患者的病情、血常规、骨髓象，分为急性再障与慢性再障。

◎ 考点：慢性再障首选用药

【治疗要点】　再障应早期治疗，治疗原则是及时去除病因，预防和控制感染，改善症状，加强支持治疗。急性再障应尽早进行造血干细胞移植或抗淋巴细胞、胸腺细胞球蛋白等免疫抑制剂治疗。慢性再障以雄激素治疗为主。

【预后】　如果治疗得当，慢性再障患者多数可缓解甚至治愈，仅少数进展为急性再障。急性再障预后差，1/3～1/2 的患者于数月至 1 年内死亡，主要死于颅内出血。

（二）护理评估

【健康史】 了解患者有无病毒感染史，特别是肝炎病毒感染史；详细了解患者的职业和工作环境，是否长期接触苯、塑料、油漆、染料及杀虫剂或电离辐射等；有无阵发性睡眠性血红蛋白尿、系统性红斑狼疮及慢性肾衰竭等病史。

【身心评估】

◎ 考点：急性再障主要死亡原因

1. 症状评估

（1）急性再障：起病急，进展快，病情重，早期即可出现出血和感染，随病情进展出现进行性贫血。常见口腔黏膜、牙龈、鼻腔黏膜及皮肤广泛出血；内脏出血以呼吸道及消化道出血最常见，重者可发生颅内出血，为死亡的主要原因之一。感染以呼吸道感染最常见，其次是泌尿系统、消化系统及皮肤、黏膜感染，可合并败血症。贫血呈进行性加重。如不经治疗，多在6～12个月内死亡。

（2）慢性再障：此型多见，起病和进展较缓慢，以进行性贫血为主要表现。出血和感染较轻，常为皮肤、黏膜出血和呼吸道感染，内脏出血和严重感染者少见。经治疗多数可长期存活，少数患者病情恶化可进展成为急性再障。

2. 护理体检 观察贫血的程度；有无出血及出血的程度；有无感染表现。

3. 心理-社会状况 急性再障因起病急、病情重及预后差，常使患者产生紧张、抑郁，甚至绝望情绪；慢性再障长期使用雄激素引起痤疮、多毛和体型变化，可使患者感到自卑；骨髓移植需要高额医疗费用，使患者和家属产生巨大的心理压力。

【实验室及其他检查】

1. 血常规 全血细胞减少，属于正细胞正色素性贫血；网织红细胞绝对值降低。

2. 骨髓象 为确诊再障的主要依据。急性再障骨髓增生低下，红系、粒系及巨核细胞显著减少，淋巴细胞和非造血细胞比例增高；慢性再障多部位骨髓增生减低，可见较多脂肪滴，粒系、红系及巨核细胞减少，淋巴细胞、浆细胞及网状细胞比例增高。骨髓活检显示造血组织均匀减少。

（三）护理诊断及合作性问题

1. 活动无耐力 与组织缺氧、机体消耗增加有关。
2. 有感染的危险 与粒细胞减少、机体抵抗力下降有关。
3. 有损伤的危险 与血小板减少有关。
4. 恐惧 与病情危重、进展迅速有关。
5. 自我形象紊乱 与丙酸睾酮引起的不良反应有关。

（四）护理目标

患者活动耐力增加，生活能够自理；患者能说出预防感染的重要性，积极配合治疗和护理，减少或避免感染的发生；患者能采取正确、有效的预防措施，减少或避免加重出血；患者能正确应对病情变化，对治疗有信心，情绪稳定；患者能正确认识和理解现在身体外形的变化，自觉坚持遵医嘱使用丙酸睾酮。

（五）护理措施

1. 心理护理 与患者及家属建立相互信任的良好关系，给患者以足够的关心、鼓励和照顾。

注意观察患者的情绪反应及行为表现并给予有效的心理疏导，耐心解释病情，介绍治疗成功的案例，使患者树立治疗的信心。

2. 生活护理　详见本章第 2 节贫血、出血及感染的生活护理。

3. 病情观察　监测患者体温，仔细寻找感染灶。密切观察患者面色、呼吸、脉搏、心率的变化，以判断贫血的严重程度。观察患者皮肤黏膜有无新增出血点或内脏出血的倾向。注意患者有无意识障碍、瞳孔改变等颅内出血征象，一旦发生，立即报告医师并做好抢救配合。

4. 配合治疗

（1）免疫抑制剂应用

1）抗胸腺细胞球蛋白和抗淋巴细胞球蛋白可用于急性再障治疗，用药前应做过敏试验；静脉滴注抗胸腺细胞球蛋白时，不宜过快，每日剂量应维持静脉滴注 12～16 小时；密切观察有无过敏反应、出血加重、血清病（如猩红热样皮疹、发热、关节痛）及继发感染等。

2）环孢素适用于各种类型再障治疗，注意定期查肝、肾功能，观察有无牙龈增生及消化道反应。

3）糖皮质激素不主张单独应用，与抗胸腺细胞球蛋白和抗淋巴细胞球蛋白联合应用可减轻不良反应。

◎ 考点：丙酸睾酮治疗的护理

（2）雄激素

1）常见不良反应有男性化作用，如痤疮、毛发增多，女性患者停经等，用药前应向患者说明以消除顾虑；长期应用可损害肝脏，所以应定期化验肝功能。

2）丙酸睾酮为油剂，不易吸收，注射部位常可形成硬结，甚至发生无菌性坏死，故需采取深部、缓慢、分层肌内注射，且轮换注射部位。若发现局部硬结，应及早热敷、理疗，以免影响药物吸收，防止继发感染。通常药物治疗 1 个月左右网织红细胞开始上升，随之血红蛋白升高，经 3 个月后红细胞开始上升，而血小板上升需要更长时间。

（3）输血的护理：给予成分输血治疗。输浓缩血小板悬液有较好的止血效果；对严重贫血者应当注意输血速度宜慢，输入量每小时 1ml/kg，以防止心力衰竭。

（六）护理评价

患者活动耐力是否增强；感染的危险因素是否消除，有无感染发生；出血量是否减少；恐惧感有无消除，情绪是否稳定，能否积极配合治疗与护理。

（七）健康教育

1. 疾病知识教育　介绍再障的可能病因、目前病情及主要的治疗方法，避免接触使病情加重的药物、毒物、射线等。

2. 生活指导　充分休息、睡眠及合理膳食，可增强抗病能力。加强个人防护，养成良好的卫生习惯，避免感染和加重出血。

3. 心理指导　指导患者学会自我调整，学会倾诉。家属要理解和支持患者，必要时请专业人士给予心理帮助。

4. 用药与随访调查　嘱患者必须在医师指导下按时、按量、按疗程用药，不可自行更改或停止相关用药。定期复查血常规，以便了解病情变化及其疗效。

第4节 出血性疾病患者的护理

一、特发性血小板减少性紫癜患者的护理

案例6-5 患者，女性，30岁。反复双下肢瘀斑，月经量增多1年余。血常规：血红蛋白90g/L，红细胞3.0×10^{12}/L，血小板50×10^{9}/L。既往身体健康。医疗诊断"慢性特发性血小板减少性紫癜"。

问题：1. 治疗的首选药物是什么？

2. 简述健康教育要点。

（一）概述

◎ 考点：特发性血小板减少性紫癜的概念

【概念】 特发性血小板减少性紫癜（idiopathic thrombocytopenia purpura，ITP）也称自身免疫性血小板减少性紫癜，是一种因血小板免疫性破坏，导致外周血中血小板减少的出血性疾病。

【病因及发病机制】 本病病因未明，可能与感染因素（病毒如麻疹、水痘病毒、细菌等）、免疫因素、肝脾因素、雌激素水平增高、遗传因素等有关。发病机制可能为病毒感染产生抗病毒抗体，被抗体结合的血小板其表面性状发生改变，在通过脾时容易在脾窦被滞留，易被单核/巨噬细胞破坏；抗体也可抑制骨髓巨核细胞，使其成熟障碍，影响血小板的生成。

【临床特征】 以自发性皮肤、黏膜及内脏出血。血小板计数减少、寿命缩短和抗血小板自身抗体阳性。骨髓巨核细胞发育、成熟障碍。临床可分为急性型和慢性型。

◎ 考点：治疗ITP的首选药物

【治疗要点】 药物治疗首选糖皮质激素。常用泼尼松30～60mg/d，分次或顿服；病情严重者用等效量的地塞米松或甲泼尼龙静脉滴注，好转后改口服，待血小板接近正常后，逐步减量，通常以小剂量泼尼松维持3～6个月。必要时可行脾切除术及免疫抑制剂治疗。危重病例可输注血小板悬液，给予静脉滴注大剂量丙种球蛋白和进行血浆置换。

【预后】 除少数急性型病例可发生颅内出血而预后不良外，大多数病例为自限性，预后良好，约80%以上的慢性病例可反复发作。

（二）护理评估

【健康史】 了解患者在起病前1～2周有无呼吸道感染，特别是病毒感染史；有无使用对血小板数量及功能有影响的药物，如阿司匹林、吲哚美辛、双嘧达莫、保泰松等；既往健康状况、出血性疾病家族史和患者的年龄和性别等。

【身心状况】

◎ 考点：ITP的临床特点

1. 症状评估

（1）急性型：多见于儿童，80%以上的患者在发病前有呼吸道感染史。起病急，常有畏寒、发热，广泛而严重的皮肤、鼻、牙龈及口腔黏膜出血，皮肤可有大片瘀斑、血肿，常先出现于四肢，尤以下肢为多。当血小板低于20×10^{9}/L时可发生内脏出血，如呕血、咯血、血尿、便血、阴道出血等。颅内出血是致死的主要原因。急性型病程多为自限性，常在数周内恢复，少数病程超过6个月转为慢性。

（2）慢性型：常见于 40 岁以下的青年女性。起病缓慢隐匿，出血症状较轻，常反复发生四肢皮肤黏膜散在瘀点、瘀斑，女性患者有的仅表现月经过多。每次发作可持续数周、数月，甚至数年，长期月经过多可出现继发性贫血。部分患者可因感染等致病情突然加重，出现广泛而严重的内脏出血。反复发作者常有轻度脾大。

2. 护理体检　皮肤黏膜有无瘀点、紫癜、瘀斑或皮下血肿等，有无内脏出血；是否伴有贫血体征；有无脾大。

3. 心理-社会状况　由于广泛出血、出血不止或反复发生，患者常焦虑，坐卧不安，甚至恐惧。由于对疾病无知及病情迁延，可使患者出现粗暴、易怒、悲观等心理。

【实验室及其他检查】

◎ 考点：ITP 血小板数量的变化

1. 血常规　急性发作期血小板常低于 20×10^9/L，慢性型多为（30～80）$\times10^9$/L，血小板功能多正常。失血多时，可出现贫血。

2. 骨髓象　骨髓巨核细胞增多或正常，急性型以幼稚型巨核细胞增多为主，慢性型以颗粒型巨核细胞增多为主，血小板生成减少。

3. 其他　束臂试验阳性、出血时间延长、血块收缩不良；血小板相关免疫蛋白 PAIg（多为 PAIgG）和血小板相关补体（PAC3）增高，缓解期可降至正常值；90%以上的患者血小板寿命明显缩短。

（三）护理诊断及合作性问题

1. 有损伤的危险：出血　与血小板减少、血小板生存时间缩短等有关。
2. 有感染的危险　与糖皮质激素治疗有关。
3. 恐惧　与随时有出血的危险有关。

（四）护理目标

患者无损伤和出血的发生；患者无感染的发生；患者情绪稳定，积极参加治疗。

（五）护理措施

1. 心理护理　向患者及家属讲解疾病的特点，帮助其寻找诱发因素并尽量避免以减少发作。一旦发生严重出血，护士应保持镇静，精心护理，熟练操作，当患者出现恐慌时，应分散患者注意力，给患者以心理支持，消除顾虑，避免紧张情绪。

2. 生活护理

（1）休息与活动：血小板明显减少的患者，应减少活动，当血小板计数<20×10^9/L 时，要严格卧床休息，保证充足睡眠，避免外伤如跌倒、碰撞；避免剧烈运动、情绪激动。

（2）饮食护理：据病情选用流食、半流食或普食，给予高蛋白、高维生素少渣的饮食，忌辛辣、粗糙、过硬、不易消化的食物。

3. 病情观察　密切观察出血部位吸收情况、有无新的出血和出血量，观察生命体征及神志变化，定期监测血小板，及早发现病情变化。

4. 配合治疗

（1）预防或避免加重出血

1）避免一切可能造成身体受伤害的因素，如注意剪短指甲，避免抓伤皮肤；避免扑打、拳击；禁用牙签剔牙或用硬牙刷刷牙；对幼儿及儿童，应随时注意其活动情形，避免接触造成伤害的玩具或物品；保持皮肤清洁，穿棉织宽松衣物，避免皮肤受刺激引起出血。

2）不要使用可能引起血小板减少或影响其功能的药物，如阿司匹林、吲哚美辛、双嘧达莫、保泰松、右旋糖酐等。

3）便秘、剧烈咳嗽会引起颅内压增高，有可能导致颅内出血。要保持大便通畅。便秘者可口服液体石蜡或用开塞露灌肠；剧烈咳嗽者可用镇咳药、抗生素治疗；有内脏及颅内出血时，应配合医师做好护理。

（2）用药护理：密切观察药物的不良反应。例如，糖皮质激素可引起消化道出血、血糖变化等；免疫抑制剂可引起骨髓抑制、膀胱出血、脱发等。

（六）护理评价

出血程度是否减轻及范围有无缩小，血小板计数是否有所回升，出血时间有无恢复正常；焦虑症状有无减轻，能否正确认识疾病，与家人、医护人员保持良好的沟通。

（七）健康教育

（1）向患者讲解本病的有关知识，使其正确认识疾病，避免情绪紧张及波动，保持乐观态度，积极配合治疗。

（2）指导患者注意休息和营养，增强机体免疫力。慢性患者适当活动，血小板在 50×10^9/L 以下时，避免强体力活动，可适当散步、打太极拳等，注意预防各种外伤。

（3）服药期间，指导患者注意保暖，注意个人卫生，防止感染。注意观察药物不良反应，不滥用药物，特别是对血小板有损伤作用的药物，长期服用糖皮质激素者应告知按医嘱服药，不可自行减量或突然停药，以免出现反跳现象。

（4）嘱患者定期门诊复查血小板，出现出血征象应及时就诊。

二、过敏性紫癜患者的护理

案例 6-6 患者，男性，20 岁。以阵发性腹痛，黑便 2 天就诊。体检：双下肢可见散在皮肤瘀点，双膝关节肿胀，活动受限，腹软，右下腹压痛。血常规：血小板计数 142×10^9/L，尿常规：蛋白（＋），红细胞（＋＋），透明管型 0～3/HP。医疗诊断为："过敏性紫癜"。

问题：1. 说出评估要点。

2. 简述健康教育要点。

（一）概述

【概念】 过敏性紫癜是一种常见的血管变态反应性疾病，主要由于机体对某些致敏物质发生变态反应而引起全身毛细血管壁的通透性和脆性增加，导致皮肤紫癜、黏膜出血，常伴腹痛、关节痛和肾脏损害。

【病因及发病机制】 与发病有关的因素有：①感染，为最常见的病因，包括细菌（以β溶血性链球菌引起的上呼吸道感染）、病毒（如麻疹、水痘、风疹病毒等）及肠道寄生虫感染等。②药物，包括抗生素类（如青霉素、红霉素、链霉素、氯霉素及头孢菌素类）、磺胺类、阿托品、异烟肼、噻嗪类利尿剂及解热镇痛药（如水杨酸类、保泰松、吲哚美辛等）。③食物，主要是机体对异体蛋白质过敏，如鱼、虾、蟹、蛋及乳类等。④其他，如花粉、昆虫咬伤、寒冷刺激及疫苗接种等。

发病机制为机体对某些致敏物质发生过敏反应，抗原-抗体复合物沉积于血管壁或肾小球基底膜上，并激活补体，释放过敏素等，损害毛细血管、小动脉，引起广泛的毛细血管炎，使血管壁通透性及脆性增加，伴有渗出性出血和水肿，主要累及皮肤、黏膜、胃肠道、关节及肾脏。

【临床特征】 主要表现为皮肤瘀点或紫癜，可伴有腹痛、便血、皮疹、关节痛及血尿，多为自限性。

【治疗要点】 药物治疗可选用抗组胺药，如异丙嗪、氯苯那敏及静脉注射钙剂等。使用降低血管壁通透性和脆性的药物，如大剂量维生素 C（5～10g/d 静脉滴注，连续应用 5～7 天）、曲克芦丁等。糖皮质激素对腹型和关节型疗效较好，常用泼尼松 30mg/d，重者可用氢化可的松或地塞米松，疗效不佳者可用免疫抑制剂环磷酰胺或硫唑嘌呤等。肾型可联合应用糖皮质激素、免疫抑制剂及抗凝剂。对慢性反复发作者可采用中药治疗。

【预后】 本病多见于儿童及青少年，春秋季多发。近年来，过敏性紫癜的患病率有增高的趋势。本病预后良好。肾型患者预后主要与肾损害程度有关，多数患者仅有轻度肾损伤，能逐渐恢复，少数可转为慢性肾炎或肾病综合征，预后较差。死亡率低于 5%，主要死因为肾衰竭、肠套叠及肠梗阻。

（二）护理评估

【健康史】 了解患者起病前 1～3 周有无上呼吸道感染史，有无进食异体蛋白质和接触花粉、尘埃、昆虫等情况，有无使用抗生素、异烟肼、磺胺类、阿托品、噻嗪类利尿剂、解热镇痛药及接种疫苗等。

【身心状况】

◎ 考点：过敏性紫癜的临床分型及各型特点

1. 根据受累部位所出现的不同表现可分为 5 型

（1）单纯型（紫癜型）：是最常见的一种临床类型。以反复皮肤紫癜为主要表现，多位于下肢及臀部，尤其下肢伸侧最为多见，呈对称分布，分批出现，大小不等，以瘀点多见，可融合成片或略高出皮肤表面，一般在数日内紫癜逐渐由紫红色变成紫色、黄褐色、淡黄色，经 7～14 日消退。严重者紫癜可融合成大血疱，中心呈出血性坏死。

（2）腹型：由于胃肠黏膜水肿、出血而致腹痛，伴恶心、呕吐、腹泻，甚至血便。腹痛多位于脐周、下腹或全腹，呈阵发性绞痛。由于肠蠕动紊乱可诱发肠套叠。

（3）关节型：因关节部位血管受累出现关节肿胀、疼痛、压痛和功能障碍等表现。多发生于膝、踝、肘及腕关节，可反复发作，疼痛有时可呈游走性，一般在数月内消退，不留后遗症。

（4）肾型：是最严重的一种临床类型。多在紫癜发生后 1 周出现蛋白尿、血尿、管型尿。多数患者在 3～4 周内恢复，也可反复发作。严重者可发展为慢性肾炎或肾病综合征，伴有高血压、全身水肿，甚至发生尿毒症。

（5）混合型：具备 2 种以上类型的特点，称混合型。

2. 护理体检 检查出血点的分布范围、程度、消长情况；有无腹部压痛；有无关节肿胀、压痛及功能障碍等表现。

3. 心理-社会状况 由于机体突然出血，甚至出血较重，影响到脏器，且反复发生；引起患者焦虑不安，到处求医，情绪不稳，焦虑、悲观。儿童或青少年患者常因治疗影响学习而产生焦虑。

【实验室及其他检查】 血常规有白细胞计数正常或增高，嗜酸粒细胞增多；血小板和红细胞正常。部分患者束臂试验阳性，毛细血管镜检查可见毛细血管扩张、扭曲及渗出性炎症。出血时间及凝血各项试验均正常。尿常规可出现尿潜血和尿蛋白，严重者出现肾功能异常。

（三）护理诊断及合作性问题

1. 组织完整性受损 与血管壁通透性和脆性增加有关。
2. 疼痛：腹痛、关节痛 与过敏性紫癜累及胃肠道和关节有关。
3. 潜在并发症：肾功能损害。

（四）护理目标

患者能采取有效的预防措施，减轻皮肤黏膜受损；患者疼痛减轻或消失；患者不发生肾功能损害。

考点：过敏性紫癜的护理措施

（五）护理措施

1. 心理护理 了解患者心理状况，耐心给予患者解释，消除顾虑，避免紧张情绪。
2. 生活护理

（1）环境与体位：急性期应卧床休息，置患者于安静舒适的环境。腹痛时遵医嘱皮下注射阿托品以缓解疼痛；关节型患者应保护病变部位，避免外伤，置受累关节于功能位，尽量减少活动，以减轻疼痛，促进出血的吸收。

（2）饮食护理：避免食用易引起过敏的鱼、虾、牛奶等，多吃蔬菜、水果。

3. 病情观察 观察皮肤出血的部位及范围；腹痛的性质、部位、程度及持续时间；粪便颜色，并定时测量血压、脉搏、肠鸣音，记录便血量。若肠鸣音消失，出现腹胀和腹肌紧张，应警惕有肠梗阻或肠穿孔发生的可能。若肠鸣音活跃，或伴脉搏细速、血压下降及血便提示再次便血；观察关节局部肿、热、痛的情况；尿液的颜色变化，尿常规检查结果。

4. 用药护理 注意使用糖皮质激素治疗患者可能出现的不良反应，并做好相应护理，嘱应用环磷酰胺的患者多饮水，以稀释尿中药物浓度，防止出血性膀胱炎，一旦发生血尿即停止使用。

（六）护理评价

皮肤紫癜是否减少或消失；腹痛、关节痛是否减轻或消失；尿常规和肾功能是否正常。

（七）健康教育

给患者讲解过敏性紫癜的有关知识，帮助其寻找诱因，发现可疑致病因素应避免再次接触，预防发作。预防上呼吸道感染。花粉季节，过敏体质者宜减少外出，外出时应戴口罩。不要滥用药物，用药前仔细阅读说明书，对有引起过敏反应的药物应避免使用，最好按医嘱用药。

第 5 节　白血病患者的护理

案例 6-7　患者，男性，21 岁。受凉后出现发热、咳嗽、咳痰 1 周，伴胸痛、鼻出血，抗生素治疗效果差。体检：体温 39.5℃，面色苍白，胸骨有压痛，右中肺叩诊浊音，可闻及湿啰音，肝脾肋下可触及。化验血常规全血细胞减少。胸片示：右中肺片状渗出性改变。

问题：1. 该患者最可能的诊断是什么？

2. 列出主要护理诊断。

3. 简述护理要点。

一、急性白血病患者的护理

（一）概述

【概念】 白血病是一类造血干细胞的恶性克隆性疾病。克隆的白血病细胞增殖失控、分化障碍、凋亡受阻，停滞在细胞发育的不同阶段。在骨髓和其他造血组织中白血病细胞大量增生累积，并浸润其他器官和组织，而正常造血功能受到抑制。

在我国白血病发病率约为 2.76/10 万，以急性白血病多见，男性的发病率略高于女性，各年龄组均可发病。在恶性肿瘤所致的死亡率中，白血病居第 6 位（男性）和第 8 位（女性），但在儿童及 35 岁以下成人中居第 1 位。

【病因及发病机制】 白血病的病因及发病机制较复杂，迄今尚未完全阐明。目前认为与病毒感染、化学因素、电离辐射、遗传因素及其他血液疾病等有关。上述因素促发遗传基因突变或染色体畸变，促使白血病细胞株形成，加上人体免疫功能缺陷，使已形成的肿瘤细胞不断增殖，最终导致白血病的发生。

【临床特征】 表现为进行性贫血、反复感染和发热、出血和组织器官浸润等，外周血中出现幼稚血细胞为其特征。

【治疗要点】 支持治疗和多药联合化学治疗，是目前白血病治疗的主要方法，也是造血干细胞移植前的基础治疗。急性白血病化疗分为诱导缓解和缓解后治疗两个阶段。白血病细胞复杂，应根据患者个体情况制订化疗方案。

【预后】 急性白血病未经特殊治疗者，平均生存期仅 3 个月左右，有患者甚至在诊断数天后即死亡。随着治疗技术的不断提高，急性白血病的缓解率和生存率明显提高，已有不少患者获得病情缓解以至长期存活。

（二）护理评估

【健康史】 询问患者有无反复的病毒感染史；是否接触过放射性物质或化学毒物，如苯、橡胶、油漆、染料或亚硝胺类物质；是否用过易诱发本病的药物，如氯霉素、乙双吗啉、保泰松及抗肿瘤药物等；了解患者的工作环境、职业及家族史，是否患有其他血液系统疾病。

【身心状况】

◎ 考点：急性白血病四大表现

1. 症状评估　急性白血病起病急缓不一，急性起病者，进展快，病程短，仅为数月，多以突然高热或严重出血起病；缓慢起病者以贫血或轻度出血首发。少数患者因皮肤紫癜、月经过多或拔牙后出血不止就医后才被发现。

（1）贫血：可为首发症状，呈进行性加重。半数患者就诊时已有严重贫血。其主要原因是由于骨髓中白血病细胞极度增生而抑制正常红细胞生成。

◎ 考点：急性白血病最常见的症状；发热的主要原因；最常见感染部位

（2）发热：是急性白血病最常见的症状，50%以上的患者以发热起病。发热多由继发感染所致，主要表现为持续高热、甚至超高热，可伴畏寒、寒战及出汗等。但白血病本身也可引起发热，即肿瘤性发热，主要表现为持续低至中度发热，常规抗生素治疗无效。感染可以发生在机体的任何部位，以口腔炎、牙龈炎及咽峡炎最常见，肺部感染及肛周皮肤感染亦常见，严重时可导致败血症。最常见的致病菌为革兰阴性杆菌，近年来革兰阳性杆菌感染的发病率也有所上升，长期应用抗生素者也可出现真菌感染。

◎ 考点：严重出血的部位及危害

（3）出血：几乎所有的急性白血病患者在病程中都有不同程度的出血。出血可发生于全身任何部位，以皮肤瘀点、瘀斑、鼻出血、牙龈出血及女性患者月经过多或持续阴道出血较常见。眼底出血可致视力障碍，严重者发生颅内出血而致死亡，出血主要原因有血小板减少、血小板功能异常、凝血因子减少、白血病细胞浸润、感染及细菌毒素对血管的损伤等。

◎ 考点：中枢神经系统白血病发生的时期及表现

（4）器官和组织浸润的表现：①肝、脾和淋巴结：可有轻、中度肝脾肿大，无痛性淋巴结肿大。②骨骼和关节：骨骼和关节疼痛是白血病常见的症状，胸骨下端局部压痛对白血病的诊断有一定价值。骨骼和关节疼痛尤以儿童多见。③眼部：急性粒细胞白血病患者可在眼眶等部位形成绿色瘤。④口腔和皮肤：可有牙龈增生、肿胀；皮肤出现蓝灰色斑丘疹、皮下结节、多形红斑及结节性红斑等。多见于急性非淋巴细胞性白血病。⑤中枢神经系统白血病（central nervous system leukemia，CNSL），以急性淋巴细胞性白血病最常见，多见于儿童。这是由于化疗药物难以通过血脑屏障，隐藏在中枢神经系统的白血病细胞不能被有效杀灭，因而引起中枢神经系统白血病，成为白血病髓外复发的根源，CNSL 可发生在疾病的各个时期，但常发生在缓解期。临床上轻者表现为头痛及头晕，重者可有呕吐、颈项强直、抽搐、昏迷等。⑥睾丸：出现无痛性肿大，多为一侧性。睾丸白血病多见于急淋化疗缓解后的幼儿和青年，是仅次于 CNSL 的白血病髓外复发的根源。

2. 护理体检　急性白血病患者常表现重度贫血貌，体温升高，心率增快，皮肤黏膜可见瘀点、瘀斑，触诊胸骨下段局部压痛，肝、脾呈轻至中度肿大，浅表淋巴结轻度肿大，无压痛。

3. 心理-社会状况　明确诊断后患者会感到惊讶、恐惧、绝望；治疗效果不佳时，易出现担心、悲观、愤怒；限制探视，使患者感到孤独；化疗药物不良反应引起的身体极度不适常使患者惧怕或拒绝治疗；沉重的精神和经济负担，对患者及家属造成严重的影响。

【实验室及其他检查】

◎ 考点：急性白血病确诊的主要依据

1. 血常规　外周血液中白细胞计数多数在（10～50）$\times10^9$/L，少数＜5×10^9/L 或＞100×10^9/L，白细胞过高或过低者预后较差；血涂片分类检查可见数量不等的原始和（或）幼稚细胞（白细胞不增多型除外）；患者有不同程度的贫血，血小板减少。

2. 骨髓象　是急性白血病确诊的主要依据。增生呈明显或极度活跃，细胞分类以原始细胞和（或）幼稚细胞为主。

3. 其他　免疫学检查、细胞化学、染色体和基因检查等，有助于白血病类型的鉴别；中枢神经系统白血病时，脑脊液检查可发现大量白血病细胞。

◎ 考点：急性白血病的护理诊断

（三）护理诊断及合作性问题

1. 活动无耐力　与化疗、白血病引起代谢增高及贫血有关。
2. 有损伤的危险：出血　与血小板减少、白血病细胞浸润有关。
3. 有感染的危险　与正常粒细胞减少、化疗有关。
4. 预感性悲哀　与患急性白血病有关。
5. 潜在并发症：出血、中枢神经系统白血病、化疗药物的不良反应。

（四）护理目标

患者体重维持在正常的范围内，体力恢复，生活自理；患者能采取有效的预防措施，减少或避免出血；患者能说出预防感染的重要性，减少或避免感染的发生；患者能正确对待疾病，悲观情绪减轻或消除；患者能积极应对化疗出现的不良反应。

（五）护理措施

1. 心理护理　耐心倾听患者的诉说，鼓励患者表达内心的悲伤情感，给予患者同情、理解和安慰；指导患者进行自我心理调节，如采用娱乐疗法、放松疗法及转移注意力等，使患者保持积极稳定的情绪状态；向患者说明长期情绪低落、抑郁等可致内环境失调，食欲减退、失眠及免疫功能下降从而使病情加重；向患者及家属说明目前白血病治疗技术发展快、效果好，应树立信心；同时向患者介绍已缓解的病例或组织病友之间进行沟通与交流；寻求患者亲友及社会的支持。

2. 生活护理

（1）休息与活动：中重度贫血、发热、出血时应卧床休息，指导患者采取舒适体位；同时加强生活护理，协助患者洗漱、进餐、大小便等，以减少患者体力消耗。病情轻或缓解期患者可适当活动。化疗及病情较重者，应绝对卧床休息；对实行保护性隔离的患者，加强生活照顾。

（2）饮食护理：给予高热量、高蛋白质、富含维生素、适量纤维素、清淡易消化的饮食，少量多餐。尽量满足患者的饮食习惯或对食物的要求，以增加食欲。避免化疗前后 2 小时内进食；饭后避免立即平卧。当出现恶心及呕吐时，暂缓或停止进食，及时清除呕吐物，保持口腔清洁。必要时，按医嘱给予镇吐药物。

3. 病情观察　密切观察生命体征，注意有无口腔、咽喉、肺部感染；观察有无皮肤黏膜、内脏及颅内出血征象。发现异常立即报告医师，协助医师进行处理并积极地采取有效防护措施，预防或减轻出血。观察血常规和骨髓象的变化。

4. 配合治疗

（1）用药护理

1）用药前对患者说明所给药物的不良反应，使之对化疗不良反应有一定的思想准备。告知患者脱发是由化疗药物引起，停药后头发可再生。在脱发期间可佩戴假发，消除患者对脱发的顾虑。

2）用药过程中应密切观察有无恶心、呕吐、食欲减退等胃肠道反应，并积极采取措施使之减轻或消除。静脉滴注时控制滴速，如阿糖胞苷溶于500ml液体内，于3小时内滴完，高三尖杉酯碱4～6小时内滴完，严重者可按医嘱给镇吐剂。

3）静脉滴注高三尖杉酯碱、柔红霉素、多柔比星（阿霉素）等，注意听心率、心律，如果患者出现胸闷、心悸时，应做心电图并及时通知医师。甲氨蝶呤引起口腔溃烂时可用0.5%普鲁卡因含漱，减轻疼痛，鞘内注射甲氨蝶呤后应去枕平卧4～6小时，以免头痛。

4）化疗期间鼓励患者多饮水，保证每日尿量1500ml以上，并口服碳酸氢钠碱化尿液，以加快尿酸排泄，预防尿酸性肾病。使用环磷酰胺时，注意有无血尿，告诉患者每日补水在3000ml以上，防止出血性膀胱炎，一旦发生血尿，应立即停药。

5）保护静脉，保证化疗顺利进行：①有计划地由四肢远端向近端依次选择合适的小静脉穿刺，左右交替使用，但不易过细以防药液外渗。②静脉穿刺要准确，穿刺后先注射生理盐水，确保无药物外渗后再给予化疗药物，药物输入速度要慢，以减轻对血管壁的刺激，给药过程中要不断回抽，注射完毕时用少量生理盐水10～20ml冲洗后再拔针，拔针后压迫数分钟，以避免药物外渗损伤皮下组织。③一旦发生药液外渗，立即停止注入，边回抽边退针，不宜立即拔针，局部用生理盐水加地塞米松皮下注射或遵医嘱选用相应拮抗剂，也可冷敷。

◎ 考点：化疗时应注意如何保护血管

（2）保护性隔离，预防感染：患者在诱导缓解期间很容易发生感染，当粒细胞绝对值≤0.5×10^9/L时实行保护性隔离，置患者于单人病房，保证室内空气新鲜，定时消毒空气和地面，谢绝探视，以避免交叉感染。加强口腔、皮肤及肛周护理。一旦有感染，按医嘱应用有效抗生素。

（3）预防出血：密切观察患者有无出血征兆。注射或抽血后应在局部加压5分钟以上，以防出血。嘱患者如有头痛、视力改变立即报告，以便及时处理。

（六）护理评价

患者是否发生感染；出血是否停止；活动耐力是否增加；患者能否接受患病的现实并能积极应对，情绪是否稳定。

（七）健康教育

1. 疾病知识指导　指导患者避免接触对骨髓造血系统产生损害的药物、化学毒物及放射线；向患者和家属介绍有关白血病的相关知识特别是目前有效的治疗方法，说明按医嘱用药和坚持治疗的重要性，指导患者减轻恶心、呕吐的方法。定期复查血常规和骨髓象。

2. 生活指导　加强营养，多饮水，多食蔬菜和水果，以保证排便通畅；保证充足的休息和睡眠，适当锻炼身体，提高机体的抵抗力；剪短指甲，避免因搔抓而损伤皮肤；沐浴时水温以37～40℃为宜，以防水温过高促进血管扩张，加重皮下出血；指导患者注意保暖，避免受凉，少去人群拥挤的场所，学会自测体温；空气干燥时用薄荷油滴鼻腔；勿用手挖鼻孔、勿用牙签剔牙、避免创伤等。

链　接

造血干细胞移植

造血干细胞移植目前已广泛应用于恶性血液系统疾病的治疗。

按造血干细胞的来源可分为异体造血干细胞移植（异基因和同基因移植）和自体造血干细胞移植。按造血干细胞采集部位的不同可分为骨髓移植、外周血干细胞移植和脐血移植。其中外周血干细胞移植以采集造血干细胞较为简便，供者无需住院且痛苦少，受者造血干细胞植入率高、造血重建快、住院时间短等特点，为目前临床上最常用的方法之一，有取代骨髓移植的趋势。

造血干细胞移植的最佳时机为起病后不久，年龄<45 岁、未接受输血、未发生感染者。

二、慢性白血病患者的护理

（一）概述

【分类】 慢性白血病（chronic leukemia，CL）按细胞类型分为慢性粒细胞白血病、慢性淋巴细胞白血病、慢性单核细胞白血病三型。我国以慢性粒细胞白血病（chronic myelocytic leukemia，CML，简称慢粒）多见，约占白血病的 15%，占慢性白血病中的 90%；慢性淋巴细胞白血病较少，多见于老年人；慢性单核细胞白血病罕见。

◎ 考点：慢性白血病临床特征

【临床特征】

1. 慢性粒细胞白血病　病程发展缓慢，早期常无自觉症状，随病情发展可出现乏力、低热、多汗或盗汗及体重减轻等代谢亢进的表现。多数患者可有胸骨中下段压痛。巨脾为最突出的体征。自然病程可经历慢性期、加速期和急变期，急性变预后极差，往往在几个月内死亡。

2. 慢性淋巴细胞白血病　90%以上的患者在 50 岁以上发病，男性略多于女性。起病缓慢，往往无自觉症状，淋巴结肿大常为就诊的首要原因，以颈部、腋下、腹股沟淋巴结肿大为主。50%～70%患者有肝、脾轻至中度肿大。晚期免疫功能减退易发生出血、贫血、感染，尤其是呼吸道感染。

◎ 考点：各型慢性白血病治疗首选药物

【治疗要点】 羟基脲是目前治疗慢粒的首选药物，白消安（马利兰）曾是治疗慢粒的首选药物，也可选用。苯丁酸氮芥为慢性淋巴细胞白血病常用而有效的药物。

【预后】 慢粒经化疗后平均生存 3～4 年，5 年生存率 25%～35%。病程后期约 70%患者发生急性变，多数患者于几周或几个月内死亡。异基因造血干细胞移植是目前普遍认可的根治性标准治疗。慢性淋巴细胞性白血病病程长短不一，长者存活 10 余年，平均 3～4 年。

（二）护理评估

【健康史】 可参考急性白血病。

【身心状况】

1. 症状评估　了解有无乏力、低热、多汗、体重减轻等代谢亢进表现。是否出现原因不明的低热、身体虚弱、体重下降，脾是否迅速肿大；是否逐渐出现骨、关节疼痛及贫血、出血症状；有无对原来有效的药物发生耐药等急变的表现。

2. 护理体检　重点检查肝脾肿大及程度，有无压痛；有无淋巴结肿大及胸骨中下段压痛体征。

3. 心理-社会状况　本病多见于中老年人，疾病的慢性期，常因无自觉症状而被忽视，临床表现突出时才引起重视，震惊、否认的心理防卫比较明显，但大多都能配合治疗，对疾病的康复充满信心。

【实验室及其他检查】

1. 血常规　慢性白血病白细胞显著增加，慢粒患者白细胞计数常超过 20×10^9/L，晚期可高达 100×10^9/L，可出现各阶段的幼稚细胞，以晚幼粒细胞和杆状核粒细胞为主。慢淋患者淋巴细胞持续增多，白细胞计数超过 10×10^9/L，淋巴细胞占 50%以上，晚期可达 90%，以小淋巴细胞为主。慢性白血病晚期红细胞和血小板减少。

2. 骨髓象　慢性白血病骨髓增生明显活跃，细胞分类与血常规相似，成熟程度较血常规幼稚。慢淋骨髓中淋巴细胞≥40%。

（三）护理诊断及合作性问题

1. 疼痛　与脾大、脾梗死有关。
2. 活动无耐力　与虚弱或贫血有关。
3. 营养失调：低于机体需要量　与机体代谢亢进有关。
4. 有感染的危险　与粒细胞缺乏有关。
5. 潜在并发症：尿酸性肾病，化疗不良反应。

（四）护理目标

患者疼痛缓解，病情稳定；患者活动耐力增强；患者营养充分，体重增加；能减少或避免感染的发生；患者无尿酸性肾病的发生，化疗不良反应减轻或消失。

（五）护理措施

1. 生活护理　给患者提供安静、舒适的环境卧床休息，取左侧卧位以减轻不适感。尽量避免弯腰和撞击腹部，以防脾破裂。指导患者进食宜少量多餐，以减轻腹胀。

2. 观察病情　每日测量并记录脾的大小、质地。注意脾区有无压痛，观察脾区有无疼痛，有无发热、多汗以致休克等脾栓塞或脾破裂的表现；记录 24 小时出入液量，注意观察有无血尿或腰痛发生；监测白细胞计数及分类、尿量及血尿酸水平等，发现异常，及时报告医师并协助处理。

3. 配合治疗

（1）用药护理：按医嘱用药，观察用药效果及不良反应，不断调整剂量，用药期间定期检查血常规和肝功能。

（2）按医嘱协助患者做脾放射治疗，以减轻脾胀痛，必要时按医嘱做好骨髓移植的术前准备和术后护理。

4. 贫血、出血、感染的护理措施　参见“急性白血病患者的护理”中相应内容。

（六）护理评价

患者脾胀痛是否减轻；活动耐力是否提高；能否合理饮食，体重是否增加；有无尿酸性肾病的发生。

（七）健康教育

1. 应向患者及家属讲解疾病的知识、病情的演变过程等　使患者保持情绪稳定，主动配合治疗，延长缓解期；家属应给予患者精神、物质上多方面的支持。缓解后患者可工作和学习，适当锻炼，但不可过度疲劳；生活要有规律，保证充足的休息和睡眠。

2. 饮食指导　应给患者提供高热量、高蛋白、高维生素易消化吸收的饮食，尽量给予易氧化分解的糖类食物以补充消耗的热量，防止体内蛋白质过度分解。

3. 定期门诊复查　定期复查血常规，出现出血、发热或其他感染征象及出现贫血加重、脾大或颈部、腋部、腹股沟等全身性淋巴结肿大及胸骨中下段压痛等体征，要及时到医院就诊。

练　习　题

A_1 型题

1. 贫血最常见和最早出现的症状是
   A. 头晕　B. 心悸
   C. 食欲减退　D. 气短
   E. 乏力
2. 血液病患者最应警惕发生的情况是
   A. 皮肤黏膜血肿　B. 呼吸道出血
   C. 消化道出血　D. 颅内出血
   E. 泌尿生殖器官出血
3. 预防和减少血液病患者皮肤黏膜出血的护理措施不包括
   A. 勤剪指甲
   B. 不用剃须刀刮胡须
   C. 及时用手指或其他方法剥去鼻腔内血痂
   D. 不用硬牙刷刷牙，不用牙签剔牙
   E. 齿龈及鼻出血时局部用肾上腺素湿润棉片贴敷或填塞
4. 治愈缺铁性贫血的关键措施是
   A. 铁剂治疗　B. 增加营养
   C. 少量输血　D. 病因治疗
   E. 使用激素
5. 有利于口服铁剂吸收的维生素是
   A. 维生素 B_1　B. 维生素 B_{12}
   C. 维生素 E　D. 维生素 C
   E. 维生素 K
6. 口服铁剂最常见的不良反应是
   A. 过敏反应　B. 胃肠道反应
   C. 铁中毒　D. 肝损害
   E. 继发感染
7. 最常见的贫血是
   A. 再生障碍性贫血　B. 缺铁性贫血
   C. 溶血性贫血　D. 继发感染
   E. 急性失血性贫血
8. 重型再生障碍性贫血早期最突出的表现是
   A. 出血和感染　B. 进行性贫血
   C. 进行性消瘦　D. 黄疸
   E. 肝、脾、淋巴结肿大
9. 再生障碍性贫血患者应绝对卧床休息的标准为：血小板数低于
   A. $50\times10^9/L$　B. $40\times10^9/L$
   C. $30\times10^9/L$　D. $20\times10^9/L$
   E. $10\times10^9/L$
10. 丙酸睾酮不可能引起
    A. 肝功能损害
    B. 毛发增多
    C. 体重增加
    D. 骨髓造血功能抑制
    E. 注射局部硬结
11. 非重型再障最早出现的主要临床表现是
    A. 贫血　B. 出血
    C. 感染　D. 黄疸
    E. 消瘦
12. 急性白血病最常见的表现是
    A. 贫血　B. 发热
    C. 出血　D. 骨骼疼痛
    E. 淋巴结肿大
13. 急性白血病出血的主要原因是
    A. 弥散性血管内凝血　B. 血小板减少

C. 血小板功能异常
D. 凝血因子减少
E. 感染毒素对血管的损伤

14. 急性白血病发热的主要原因是
A. 感染
B. 白血病本身所致代谢亢进
C. 坏死组织吸收
D. 内出血
E. 体温调节中枢功能失调

15. 慢性粒细胞白血病最突出的临床表现是
A. 程度不等的发热 B. 反复出血
C. 进行性贫血 D. 显著脾大
E. 广泛的淋巴结大

16. 白血病最重要的护理措施是预防和观察
A. 口腔溃疡 B. 脑出血
C. 药物不良反应 D. 尿道出血
E. 尿酸性肾病

17. 区别再障与白血病的主要依据是
A. 有无肝、脾、淋巴结肿大
B. 血液白细胞的多少
C. 骨髓增生情况
D. 周围血中有无原始及幼稚细胞
E. 脑脊液的变化

18. 对有出血倾向患者实施的护理措施中，错误的一项是
A. 护理操作宜轻柔
B. 减少或避免肌内注射
C. 少吃坚硬食物
D. 及时剥去鼻腔内血痂
E. 保持鼻黏膜湿润

19. 过敏性紫癜是常见的类型是
A. 紫癜型 B. 腹型
C. 关节型 D. 肾型
E. 混合型

20. 淋巴瘤的临床典型表现是
A. 肝脾肿大 B. 无痛性淋巴结肿大
C. 恶病质 D. 发热
E. 结外组织受累

21. 对淋巴瘤具有确诊价值的实验检查项目是
A. 血常规 B. 骨髓检查
C. 超声检查 D. 淋巴结活检
E. CT 检查

22. 一急性白血病患者，突然出现头痛、呕吐、视物模糊，常提示
A. 脑膜炎 B. 脑炎
C. 颅内出血 D. 失血性休克
E. 中枢神经系统白血病

A_2型题

23. 李先生，32 岁。突然呕血与便血，量约 1500ml，伴烦躁不安。提示出血仍在继续的临床表现不包括
A. 意识障碍加重 B. 血压下降
C. 呼吸加快 D. 脉率增加
E. 肠鸣音减弱

24. 李先生，18 岁。患慢性白血病 3 年，近日来出现原因不明的高热、胸骨疼痛难忍，脾迅速增大。此情况需考虑
A. 类白血病反应 B. 脾功能亢进
C. 急性白血病 D. 慢粒急性变
E. 白血病细胞浸润

25. 张先生，48 岁。自己摸到左上腹包块已 6 个月，近 2 周来面色苍白，牙龈出血。触及脾脐下 3 指。血红蛋白 30g/L。骨髓呈弥漫性增生。应考虑的诊断是
A. 血吸虫病 B. 肝硬化
C. 淋巴瘤 D. 慢粒
E. 再生障碍性贫血

26. 陈女士，20 岁。感冒后持续高热、咳嗽、胸痛、鼻出血、面色苍白，抗生素治疗无效。体检：胸骨压痛，右中肺叩诊浊音，闻及湿啰音，肝脾肋下触及。化验：全血细胞减少。胸片显示右中肺片状渗出性改变。应高度怀疑患有
A. 急性白血病 B. 肺炎
C. 败血症 D. 淋巴瘤
E. 再生障碍性贫血

27. 张先生，22 岁。高热、出血、苍白 1 周，拟诊急性白血病。最有助于诊断的表现是
A. 肝、脾、淋巴结肿大 B. 胸骨压痛

C. 四肢关节痛　D. 皮肤结节
E. 黏膜增生肿胀

28. 李先生，20 岁。阵发性腹痛，黑便 2 日。体检：双下肢可见散在皮肤淤点，双膝关节肿胀，活动受限，腹软，右下腹压痛。血常规：血小板计数 142×10^9/L，尿常规：蛋白（+），红细胞（++），透明管型 0～3 个/HP。其最可能患的疾病为
A. 急性胃肠炎　B. 上消化道出血
C. 急性肾炎　D. 过敏性紫癜
E. 急性阑尾炎

29. 张女士，28 岁。右侧颈部无痛性淋巴结进行性肿大约 2 个月。肝脾不大，血常规正常。为进一步明确诊断，最需要做的检查项目是
A. 骨髓检查　B. 颈部 X 线检查
C. 肝脾超声检查　D. 颈部 CT 检查
E. 右侧颈部淋巴结活检

A_3 型题

（30～32 题共用题干）

张先生，30 岁。于 2 年前因胃溃疡做过"胃切除术"，近半年来常头晕、心悸、体力逐渐下降，诊断为缺铁性贫血。

30. 该患者贫血的原因可能是
A. 铁摄入不足　B. 铁需要量增加
C. 铁吸收不良　D. 铁不能利用
E. 慢性失血

31. 对诊断缺铁性贫血最有意义的检查结果是
A. 血涂片见红细胞大小不等
B. 骨髓铁染色检查见细胞外铁减少
C. 血清铁蛋白减低
D. 血清铁减低
E. 血红蛋白减低

32. 患者采取口服铁剂（硫酸亚铁）治疗，错误的护理措施是
A. 宜于进餐时或进餐后服用
B. 禁饮茶
C. 如有消化道反应，可与牛奶同服
D. 血红蛋白恢复正常后，仍应继续治疗数月
E. 宜从小剂量开始，逐渐加至全量

（33～36 题共用题干）

李小姐，20 岁。发热、咽痛 1 周入院，诊断为急性淋巴细胞白血病。

33. 下列属于白血病细胞浸润所致的体征是
A. 皮肤紫癜　B. 扁桃体充血、肿大
C. 胸骨下段压痛　D. 皮肤黏膜苍白
E. 口腔血疱

34. 李小姐体温达 41℃，对其采取的降温措施不当的一项是
A. 冷敷　B. 鼓励饮水
C. 乙醇擦浴　D. 退热剂
E. 温水擦浴

35. 静脉注射长春新碱时药液漏出血管外，处理错误的一项是
A. 尽量回抽局部渗液
B. 外渗局部以 0.5%普鲁卡因局部封闭
C. 外渗局部热敷
D. 抬高患肢
E. 局部涂解毒剂或氢化可的松

36. 在化疗期间让其多饮水及口服碳酸氢钠的目的是
A. 预防酸中毒
B. 减轻药物的胃肠道反应
C. 预防尿酸性肾病
D. 促进药物排泄
E. 预防骨髓抑制

（37～39 题共用题干）

赵女士，33 岁。消化性溃疡病史 4 年，未正规治疗。6 个月来乏力、头晕、心悸，2 个月来出现咽下时有梗阻感。体检：睑结膜苍白、心尖部 2/6 级收缩期吹风样杂音。

37. 目前该患者最主要的护理诊断是
A. 知识缺乏
B. 活动无耐力
C. 营养失调：低于机体需要量
D. 有受伤的危险
E. 有感染的危险

38. 彻底治愈本病的关键是
A. 去除病因　B. 饮食疗法

C. 口服铁剂　D. 输血

E. 给予叶酸及维生素 B_{12}

39. 最重要的护理措施是

A. 合理安排患者休息与活动

B. 补充营养，纠正缺铁

C. 给予心理支持

D. 观察病情变化

E. 健康教育

（40、41 题共用题干）

吴女士，30 岁。1 年多来反复发生双下肢瘀斑，月经量增多。血红蛋白 90g/L，红细胞 3.0×10^{12}/L，血小板 50×10^{9}/L。既往身体健康。初步诊断“慢性特发性血小板减少性紫癜”。

40. 治疗时应首选

A. 糖皮质激素　B. 脾切除

C. 血浆置换　D. 大剂量丙种球蛋白

E. 静脉滴注血小板悬液

41. 与目前病情不符的护理诊断或合作性问题是

A. 组织完整性受损

B. 有受伤的危险

C. 有感染的危险

D. 知识缺乏

E. 潜在并发症：颅内出血

王重阳

第7章 内分泌代谢性疾病患者的护理

第1节 概　　述

内分泌系统（endocrine system）是由人体内分泌腺（下丘脑、垂体、甲状腺、甲状旁腺、肾上腺、性腺、胰岛等）及存在于机体某些脏器中具有内分泌功能的组织细胞所形成的一个体液调节系统，其主要功能是在神经支配和物质代谢反馈调节基础上，合成与调控各种激素的分泌，调节人体的代谢过程、生长发育、脏器功能、生育繁殖和衰老等生命活动，维持人体内环境的相对稳定，以适应体内、外的变化。

当机体在遗传、先天缺陷、自身免疫疾病、感染、出血、肿瘤、药物、营养障碍及精神刺激等因素作用下，直接或间接引起内分泌失调，导致内分泌系统疾病，表现为内分泌功能的亢进、减退或功能正常。

近年来研究发现，随着生活水平的不断提高，内分泌及代谢疾病发病率不断提升。常见的内分泌系统疾病有：巨人症、侏儒症、甲状腺功能亢进症、甲状腺功能减退症、糖尿病、肾上腺皮质亢进症、肾上腺皮质减退症等，疾病大多为慢性过程，对患者的神经体液调节、生长发育和营养代谢常有明显影响，使其出现营养失调、水电解质衡紊乱、外貌体态改变，甚至精神异常等。因此，细致有效的日常生活护理、心理辅导和健康教育在内分泌及代谢疾病的护理中有着特别重要的意义。内分泌疾病的诊断多借助实验室检查，测定激素及其代谢产物等检查，治疗主要原则是治疗病因，纠正功能紊乱。

一、内分泌系统的结构和功能

（一）下丘脑

下丘脑可以合成、释放促激素和抑制激素，这些激素主要对腺垂体起调节作用。下丘脑分泌的促激素有：促甲状腺激素释放激素（TRH）、促性腺激素释放激素（GnRH）、生长激素抑制激素（GHIH）、促肾上腺皮质激素释放激素（GHRH）、催乳素释放因子（PRF）、促黑激素释放因子（MRF）等。下丘脑释放的抑制激素有：生长激素释放抑制激素（GHRIH）、催乳素释放抑制因子（PIF）、促黑激素释放抑制因子（MSHRIF）。

（二）垂体

垂体分为腺垂体和神经垂体两部分。腺垂体分泌下列激素：促甲状腺激素（TSH）、促肾上腺皮质激素（ACTH）、黄体生成激素（LH）、卵泡刺激素（FSH）、生长激素（GH）、催乳素（PRL）、促黑激素（MSH）等。神经垂体中贮藏的 ADH 促进肾远曲小管及集合管对水分的重吸收作用。

（三）甲状腺

甲状腺是人体最大的内分泌腺，主要功能是合成甲状腺激素。甲状腺分泌的有生物活性的激素有甲状腺素（又名四碘甲腺原氨酸，T_4）和三碘甲腺原氨酸（T_3）两种。它们是一组含碘的酪氨酸，它是以碘和酪氨酸为原料在甲状腺腺细胞内合成。甲状腺激素对热能代谢起促进作用，小剂量可促进酶及蛋白质合成，并加强热能的产生；大剂量则抑制蛋白质合成，血浆、肝及肌肉中游离氨基酸增高。对糖代谢的作用呈两面性，除加快肠道对糖的吸收外，与胰岛素及儿茶酚胺呈协同作用。甲状腺滤泡旁C细胞分泌降钙素（CT）抑制骨钙的再吸收，与甲状旁腺激素（PTH）一起调节钙磷代谢，降低血钙水平。

（四）甲状旁腺

甲状旁腺含颗粒的主细胞分泌甲状旁腺激素（parathyroid hormone），以胞吐方式释放入毛细血管内，主要功能是影响体内质钙与磷的代谢，作用于骨细胞和破骨细胞，同时还作用于肠及肾小管，使钙的吸收增加，从而使血钙升高。机体内在甲状旁腺激素和降钙素的共同调节下，维持着血钙的稳定。若甲状旁腺分泌功能低下，血钙浓度降低，出现手足抽搐症；如果功能亢进，则引起骨质过度吸收，容易发生骨折。甲状旁腺功能失调会引起血中钙与磷的比例失常。

（五）胰岛

胰岛能分泌胰岛素与胰高血糖素等激素。胰岛素对人体的糖脂肪和蛋白质代谢都有影响，但对于糖代谢的调节作用尤为明显，胰岛素能够促进血液中的葡萄糖（血糖）进入组织细胞被储存和利用。

（六）肾上腺

肾上腺有左、右两个，分别位于肾脏上方，形如鸡冠状，分为皮质及髓质两部分，生理作用各异。①肾上腺皮质：分泌以醛固酮为主的盐类皮质激素、以皮质醇等为主的糖类皮质激素及脱氢表雄酮等性激素。醛固酮促进肾远曲小管和集合管重吸收钠、水和排出钾；皮质醇参与物质代谢，能抑制蛋白质合成，促进其分解，使脂肪重新分布，有抑制免疫、抗炎、抗过敏、抗病毒和抗休克作用；性激素具有促进蛋白质合成及骨骺愈合的作用。②肾上腺髓质：分泌肾上腺素和去甲肾上腺素。肾上腺素作用于α和β受体，使皮肤、黏膜、肾血管、平滑肌收缩（因α受体占优势），以及参与体内物质代谢；去甲肾上腺素主要作用于α受体，有强烈的收缩血管作用而使血压升高。

（七）性腺

性腺主要指男性的睾丸、女性的卵巢。睾丸可分泌男性激素睾酮，其主要功能是促进性腺及其附属结构的发育及副性征的出现，还有促进蛋白质合成的作用。卵巢可分泌卵泡素、孕酮、松弛素和雌性激素。其功能分别是：刺激子宫内膜增生，促使子宫增厚、乳腺变大和出现女副性征；促进子宫上皮和子宫腺的增生，保持体内水、钠、钙的含量，并能降血糖，升高体温；促进宫颈和耻骨联合韧带松弛，有利于分娩；刺激并维持女性第二性征等。

二、内分泌系统疾病护理评估

（一）病史

询问症状的发生、发展和相互关系，并从现病史和个人史中了解发病因素、病理特点、每日进食情况等。必要时作详细的家系调查。

（二）体格检查

需注意发育和营养状态、体型和骨骼、神经精神状态、智能、毛发、皮肤、视力和听力、舌、齿、肝、脾及四肢等。

（三）实验室检查

（1）血、尿、粪和各项生化检查及激素、物质代谢的正常或异常产物等。

（2）溶血及凝血检查：如血红蛋白电泳、凝血因子检查等，主要用于遗传性血液病的鉴别诊断。

（3）代谢试验：如糖耐量试验，氮平衡试验，水、钠、钾、钙、磷平衡试验等。

（4）影像学检查：骨密度测定、CT 和 MRI 等。

（5）组织病理和细胞学检查及细胞染色体、酶系检查等。

（6）血氨基酸分析：诊断氨基酸异常所引起的先天性代谢病。

（7）基因诊断：诊断遗传性代谢病。

练　习　题

A_1 型题

1. 下列不是人体主要内分泌腺的是
A. 下丘脑　B. 腺垂体、神经垂体
C. 甲状腺　D. 肝脏
E. 肾上腺

2. 胰岛素生理功能是
A. 促进糖原分解和糖异生，使血糖降低
B. 促进葡萄糖利用和转化，使血糖降低，促蛋白质合成
C. 促进蛋白质合成，维持男性第二性征
D. 调节胃肠平滑肌运动
E. 刺激骨髓红细胞生成

3. 下丘脑释放激素可引起所有下列垂体前叶激素的释放，除了
A. 生长激素　B. 黄体生成素
C. 卵泡刺激素　D. 甲状腺刺激素
E. 催乳素

4. 神经垂体储存的激素是
A. 促甲状腺激素
B. 抗利尿激素
C. 生长激素
D. 促肾上腺皮质激素
E. 促性腺激素

5. 甲状腺滤泡旁细胞（又称 C 细胞）分泌的降钙素的作用
A. 促进细胞内的氧化作用
B. 维持糖、蛋白、脂肪正常的代谢
C. 促进机体的正常生长发育
D. 保持机体各系统、器官的生理功能
E. 抑制骨髓的吸收

6. 内分泌功能减退性疾病目前较普遍使用的替代治疗方法是给予

A. 生理剂量的靶腺激素
B. 药理剂量的靶腺激素
C. 药理剂量的促垂体激素
D. 药理剂量的垂体激素
E. 调节神经递质或受体的药物

7. 内分泌系统固有的内分泌腺有
A. 垂体、甲状腺、甲状旁腺、肾上腺、性腺、胰岛
B. 下丘脑、垂体、甲状腺、甲状旁腺、肾上腺、性腺
C. 下丘脑、垂体、甲状腺、甲状旁腺、肾上腺、胰岛
D. 甲状腺、甲状旁腺、肾上腺、性腺、胰岛
E. 垂体、甲状腺、甲状旁腺、肾上腺、性腺

8. 甲状腺激素属于
A. 氨基酸类激素 B. 蛋白质激素
C. 肽类激素 D. 类固醇激素
E. 胺类激素

9. 性激素属于
A. 氨基酸类激素 B. 肽类激素
C. 蛋白质激素 D. 类固醇激素
E. 胺类激素

10. 肾上腺皮质激素属于
A. 氨基酸类激素 B. 肽类激素
C. 类固醇激素 D. 蛋白质激素
E. 胺类激素

王淑梅

第2节 内分泌与代谢性疾病患者常见症状体征的护理

一、身体外形的改变

（一）概述

身体外形改变是指包括面容、体形和身高、体态、毛发、皮肤、黏膜色素等的异常变化，多与垂体、甲状腺、甲状旁腺、肾上腺或部分代谢性疾病有关，如巨人症、呆小症、侏儒症、肢端肥大症、库欣综合征、甲状腺功能减退症、甲状腺功能亢进症、嗜铬细胞瘤、内分泌腺的恶性肿瘤等。

（二）护理评估

【健康史】 评估患者引起身体外形改变的原因，发生改变的时间，有无伴随症状。如肥胖是原发性（遗传、饮食、精神和心理、年龄、生理等因素引起）还是继发性（内分泌疾病、药物等因素引起），发生肥胖的年龄，患者治疗及用药情况。身体外形改变是否导致患者心理障碍，有无焦虑、自卑、抑郁等心理变化。

【身体评估】 包括体型的胖瘦、高矮，毛发的浓密、稀疏，有无满月脸、皮肤紫纹、痤疮和色素沉着等，有无突眼，甲状腺是否肿大，其大小是否对称、质地及表面有无结节、有无压痛和震颤、听诊有无血管杂音。患者的全身情况，如生命体征和营养状况等有无改变。

【实验室及其他检查】 包括垂体功能、甲状腺功能、甲状旁腺功能和肾上腺皮质功能有无异常，胰岛素水平是否变化等。

（三）常用护理诊断及问题

1. 自我形象紊乱 与疾病引起身体外形改变等因素有关。
2. 焦虑 与疾病引起身体外形改变、缺乏正确的应对方式有关。

（四）目标

（1）患者能建立有效的调适机制和良好的人际关系。

（2）身体外形改变逐渐恢复至正常。

◎ 考点：内分泌与代谢性疾病患者常见症状体征的护理措施

（五）护理措施

1. 提供心理支持　①评估患者对其身体变化的感觉及认知，多与患者接触和交流，鼓励患者表达其感受，交谈时语言要温和，耐心倾听。②讲解疾病的有关知识，给患者提供有关疾病的资料和患有相同疾病并已治疗成功患者的资料，向患者说明身体外形的改变是疾病发生、发展过程的表现，只要积极配合检查和治疗，部分改变可恢复正常。使其明确治疗效果及病情转归，消除紧张情绪，树立自信心，必要时安排心理医生给予心理疏导。

2. 恰当修饰　指导患者改善自身形象，如甲亢突眼的患者外出可戴深色眼镜，以保护眼睛免受刺激；肥胖、侏儒和巨人症患者可指导其选择合身的衣服；毛发稀疏的患者外出可戴帽子等；恰巧的修饰可以增加心理舒适和美感。

3. 建立良好的家庭互动关系　家庭成员是患者最亲密的互动者，可给予患者最大的支持。鼓励家属主动与患者沟通，互相表达内心的感受，促进家人之间的联系，改善互动关系。鼓励家属主动参与对患者的护理，以减轻患者内心的抑郁感。

4. 促进患者社会交往　鼓励患者加入社区中的支持团体，帮助其增强社交技巧，改善社交状况。教育周围人群勿歧视患者，避免伤害其自尊。注意患者的心理状态和行为，预防自杀行为的发生。

（六）评价

（1）患者能接受身体外形改变的事实，积极配合治疗。

（2）身体外观得到改善。

二、性功能异常

（一）概述

性生活型态改变是指个体处于或有危险处于性健康改变的一种状态，包括生殖器官发育迟缓或发育过早、性欲减退或丧失。男性常有乳房发育和勃起功能障碍，女性常有月经紊乱、闭经、溢乳或不孕。例如，青春期前开始的性激素或促性腺激素分泌过早、过多则为性早熟。

（二）护理评估

【健康史】　评估患者性功能异常的发生过程、主要症状、性欲改变情况；女患者的月经情况，以及生育史，有无不育、早产、流产、死胎、巨大儿等；男患者有无性欲低下、阳痿、早泄等。

【身体评估】　有无皮肤干燥、粗糙，毛发脱落、稀疏或增多，女性闭经溢乳，男性乳房发育；外生殖器的发育是否正常，有无畸形。

【实验室及其他检查】　测定性激素水平有无变化。

（三）常用护理诊断及问题

性功能障碍　与内分泌功能紊乱、性腺分泌不足有关。

（四）护理目标

（1）患者对性问题有正确的认识。

（2）性功能逐渐恢复，达到其希望的性满足。

（五）护理措施及依据

1. 评估性功能障碍的型态　提供一个隐蔽舒适的环境和恰当的时间，鼓励患者描述目前的性功能、性活动与性生活型态，使患者以开放的态度讨论问题。

2. 提供专业指导　①护士应接受患者讨论性问题时所呈现的焦虑，对患者表示尊重、支持。询问患者使其烦恼的有关性爱或性功能方面的问题，给患者讲解所患疾病及用药治疗对性功能的影响，使患者积极配合治疗。②提供专业的信息咨询服务，如专业医师、心理咨询师、性咨询门诊等。③鼓励患者与配偶交流彼此的感受，并一起参加性健康教育及阅读有关性教育的材料。④女性患者若有性交疼痛，可建议使用润滑剂。

（六）护理评价

（1）患者知晓其性功能障碍与疾病本身有关，能正确对待性问题。

（2）性功能逐渐恢复，能采取恰当的方式进行性生活，达到其希望的性满足。

王淑梅

第3节　甲状腺功能亢进症患者的护理

案例 7-1　患者，女性，39 岁，烦躁不安、畏热、消瘦 2 个月余。患者于 2 个月前因工作紧张，烦躁性急，常因小事与人争吵，难以自控。着衣不多，仍感燥热多汗，在外就诊服用安神药物，收效不十分明显。发病以来饭量有所增加，体重却较前下降。睡眠不好，常需服用安眠药。成形大便每日增为 2 次，小便无改变，近 2 个月来月经较前量少。既往体健，无结核或肝炎病史，家族中无精神病或高血压患者。查体：T37.2℃，P92 次/分，R20 次/分，BP 130/70mmHg。发育营养可，神情稍激动，眼球略突出，眼裂增宽，瞬目减少。两叶甲状腺可及、轻度肿大、均匀，未扪及结节，无震颤和杂音，浅表淋巴结不大，心肺（一），腹软，肝脾未及。

问题：甲状腺功能亢进症的护理诊断是什么？下一步如何治疗？如何护理？

一、概　　述

【概念】　甲状腺功能亢进症指由多种病因导致甲状腺功能增强（高功能状态），从而分泌甲状腺素过多引起的临床综合征。

考点：甲状腺功能亢进症特征

【特征】　甲状腺肿大，突眼征，基础代谢率增加，自主神经失常。

【病因】

1. 遗传因素　家族聚集倾向。

2. 免疫因素　自身抗体。

3. 应激因素　加重免疫监护的损害。

◎ 考点：甲状腺功能亢进症典型表现

【临床表现】　女性多见，起病缓慢，多有明显精神创伤或感染后发病。

典型表现：高代谢症群、甲状腺肿大、眼征。

1. 甲状腺分泌过多综合征

（1）高代谢综合征：怕热多汗、疲乏无力、皮肤湿暖、低热、多食消瘦等；糖耐量降低糖尿病加重；血胆固醇降低；负氮平衡。

（2）精神神经系统：神经过敏，多语失眠，焦虑易怒，注意力不集中，手、眼睑、舌震颤，腱反射亢进。

（3）心血管系统：心悸、胸闷、气短，严重者可有甲亢。心体征：心动过速（静息状态仍快）、心尖区第一心音亢进伴收缩期杂音、心律失常、心脏增大和心力衰竭、收缩压增高、脉压差增大及周围血管征。

（4）消化系统：易饥多食而体重减轻，消化不良，稀便，大便次数增多，消瘦甚至恶病质。重者肝大及肝功能异常。老年人食欲减退。

（5）肌肉骨骼系统：甲亢肌病、肌无力及肌萎缩；重症肌无力；周期性瘫痪：多见于男性，发作时血钾降低，尿钾不高，骨质疏松、指端粗厚、杵状指。

（6）生殖系统：月经失调、闭经，男性阳痿、乳腺发育，可影响生育。

（7）内分泌系统：血 ACTH 及 24 小时尿 17-羟皮质类固醇升高，甲状腺激素过多。

（8）造血系统：白细胞低，淋巴细胞、单核细胞增多，血小板寿命短，可出现紫癜、贫血等。

2. 甲状腺肿　呈弥漫性对称性肿大、质软、随吞咽上下移动，可闻及血管杂音和触及震颤是诊断本病的重要体征（图 7-1）。

3. 眼征——突眼（图 7-2）

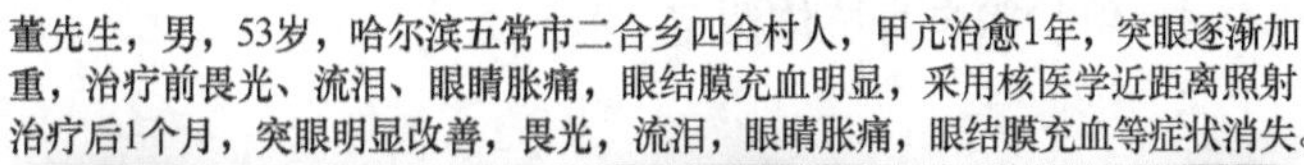
董先生，男，53岁，哈尔滨五常市二合乡四合村人，甲亢治愈1年，突眼逐渐加重，治疗前畏光、流泪、眼睛胀痛，眼结膜充血明显，采用核医学近距离照射治疗后1个月，突眼明显改善，畏光，流泪，眼睛胀痛，眼结膜充血等症状消失。

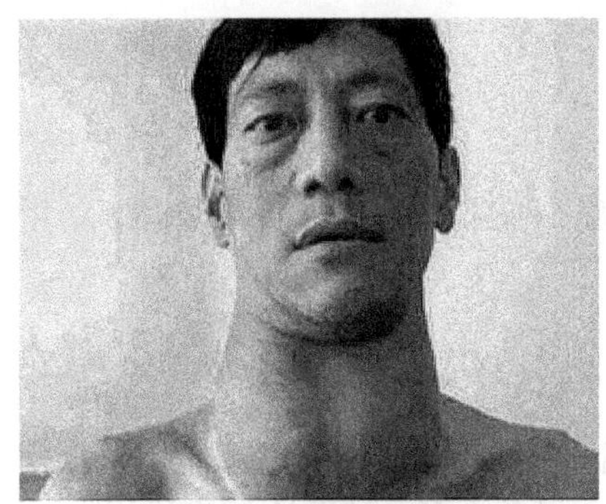

图 7-1　甲状腺肿

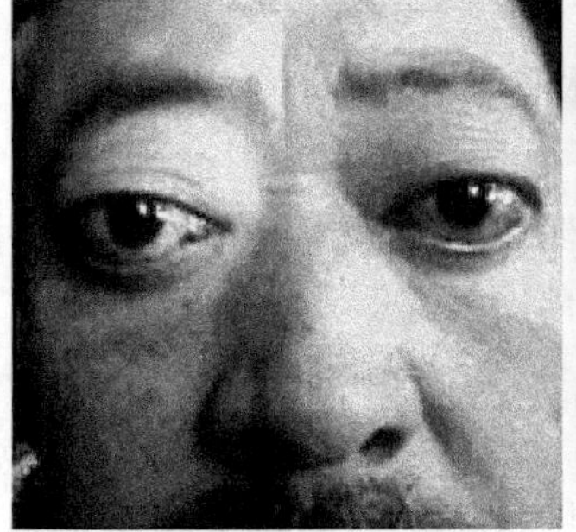

治疗前突眼明显，结膜充血

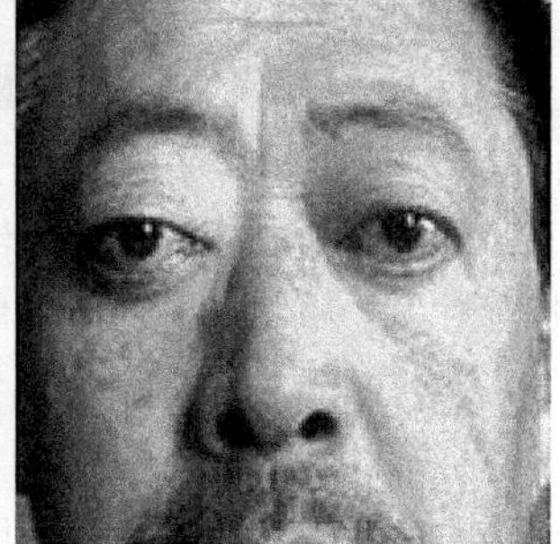

治疗后突眼改善，结膜充血消失

图 7-2　突眼

（1）单纯性突眼：多为双侧对称性眼球前突（＜18mm），眼裂增宽，少瞬和凝视（Darymple 征），眼球内聚欠佳（Mobius 征），下看时上眼睑不能随眼球下落（Von Crsefe 征），上看时前额皮不能皱起（Joffroy 征）。

（2）浸润性突眼：眼球高度突出，活动受限，不对称，眼睑肿胀不能闭合，严重者眼球固定，畏光流泪、复视、斜视、眼部胀痛刺痛，视力下降，视野缩小，角膜外露、溃疡或全眼球炎甚至失明。

考点：甲状腺功能亢进症特殊临床表现

【特殊临床表现及类型】

1. 甲亢危象　属甲亢恶化的严重表现。与交感神经兴奋、垂体-肾上腺皮质轴反应减弱，大量 T_3、T_4 释放有关。

（1）诱因：应激状态；严重精神创伤；严重躯体疾病；口服过量 TH 制剂；手术或术前准备不充分。

（2）临床表现

1）先兆：原有甲亢症状加重，高热，脉快。

2）危象：超高热，房颤或房扑，恶心、呕吐，腹泻，大汗，虚脱，烦躁，休克，谵妄昏迷。

（3）实验室检查：T_3、T_4、白细胞升高，TSH 降低。

2. 淡漠型甲状腺功能亢进症　多见于老年人，起病隐袭，症状不典型，长期不能及时诊治，易发生甲状腺危象。

3. 妊娠期甲状腺功能亢进　妊娠合并甲亢；HCG 相关性甲亢。

4. 胫前黏液性水肿　属自身免疫性病变。多见于胫骨前下 1/3 部位，皮损对称，皮肤增厚、变粗，伴突起不平斑块，感觉过敏或减退，痒感，后期呈橘皮样或树皮样。

【实验室及其他检查】

1. 血清甲状腺素测定　①FT_4、FT_3 均升高；②TT_3、TT_4 均升高（TT_3 是诊断本病较敏感指标）；③血清反 T_3 增高。

2. 促甲状腺激素释放激素（TRH）兴奋实验

3. 甲状腺 ^{131}I 摄取率　甲亢时：3 小时、24 小时明显升高，高峰提前。

4. T_3 抑制试验

5. 甲状腺自身抗体测定

6. 影像学

【诊断要点】

1. 典型病例　症状＋体征。

2. 不典型病例　进行甲状腺功能及其他检查。

具有诊断意义的临床表现：怕热多汗、激动、纳亢伴消瘦、静息时心率过速、特殊眼征、甲状腺肿大、甲状腺血管杂音伴震颤等。

【治疗要点】

1. 抗甲状腺药物治疗

（1）适应证：症状轻、甲状腺轻至中度肿大；20 岁以下、老年人、妊娠、或并心肝肾疾病不宜手术者；甲状腺次全切后复发，而不宜放射性 ^{131}I 治疗；术前准备，辅助放射 ^{131}I 治疗。

（2）常用药：甲硫氧嘧啶（MTU）、丙硫氧嘧啶（PTU）、甲巯咪唑（他巴唑）。

2. 甲状腺危象的治疗

（1）抑制甲状腺激素合成及外周组织中 T_4 转化为 T_3，首选丙硫氧嘧啶，首次剂量 600mg，或他巴唑 60mg，继而同等剂量，每日 3 次，口服至病情好转，逐渐减为常用剂量。

（2）抑制甲状腺激素释放给予复方碘溶液口服，首次 30～60 滴，以后每 6～8 小时 5～10 滴，或碘化钠 0.5～1.0g/d 静脉滴注，病情缓解后停用。

（3）降低周围组织对 TH 反应，选用肾上腺素能受体阻滞剂，无心力衰竭者可给予普萘洛尔 30～50mg，每 6～8 小时一次，或给予利血平肌内注射。

（4）肾上腺皮质激素静脉滴注或静脉注射适量糖皮质激素以拮抗应激。

二、护理评估

【健康史】 甲亢大多起病缓慢。病史询问中应注意患者有无自觉乏力、多食、消瘦、怕热、多汗、急躁易怒及排便次数增多等异常改变。体检甲状腺多呈弥漫性肿大，可有震颤或血管杂音。伴有眼征者眼球可向前突出。病情严重变化时可出现甲亢危象。

【实验室检查】 甲状腺功能检查异常，大多数患者血中可测得 TSAB。

【心理-社会状况】 作为甲亢临床症状的一部分，情绪改变几乎见于所有患者。表现为敏感、急躁易怒、焦虑，处理日常生活事件能力下降，家庭人际关系紧张。患者也可因甲亢所致突眼、甲状腺肿大等外形改变，产生自卑心理。部分老年患者可表现为抑郁、淡漠，重者可有自杀行为。

三、主要护理诊断

1. 营养失调：低于机体需要量　与基础代谢率增高，蛋白质分解加速有关。
2. 感知改变：有视觉丧失的危险　与甲亢浸润性突眼有关。
3. 个人应对无效　与甲亢所致精神神经系统兴奋性增高，性格与情绪改变有关。
4. 潜在并发症：甲亢危象。
5. 缺乏知识。

四、护理措施

1. 营养失调

（1）饮食高糖类、高蛋白、高维生素饮食，提供足够热量和营养以补充消耗，满足高代谢需要。成人每日总热量应在 12 552～14 644kJ 以上，约比正常人提高 50%。蛋白质每日 1～2g/kg，膳食中可以各种形式增加奶类、蛋类、瘦肉类等优质蛋白以纠正体内的负氮平衡。餐次以一日六餐或一日三餐，间辅以点心为宜。主食应足量。每日饮水 2000～3000ml，补偿因腹泻、大量出汗及呼吸加快引起的水分丢失，有心脏疾病者除外，以防水肿和心力衰竭。忌食生冷食物，减少食物中粗纤维的摄入，调味清淡可改善排便次数增多等消化道症状。慎用卷心菜、花椰菜、甘蓝等致甲状腺肿食物。

（2）药物护理：有效治疗可使体重增加，应指导患者按时按量规则服药，不可自行减量或停服。

（3）定期监测体重、血 BUN 值。

2. 感知改变

（1）指导患者保护眼睛：戴深色眼镜，减少光线和灰尘的刺激。睡前涂抗生素眼膏，眼睑不能闭合者覆盖纱布或眼罩，将角膜、结膜损伤、感染和溃疡的可能性降至最低限度。眼睛勿向上凝视，以免加剧眼球突出和诱发斜视。

（2）指导患者减轻眼部症状的方法：0.5%甲基纤维素或 0.5%氢化可的松溶液滴眼，可减轻眼睛局部刺激症状；高枕卧位和限制钠盐摄入可减轻球后水肿，改善眼部症状；每日做眼球运动以锻炼眼肌，改善眼肌功能。

（3）定期眼科角膜检查以防角膜溃疡造成失明。

3. 个人应对无效

（1）解释情绪、行为改变的原因，提高对疾病的认知水平：观察患者情绪变化，与患者及其亲属讨论行为改变的原因，使其理解敏感、急躁易怒等是甲亢临床表现的一部分，因治疗会得到改善，以减轻患者原有的因疾病而产生的压力，提高对疾病的认知水平。

（2）减少不良刺激，合理安排生活：保持居室安静和轻松的气氛，限制访视，避免外来刺激，满足患者基本生理及安全需要。忌饮酒、咖啡、浓茶，以减少环境和食物中对患者的不良刺激。帮助患者合理安排作息时间，白天适当活动，避免精神紧张和注意力过度集中，保证夜间充足睡眠。

（3）帮助患者处理突发事件：以平和、耐心的态度对待患者，建立相互信任的关系。与患者共同探讨控制情绪和减轻压力的方法，指导和帮助患者处理突发事件。

4. 甲亢危象护理

（1）病情监测：原有甲亢症状加重，出现严重乏力、烦躁、发热（39℃以上）、多汗、心悸、心率达 120 次/分以上，伴纳减、恶心、腹泻等应警惕发生甲亢危象。

（2）甲亢危象紧急护理措施：保证病室环境安静；严格按规定的时间和剂量给予抢救药物；密切观察生命体征和意识状态并记录；昏迷者加强皮肤、口腔护理，定时翻身，以预防压疮、肺炎的发生。

（3）病情许可时，教育患者及家属知道感染、严重精神刺激、创伤等是诱发甲亢的重要因素，应学会避免诱因，患者要学会进行自我心理调节，增强应对能力，家属病友要理解患者现状，应多关心、爱护患者。

5. 健康教育

（1）教育患者有关甲亢的临床表现、诊断性试验、治疗、饮食原则和要求及眼睛的防护方法。上衣宜宽松，严禁用手挤压甲状腺以免甲状腺受压后甲状腺激素分泌增多，加重病情。强调抗甲状腺药物长期服用的重要性，服用抗甲状腺药物者应每周查血常规一次。

（2）每日清晨卧床时自测脉搏，定期测量体重，脉搏减慢、体重增加是治疗有效的重要标志。每隔 1～2 个月门诊随访做甲状腺功能测定。出现高热、恶心、呕吐、大汗淋漓、腹痛、腹泻、体重锐减、突眼加重等示甲亢危象可能应及时就诊。掌握上述自我监测和自我护理可有效地降低本病的复发率。

（3）本病病程较长，经积极治疗预后良好，少数患者可自行缓解。心脏并发症可成为永久性。放射性碘治疗、甲状腺手术治疗所致甲减者需终身替代治疗。

五、护理评价

（1）患者未发生甲亢危象或发生甲亢危象时被及时发现和处理。

（2）患者能按医嘱服药。

（3）患者能保证足够热量和营养的摄入，恢复并维持正常体重。

（4）患者已采取保护眼睛的各项措施。

（5）患者能解释情绪和行为改变的原因并能正确处理生活事件。

练　习　题

A_1 型题

1. 关于甲状腺功能亢进症的护理评估，错误的项目为
   A. 食欲亢进　B. 心率增快
   C. 多语多动　D. 可出现躁狂抑郁症
   E. 脉压缩小
2. 甲状腺功能亢进症患者，休息的环境要求
   A. 光线充足　B. 安静
   C. 室温宜高　D. 空调房间
   E. 双人房间
3. 甲状腺功能亢进患者的饮食宜给予
   A. 高热量、高蛋白、高维生素
   B. 高热量、高蛋白、低维生素
   C. 高热量、高蛋白、高盐
   D. 高热量、低蛋白、低盐
   E. 低热量、低蛋白、低盐
4. 甲状腺功能亢进症的一般护理措施应除外
   A. 充分休息　B. 心理疏导
   C. 多进饮料　D. 避免劳累
   E. 控制感染
5. 诊断甲亢的主要依据是
   A. 症状和体征
   B. 基础代谢率测定
   C. 血清蛋白结合碘测定
   D. 血清甲状腺素测定
   E. 放射性 ^{131}I 甲状腺摄取率测定
6. 甲亢患者的特征性体征是
   A. 手指震颤　B. 血管杂音
   C. 神经过敏　D. 注意力不集中
   E. 怕热多汗
7. 某甲状腺功能亢进症患者，突然出现烦躁不安、闷热、呕吐、大汗、心率加快、骤升。你认为可能发生了什么征象
   A. 甲状腺危象
   B. 甲状腺功能亢进性心脏病
   C. 淡漠型甲状腺功能亢进
   D. 黏液性水肿
   E. T_3 型甲状腺功能亢进
8. 甲亢患者的饮食指导，下列哪项不妥
   A. 高蛋白高热能
   B. 多种维生素
   C. 低盐低脂肪
   D. 禁饮浓茶咖啡
   E. 禁饮酒和辛辣食物
9. 甲状腺功能亢进症突眼的护理错误的是
   A. 睡眠时用眼罩
   B. 每日滴眼药水 1～2 次
   C. 低盐饮食
   D. 戴墨镜
   E. 头低平卧位
10. 甲状腺功能亢进患者最主要的护理诊断是
    A. 知识缺乏　B. 自我形象紊乱
    C. 营养失调　D. 焦虑
    E. 睡眠型态紊乱

王淑梅

第 4 节　甲状腺功能减退症患者的护理

案例 7-2　患者，女性，36 岁，因“怕冷，乏力，体重增加 9 年，加重伴下肢水肿入院。23 岁时产 1 女，产后月经不规律，3 个月前发现下肢及颜面水肿，四肢肌肉疼痛，怕冷加重。1 个月前人工流产一次。查体：神志清，动作言语迟缓，皮肤粗糙，手掌姜黄，少汗，面部水肿，颌下可触及 4cm×3cm 大小软组织包块，质韧。颈

部甲状腺未触及，颈部无压痛，听诊无杂音。

初步诊断：甲状腺功能减退。

问题： 1. 对患者应采取哪些饮食护理？

2. 对发生昏迷患者应采取哪些护理措施？

◎ 考点：甲状腺功能减退症病理特征

一、概　述

甲状腺功能减退症（hypothyroidism）简称甲减，是由各种原因导致的低甲状腺激素血症或甲状腺激素抵抗而引起的全身性低代谢综合征，其病理特征是黏多糖在组织和皮肤堆积，表现为黏液性水肿（myxedema）。按起病年龄分为三型，起病于胎儿或新生儿者，称呆小病（cretinism）；起病于儿童者，称幼年型甲减；起病于成年者，称成年型甲减。前两型常伴有智力障碍。本病多见于中年女性，男女之比约为 1∶（5～10），普通人群患病率为 0.8%～1.0%。永久性甲减者若坚持治疗可生活如常人，不及时治疗或中断治疗者可因严重并发症而死亡。本节主要介绍成年型甲减。

【病因与发病机制】

1. 原发性甲状腺功能减退症　占成人甲减的 90%～95%以上，是甲状腺本身疾病所引起。主要病因有：①自身免疫损伤：最常见的是自身免疫性甲状腺炎，包括桥本甲状腺炎、萎缩性甲状腺炎、亚急性淋巴细胞性甲状腺炎和产后甲状腺炎等。②甲状腺破坏：包括甲状腺手术切除、放射性 ^{131}I 治疗等。③缺碘或碘过多：缺碘多见于地方性甲状腺肿地区，由于碘的缺乏导致 TH 合成减少。碘过量可引起具有潜在性甲状腺疾病者发生一过性甲减，也可诱发和加重自身免疫性甲状腺炎。④抗甲状腺药物：如锂盐、硫脲类等可抑制 TH 合成。

2. 继发性甲状腺功能减退症　由于垂体或下丘脑疾病导致 TSH 不足而继发甲状腺功能减退症。常见原因有肿瘤、手术、放疗或产后垂体缺血性坏死等。

3. TH 抵抗综合征　由于 TH 在外周组织发挥作用缺陷而引起的一种甲状腺功能减退症，称为 TH 抵抗综合征。

二、护 理 评 估

◎ 考点：甲状腺功能减退症临床表现

【临床表现】　本病除手术切除或放疗损毁腺体者外，多数起病隐袭，发展缓慢，有时长达 10 余年后始有典型表现。

1. 一般表现　易疲劳、怕冷、体重增加、记忆力减退、智力低下、反应迟钝、嗜睡、精神抑郁等。体检可见表情淡漠，面色苍白，皮肤干燥发凉、粗糙脱屑，颜面、眼睑和手部皮肤水肿，声音嘶哑，毛发稀疏、眉毛外 1/3 脱落。重症者呈痴呆、幻觉、木僵、昏睡或惊厥。由于高胡萝卜素血症，手足皮肤呈姜黄色。

2. 心血管系统　心肌黏液性水肿导致心肌收缩力减弱、心动过缓、心排血量下降。由于心肌间质水肿、非特异性心肌纤维肿胀、左心室扩张和心包积液导致心脏增大。久病者由于血胆固醇增高，易并发冠心病。但因心肌耗氧量减少，发生心绞痛与心力衰竭者少见。

3. 消化系统　患者有畏食、腹胀、便秘等，严重者可出现麻痹性肠梗阻或黏液水肿性巨结肠。由于胃酸缺乏或维生素 B_{12} 吸收不良，可导致缺铁性贫血或恶性贫血。

4. 内分泌生殖系统　表现为性欲减退，女性患者常有月经过多或闭经。部分患者由于血清催乳素（PRL）水平增高，发生溢乳。男性患者可出现勃起功能障碍。

5. 肌肉与关节　肌肉软弱乏力，可有暂时性肌强直、痉挛、疼痛等，偶见重症肌无力。嚼肌、胸锁乳突肌、股四头肌及手部肌肉可出现进行性肌萎缩。部分患者可伴有关节病变，偶有关节腔积液。

6. 黏液性水肿昏迷　见于病情严重者，常在冬季寒冷时发病。其诱发因素有寒冷、感染、手术、严重躯体疾病、中断 TH 替代治疗和使用麻醉、镇静剂等。临床表现为嗜睡、低体温（体温＜35℃）、呼吸减慢、心动过缓、血压下降、四肢肌肉松弛、反射减弱或消失，甚至昏迷、休克，心肾功能不全而危及患者生命。

【实验室及其他检查】

1. 血常规及生化检查　多为轻、中度正常细胞性正常色素性贫血；血胆固醇、三酰甘油常增高。

2. 甲状腺功能检查　血清 TSH 增高、FT_4降低是诊断本病的必备指标；血清 TT_4降低；血清 TT_3和 FT_3可以在正常范围内，但严重病例中降低。亚临床甲减仅有血清 TSH 升高，血清 TT_4或 FT4 正常。甲状腺摄 ^{131}I 率降低。

3. 病变部位鉴定　TRH 兴奋试验主要用于原发性甲减、垂体性甲减和下丘脑性甲减的鉴别。静脉注射 TRH 后，血清 TSH 无升高反应者提示垂体性甲减；升高反应延迟者为下丘脑性甲减；血清 TSH 在增高的基值上进一步增高，提示原发性甲减。影像学检查有助于异位甲状腺、下丘脑-垂体病变等的确定。

【诊断要点】 除临床表现外，主要依靠检测 TT_4或 FT_4、TT_3、FT_3、TSH 及 TRH 兴奋试验。血清 TSH 增高、FT_4减低，原发性甲减即可成立。如血清 TSH 正常，FT_4减低考虑为垂体性或下丘脑性甲减，需做 TRH 兴奋试验来区别。早期轻型甲减多不典型，需与贫血、特发性水肿、肾病综合征、肾炎及冠心病等鉴别。

【治疗要点】

1. 替代治疗　各种类型的甲减，均需用 TH 替代，永久性甲减者需终身服用。首选左甲状腺素（L-T_4）口服。治疗的目标是用最小剂量纠正甲减而不产生明显不良反应，使血 TSH 值恒定在正常范围内。

2. 对症治疗　有贫血者补充铁剂、维生素 B_{12}、叶酸等。胃酸低者补充稀盐酸，并与 TH 合用疗效好。

3. 黏液性水肿昏迷的治疗

（1）立即静脉补充 TH（L-T_3或 L-T_4），清醒后改口服维持治疗。

（2）保温，给氧，保持呼吸道通畅。

（3）氢化可的松 200～300mg/d 持续静脉滴注，待患者清醒后逐渐减量。根据需要补液，但补液量不宜过多。

（4）控制感染，治疗原发病。

三、主要护理诊断

1. 便秘　与代谢率降低及体力活动减少引起的肠蠕动减慢有关。

2. 体温过低　与机体基础代谢率降低有关。

3. 潜在并发症：黏液性水肿昏迷。

4. 营养失调：高于机体需要量　与代谢率降低致摄入大于需求有关。

5. 活动无耐力　与甲状腺激素合成分泌不足有关。

◎ 考点：甲状腺功能减退症护理措施

四、护理措施

1. 便秘　与代谢率降低及体力活动减少引起的肠蠕动减慢有关。

（1）饮食护理：给予高蛋白、高维生素、低钠、低脂肪饮食，细嚼慢咽，少量多餐。进食粗纤维食物，如蔬菜、水果或全麦制品，促进胃肠蠕动。每天摄入足够的水分，2000～3000ml，以保证大便通畅。桥本甲状腺炎所致甲状腺功能减退症者应避免摄取含碘食物和药物，以免诱发严重黏液性水肿。

（2）建立正常的排便型态：指导患者每天定时排便，养成规律排便的习惯，并为卧床患者创造良好的排便环境，教会患者促进便意的技巧，如适当按摩腹部，或用手指进行肛周按摩，以促进胃肠蠕动和引起便意。鼓励患者每天进行适度的运动，如散步、慢跑等。

（3）用药护理：必要时根据医嘱给予轻泻剂，并观察大便的次数、性质、量的改变，观察有无腹胀、腹痛等麻痹性肠梗阻的表现。

2. 体温过低　与机体基础代谢率降低有关。

（1）加强保暖：调节室温在 22～23℃，避免病床靠近门窗，以免患者受凉。以适当的方法使体温缓慢升高，如添加衣服、包裹毛毯、睡眠时加盖棉被或用热水袋保暖等。冬天外出时，戴手套、穿棉鞋，以免四肢暴露在冷空气中。

（2）病情观察：监测生命体征变化，观察患者有无寒战、皮肤苍白等体温过低表现及心律不齐、心动过缓等现象，并及时处理。

3. 潜在并发症：黏液性水肿昏迷

（1）避免诱因：避免寒冷、感染、手术、使用麻醉剂、镇静剂等诱发因素。

（2）病情监测：观察神志、生命体征的变化及全身黏液性水肿情况，每天记录患者体重。患者若出现体温低于 35℃、呼吸浅慢、心动过缓、血压降低、嗜睡等表现，或出现口唇发绀、呼吸深长、喉头水肿等症状，立即通知医师处理。

（3）黏液性水肿昏迷的护理：①建立静脉通道，按医嘱给予急救药物。②保持呼吸道通畅，吸氧，必要时配合气管插管或气管切开。③监测生命体征和动脉血气分析的变化，记录 24 小时出入量。④注意保暖，避免局部热敷，以免烫伤和加重循环不良。

4. 健康指导

（1）防治病因、避免诱因：告知患者发病原因及注意事项，如地方性缺碘者可采用碘化盐，药物引起者应调整剂量或停药；注意个人卫生，冬季注意保暖，减少出入公共场所，以预防感染和创伤。慎用催眠、镇静、止痛、麻醉等药物。

（2）配合治疗：对需终身替代治疗者，向其解释终身坚持服药的重要性和必要性。不可随意停药或变更剂量，否则可能导致心血管疾病，如心肌缺血、梗死或充血性心力衰竭。指导患者自我监测甲状腺激素服用过量的症状，如出现多食消瘦、脉搏＞100 次/分、心律失常、体重减轻、发热、大汗、情绪激动等情况时，及时报告医师。替代治疗效果最佳的指标为血 TSH 恒定在正常范围内，长期替代者宜每 6～12 个月检测 1 次。对有心脏病、高血压、肾炎的患者，应特别注意剂量的调整，不可随意减量和增量。同时服用利尿剂时，需记录24小时出入量。

（3）自我监测：给患者讲解黏液性水肿昏迷发生的原因及表现，使患者学会自我观察。若出现低血压、心动过缓、体温<35℃等，应及时就医。

练　习　题

A_1型题

1. 用^{131}I治疗Graves病后，一般需观察多久才能进行第二次^{131}I治疗
   A. 1个月　B. 2个月
   C. 3个月　D. 6个月
   E. 12个月
2. 原发性甲减是指
   A. 由于下丘脑或垂体疾病所致
   B. 由于甲状腺本身疾病所致
   C. 由于下丘脑疾病所致
   D. 由于甲状腺对TSH有抵抗
   E. 由于靶组织对TH不敏感
3. 亚临床甲减的特征是
   A. 血T_3、T_4↓，TSH↑
   B. 血T_3↑，T_4正常，TSH↓
   C. 血T_3正常，T_4↑，THS↓
   D. 血T_3、T_4正常，TSH↑
   E. 血T_3、T_4↑，TSH正常
4. 关于甲减替代治疗，下列说法中错误的是
   A. 从小剂量开始逐渐加量至甲状腺功能正常
   B. TSH是评价疗效的最佳指标
   C. 替代用量应注意个体化
   D. 不论何种甲减均需TH替代并监测
   E. 确诊甲减后即刻足量替代
5. 常用于内分泌功能减退的动态功能试验是
   A. 兴奋试验　B. 抑制试验
   C. 激发试验　D. 拮抗试验
   E. 负荷试验
6. 对内分泌腺功能减退性疾病治疗主要采用
   A. 替代治疗　B. 病因治疗
   C. 对症治疗　D. 支持治疗
   E. 放疗或化疗
7. Sheehan综合征患者各靶腺功能减退，替代治疗应先补充
   A. 性激素　B. 甲状腺激素
   C. 糖皮质激素　D. ACTH
   E. GnRH
8. 甲减按病因分类最常见为
   A. 原发性甲减　B. 垂体性甲减
   C. 下丘脑性甲减　D. TSH不敏感综合征
   E. TH不敏感综合征
9. 关于甲减病变部位的确定，哪项不正确
   A. 原发性者TSH↑，继发性者TSH↓
   B. TRH兴奋试验TSH↑为垂体性甲减
   C. TSH↑，TRH刺激后更高为原发性
   D. T_3、T_4↑，TSH↑而无甲亢表现为TH不敏感型
   E. TRH刺激后TSH延迟↑为下丘脑性
10. 关于甲减替代治疗，哪项不正确
    A. 从小剂量开始逐增至最佳效果
    B. TSH是评价疗效的最佳指标
    C. 替代用量应注意个体化
    D. 不论何种甲减均需TH替代并监测
    E. 确诊后即刻足量替代

王淑梅

第5节　糖尿病患者的护理

案例7-3　患者，男性，51岁。口渴、多饮、多尿、消瘦3个月，突发昏迷1日入院。查体：血糖29mmol/L，

血钠 132mmol/L，血钾 4.0mmol/L，尿素氮 10.1mmol/L，CO_2结合力 18.3mmol/L，尿糖、尿酮体强阳性。

问题：1. 该患者最可能的诊断是什么？

2. 该患者存在哪些护理诊断及合作性问题？

3. 应制订怎样的护理措施，如何进行健康教育？

（一）概述

1. 概念　糖尿病是由遗传和环境因素相互作用引起的一组以慢性高血糖为特征的代谢异常综合征。血糖增高是由于胰岛功能减退和（或）胰岛素抵抗等而引发的，同时有蛋白质、脂肪、水和电解质代谢异常。

糖尿病是常见病、多发病。随着人们生活水平的提高、人口老龄化、生活方式的改变，患病率急剧增加，糖尿病已成为继心血管病和肿瘤之后的第三大非传染病，严重威胁人类健康。在我国本病患病率从 20 世纪 80～90 年代中期开始增加了 4～5 倍，估计现有糖尿病患者约 3000 万，居世界第 2 位，目前全世界约有糖尿病患者 1.75 亿，预测到 2025 年将上升到 3 亿。

◎ 考点：糖尿病的概念

2. 临床特征　以高血糖为主要特点，典型病例可出现多尿、多饮、多食、体重减轻等表现，即“三多一少”症状。随着病程延长可出现多系统损害，导致眼、肾、神经、心脏、血管等组织的慢性进行性病变，引起功能缺陷及衰竭。

◎ 考点：糖尿病的典型表现

3. 分类　根据 1997 年美国糖尿病协会提出的诊断和分类标准，糖尿病可分为四型：1 型糖尿病、2 型糖尿病、其他特殊类型糖尿病和妊娠期糖尿病。其中 2 型糖尿病所占的比例约为 95%。1 型糖尿病的发生病因为胰岛素分泌缺陷；2 型糖尿病主要表现为机体对胰岛素不够敏感，即胰岛素抵抗。

4. 治疗要点　早期、长期、综合治疗及治疗方法个体化。综合治疗指糖尿病教育、饮食治疗、运动锻炼、药物治疗和血糖监测五个方面。具体治疗措施以适当的运动锻炼和饮食治疗为基础，根据病情选用口服降糖药物和胰岛素治疗。

◎ 考点：糖尿病治疗的五个方面

（二）护理评估

1. 健康史　详细询问患者有无糖尿病家族史、饮食习惯、生活方式；了解患者的食量、体力活动等情况，体重变化，妊娠次数、新生儿出生体重等；有无反复病毒感染，尤其是柯萨奇病毒、风疹病毒、流行性腮腺炎病毒等感染史。对于急性发病的应了解有无诱发因素，如胰岛素使用不当、创伤、麻醉、感染、饮食不当、大手术等。

2. 身心状况　1 型糖尿病多在 30 岁以前的青少年期起病。起病急，症状明显，如不给予胰岛素治疗，有自发酮症倾向，以致出现糖尿病酮症酸中毒。2 型糖尿病多发生在 40 岁以上成年人和老年人，患者多肥胖，起病缓慢，病情较轻，部分患者可长期无代谢紊乱症状，通过体检而发现，随着病程延长可出现各种慢性并发症。

◎ 考点：1 型糖尿病和 2 型糖尿病的特点

（1）代谢紊乱综合征：典型患者出现“三多一少”症状，即多尿、多饮、多食和体重减轻；女性患者由于尿糖刺激局部皮肤使外阴瘙痒；其他症状可有四肢酸痛、麻木、腰痛、便秘、月经失调、性欲减退、阳痿不育等。

（2）常见的急性并发症有：酮症酸中毒、高渗性非酮症糖尿病昏迷、感染。

1）糖尿病酮症酸中毒（DKA）：是由于各种应激作用，使糖、脂肪、蛋白质代谢紊乱加重，脂肪分解加速，大量脂肪酸在肝脏产生酮体，超过体内调节能力时，出现酮症酸中毒。①诱因：常见于感染、胰岛素剂量不足或治疗中断、创伤、手术、饮食不当、妊娠和分娩、麻醉及急性心肌梗死等。②临床表现：多数患者在发病前期原有糖尿病症状加重，且疲乏、极度口渴、四肢无力、多尿、多饮。酸中毒时食欲减退、恶心、呕吐，常伴头痛、烦躁、嗜睡、呼吸深快有烂苹果味。进一步发展出现严重失水、皮肤、弹性差、尿量减少、眼球下陷、脉搏细速及血压下降。晚期各种反射迟钝，甚至消失，出现昏迷。也有少数患者表现为腹痛等急腹症的表现。实验室检查血糖、血酮体明显升高，尿糖、尿酮体强阳性。

2）高渗性非酮症糖尿病昏迷（简称高渗性昏迷）：多见于 50～70 岁老人，约 2/3 患者糖尿病病史不明显。①诱因：感染、不合理限制水分、急性胃肠炎、胰腺炎、静脉内高营养、严重肾疾患、血液或腹膜透析、脑血管意外，以及某些药物如噻嗪类利尿药、糖皮质激素及免疫抑制剂的应用等。②临床表现：起病时先有多尿、多饮，但多食不明显或食欲减退。失水随病程进展逐渐加重，出现嗜睡、定向障碍、幻觉、偏盲及偏瘫等，最后陷入昏迷。实验室检查血糖、血钠及血浆渗透压显著升高，尿糖强阳性，多无酮症。

◎ 考点：糖尿病酮症酸中毒和高渗性昏迷的典型表现和实验室检查

3）感染：疖、痈等皮肤化脓性感染多见；足癣、体癣等皮肤真菌感染也较常见，女性患者常合并真菌性阴道炎；肾盂肾炎和膀胱炎为泌尿系最常见感染，尤其多见于女性，常反复发作，多转为慢性肾盂肾炎；肺结核发病率高，进展快，易形成空洞。

◎ 考点：糖尿病常见的急性并发症

（3）慢性并发症：有大血管和微血管病变。微血管病变是糖尿病的特征性病变。

1）糖尿病大血管病变：有冠状动脉粥样硬化性心脏病、缺血性或出血性脑血管病、肾动脉硬化和肢体动脉硬化。多数患者死于心、脑血管动脉粥样硬化。

2）微血管病变：主要表现在肾、视网膜、神经及心肌组织，以糖尿病肾病和视网膜病变为常见，可导致尿毒症、失明。糖尿病心脏微血管病变和心肌代谢紊乱可引起心肌广泛性坏死，称糖尿病性心肌病。

3）神经病变：以周围神经病变最常见，呈对称性肢端感觉异常（分布如袜子和手套状），伴痛觉过敏等。自主神经损害较常见，并可较早出现，临床表现为排汗异常、瞳孔改变、胃排空延迟、腹泻或便秘等胃肠功能紊乱，以及尿潴留、尿失禁、阳痿和直立性低血压等。

4）糖尿病足：常见的诱因为烫伤、碰撞伤、趾间或足部皮肤瘙痒而搔抓致皮肤溃破、水疱破裂、修脚损伤及新鞋磨破伤等。主要表现为足部溃疡与坏疽（图 7-3），是糖尿病患者截肢、致残的主要原因之一。

5）其他病变：有白内障、青光眼等。

（4）心理-社会状况：糖尿病是一种慢性代谢性疾病，需终身治疗且须严格控制饮食，容易使患者失去生活乐趣，产生悲观情绪，对康复信心不足，常自诉孤独无助；因糖尿病造成躯体痛苦甚至残疾威胁，产生沮丧、恐惧心理，部分患者持消极态度，不能坚持治疗；儿童和青少年由于过胖或过瘦，尤其是智力发育受到影响，容易自卑、抑郁。

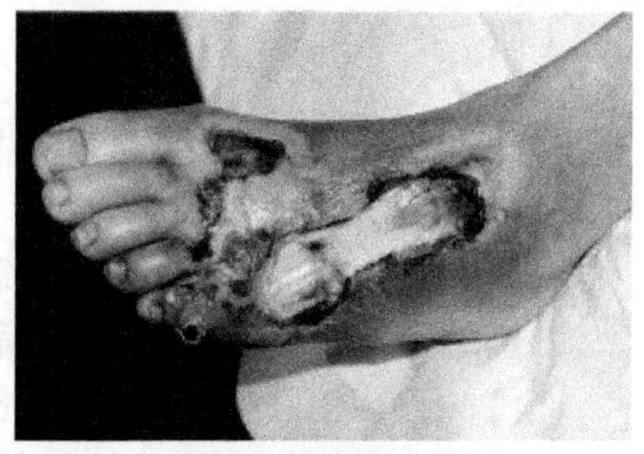
图 7-3 糖尿病足

3. 辅助检查

（1）尿糖测定：尿糖阳性为发现和诊断糖尿病的重要线索，但尿糖阴性不能排除糖尿病的可能。肾糖阈值正常时，当血糖达到 8～10mmol/L 时，尿糖出现阳性。

（2）血糖测定：血糖升高是目前诊断糖尿病的主要依据，血糖测定又是判断糖尿病病情和控制情况的主要指标。空腹静脉血浆葡萄糖正常范围为 3.9～6.1mmol/L。糖尿病诊断标准为：糖尿病症状＋任意时间血浆葡萄糖水平≥11.1mmol/L；或空腹血浆葡萄糖≥7.0mmol/L；或口服葡萄糖耐量试验中 2 小时血浆葡萄糖≥11.1mmol/L。症状不典型者，需另一天再次证实。

考点：糖尿病的诊断标准

（3）口服葡萄糖耐量试验（OGTT）：适用于血糖高于正常范围而未达到诊断标准者。WHO 推荐成人口服无水葡萄糖 75g，儿童为 1.75g/kg，总量不超过 75g。应在清晨进行，禁食至少 10 小时。试验前 3 天每天进食糖类量不可少于 150g。试验当天晨空腹取血后将葡萄糖溶于 250～300ml 水中，于 3～5 分钟内服下，服后 30 分钟、60 分钟、120 分钟和 180 分钟取静脉血测葡萄糖。口服葡萄糖耐量试验 2 小时血糖＜7.8mmol/L 为正常糖耐量；7.8～11.0mmol/L 为糖耐量减低；≥11.1mmol/L 考虑糖尿病。

考点：口服葡萄糖耐量试验适用范围

（4）糖（基）化血红蛋白 A_1：可反映取血前 8～12 周血糖的总水平。

（5）糖化血浆清蛋白测定：与葡萄糖发生糖基化反应形成的果糖胺（FA），可反映近 2～3 周内血糖的总水平。

（6）血浆胰岛素和 C-肽测定：主要用于了解胰岛 B 细胞功能。C-肽可较准确反映胰岛 B 细胞功能的评价。

（7）其他：包括体重指数（BMI）、血三酰甘油、总胆固醇、高密度脂蛋白胆固醇、酮体、血浆渗透压等。

（三）护理诊断及合作性问题

1. 营养失调：低于机体需要量或高于机体需要量　与胰岛素分泌和（或）作用缺陷引起糖、脂肪、蛋白质代谢紊乱有关。

2. 有感染的危险　与血糖增高、脂代谢紊乱、营养不良、微循环障碍等因素有关。

3. 知识缺乏：缺乏糖尿病预防和自我护理知识。

4. 潜在并发症：酮症酸中毒、高渗性昏迷。

5. 潜在并发症：糖尿病足。

6. 潜在并发症：低血糖。

（四）护理目标

（1）患者能接受糖尿病饮食，说出糖尿病饮食的基本要求，自觉参与制订并执行饮食计划，体重、血糖恢复到正常范围。

（2）能采取适当措施预防和控制各种感染。

（3）患者对疾病有足够的认识和了解，掌握药物的使用方法。

（4）未发现糖尿病急性并发症或发生时能及时发现和处理。

（5）能采取有效措施预防糖尿病足的发生，未发生糖尿病足或发生糖尿病足时能得到有效处理。

（五）护理措施

1. 心理护理　糖尿病是内分泌系统常见的疾病，在疾病的发生、发展、转归过程中，心身相互影响起着重要的作用。长期焦虑易激发或诱发糖尿病。对待糖尿病应保持开朗、乐观的心态，糖尿病目前虽然不能根治，但通过综合治疗，患者能和正常人一样生活和长寿。同时注意加强护患沟通，及时讲解糖尿病基本知识，以解除焦虑、紧张心理，提高治疗的依从性。与患者家属共同商讨制订饮食、运动计划，鼓励亲属和朋友多给予亲情和温暖，使其获得情感上的支持；鼓励患者参加各种糖尿病病友团体活动，增加战胜疾病的信心。

2. 饮食护理　是所有糖尿病治疗的基础，是预防和控制糖尿病必不可少的措施。饮食护理的目的在于维持理想体重，保证未成年人的正常生长发育，纠正已发生的代谢紊乱，使血糖、血脂达到或接近正常水平。

（1）首先根据理想体重和劳动强度估计每日所需总热量：理想体重（kg）＝身高（cm）－105，成人休息状态每日每千克理想体重需要热量为 105～125.5kJ（25～30kcal）；轻体力劳动者125.5～146kJ（30～35kcal）；中度体力劳动者 146～167kJ（35～40kcal）；重体力劳动者 167kJ（40kcal）以上。儿童、孕妇、乳母、营养不良和消瘦、伴有消耗性疾病者应该酌情增加，肥胖者酌减。

（2）食物的组成和分配：糖类占饮食总热量 50%～60%，提倡用粗制米面和一定的杂粮。蛋白质一般不超过总热量的 15%，成人按每日每千克理想体重 0.8～1.2g 计算，儿童、孕妇、乳母、营养不良者或有消耗性疾病者可增至每日每千克体重 1.5～2.0g；脂肪约占总热量的 30%。每餐热量合理分配，可按三餐 1/5、2/5、2/5 或各按 1/3 分配；或四餐 1/7、2/7、2/7、2/7。在治疗过程中根据患者的习惯、病情适当调整。

（3）注意事项：①定时定量。②控制总热量。主食提倡用粗制米、面和适量杂粮，忌食葡萄糖、蔗糖、蜜糖及其制品。食用含不饱和脂肪酸的植物油，忌食动物脂肪减少饱和脂肪酸的摄入，肥胖者予以低脂饮食（＜40g/d）。少食胆固醇含量高的食品如肝、脑、肾等动物内脏及鱼子、虾卵、蛋黄等饮食。限制饮酒。③严格限制各种甜食。④多饮食纤维素高的食物。⑤监测体重。每周体重变化大于 2kg，应报告医师。

◎ 考点：饮食护理的重要意义及注意事项

3. 运动锻炼

（1）适当运动：有利于减轻体重、提高胰岛素敏感性，改善血糖和脂代谢紊乱；减轻患者的压力和紧张情绪，使其心情舒畅。活动需适宜、循序渐进和长期坚持。以有氧运动为主，如散步、慢跑、骑自行车、做广播操、太极拳、球类活动等，其中步行活动安全，容易坚持，可作为首选的锻炼方式。时间一般为 20～30 分钟，强度为活动时患者的心率应达到个体 60%的最大耗氧量。个体 60%最大耗氧时心率简易计算法为：心率＝170－年龄。

（2）运动的注意事项：①运动前评估糖尿病的控制情况，根据患者具体情况决定运动方式、时间及运动量。②预防意外发生，不宜空腹锻炼，防止发生低血糖。运动中需注意补充水分，随身携带糖果，当出现饥饿感、心慌、出冷汗、头晕及四肢无力或颤抖等低血糖症状时及时食用。身体状况不良时应暂停运动。在运动中若出现胸闷、胸痛、视物模糊等应立即停止并及时处理。③运动时随身携带糖尿病卡，卡上写有本人的姓名、年龄、家庭住址、电话号码和病情，以备急需。运动后应做好运动日记，以便观察疗效和不良反应。

4. 病情观察　定期监测血糖、血压、血脂、糖化血红蛋白、眼底及体重以判断病情。观察有无酮症酸中毒、高渗性昏迷及低血糖等情况发生。要将患者的血糖控制在理想的状态，即空腹4.4～6.1mmol/L，非空腹4.4～8.0mmol/L。

5. 用药护理　护士应了解各类降糖药物的作用、剂量、用法、不良反应和注意事项，指导患者正确服用。

（1）口服降糖药物

1）促胰岛素分泌剂：①磺脲类：甲苯磺丁脲、氯磺丙脲、格列本脲、格列吡嗪、格列齐特、格列波脲、格列喹酮、格列美脲；②非磺脲类：瑞格列奈、那格列奈。作用机制为与胰岛B细胞表面受体结合，促进胰岛素释放，同时提高机体对胰岛素的敏感性。磺脲类降糖药治疗应从小剂量开始，于餐前半小时口服。孕妇及哺乳期妇女、肝肾功能不全者禁用。该药的主要不良反应是低血糖。

2）双胍类：常用药为二甲双胍，作用机制为增加外周组织摄取和利用葡萄糖，减轻胰岛素抵抗。其是肥胖或超重的2型糖尿病患者第一线药物。不良反应以胃肠道反应为主，有腹部不适、口中金属味、恶心、畏食、腹泻等，偶有过敏反应，严重者可致乳酸性酸中毒。餐中或餐后服药可减轻不良反应；肝肾功能不全、心力衰竭、缺氧、急性感染、糖尿病酮症酸中毒、孕妇及哺乳期妇女禁用。

3）葡萄糖苷酶抑制剂：常用的有阿卡波糖、伏格列波糖，作用机制为抑制小肠黏膜葡萄糖苷酶活性而延缓葡萄糖、果糖的吸收，降低餐后高血糖。可致腹胀、腹泻。葡萄糖苷酶抑制剂应与第一口饭同时服用。孕妇及哺乳期妇女禁用。

4）胰岛素增敏剂：常用的有罗格列酮、吡格列酮、噻唑烷二酮，作用机制为增强靶组织对胰岛素的敏感性，减轻胰岛素抵抗。主要不良反应为水肿，有心力衰竭倾向和肝病者不用或慎用。服药期间监测肝功能，孕妇及哺乳期妇女禁用。

考点：各类降糖药的不良反应及使用注意事项

（2）胰岛素

1）适应证：①1型糖尿病。②2型糖尿病经饮食及口服降糖药治疗未获得良好控制。③糖尿病酮症酸中毒、高渗性昏迷和乳酸性酸中毒伴高血糖时。④合并重症感染、视网膜病变、消耗性疾病、急性心肌梗死、肾病、脑卒中。⑤围术期、妊娠和分娩。⑥全胰腺切除引起的继发性糖尿病。

考点：胰岛素适应证

2）用药注意事项：①胰岛素的保存：未开封的胰岛素放于冰箱4～8℃冷藏保存。已开封的胰岛素在常温下（不超过28℃）使用28天，无须放入冰箱，应避免过冷、过热、太阳直晒。②准确用药：剂型、剂量准确，普通胰岛素于饭前1/2小时皮下注射，鱼精蛋白锌胰岛素在早餐前1小时皮下注射，用专用注射器，皮下注射为主。③吸药顺序：长、短效胰岛素混合使用时，先抽“短”再抽“长”，然后混匀，不可逆行操作，以免将长效胰岛素混入短效内，影响其速效性。④注射部位：皮肤疏松部位如腹部、大腿前侧、上臂三角肌、臀大肌等，注射部位应经常更换，如在同一区域注射，则应与上次注射部位相距2cm以上，选择无硬结的部位注射。⑤注射胰岛素时应严格执行无菌操作，防止发生感染。

3）预防、观察和处理胰岛素不良反应：①低血糖反应，与胰岛素使用剂量过大、饮食失调或运动过量有关，多见于1型糖尿病患者。对低血糖反应者，及时检测血糖，根据病情进食糖类食物如糖果、饼干、含糖饮料等或静脉注射 50%葡萄糖 20～30ml。患者应学会按时和按量进餐，并合理安排每日的运动时间和运动量，若就餐时间推迟，可先食些饼干，是预防低血糖反应的关键。②胰岛素过敏：主要表现为注射局部瘙痒、荨麻疹，全身性皮疹少见。③注射部位皮下脂肪萎缩或增生，可致胰岛素吸收不良，但临床少见。停止该部位注射后多可缓慢恢复。经常更换注射部位，避免 2 周内在同一部位注射两次，可防止注射部位组织萎缩或增生。

◎ 考点：胰岛素不良反应

6. 并发症护理

（1）DKA 与高渗性昏迷抢救配合

1）急救护理：①重症监护，绝对卧床休息，保暖，低流量持续吸氧；②建立两条静脉通路，准确执行医嘱，确保液体和胰岛素的输入。

2）病情监测：①严密观察和记录患者神志、瞳孔、生命体征及 24 小时液体出入量等变化；②每 1～2 小时监测并记录血糖、尿糖、血酮、尿酮水平及动脉血气分析和电解质变化，注意有无水电解质紊乱及酸碱平衡失调，并及时通知医师调整治疗方案。

3）预防措施：①定期监测血糖，保持良好的血糖水平；②在合并应激情况时每天监测血糖；③合理用药，不要随意减量或停用药物；④保证充足的水分摄入，鼓励患者主动饮水，特别是发生呕吐、腹泻、严重感染等疾病时应保证足够的水分；⑤需要脱水治疗时，应监测血糖、血钠和渗透压。

（2）感染的预防和护理：指导患者注意个人卫生，保持全身和局部清洁，尤其是口腔、皮肤和会阴部的清洁。注射胰岛素时皮肤应严格消毒，以防感染。若发现感染征象，及时协助医师处理。

（3）足部护理：①促进足部血液循环，如按摩、运动、保暖，防烫伤。②预防足部受伤：如穿轻巧柔软、前端宽大的鞋子，棉质袜，及时治疗鸡眼、脚癣等。③保持足部清洁，避免感染，嘱患者勤换鞋袜，每天清洁足部。趾甲不要修剪过短以免伤及甲沟。④指导患者每天检查双足一次，观察足部皮肤颜色、温度改变及足背动脉搏动情况。⑤如果足部起水疱和疼痛，必须及时到有关专科就诊。

（六）护理评价

能否说出糖尿病饮食的基本要求，能否参与制订并执行饮食计划，血糖是否控制良好，患者多饮、多食、多尿症状得到控制，体重恢复或接近正常；有无感染发生，体温正常，足部无破损、感染等发生，局部血液循环良好；有无糖尿病急性并发症发生或发生后得到及时纠正和控制；是否了解疾病的相关知识，能否掌握药物的使用方法。

（七）健康教育

对糖尿病患者及高危人群进行健康教育是降低糖尿病发病率，减少糖尿病急、慢性并发症和致死率的重要措施。

（1）认识糖尿病是一终身性疾病，目前尚不能根治，必须终身治疗。了解情绪、精神压力对疾病的影响，指导患者正确处理疾病所致的生活压力。

（2）指导患者学会监测血糖、尿糖、血压、体重指数的方法。例如，血糖仪的使用方法、血压的测量方法、体重指数的计算等，了解糖尿病的控制目标。

（3）指导患者一般每 2～3 个月复查糖化血红蛋白；每 3 周复查果糖胺，了解病情控制情况，及时调整用药剂量；每3～6个月门诊定期复查；每年全身体检1次，以尽早防治慢性并发症。

（4）了解饮食治疗在控制病情、防治并发症中的重要作用，掌握饮食治疗的具体要求和措施，长期坚持。

（5）了解体育锻炼在治疗中的意义，掌握体育锻炼的具体方法及注意事项，特别是运动时鞋袜要合适，以防足损伤。

（6）学会正确注射胰岛素，知道药物的作用、不良反应及使用注意事项。

（7）生活规律，戒烟酒，注意个人卫生，每日做好足的护理，预防各种感染及其他并发症的发生。

练 习 题

A_1型题

1. 肥胖是指体重至少超过理想体重的多少
   A. 5%　B. 8%
   C. 10%　D. 15%
   E. 20%
2. 下列哪种甲亢最为常见
   A. Graves 病
   B. 毒性腺瘤
   C. 多结节性毒性甲状腺肿
   D. 碘甲亢
   E. 桥本甲状腺炎
3. 下列哪些不是甲状腺素分泌过多的表现
   A. 月经减少或闭经
   B. 神经过敏、多言好动
   C. 心尖部第一心音亢进
   D. 黏液性水肿
   E. 食欲亢进
4. 下列哪些不是甲亢的特殊眼征
   A. 近视
   B. 上眼睑挛缩，睑裂增宽
   C. 双眼向下看时，上眼睑不能随眼球下落
   D. 向上看时，前额皮肤不能皱起
   E. 瞬目减少
5. 抗甲状腺药物治疗常用的疗程是
   A. 半年　B. 1年
   C. 1年半至2年　D. 2年至2年半
   E. 3年
6. 甲状腺危象的常见诱因有
   A. 肥胖　B. 感染
   C. 出血　D. 心脏病变
   E. 突眼
7. 甲亢最具特征的临床表现是
   A. 易激动　B. 怕热、多汗
   C. 多食易饥　D. 皮肤温暖
   E. 突眼征
8. 引起甲亢的主要原因是
   A. 自身免疫　B. 病毒感染
   C. 理化因素　D. 劳累
   E. 手术
9. 抗甲状腺药物的主要不良反应是
   A. 粒细胞减少　B. 血小板减少
   C. 血红蛋白降低　D. 肝功能受损
   E. 过敏反应
10. 甲亢引起的重度浸润性突眼护理不正确的是
    A. 抬高头部
    B. 鼓励多饮水
    C. 外出时戴眼罩
    D. 生理盐水纱布局部湿敷
    E. 抗生素眼膏涂眼
11. 2型糖尿病最常见的死亡原因是
    A. 感染　B. 低血糖
    C. 糖尿病肾病　D. 酮症酸中毒
    E. 心脑血管意外
12. 有关糖尿病的诊断标准
    A. 空腹血糖≥6.0mmol/L
    B. 空腹血糖≥7.0mmol/L

C. 空腹血糖≥7.8mmol/L
D. 空腹血糖≥11.1mmol/L
E. 空腹血糖≥3.9mmol/L

13. 糖尿病的治疗基础是
A. 饮食治疗 B. 口服降糖药
C. 胰岛素治疗 D. 对症治疗
E. 运动治疗

14. 1 型糖尿病的发生主要是由于
A. 肾小球排糖减少
B. 糖摄入过多，短期内无法排出
C. 胰岛素分泌绝对不足
D. 肝糖原快速分解，释放大量糖入血
E. 肾小管重吸收糖增多

15. 糖尿病患者使用胰岛素治疗的不正确做法是
A. 采用专用注射器
B. 局部严格消毒
C. 经常更换注射部位
D. 在有效期内使用
E. 胰岛素打开后冷冻保存

16. 关于 2 型糖尿病的叙述正确的是
A. 主要与免疫因素有关
B. 主要见于年轻人
C. 胰岛素绝对缺乏
D. 有家族性发病倾向
E. 依赖胰岛素治疗

A_2 型题

17. 患者，女性，50 岁。糖尿病酮症酸中毒，尿糖阳性，尿液气味呈
A. 芳香味 B. 氨臭味
C. 大蒜味 D. 烂苹果味
E. 腐臭味

18. 患者，女性，35 岁。甲亢病史 3 年，1 天前出现恶心、呕吐、大汗淋漓、嗜睡等症状，查体：体温 39.5℃，脉搏 150 次/分。初步诊断为
A. 甲状腺危象
B. 甲状腺功能低下
C. 抗甲状腺药物中毒
D. 急性胃肠炎
E. 治疗反应

19. 患者，女性，40 岁。糖尿病史 5 年，今日餐前突感到饥饿难忍、全身无力、心慌、出虚汗、神志恍惚。护士应立即采取的措施是
A. 配血、备血
B. 协助患者饮糖水
C. 进行血压监测
D. 建立静脉通道
E. 专人护理

20. 患者，女性，25 岁。妊娠 6 个月，体检发现尿糖（+++），血糖空腹 7.9mmol/L，餐后 2 小时 17.1mmol/L。治疗主要选择
A. 饮食治疗 B. 体育锻炼
C. 口服降糖药 D. 胰岛素
E. 无须治疗

21. 患者，男性，60 岁。颜面水肿，空腹血糖 12.3mmol/L，尿糖（++），尿蛋白（+），目前降糖治疗应首选
A. 单纯控制饮食
B. 控制饮食+双胍类药
C. 控制饮食+磺脲类药
D. 控制饮食+胰岛素
E. 控制饮食+体育锻炼

22. 患者，女性，20 岁。因双侧甲状腺肿大住院。甲状腺扫描可见弥漫性甲状腺肿，均匀分布。诊断为单纯性甲状腺肿，支持诊断的辅助检查结果是
A. T_3、T_4升高，TSH 降低
B. T_3、T_4降低，TSH 升高
C. T_3、T_4升高，TSH 正常
D. T_3、T_4降低，TSH 正常
E. T3、T4 正常，TSH 正常

23. 患者，女性，25 岁。甲亢 1 年，服用甲硫氧嘧啶治疗，此药的作用机制是
A. 抑制甲状腺激素合成
B. 抑制免疫反应
C. 抑制甲状腺激素释放
D. 降低外周组织对甲状腺激素的敏感性
E. 抑制促甲状腺激素分泌

24. 患者，男性，40 岁。兴奋易怒，眼球突出，皮

肤潮湿。查体：体温 37.5℃，脉率 110 次/分，呼吸 26 次/分，血压 158/75mmHg，计算其基础代谢率为

A. 80　　B. 81

C. 82　　D. 83

E. 84

A_3 型题

（25、26 题共用题干）

梁先生，62 岁，糖尿病史 10 年，昏迷 1 小时入院，查血糖 33.3mmol/L，尿素氮 20mmol/L，血钠 152mmol/L，血钾 4.5mmol/L，尿酮体（＋＋）。

25. 最可能的诊断为

A. 尿毒症　　B. 糖尿病酮症酸中毒

C. 乳酸性酸中毒　　D. 高渗性昏迷

E. 高钠血症昏迷

26. 对患者不妥的处理是

A. 立即补液

B. 应用胰岛素

C. 注意纠正水电解质紊乱

D. 寻找并处理诱因

E. 尿酮体消失即停用胰岛素

李　义

第 6 节　痛风患者的护理

（一）概述

1. 概念　痛风（gout）是慢性嘌呤代谢障碍所致的一组异质性代谢性疾病。临床特点为高尿酸血症、反复发作的痛风性关节炎、痛风石、间质性肾炎，严重者呈关节畸形及功能障碍，常伴有尿酸性尿路结石。根据病因可分为原发性和继发性两类，其中以原发性痛风占绝大多数。

2. 病因及发病机制　原发性痛风属遗传性疾病，由先天性嘌呤代谢异常所致，大多数有阳性家族史，属多基因遗传缺陷，但其确切原因未明。继发性痛风可由肾病、血液病、药物及高嘌呤食物等多种原因引起。

3. 临床表现　多见于中老年男性、绝经期后妇女，发病高峰在 40～50 岁，近年来青年人发病率有上升趋势。5%～25%的患者有痛风家族史。

（1）无症状期：仅有血尿酸持续性或波动性增高。从血尿酸增高至症状出现，时间可长达数年至数十年，有些可终身不出现症状。但随着年龄增长，出现痛风的比率增加，症状出现与高尿酸血症的水平和持续时间有关。高尿酸血症常伴有肥胖、原发性高血压、高脂血症、2 型糖尿病、高凝血症、高胰岛素血症为特征的代谢综合征。

（2）急性关节炎期：多于春秋发病，为痛风的首发症状，是尿酸盐结晶、沉积引起的炎症反应。表现为突然发作的单个、偶尔双侧或多个关节红肿热痛、功能障碍，可有关节腔积液，伴发热、白细胞增多等全身反应。常在午夜或清晨突然发作，多呈剧痛，因疼痛而惊醒，数小时出现受累关节的红肿热痛和功能障碍。最易受累部位是拇趾和第一跖趾关节，其后依次为踝、膝、腕、指、肘等关节。

（3）痛风石期：痛风石是痛风的一种特征性损害，由尿酸盐沉积所致。痛风石可存在于任何关节、肌腱和关节周围软组织，导致骨、软骨的破坏及周围组织的纤维化和变性。常多关节受累，且多见于关节远端，受累关节可表现为以骨质缺损为中心的关节肿胀、僵硬及畸形，无一定形状且不对称，手足关节经常活动受限。

（4）肾病变期：主要表现在两方面：①痛风性肾病：起病隐匿，早期仅有间歇性蛋白尿；随

着病情发展而呈持续性，伴有夜尿增多；晚期可发生高血压、水肿、氮质血症和肌酐升高等肾功能不全表现；最终可因肾衰竭或并发心血管疾病而死亡。②尿酸性肾石病：10%～25%的痛风患者有尿酸性尿路结石，呈泥沙样，常无症状，较大者有肾绞痛、血尿。当结石引起梗阻时导致肾积水、肾盂肾炎、肾积脓等，感染加速结石增长和肾实质的损害。

4. 治疗要点　目前尚无根治原发性痛风的方法。防治目的：①控制高尿酸血症，预防尿酸盐沉积；②迅速终止急性关节炎发作，防止复发；③防止尿酸结石形成和肾功能损害。

5. 实验室及其他检查

（1）尿酸测定：正常男性血尿酸为 150～380μmol/L，正常女性为 100～300μmol/L，更年期后接近男性。男性或绝经后妇女血尿酸＞420μmol/L，绝经前女性＞350μmol/L 则可确定为高尿酸血症。血尿酸存在较大波动，应反复监测。而限制嘌呤饮食 5 天后，如每天小便中尿酸排出量＞3.57mmol，则提示尿酸生成增多。

（2）滑囊液或痛风石检查：急性关节炎期行关节腔穿刺，抽取滑囊液，在旋光显微镜下，可见白细胞内有双折光现象的针形尿酸盐结晶，是确诊本病的依据。痛风石活检也可见此现象。

（3）其他检查：X 线检查、CT 检查、关节镜等有助于发现骨、关节的相关病变或尿酸性尿路结石影。

6. 预后　痛风是一种终身性疾病，轻者经有效治疗可正常生活和工作。若病情反复发作可导致关节僵硬、畸形、肾结石和肾衰竭，导致患者生活质量下降。

（二）护理评估

1. 健康史、致病因素　评估患者对疾病的认识能力（如诱因、饮食习惯、调整软食结构）；评估患者慢性和急性发作的频度、对于慢性疼痛自控能力。

2. 心理-社会状况　了解患者如何自我调整因自信心的丧失引起心理的一系列反应，在长期病程中对这些反应和调整的处理也许会导致他们出现新的问题，而且还有赖于患者的社会支持（家庭、朋友、同事等）。对于继发性痛风的患者，指导其积极配合治疗原发病，以缓解痛风症状。

（三）护理诊断/问题

1. 疼痛：关节痛　与尿酸盐结晶沉积在关节引起炎症反应有关。
2. 躯体活动障碍　与关节受累、关节畸形有关。
3. 知识缺乏：缺乏与痛风有关的饮食知识。

（四）护理目标

①缓解疼痛；②满足患者生活需要。

（五）护理措施

1. 休息　急性关节炎期，除关节红肿热痛和功能障碍外，患者常有发热，应绝对卧床休息，抬高患肢，避免受累关节负重。也可在病床上安放支架支托盖被，减少患部受压。待关节痛缓解 72 小时后，方可恢复活动。

2. 局部护理　手、腕或肘关节受累时，为减轻疼痛，可用夹板固定制动，也可在受累关节给予冰敷或 25%硫酸镁湿敷，消除关节的肿胀和疼痛。痛风石严重时，可能导致局部皮肤溃疡发生，故要注意维持患部清洁，避免发生感染。

3. 饮食护理　因痛风患者大多肥胖，热量不宜过高，应限制在 5020～6276kJ/d。蛋白质控制在 1g/（kg·d）。避免进食高嘌呤食物，如动物内脏、鱼虾类、蛤蟹、肉类、菠菜、蘑菇、黄豆、扁豆、豌豆、浓茶等。饮食宜清淡、易消化，忌辛辣和刺激食物。严禁烟酒，并指导患者进食碱性食物，如牛奶、鸡蛋、马铃薯、各类蔬菜、柑橘类水果，使尿液的 pH 在 7.0 或以上，减少尿酸盐结晶的沉积。

4. 病情观察　①观察疼痛的部位、性质、间隔时间，有无午夜因剧痛而惊醒等。②受累关节有无红肿热和功能障碍。③有无过度疲劳、寒冷、潮湿、紧张、饮酒、饱餐、脚扭伤等诱发因素。④有无痛风石的体征，了解结石的部位及有无症状。⑤观察患者的体温变化，有无发热等。⑥监测尿酸的变化。

5. 心理护理　患者由于疼痛影响进食和睡眠，疾病反复发作导致关节畸形和肾功能损害，思想负担重，常表现出情绪低落、忧虑、孤独，护士应向其讲解痛风的有关知识、饮食与疾病的关系，并给予精神上的安慰和鼓励。

6. 用药护理　指导患者正确用药，观察药物疗效，及时处理不良反应。①秋水仙碱一般口服，但常有胃肠道反应。若患者一开始口服即出现恶心、呕吐、水样腹泻等严重胃肠道反应，可采取静脉用药。但静脉用药可产生严重的不良反应，如肝损害、骨髓抑制、DIC、脱发、肾衰竭、癫痫样发作甚至死亡，应用时需慎重，必须严密观察。一旦出现不良反应，应及时停药。有骨髓抑制、肝肾功能不全、白细胞减少者禁用，孕妇及哺乳期间不可使用；治疗无效者，不可再重复用药。此外，静脉使用秋水仙碱时，切勿外漏，以免造成组织坏死。②使用丙磺舒、磺吡酮、苯溴马隆者，可有皮疹、发热、胃肠道反应等不良反应。使用期间，嘱患者多饮水、口服碳酸氢钠等碱性药。③应用 NSAID 时，注意观察有无活动性消化性溃疡或消化道出血发生。④使用别嘌呤者除有皮疹、发热、胃肠道反应外，还有肝损害、骨髓抑制等不良反应；肾功能不全者，宜减半量应用。⑤使用糖皮质激素时，应观察其疗效，密切注意有无症状的“反跳”现象；若同时口服秋水仙碱，可防止症状“反跳”。

（六）健康教育

1. 疾病知识指导　给患者和家属讲解疾病的有关知识，说明本病是一种终身性疾病，但经积极有效治疗，患者可正常生活和工作。嘱其保持心情愉快，避免情绪紧张；生活要有规律；肥胖者应减轻体重；防止受凉、劳累、感染、外伤等。指导患者严格控制饮食，避免进食高蛋白和高嘌呤的食物，忌饮酒，每天至少饮水 2000ml，特别是在用排尿酸药时更应多饮水，有助于尿酸随尿液排出。

2. 保护关节指导　指导患者日常生活中应注意：①尽量使用大肌群，如能用肩部负重者不用手提，能用手臂者不要用手指；②避免长时间持续进行重体力劳动；③经常改变姿势，保持受累关节舒适；④若有关节局部温热和肿胀，尽可能避免其活动。如运动后疼痛超过 1～2 小时，应暂时停止此项运动。

3. 病情监测指导　平时用手触摸耳轮及手足关节处，检查是否产生痛风石。定期复查血尿酸，门诊随访。

李　义

第 8 章 风湿性疾病患者的护理

第 1 节　概　　述

风湿性疾病（rheumatic diseases，简称风湿病）泛指病变累及骨、关节及其周围软组织，如肌肉、滑膜、肌腱、筋膜、神经等的一组疾病。其主要临床表现是关节疼痛、肿胀、活动功能障碍，病程迁延，发作与缓解交替出现，部分患者可发生脏器功能损害，甚至功能衰竭。其发病原因复杂，主要与感染、免疫、代谢、内分泌、环境、遗传等因素有关，机制未明。常见的疾病有系统性红斑狼疮、类风湿关节炎、强直性脊柱炎、皮肌炎等。

一、分　　类

根据发病机制、病理及临床特点，可将风湿病分为弥漫性结缔组织病（diffuse connective tissue disease，CTD）、脊柱关节病、退行性变等十大类（表 8-1）。其中，弥漫性结缔组织病简称结缔组织病，是风湿性疾病的重要组成部分。

表 8-1　风湿病的分类和疾病的命名

分类	疾病的命名
1. 弥漫性结缔组织病	类风湿关节炎、系统性红斑狼疮、硬皮病、多肌炎等
2. 脊柱关节病	强直性脊柱炎、Reiter 综合征、银屑病性关节炎等
3. 退行性变	骨关节炎（原发性、继发性）
4. 代谢内分泌相关的风湿病	痛风、假性痛风、马方综合征、免疫缺陷等
5. 感染相关的风湿病	反应性关节炎、风湿热等
6. 肿瘤相关的风湿病	A. 原发性（滑膜瘤、滑膜肉瘤等）
	B. 继发性（多发性骨髓瘤、转移瘤等）
7. 神经血管疾病	神经性关节病、压迫性神经病变（周围神经受压、神经根受压）、雷诺综合征等
8. 骨与软骨病变	骨质疏松、骨软化、肥大性骨关节病、弥漫性原发性骨肥厚、骨炎等
9. 非关节性风湿病	关节周围病变、椎间盘病变、特发性腰痛等
10. 其他	周期性风湿热、间歇性关节积液、药物相关的风湿综合征、慢性活动性肝炎等

由于人口老龄化和环境变化等原因，风湿病的发病率呈逐年上升趋势。据我国不同地区流行病学调查：类风湿关节炎的患病率为 0.32%～0.36%，强直性脊柱炎的患病率约为 0.25%，系统性红斑狼疮的患病率约为 0.07%，骨关节炎在 50 岁以上者可达 50%，痛风性关节炎患者也日渐增多。

二、临床特点

1. 呈发作与缓解相交替的慢性疾病　几乎所有风湿性疾病病程漫长、病情反复，呈进行性发展，多次发作可造成相应器官和局部组织的严重损害。

2. 个体差异大　同一疾病在不同患者的临床表现不同，即使使用同一种类的抗风湿药物，其耐受剂量、疗效和不良反应、预后等方面差异很大。

3. 免疫学改变或生化改变　如类风湿关节炎（rheumatoid arthritis，RA）出现抗环瓜氨酸肽（CCP）抗体阳性；系统性红斑狼疮（systemic lupus erythematosus，SLE）出现抗 dsDNA 抗体阳性等。

三、护理评估

【健康史】

1. 患病及治疗经过

（1）患病经过：详细询问患者起病时间、病情急缓，有无诱因，主要症状及特点。尤其应针对关节病变患者应询问关节肿胀、疼痛的时间、疼痛部位、性质、程度、缓解方式等，注意询问有无伴随症状和并发症等。

（2）治疗经过：是否进行过正规治疗，效果怎样；做过哪些检查，结果如何；既往有无特殊药物摄入史，如普鲁卡因胺、异烟肼、氯丙嗪等，因为这些药物与某些风湿性疾病的发生密切相关。

（3）目前状况：了解目前主要不适症状及病情变化，如关节疼痛、肿胀、活动障碍、晨僵时间，是否呈进行性加重；一般情况，精神状态等。

2. 心理-社会资料

（1）评估患者日常生活、工作是否因患病受影响：如类风湿关节炎患者因疾病反复发作，进行性加重导致关节疼痛、活动及功能受限，使患者丧失生活自理能力和工作能力。

（2）评估患者对疾病的知晓程度：对疾病的性质、过程、预后及防治知识的了解程度。

（3）评估患者的心理状态：有无敏感、多疑、易怒、悲观、忧虑、抑郁等心理反应及其程度。

（4）评估社会支持情况：了解患者家庭情况、文化程度、教育背景等。了解家属对患者的关心和支持程度。了解患者出院后的继续就医条件，社区所能提供的医疗服务等。

3. 生活史与家族史　询问患者的出生地、年龄、职业、工作及生活环境等，以上因素与风湿性疾病息息相关，如长期生活在潮湿阴冷的环境中，类风湿关节炎患病率较高。此外，了解患者直系亲属中有无类似疾病的发生。

【身体评估】

1. 身体状况　观察患者的生命体征、精神状态、营养情况，有无消瘦、发热等。

2. 皮肤黏膜　观察患者皮肤有无红斑、皮疹或破损，其大小、分布、颜色、形状等，有无皮下结节、雷诺现象等，口腔黏膜有无溃疡等。

3. 肌肉、关节　检查有无肌力减退、肌肉萎缩；关节脊柱有无压痛、红肿、畸形、活动受限等。

4. 其他　检查心率、心律是否正常，视力是否正常，有无肝脾肿大等。

【实验室检查】

1. 一般检查　血常规、尿常规、肝肾功能、血沉等，有助于诊断、判断病情严重程度，也是治疗、判断预后的重要指标。

2. 特异性检查　对风湿性疾病的诊断和鉴别诊断非常重要，特别是早期CTD有极高的诊断价值。常用的指标有：

（1）抗核抗体（ANA）：对诊断SLE有较高的特异性。

（2）类风湿因子（RF）：其滴度与RA活动度及严重程度呈正比，但特异性较差，对诊断RA有局限性。

（3）抗中性粒细胞胞质抗体（ANCA）：对血管炎尤其是Wegener肉芽肿的诊断和疾病活动度的判断有意义。

（4）抗磷脂抗体（APL）：见于抗磷脂抗体综合征、SLE、干燥综合征等。

3. 关节镜和关节液的检查　关节镜可通过直接观察关节腔表层结构变化，活检组织标本病理检查，对疾病的诊断有重要价值。关节液检查主要用于鉴别炎症性及非炎症性的关节病变。抽取关节液要注意及时送检，避免标本内晶体溶解或细胞自溶。

4. 影像学检查　是诊断风湿性疾病及判断疾病严重程度的重要辅助检查。常用检查技术有X线平片、CT、MRI、关节超声及血管造影等。

5. 其他　肌肉活检、活组织检查，对不同风湿性疾病有不同诊断价值。各种病理活组织检查对疾病的诊断有重要意义，同时可指导治疗。

第2节　风湿性疾病患者常见症状及体征的护理

一、关节疼痛与肿胀的护理

（一）概述

疼痛常是受累关节的首发症状，也是风湿性疾病患者就诊的主要原因。疼痛的关节均可有肿胀和压痛。

（二）护理评估

【病史】　询问关节疼痛与肿胀的发生时间、疼痛的性质及程度，有无诱因等。疼痛关节的情况，如疼痛部位是游走性还是部位固定，疼痛性质呈间歇性还是急骤发作，疼痛与活动的关系。具体受累的关节，是单关节还是多关节。疼痛是否影响肌腱、韧带、滑囊等关节附属结构。有无关节畸形和功能障碍。有无晨僵，晨僵的持续时间。有无伴随其他症状，如长期低热、乏力、食欲缺乏、口眼干燥、心血管系统、呼吸系统症状等。评估患者目前主要不适症状及病情变化。了解患者的一般情况，如体重、饮食、营养状况、睡眠、二便情况等。

【心理状况】　由于关节疼痛肿胀反复发作，病情迁延不愈。评估疾病对患者日常生活及工作的影响，是否丧失生活自理能力和工作能力；评估患者是否知晓疾病的性质、发展过程、疾病的预后及预防知识；评估患者精神状态，有无悲观、忧郁、抑郁等心理变化。

【实验室及其他检查】　了解自身抗体检查结果、滑液检查及关节影像学结果，明确导致关节疼痛的原因。

（三）护理诊断及问题

1. 疼痛：慢性关节疼痛 与关节炎性反应有关。

2. 躯体活动障碍 与关节持续疼痛有关。

3. 焦虑 与疼痛反复发作、病情迁延不愈有关。

（四）护理目标

（1）患者学会应用减轻疼痛的技术和方法。

（2）关节炎性反应消退或减轻，疼痛缓解。

（3）焦虑程度减轻，生理和心理上舒适度增加。

（五）护理措施

1. 疼痛：慢性疼痛

（1）休息与体位：在炎症急性期，病变关节制动，取功能位，避免关节变形；为避免疼痛部位受压，可用支架支起床上盖被。休息时间过久容易造成肌力减退、关节挛缩、压疮、心肺耐力下降等，注意观察，积极预防。在缓解期可适当活动，待病情完全稳定后，可进行轻度锻炼，注意避免劳累和诱发因素。

（2）协助患者减轻疼痛：①非药物止痛，指导患者转移注意力，如听轻音乐，根据病情使用物理疗法，如磁疗、蜡疗、热疗等，也可按摩肌肉、活动关节等。②药物止痛，遵医嘱服用止痛药物，如塞来昔布、布洛芬、阿司匹林等。该类药物最大副作用是胃肠道反应，注意服药时间，加服胃黏膜保护药。③为患者创造适宜的环境，避免嘈杂、吵闹，或过于安静的环境，避免患者出现焦躁情绪而加重疼痛感。

（3）生活护理：协助患者完成进食、排便、洗漱、翻身等日常护理。

（4）心理护理：关心、照顾患者，帮助患者树立战胜病痛的信心，减少患者不良情绪对疼痛的影响。

2. 躯体活动障碍 病情活动期要卧床休息，一切生活必要品放在随手可取之处。注意安全移动或行走。床边、走廊、厕所设安全扶手，指导上下坐轮椅、扶行器、拐杖、假肢等方法；注意肢体感觉功能有无改变。咀嚼困难有吞咽障碍者应给予流质或半流质饮食，少量缓慢进食，防止呛咳，避免发生窒息的危险。做好皮肤护理，定期变换体位，预防压疮发生。鼓励咳嗽排痰，预防肺部感染。

向家属介绍功能锻炼对关节功能恢复的重要意义，鼓励并指导患者正确地进行关节功能锻炼。运动方式要循序渐进，先使用适当的方法减轻关节疼痛，再慢慢地增进关节活动度，然后再做肌肉训练，最后再加强耐力训练。活动中患者可能感到短时间的疼痛，若活动后疼痛持续数小时，说明活动过量，应适当调整。

3. 焦虑

（1）评估心理状态：通过观察及交流，评估患者心理状态。

（2）心理支持：鼓励患者说出自身感受，耐心听取患者诉说，帮助患者克服自卑心态，勇敢面对生活并积极治疗原发病，预防关节肌肉等再次受损的可能，争取最大程度恢复躯体活动功能，做力所能及的事来提高生活质量。

（六）护理评价

（1）患者能否正确运用减轻疼痛的技术和方法，疼痛是否减轻或消失。
（2）患者能否认识到焦虑所引起的不良影响，是否会运用应对方法减轻焦虑。

二、关节僵硬与活动受限的护理

（一）概述

关节僵硬指患者关节静止一段时间后再活动时出现的一种关节局部不适，如胶黏样感，活动后减轻或消失。通常晨起后表现明显，故称晨僵；尤以类风湿关节炎最为典型。关节活动受限随病情发展而加重，即晨僵时间与关节炎症严重程度相关。

（二）护理评估

【病史】 了解受累关节僵硬及活动受限的起始时间、部位、持续时间、缓解方式，患者关节僵硬与活动的关系，即在活动后关节症状加重还是减轻。评估关节僵硬与活动受限对患者生活、工作的影响及程度。了解患者患病以来诊疗经过，是否采取减轻关节症状的措施，效果如何。了解患者目前一般状况如何，包括饮食、睡眠、大小便情况。评估患者心理状态，观察患者有无因关节活动受限而导致的不良心理反应。

【身体评估】 评估患者全身情况，如生命体征、神智、体重等。僵硬关节的分布、持续的时间、活动受限的程度，检查关节活动情况、有无畸形和功能障碍。评估患者的肌力情况，是否伴有肌肉萎缩；评估皮肤的完整性，有无皮损等。检查耳郭、肩胛、肘、骶骨等骨突处有无发红、有无局部缺血。有无静脉血栓、腓肠肌痛、肢体发红、局部肿胀、皮温升高等。

【实验室及其他检查】 自身抗体测定、关节 X 线检查和关节镜检查。

（三）护理诊断及问题

躯体移动障碍　与关节疼痛、僵硬、功能障碍有关。

（四）护理目标

（1）患者掌握保护及促进关节功能的方法。
（2）患者关节僵硬疼痛减轻。
（3）关节功能基本恢复，能进行力所能及的活动和工作。

（五）护理措施

施躯体活动障碍：

1. 一般护理　协助患者完成日常活动，满足患者生活所需。帮助患者合理安排生活，将经常使用的物品放在患者健侧手容易触及的地方，鼓励患者从事力所能及的活动，帮助其恢复生活自理能力。饮食宜多样化、合理搭配，以保证营养摄入均衡。避免偏食，注意少食海鲜、生冷、辛辣等刺激性食物。

2. 休息与锻炼　夜间睡眠注意病变关节保暖，预防晨僵，如戴手套等。急性期时，限制活动，保持肢体功能位。缓解期时鼓励患者早日下床活动，制订合理的训练计划，逐步恢复受累关节的功能；同时注意加强肌肉力量与耐力的训练。活动量以患者能忍受为度。必要时给予辅助工具，如拐杖、助步器、轮椅等。根据病情进行关节局部理疗，如热敷、温水浴、按摩、红外线照射等，可促进局部血液循环，缩短晨僵时间。

3. 心理护理　评估患者心理状态，根据患者文化程度、个人接受能力，进行计划性疾病相关知识介绍。帮助患者接受活动受限的事实，允许患者以自己的速度完成工作。鼓励患者表达自己的感受，注意疏导。

4. 病情观察及预防并发症

（1）严密观察患者情况，注意防止肌肉萎缩。

（2）卧床患者要鼓励有效咳嗽和深呼吸，预防肺部感染。

（3）保持关节功能位，预防费用性萎缩。

（4）协助患者定时翻身，预防压疮。

（5）加强保护措施，在患者活动初期应有人陪伴，避免受伤。

（6）评估患者营养情况，保持充分的液体摄入，多食用富含纤维素的食物，必要时给予缓泻剂等预防便秘。

（六）护理评价

（1）患者掌握保护和促进关节功能的方法。

（2）患者关节肿胀，僵硬减轻，关节功能恢复正常。

（3）患者能基本完成日常活动和工作。

三、皮肤受损的护理

（一）概述

风湿性疾病患者多数伴有皮肤受损。其表现多种多样，常见的皮损有皮疹、结节性红斑、网状红斑、水肿、溃疡等。其病理基础是血管炎性反应。

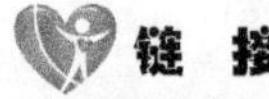

风湿性疾病常见皮损表现

1. 蝶形红斑　由鼻梁向两侧面颊部展开呈蝴蝶形，为鲜红或紫红色不规则水肿性红斑，是系统性红斑狼疮患者最具特征性的皮损。

2. 类风湿结节　多位于鹰嘴附近、枕、跟腱等关节隆突处及受压部位的皮下，呈对称性分布，质硬无压痛，大小不一，直径数毫米至数厘米不等，是类风湿关节炎患者特异性皮损。

3. 雷诺现象　寒冷、情绪刺激时突然发作，典型表现为指（趾）末端发作性苍白、青紫、潮红的三相反应，伴局部麻木、疼痛，温暖后很快缓解。

（二）护理评估

【病史】　了解皮肤受损的起始部位、时间，有无日光过敏，口眼干燥，有无系统性红斑狼疮、类风湿关节炎等病史。了解患者患病以来的诊疗情况，如做过哪些检查，结果如何，经过哪些治疗，效果如何等。了解患者目前的主要不适及病情变化。了解患者的一般情况，如体重、饮食方式、营养状况、睡眠、大小便等有无改变。

【身体评估】 评估患者生命体征；皮损的部位面积大小、红斑形状，有无口腔、指尖、腿部溃疡，手足皮肤颜色和温度。

【实验室及其他检查】 皮肤狼疮带试验、肾活检、肌肉活检等。

（三）护理诊断及问题

1. 皮肤完整性受损 与血管炎反应及应用免疫抑制剂等因素有关。
2. 外周血管灌注无效 与肢端血管痉挛、血管舒缩功能调节障碍有关。

（四）护理目标

（1）皮肤受损得到及时修复，无感染发生。
（2）学会皮肤防护及避免血管收缩的方法。
（3）外周血管灌注量得到改善，手指和足趾颜色正常。

（五）护理措施

1. 皮肤完整性受损

（1）皮肤护理：①避光：有皮疹、红斑或光过敏者，指导患者避免阳光直射裸露皮肤，外出采用避光措施，穿浅色长衣长裤，戴墨镜，遮阳伞等，面部可涂氯硅霜防止光过敏。皮疹或红斑处涂抹含糖皮质激素的乳膏或软膏，局部感染时使用抗生素并做无菌清创换药处理，以保持皮肤完整，防止损伤。②保持皮肤卫生清洁，皮损处可用温水清洗，忌用碱性肥皂、化妆品或其他化学用品，如染发烫发剂、化妆品、洁面护肤品、肥皂等。剪指甲勿过短，防止损伤甲周皮肤。③避免服用诱发本病的药物：如异烟肼、氯丙嗪等。④避免寒冷刺激每日用温水擦洗，防止皮肤损伤。⑤保持口腔清洁，晨起、睡前和餐后用漱口水漱口；口腔溃疡伴发细菌感染时，用中药冰硼散、锡类散等涂敷，或用口腔溃疡药膜局部贴敷，促进口腔溃疡愈合。

（2）饮食护理：指导进食优质蛋白，补充水分及维生素。避免食用含雌激素的食品，慎用保健品。不食用增强光敏感作用的食物，如无花果、蘑菇、紫云英等。如患者出现口腔黏膜糜烂明显，进食困难，要给予流质饮食，症状缓解逐渐改为半流质、软质饮食，忌食生、冷、硬及辛辣食物。

（3）用药护理：遵医嘱使用药物治疗时，注意观察药效及药物的不良反应。

1）非甾体抗炎药（NSAID）：主要包括塞来昔布、布洛芬、阿司匹林等。具有解热、镇痛、抗感染的作用，最主要的不良反应是胃肠道反应，表现为上腹胀痛、恶心、呕吐等，严重者可致出血性糜烂性胃炎。因此指导患者餐后服用或加用胃黏膜保护剂，减少胃肠道反应；此外神经系统不良反应有头痛、头晕、精神错乱等；同时要注意观察是否出现肝肾毒性、抗凝作用及皮疹等。

2）糖皮质激素：具有强大的抗炎和免疫抑制作用，能迅速缓解症状，但可能诱发感染，医源性库欣综合征，加重或诱发消化性溃疡，水、电解质紊乱；长期使用会导致骨质疏松，无菌性股骨头坏死，诱发精神失常等。服药期间应给予低盐、高蛋白、含钾丰富和钙丰富的食物；定期监测血压、血糖变化；做好口腔护理；注意观察有无股骨头坏死、骨质疏松等不良反应；大剂量糖皮质激素冲击治疗时，密切观察生命体征变化，并做好抢救准备工作。长期使用激素患者不可随意漏服、停服及自行减量，以免引起病情“反跳”。

3）免疫抑制剂：此类药物通过各种途径产生免疫抑制作用，常见不良反应有白细胞减少、胃肠道不适、出血性膀胱炎、脱发、胎儿致畸等。服药期间鼓励患者多饮水，观察尿液颜色，便于及时发现出血性膀胱炎；育龄女性在服药期间应注意避孕；有脱发者应鼓励患者带假发，增加其自尊。

2. 外周血管灌注无效

（1）避免诱因：①寒冷天气注意保暖，避免长时间处在寒冷空气中，外出时应戴手套，接触冰冷物品时注意防护。②平时注意肢体保暖，睡前用温水泡手、脚，但水温不宜过热，避免烫伤皮肤。勿用冰水洗手洗脚。③戒烟、避免饮咖啡，防止交感神经兴奋，病变小血管痉挛，加重组织缺血缺氧。④保持良好的心态，避免情绪激动引起血管痉挛。

（2）用药护理：针对小血管痉挛所致的微循环障碍，遵医嘱给予血管扩张剂及抑制血小板聚集的药物，如硝苯地平、低分子右旋糖酐等。指端血管痉挛引起的皮肤苍白、疼痛时可涂硝酸甘油膏，以扩张血管，改善血液循环，缓解症状。

（六）护理评价

（1）患者掌握皮肤护理及避免血管收缩的方法，患者皮损范围缩小或消失，皮损程度减轻。

（2）肢端末梢血液循环改善，手指、足趾皮肤颜色正常，雷诺现象发生频率降低。

第3节　系统性红斑狼疮患者的护理

案例 8-1　李女士，28 岁，因“左腕关节关节疼痛，面部红斑 1 周，发热 3 天”入院。患者 1 周前出现左腕关节疼痛、乏力，后因日晒出现面部红斑，口腔溃疡。3 天前因受凉后出现发热，体温最高达 39.2℃，无咳嗽、咳痰。入院后护理体检：T 38.9℃，P 95 次/分，R 23 次/分，BP 110/80mmHg；神清，精神委靡，痛苦表情，面部见蝶形红斑；口腔黏膜见 1.2cm×0.5cm 溃疡；右肺听诊浊音，语颤减弱，呼吸音见底。左腕关节压痛（+）。患者自动体位，自理能力部分下降，家庭及社会支持系统完善。

主要检查结果：自身抗体谱示抗核抗体 ANA（+），抗 SSA 抗体（+），抗 dsDNA 抗体（+）；血常规示白细胞 1.14×10^{9}/L，红细胞计数 5.60×10^{12}/L，血红蛋白 79.0g/L；血沉：70mm/h、超敏 C 反应蛋白 59.2mg/L。

问题：1. 该案例的临床诊断可能为什么？

2. 哪些因素可诱发或加重该疾病？

3. 李女士目前主要护理问题是什么？如何进行相应的护理措施？

4. 请为李女士制订健康指导计划。

一、概　述

【概念】 系统性红斑狼疮（systemic lupus erythematosus，SLE）是自身免疫介导的，以免疫性炎症为突出表现的弥漫性结缔组织病。患者血清中出现以抗核抗体为代表的多种自身抗体和多系统受累是 SLE 的两个主要临床特征。本病病程迁延，病情反复发作。SLE 以女性多见，患病年龄以 20～40 岁多见，本病在我国的患病率为 1/1000。

【病因】 本病病因未明，可能与遗传、性激素、环境等有关。

1. 遗传因素　SLE 的发病有家族聚集倾向，SLE 患者 1 代亲属中，SLE 的患病率是无 SLE 家庭的 8 倍。此外，具有 SLE 的易感基因，如 HLA-DR_2、HLA-DR_3、C4a、C1q、Clr/s 和 C2 先天缺陷的人群 SLE 患病率明显高于正常人群。

2. 雌激素　育龄女性的患病率与同年龄男性之比为 9∶1，儿童与老年 SLE 患者中女性患病率略高于男性（比例为 3∶1）；妊娠可诱发本病或加重病情。

3. 环境　日光、食物、药品、化学试剂及病原微生物等环境因素与 SLE 有关。①日光：紫外线使皮肤上皮细胞凋亡，新抗原暴露而成为自身抗原。②食物：芹菜、无花果可增强皮肤对紫外线的敏感性；烟熏饰品、蘑菇等可诱发 SLE 发病；苜蓿、豆类等也与本病发生有关。③药物：普鲁卡因胺、异烟肼、氯丙嗪、甲基多巴等可诱发本病发生。④病原微生物：SLE 发生与某些病毒感染有关。

◎ 考点：系统性红斑狼疮的病因

【发病机制】　至今尚未明晰，可能为外来抗原（病原体、药物等）引起 B 细胞活化。易感者因免疫耐受减弱，B 细胞通过交叉反应与模拟外来抗原的自身抗原相结合，并将抗原呈递给 T 细胞，使之活化，在 T 细胞化刺激下，B 细胞得以产生大量不同类型的自身抗体，造成组织损伤。致病性自身抗体中抗核抗体谱（ANA）对疾病的发生发展尤为重要，包括抗双链 DNA 抗体（与肾组织直接结合导致损伤）、抗血小板抗体（破坏血小板导致血小板减少）、抗红细胞抗体（破坏红细胞引起溶血性贫血）、抗磷脂抗体（引起抗磷脂抗体综合征）等。免疫复合物也可沉积在全身各个器官的血管壁，引起血管炎导致该器官的损害。

【病理】　SLE 的病理形态因累及部位不同而异。本病的基本病理变化为炎症反应和组织损伤。特征性组织病理改变有如下三种：①苏木紫小体：细胞核受抗体作用变成为嗜酸性团块。②“洋葱皮样”改变：小动脉周围有显著的向心纤维增生。③狼疮肾炎（LN）：进行活组织电镜及免疫荧光检查时，侵害肾小球、肾小管、间质及血管。其特征性改变为苏木精小体及肾小球基膜呈线圈样改变。免疫荧光检查呈“满堂红”现象，肾小球肾小管及基质等均可见多种免疫球蛋白及补体沉积。

二、护 理 评 估

【健康史】　评估患者家族中有无 SLE 患者，询问有无特殊药物服用史（如异烟肼、普鲁卡因胺等）、光过敏及食物过敏史，了解育龄妇女发病与妊娠、分娩的关系，发病前有无感染、紫外线照射、摄入特殊食物史等。

【身体状况】　SLE 临床表现多种多样。起病可为暴发性、急性或隐匿性。部分患者长期处于稳定的亚临床状态或表现为轻症，仅侵犯 1～2 个器官，表现不典型容易误诊，以后可侵犯多个器官，使临床表现复杂。绝大多数患者呈缓解与发作交替病程。

1. 全身症状　活动期患者有全身症状，主要包括发热（以中、低热为主）、乏力、体重下降等。

2. 皮肤黏膜　80%的患者在病程中出现皮肤黏膜的损害。其中鼻梁和双颧颊部呈蝶形分布的红斑（图 8-1）是 SLE 特征性的改变。SLE 的皮肤损害包括脱发、手足掌面和甲周红斑、盘状红斑、结节性红斑、脂膜炎、网状青斑、雷诺现象等。约 40%的患者出现日晒后光过敏现象，甚至诱发 SLE 急性发作。30%的患者在急性期出现口腔黏膜溃疡，偶见鼻黏膜。

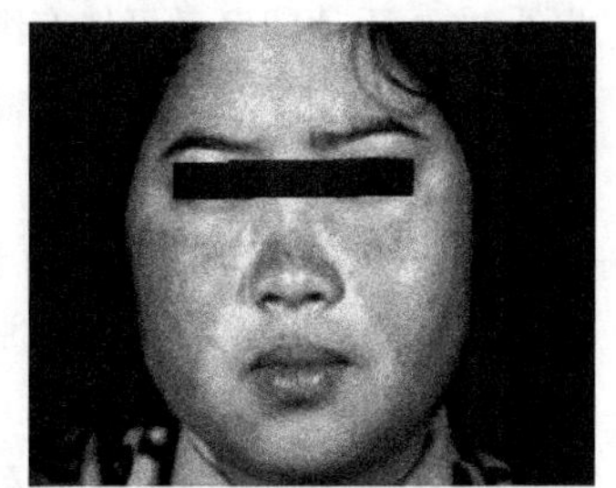

图 8-1　蝶形红斑

3. 肾脏　50%～70%的 SLE 患者病程中会出现临床肾脏受累，肾活检显示几乎所有 SLE 均有肾脏病理学改变。狼疮肾炎（LN）对 SLE 预后影响甚大，肾衰竭是 SLE 的主要死亡原因之一。LN 可表现为急性肾炎、急进性肾炎、肾病综合征、隐匿性肾炎、慢性肾炎等。早期多无明显症状，随着病情发展，患者可出现大量蛋白尿、血尿、管型尿、氮质血症、水肿、高血压等，晚期出现慢性肾衰竭。

考点：系统性红斑狼疮的皮肤和肾脏表现

4. 心血管　SLE 常出现心包炎，表现为心包积液，但心包填塞少见。可有心肌炎、心律失常，重症 SLE 可伴有心功能不全，提示预后不良。SLE 可出现疣状心内膜炎是 SLE 的特殊表现之一。可有冠状动脉受累，表现为心绞痛和心电图 ST-T 改变，甚至出现急性心肌梗死。除冠状动脉炎可能参与了发病外，长期使用糖皮质激素加速了动脉粥样硬化和抗磷脂抗体导致动脉血栓形成，可能是冠状动脉病变的另一个主要原因。

5. 肺与胸膜　肺脏方面常出现胸膜炎，如合并胸腔积液其性质多为渗出液。狼疮性肺炎的特征性表现为发热、干咳、气促，放射学特征是阴影分布较广、易变，有时与肺部继发感染难以鉴别。肺间质改变，SLE 所引起的肺脏间质性病变主要是处于急性和亚急性期的肺间质磨玻璃样改变和慢性肺间质纤维化，主要表现为活动后气促、干咳、低氧血症。

6. 肌肉骨骼　约 85%的患者有关节痛，最常见于指、腕、膝关节，伴红肿者少见。常出现对称性多关节肿痛。部分患者因关节周围肌腱受损而出现 Jaccoud 关节病，特点为可复位的非侵蚀性关节半脱位，可维持正常关节功能，关节 X 线片示无关节破坏。可出现肌痛和肌无力。

7. 神经系统　可出现神经精神狼疮，轻者仅有偏头痛、性格改变、记忆力减退或轻度认知功能障碍，重者表现为脑血管意外、昏迷、癫痫持续状态等。出现中枢神经系统症状提示病变活动、病情危重、预后不良。

8. 血液系统　贫血和（或）白细胞减少和（或）血小板减少常见。贫血可能为慢性病贫血或肾性贫血。短期内出现重度贫血常是自身免疫性溶血所致，多有网织红细胞升高，Coomb's 试验阳性。SLE 可出现白细胞减少，但治疗 SLE 的细胞毒药物也常引起白细胞减少，需要鉴别。血小板减少与血清中存在抗血小板抗体、抗磷脂抗体及骨髓巨核细胞成熟障碍有关。部分患者在起病初期或疾病活动期伴有淋巴结肿大。

9. 消化系统　30%患者出现食欲缺乏、腹痛、腹泻、呕吐、腹水等消化道症状；部分患者会出现肝损害，表现为血清氨基转移酶增高，肝大，但无黄疸。少数患者可发生急腹症，如胰腺炎、肠穿孔、肠梗阻等，提示病情活动。SLE 的消化系统表现主要与肠壁及肠系膜血管炎发生有关。

10. 其他　还包括眼部受累，如结膜炎、葡萄膜炎、眼底改变、视神经病变等。SLE 常伴有继发性干燥综合征，有外分泌腺受累，表现为口干、眼干，常有血清抗 SSB、抗 SSA 抗体阳性。此外 SLE 活动期患者可伴有继发性抗磷脂抗体综合征，主要表现为动脉和（或）静脉血栓形成，习惯性自发性流产，血小板减少等。

【实验室和其他检查】

1. 一般检查　血常规可表现为全血细胞减少、正细胞正色素贫血，单纯白细胞减少或血小板减少；蛋白尿、血尿及各种管型尿；血沉增快；肝肾功能异常等。

2. 免疫学异常

（1）抗核抗体谱：为一系列针对细胞核中抗原成分的自身抗体。出现在 SLE 的有抗双链 DNA（dsDNA）抗体、抗 ENA 抗体等。

1）ANA：几乎存在于所有 SLE 患者中，由于特异性较低，只能作为筛查项目，不能作为

SLE 与其他结缔组织病相鉴别的依据。

2）抗 dsDNA 抗体：特异性 95%，敏感性为 70%，是诊断 SLE 的标志性抗体之一，它与疾病活动性及预后有关。

3）抗 ENA 抗体谱：包括①抗 Sm 抗体：特异性高达 99%，但敏感性仅 25%，该抗体的存在与疾病活动性无明显关系；②抗核小体抗体、抗核糖体 P 蛋白抗体、抗组蛋白、抗 ulRNP 抗体、抗 SSA 抗体和抗 SSB 抗体等也可出现于 SLE 的血清中。

（2）其他自身抗体：与抗磷脂抗体综合征有关的抗磷脂抗体；与溶血性贫血有关的抗红细胞抗体；与血小板减少有关的抗血小板抗体等。另外，SLE 患者还常出现血清类风湿因子（RF）阳性等。

（3）补体：总补体（CH50）、C3、C4 等低下。C3 低下常提示疾病活动。

（4）狼疮带试验：阳性率约 50%，阳性提示疾病活动。

（5）肾活组织病理检查：对 LN 的诊断、治疗和预后估计均有价值，尤其对 LN 的治疗指导意义重大。

3. 其他　头颅 CT、MRI 检查有助于脑梗死或出血性病变的发现，肺部高分辨 CT 有助于早期诊断肺间质性病变；超声心动图检查有助于心包积液、心肌病变、心瓣膜病变和肺动脉高压的早期诊断。

【心理-社会状况】 SLE 反复发作，多数患者为育龄期，妊娠、流产均可加重病情，对未婚女性造成巨大的心理压力，患者出现抑郁、暴怒、焦虑、恐惧等心理反应。此外，脱发、皮损等面部容貌的改变影响自我形象，表现出焦虑、悲观，不愿参与社会活动。

【治疗要点】 目前还没有根治的办法，但恰当的治疗可以使大多数患者达到病情缓解。强调早期诊断，早期治疗，以避免或延缓不可逆的组织脏器的病理损害。治疗原则为：活动期且病情严重者，给予强有力的药物控制病情；病情缓解后，进行维持治疗。

1. 一般治疗　活动期卧床休息，慢性期或稳定期患者可适当活动，注意劳逸结合，避免劳累；注意预防感染；避免阳光暴晒和紫外线照射；避免使用诱发疾病的药物和食物。

2. 药物治疗

（1）糖皮质激素：是目前治疗 SLE 的首选药物。一般选用泼尼松或甲泼尼龙，鞘内注射地塞米松。轻症者，常先用泼尼松 0.5～1mg/（kg·d），晨起顿服，病情好转后逐渐减量。对于重度或暴发型狼疮患者治疗主要分 2 个阶段，即诱导缓解和巩固治疗。诱导缓解目的在于迅速控制病情，阻止或逆转内脏损害，力求疾病完全缓解。泼尼松 1mg/kg，每日 1 次，病情稳定后 2 周或疗程 8 周内开始缓慢减量。在减药过程中，如果病情不稳定，可暂时维持原剂量不变或酌情增量。

（2）免疫抑制剂：加用免疫抑制剂可更好地控制 SLE 活动，有效地诱导疾病缓解，阻止和逆转病变的发展，改善远期预后。常用的免疫抑制剂为环磷酰胺（CTX）、硫唑嘌呤等。

（3）非甾体抗炎药（NSAID）：主要用于控制皮疹、发热或关节痛的轻症患者。常用的 NSAID 有塞来昔布、美洛昔康、布洛芬、阿司匹林等。主要不良反应有消化性溃疡、出血、肝肾功能损害等。

（4）抗疟药：本类药物对皮疹、关节痛及轻型患者有效。常用氯喹 0.25g，每日 1 次，或羟氯喹 0.2～0.4g/d。主要不良反应是眼底病变。用药超过 6 个月者，应每半年检查眼底。有心动过缓或有传导阻滞者禁用抗疟药。

（5）生物制剂：目前用于临床和临床试验治疗 SLE 主要有抗 CD20 单抗（利妥昔单抗）和细

胞毒T细胞相关抗原4。

三、主要护理诊断

1. 皮肤完整性受损　与疾病所致的血管炎性反应等因素有关。

2. 疼痛：慢性关节疼痛　与自身免疫反应有关。

3. 口腔黏膜完整性受损　与自身免疫反应、长期使用激素等因素有关。

4. 潜在并发症：多器官受损（慢性肾衰竭）。

5. 焦虑　与病情反复发作、迁延不愈、外貌改变（皮疹，使用激素后出现医源性库欣综合征）、社会活动减少有关。

四、护理目标

（1）患者皮损减轻或修复。

（2）患者主诉疼痛程度减轻或消失。

（3）患者口腔黏膜溃疡逐渐愈合。

（4）学会避免加重其他脏器特别是肾脏损害的方法。

（5）患者在生理、心理上舒适感有所增加。

五、护理措施

（一）休息与活动

急性活动期应卧床休息，以减少消耗，保护脏器功能，预防并发症。缓解期可适当活动，切不可劳累；外出注意尽量避免紫外线照射，做好防晒措施。

（二）饮食护理

鼓励患者进食高蛋白质、高维生素、低脂肪、易消化食物，多进食蔬菜、水果，避免辛辣、煎炸、高脂、油腻、烟熏食物。某些食物如芹菜、无花果具有增强系统性红斑狼疮患者光敏感的潜在作用；蘑菇、烟熏食物可诱发此病，苜蓿类、豆荚等可产生类似症状。

（三）口腔护理

注意保持口腔清洁。每日饭后清洁口腔，用软毛刷刷牙。可用自制的制霉菌素悬浊液（制霉菌素400万单位加入普通矿泉水250ml中混匀）漱口数次，以预防口腔真菌感染。口唇干裂时可涂用润滑剂。如继发真菌感染，可选用2.5%碳酸氢钠溶液清洁口腔。

（四）潜在并发症：多器官受损（慢性肾衰竭）

1. 休息　急性活动期应卧床休息，以保护脏器功能，预防并发症。

2. 营养支持　肾功能不全者，应给予低盐、低脂、优质蛋白饮食，限制水摄入。

3. 病情监测　在急性期应卧床休息，减少消耗，出现双下肢水肿，应予抬高；给予低盐、优质低蛋白饮食，限制水钠摄入，必要时给予静脉补充足够的营养；定时测量生命体征、体重，观察水肿的程度、尿量、尿色，监测电解质、肾功能的改变。

4. 预防　避免使用损害肾功能的药物。

（五）心理护理

系统性红斑狼疮患者常因慢性病程，反复发作和终身激素治疗而承受极大的心理压力，逐渐产生焦虑等不良心理。加强心理护理，是提高 SLE 患者治疗效果和生活质量的重要内容。护士可根据患者的文化程度、接受能力有针对性地进行健康教育，多与患者沟通，了解其思想动态，耐心解答患者提出的问题，同时做好家属的工作，使其给予患者精神上的鼓励和生活上的照顾。

（六）健康指导

1. 疾病的基本知识　了解患者的基本情况，根据患者及家属的文化程度和理解能力有针对性地向患者讲解 SLE 的概念及诊断、病因和发病机制、临床表现及预后，使其认识到 SLE 的治疗是一个长期的过程，帮助患者正确对待疾病，积极配合治疗。指导患者尽可能避免一切可能诱发本病的因素，如日晒、紫外线、感染、妊娠、分娩、药物等。病情稳定者可适当工作，但注意劳逸结合，睡眠充足，心态良好。

2. 用药指导　向患者介绍药物的名称、剂量、作用、使用方法、疗程、不良反应及注意事项。告诉患者一定要遵医嘱定时、定量服药。不能服用各种秘方、偏方，以免加重病情。避免服用加重本病的药物，此外注意避免对肾脏损害的药物，女性患者应避免服用避孕药、含雌激素的药物等。

3. 皮肤护理指导　注意皮肤卫生及局部皮肤破损处的清洁，预防皮肤破损和感染。切忌挤压皮肤斑丘疹。加强四肢皮肤保暖，禁用冷水，避免接触冰雪或暴露在低温下，防止雷诺现象发生，可经常行局部按摩和温水浸泡手足，促进局部血液循环。

4. 自我修饰指导　脱发、肥胖、库欣面容是治疗的不良反应，可做适当修饰以增加心理舒适和美感，增加患者自尊。建议患者剪短发以减少脱发，或用头巾、帽子、假发等予以遮掩；对于肥胖患者应合理膳食，控制体重。

◎ 考点：系统性红斑狼疮的护理措施

六、护理评价

（1）患者受损皮肤面积是否逐渐减轻或消失。
（2）患者关节、肌肉疼痛症状是否减轻。
（3）患者口腔黏膜是否完整，溃疡是否愈合。
（4）患者是否了解疾病的基本知识、治疗方法及预后情况，是否消除不良心理。
（5）是否学会避免加重其他组织脏器的方法。

练　习　题

一、选择题

A_1 型题

1. 与系统性红斑狼疮发病无关的因素是
   A. 环境因素　　B. 遗传因素
   C. 性激素　　D. 胰岛素
   E. 药物因素
2. 系统性红斑狼疮好发于
   A. 老年男性　　B. 老年女性

C. 年轻男性　　D. 育龄女性

E. 儿童

3. 系统性红斑狼疮典型的皮损为

A. 面部蝶形红斑　　B. 结节性红斑

C. 环形红斑　　D. 多形性红斑

E. 网状青斑

4. SLE 患者饮食护理，不正确的是

A. 高蛋白饮食

B. 避免刺激性食物

C. 多食芹菜、蘑菇等蔬菜

D. 肾脏损害时给予优质蛋白饮食

E. 少食多餐，软食为宜

A_2 型题

5. 患者，女性，系统性红斑狼疮 4 年，近日体温升高，出现关节疼痛、面部红斑，尿检查蛋白尿（＋＋＋）。下列处理不正确的是

A. 外出遮阳

B. 安排在背阳的卧室

C. 适当使用化妆品遮盖

D. 维持激素治疗

E. 经常用清水洗脸

二、名词解释

系统性红斑狼疮

第 4 节　类风湿关节炎患者的护理

案例 8-2　患者，女性，45 岁，双手掌指关节和腕关节反复肿痛 1 年余，加重 1 个月，晨起关节僵硬，活动后缓解。入院后护理体检：T 36.2℃，P 70 次/分，R 15 次/分，BP 110/80mmHg；神清，慢性病容，痛苦表情，双手 1～4 掌指关节、右腕关节、双侧肘关节压痛（＋）。患者自动体位，自理能力部分下降，家庭及社会支持系统完善。

主要检查结果：血常规示白细胞 3.5×10^9/L，红细胞计数 6.10×10^{12}/L，血小板计数 400×10^9/L；类风湿因子（＋），抗环瓜氨酸肽抗体（＋），血沉 70mm/h、超敏 C 反应蛋白 59.2mg/L。

问题：1. 该案例的临床诊断可能为什么？

2. 该女士目前主要护理问题是什么？如何进行相应的护理措施？如何开展？

3. 出院后的健康宣教是什么？

一、概　　述

【概念】　类风湿关节炎（rheumatoid arthritis，RA）是一种以侵蚀性关节炎为主要表现的全身性自身免疫病。其特征为对称性、多关节的慢性炎性病变，临床表现为以双手、双腕关节等小关节受累为主，病变呈持续性、反复发作过程。

本病以女性多发。男女患病比例约 1∶3。RA 可发生于任何年龄，以 30～50 岁为发病的高峰。我国大陆地区的 RA 患病率为 0.2%～0.4%。

【病因】　病因尚不清楚，可能与环境因素、遗传因素、免疫紊乱等有关。

1. 环境因素　病毒、支原体、细菌等，通过某些途径影响 RA 的发病和病情进展，其机制为活化 T 细胞和巨噬细胞并释放细胞因子；活化 B 细胞产生 RA 抗体，感染因子的某些成分和人体自身抗原通过分子模拟介导自身免疫形成。

2. 遗传因素　本病与遗传因素密切相关，在人群调查中发现人类白细胞抗（HLA）-DR_4 与 RF 阳性患者有关。HLA 研究发现 DW_4 与 RA 的发病有关，患者中 70%HLA-DW_4 阳性，患者具有该点的易感基因。此外，RA 的家族及同卵双胞胎中 RA 发病率高，约 15%。上述结果均说明本病有一定的遗传倾向。

3. 免疫紊乱　RA 的主要发病机制即为免疫紊乱，活化的 $CD4^+T$ 细胞和 MHC-Ⅱ型阳性的抗原呈递细胞浸润滑膜关节为特点。滑膜关节组织的某些成分或体内产生的内源性物质可能作为自身抗原被 APC 呈递，活化 $CD4^+T$ 细胞，启动特异性免疫应答，导致相应的关节症状。

4. 其他因素　寒冷、潮湿、疲劳、创伤、应激等均可导致易感个体发生 RA。

综上所述，RA 是遗传易感因素、环境因素及免疫紊乱等各种因素综合作用的结果。

【发病机制】 RA 的主要发病机制为进入人体的抗原首先被巨噬细胞或类巨噬细胞所吞噬，与其细胞膜的 HLA-DR 分子结合成复合物，活化 T 淋巴细胞，并通过其分泌的各种因子和介质，不仅使 B 淋巴细胞激活分化浆细胞，分泌大量的免疫球蛋白，其中有类风湿因子和其他抗体，同时使关节出现炎症反应和破坏。免疫球蛋白和 RF 形成免疫复合物，经补体激活后可诱发炎症，RA 滑膜组织中有大量 $CD4^+T$ 细胞浸润，在 RA 的发病中起重要作用。体内产生的细胞因子如 TNF-α、IL-1、IL-6、IL-8 等促进炎症的发生发展，TNF-α进一步破坏关节软骨，造成关节畸形。

【病理】 滑膜炎是 RA 的基本病理改变。急性期滑膜表现为渗出和炎症细胞浸润性；慢性期滑膜炎，滑膜增生变厚，形成许多绒毛样突起，突向关节腔内或侵入带软骨及软骨下骨质。这种绒毛被称为滑膜血管翳，有很强的破坏性，是造成关节破坏、畸形和功能障碍的病理基础。

血管炎可发生在 RA 患者关节外的任何组织。主要累及中、小动脉和（或）静脉，管壁有淋巴细胞浸润、纤维素沉着，内膜有增生，导致血管腔狭窄或阻塞。

二、护理评估

【健康史】

1. 评估患病及诊疗经过　了解患者是否长期生活在潮湿、寒冷环境，有无感染、外伤史、应激史。了解有无家族遗传背景。询问关节肿胀、疼痛的起病时间、起病特点，疼痛部位、性质、程度、持续时间、诱因及缓解方式、有无伴随症状等。询问患者诊疗经过，治疗效果等。了解患者目前的主要不适；了解患者的一般情况，如体重、精神状态、营养情况、睡眠及二便情况等。

2. 心理状况　评估患者日常生活及工作有无影响，是否丧失生活自理能力和工作能力；评估患者是否出现焦虑、抑郁、悲观等不良情绪。

3. 社会支持系统　患者家属对其关心程度，对患者所患疾病认知程度。医药费的来源，出院后社区能否提供较好的医疗服务。

【身体状况】 RA 临床表现多样，以关节受累为主，伴有关节外症状。

1. 关节表现　典型患者表现为对称性、多发性关节炎。主要侵犯小关节，常见受累关节为近端指间关节、腕关节、掌指关节及足趾关节，此外有膝、踝、肘、肩等关节。

（1）晨僵：见于 95%患者出现晨僵，表现为早晨起床后病变关节感觉僵硬、疼痛（如胶黏着样），活动后减轻。晨僵时间大于 1 小时较有意义，此外晨僵持续时间与疾病的严重程度呈正比，为观察疾病活动度的指标之一。

（2）痛与压痛：关节痛往往是最早出现的症状，呈对称性、持续性，时轻时重，常伴有压痛，受累关节皮肤有褐色沉着。常受累的部位有近端指间关节、掌指关节、腕关节，其次为膝、踝、肘、肩关节等。

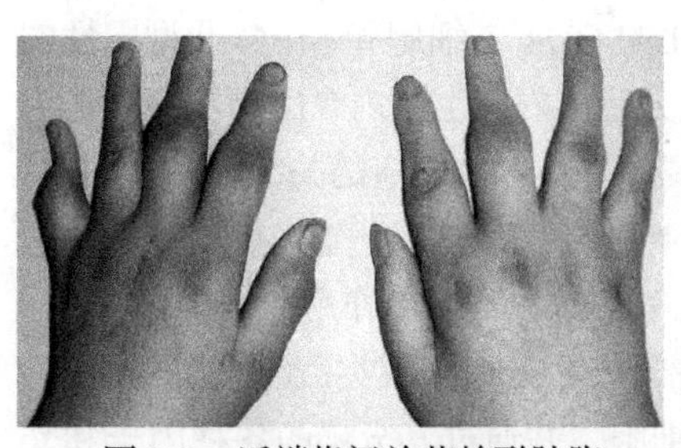
图 8-2 近端指间关节梭形肿胀

（3）关节肿胀：凡受累关节均可出现肿胀，多因关节腔内积液或关节周围软组织炎症引起，表现为关节周围肿大，关节附近肌肉萎缩，关节呈现梭形。梭形肿胀（图 8-2）是 RA 患者典型症状之一。

（4）关节畸形：晚期患者出现关节滑膜、软骨破坏畸形，关节周围肌肉萎缩痉挛、韧带牵拉引起关节半脱位。表现为“天鹅颈”样畸形（图 8-3）或“纽扣花”样畸形（图 8-4）。

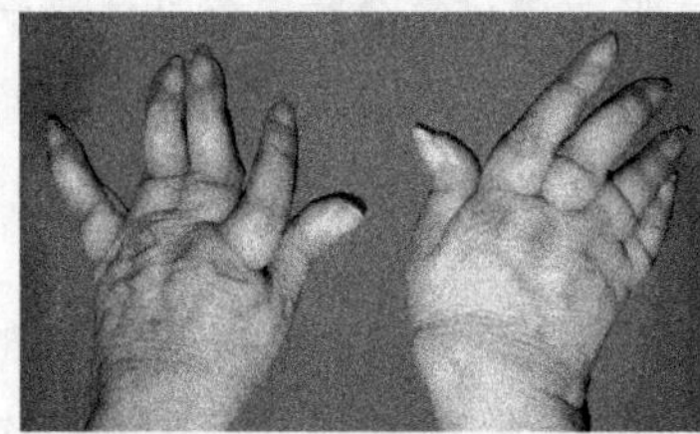
图 8-3 “天鹅颈”样畸形

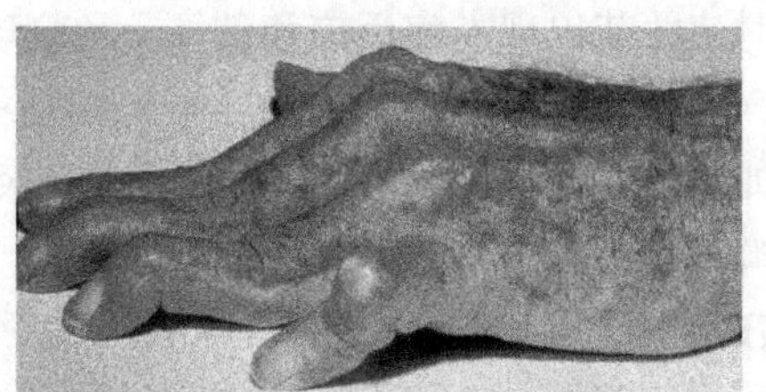
图 8-4 “纽扣花”样畸形

（5）功能障碍：关节肿痛、结构破坏及畸形都会引起关节的活动障碍。严重者会出现纤维性或骨性强直而出现功能障碍，甚至生活不能自理。根据影响生活的程度将功能障碍分为四级：Ⅰ级，能照常进行日常活动和各项工作；Ⅱ级，可进行一般的日常生活和某种职业工作，但参与其他项目活动受限；Ⅲ级，可进行一般的日常生活，但参与某种职业工作或其他项目活动受限；Ⅳ级，日常生活的自理和参与工作的能力均受限。

（6）特殊关节表现：表现为颈椎可动小关节及周围腱鞘受累出现颈痛、活动受限；肩关节受累可出现局部痛和活动受限；髋关节受累可出现局部疼痛和活动受限；颞颌关节受累，表现为讲话或咀嚼时疼痛加重，张口受限。

考点：类风湿关节的关节表现

2. 关节外表现

（1）类风湿结节：是本病较为特异的皮损表现，20%～30%的 RA 患者会出现，提示病变活动。其主要位于关节隆突部及受压部位的皮下，如前臂的伸面，肘鹰嘴突附近，枕、跟腱等处，大小不一，最大的数厘米，最小的数毫米，质硬、无压痛、多对称分布。

（2）类风湿血管炎：是关节外损害的基础，主要累及病变组织的动脉，可出现在患者的任何脏器，常见为甲下或指端出现的小血管炎，少数引起局部组织的缺血性坏死；此外还见于眼、肌肉、肺、心、肾、神经等组织器官。

（3）其他：①侵犯肺部可出现胸膜炎、间质性肺疾病和结节样变。②心脏受累后常见为心包炎、冠状动脉炎可引起心肌梗死。③血液系统：部分 RA 患者出现小细胞低色素贫血，一方面为疾病所致，另一方面与服用非甾体抗炎药造成胃肠道长期少量出血。部分 RA 患者伴有脾大、中性粒细胞减少、贫血和血小板减少者，称 Felty 综合征。④干燥综合征：见于 30%～40%患者，出现口眼干燥，在病史询问时需注意。

【实验室和其他检查】

1. 血液检查

（1）一般检查：轻至中度贫血，白细胞多正常；活动期患者会出现血小板计数增高。

（2）自身抗体：①类风湿因子（RF）阳性率为 60%～70%，是类风湿关节炎血清中针对 IgG Fc 片段抗原表位的一类自身抗体，RF 阳性者多伴有关节外表现。②其他自身抗体：包括抗环瓜氨酸肽抗体（CCP）、抗角蛋白抗体（AKA）、抗 Sa 抗体、抗核周因子（APF）等。CCP 抗体（敏感性和特异性最高）是目前最常用的早期诊断指标。

（3）急性期炎性标志物或急性期反应物：①C 反应蛋白（CRP）：反应病情的指标之一。与病情活动度、关节疼痛及肿胀程度等密切相关。病情缓解时 CRP 下降。②血沉（ESR）：判断病情活动程度的主要指标之一。

2. 关节滑液检查　关节滑液增多，滑液中白细胞明显增多，滑液含糖量低于血中含糖量。

3. 关节 X 线检查　对关节的诊断、关节病变的分期、监测病情都很重要，其中手指及腕关节的 X 线检查价值最大。Ⅰ期（早期）：X 线检查无骨质破坏性改变；可见骨质疏松。Ⅱ期（中期）：X 线显示骨质疏松，可有轻度的软骨破坏，伴或不伴有轻度的软骨下骨质破坏；可有关节活动受限，但无关节畸形；关节邻近肌肉萎缩；有关节外软组织病变，如结节或腱鞘炎。Ⅲ期（严重期）：X 线显示有骨质疏松伴软骨或骨质破坏；关节畸形，如半脱位，尺侧偏斜或过伸；无纤维性或骨性强直；广泛的肌萎缩；有关节外软组织病变，如结节或腱鞘炎。Ⅳ期（终末期）：纤维性或骨性强直；Ⅲ期标准内各条。

【心理-社会状况】　RA 病情反复发作、进行性加重，晚期严重影响患者日常生活及工作，患者会出现焦虑、悲观、失望、抑郁等不良心理，同时也给家庭带来精神及经济压力。

【治疗要点】　目前 RA 尚无根治办法和有效的预防措施，应强调早期治疗、联合用药和个体化治疗的原则。治疗目的：①减轻或消除关节肿痛和关节外症状。控制病情，改善关节功能和预后。②控制疾病进展，防止或减少关节破坏。③促进受累关节修复，改善功能，最大限度提高患者生活质量。治疗方法包括一般治疗、药物治疗和外科手术和其他治疗等，其中以药物治疗最为主要。

1. 一般治疗　强调患者教育及整体和规范治疗的理念。适当的休息、理疗、体疗、外用药、正确的关节活动和肌肉锻炼等对于缓解症状、改善关节功能具有重要作用。

2. 药物治疗

（1）非甾体抗炎药（NSAID）：这类药物主要通过抑制环氧化酶（COX）活性，减少前列腺素合成而具有抗炎、止痛、退热及减轻关节肿胀的作用，是临床最常用的 RA 治疗药物，对缓解患者的关节肿痛，改善全身症状有重要作用。其主要不良反应包括胃肠道症状、肝和肾功能损害及可能增加的心血管不良事件。使用 NSAID 应在饭后，对有消化性溃疡病史者，宜用选择性 COX-2 抑制剂或其他 NSAID 加质子泵抑制剂。注意血常规和肝肾功能的定期监测。

NSAID 的外用制剂（如双氯芬酸二乙胺乳胶剂、辣椒碱膏、酮洛芬凝胶、吡罗昔康贴剂等）及植物药膏剂等对缓解关节肿痛有一定作用，不良反应较少，应提倡在临床上使用。

（2）改善病情抗风湿药（DMARDs）：该类药物较 NSAIDs 发挥作用慢，需 1～6 个月，故又称慢作用抗风湿药。这些药物不具备明显的止痛和抗炎作用，但可延缓或控制病情的进展。常用的 DMARDs 有：甲氨蝶呤（MTX）、柳氮磺胺吡啶、来氟米特、抗疟药、硫唑嘌呤、环孢素 A 等。甲氨蝶呤是 RA 最常用的 DMARDs，其常见的不良反应有恶心、口腔炎、腹泻、脱发、皮疹及肝损害，少数出现骨髓抑制。偶见肺间质病变。是否引起流产、畸胎和影响生育能力尚无定论。服药期间应适当补充叶酸，定期查血常规和肝功能。

（3）糖皮质激素（简称激素）：能迅速改善关节肿痛和全身症状。在重症 RA 伴有心、肺或神经系统等受累的患者，可给予短效激素，其剂量依病情严重程度而定。针对关节病变，如需使用，通常为小剂量激素（泼尼松≤7.5mg/d）仅适用于少数 RA 患者。激素可用于以下几种情况：①伴有血管炎等关节外表现的重症 RA。②不能耐受 NSAID 的 RA 患者作为“桥梁”治疗。③其他治疗方法效果不佳的 RA 患者。④伴局部激素治疗指征（如关节腔内注射）。激素治疗 RA 的原则是小剂量、短疗程。使用激素必须同时应用 DMARDs。在激素治疗过程中，应补充钙剂和维生素 D。

（4）生物制剂：主要包括肿瘤坏死因子（TNF-α）拮抗剂、白细胞介素（IL-1）和（IL-6）拮抗剂、抗 CD20 单抗及 T 细胞共刺激信号抑制剂等。

（5）其他：植物药制剂，包括雷公藤、白芍总苷、青藤碱等。

（6）外科治疗：RA 患者经过积极内科正规治疗，病情仍不能控制，为纠正畸形，改善生活质量可考虑手术治疗。但手术并不能根治 RA，故术后仍需药物治疗。常用的手术主要有滑膜切除术、人工关节置换术、关节融合术及软组织修复术。

三、主要护理诊断

1. 疼痛（慢性关节痛） 与关节炎症反应有关。
2. 躯体移动障碍 日常活动、行走、移动轮椅等障碍，与关节疼痛和关节活动障碍有关。
3. 自理能力缺陷 与关节不能活动、肌无力、疼痛、僵硬等有关。
4. 有费用综合征的危险 与关节炎反复发作、疼痛和骨质破坏、关节畸形等有关。
5. 预感性悲伤 与疾病反复发作，关节畸形及致残，影响生活质量有关。

四、护 理 目 标

（1）患者疼痛减轻或消失。

（2）患者学会或在他人协助下完成躯体移动。

（3）患者学会部分或全部自我护理的方法，或在护理人员的协助下完成日常活动，增强自理能力。

（4）患者能维持关节肌肉功能，关节活动度增加，晨僵减轻，未发生压疮、便秘、肺部感染、泌尿系统感染等并发症。

（5）患者学会自我护理和调整的方法，能以平常心态面对疾病，改善不良心理状态。

五、护 理 措 施

（一）休息与活动

1. 休息、体位及物理疗法 保证充足的休息，适当体位，辅以物理疗法减轻疼痛。平卧硬床休息，不宜取高枕曲颈和膝部屈曲姿势；维持关节功能位，卧床休息时鼓励患者在可耐受范围内积极进行主动或被动锻炼；关节局部给予热敷、按摩、红外线理疗以缓解疼痛。

2. 适当休息 规律地安排患者休息有利于减轻患者疲乏和疼痛。休息时间的长短可根据患者疾病的严重程度及患者的个体差异而定。

3. 床上活动训练 卧床休息时，病变肢体保持功能位。避免长时间以同样的姿势坐或躺，教会或协助患者每 2～4 小时翻身，预防压疮。鼓励患者床上健肢或非病变关节活动，将常用物品放在随手可及的地方。

4. 行走训练　患者缓慢从床上坐起，如不能行走可搀扶下床或坐轮椅等；第一次下床时间不宜过长，循序渐进。

5. 使用器具的训练　教会患者使用拐杖、轮椅、助行器等；注意地面防滑，减少障碍物等，让患者认识到可能造成危险因素。

6. 晨僵护理　告知患者尽量减少冷水洗手，晚间用热水浸泡僵硬关节，注意关节活动。关节局部给予热敷、按摩等促进血液循环，松弛肌肉；关节僵硬缓解后，应鼓励积极从事力所能及的活动。

（二）饮食护理

进食高蛋白质、高热量、易消化，富含钙、铁、锌及维生素的食物，忌食生冷、油腻、辛辣的食物。

（三）并发症的护理

1. 预防关节功能废用　让患者认识休息和治疗性锻炼的重要性，鼓励患者自理，养成良好的生活方式和习惯，每日有计划地锻炼，增强机体抵抗疾病能力，保护关节功能，预防废用。

（1）急性活动期：卧床休息，受累关节制动，保持功能位、被动活动，健肢行自主全关节活动，以保护关节功能防止畸形。

（2）恢复期或缓解期：制定详细全面的康复训练计划，鼓励患者尽早活动。①运动前可通过自我按摩、热敷、理疗等方法增加血液循环，松弛肌肉，舒缓关节，减轻疼痛。②制定关节功能锻炼计划，包括指、腕、肘、肩、膝、踝、腰、颈等关节。每日早、中、晚各锻炼一次，每次 5～10 拍。③实施训练：训练注意循序渐进，认真做好记录。

2. 预防久卧的其他并发症　①预防压疮：鼓励或协助患者每 2～4 小时变换姿势；②预防深静脉血栓形成：注意肢体活动，帮助患者进行肢体按摩，预防久卧/坐而导致深静脉血栓形成。③预防呼吸道感染：鼓励每小时做 5 次深呼吸和咳嗽训练；④预防便秘：鼓励患者多饮水，多吃富含纤维素的食物，定时排便；⑤预防泌尿系统感染：每日摄入水 2000ml 以上，清洁会阴部，勤换内裤。

（四）心理护理

指导患者多与同病室病友交流，以增强与疾病抗争的信心，保持良好心理状态。对已经发生活动障碍的患者，鼓励患者从事力所能及的活动，指导患者家属给予患者关心支持，鼓励患者尽早融入社会。

（五）健康教育

1. 类风湿关节炎疾病相关知识指导　向患者宣讲什么是类风湿关节炎，本病的病因、诱因、临床表现等。增强患者战胜疾病的信心。鼓励患者家属全程参与治疗、健康教育，为患者营造一个利于康复的温馨家庭气氛。告知患者坚持复查，长期随访，对疾病的预后至关重要。

2. 生活指导　教育患者避免各种诱发因素，避免寒冷、潮湿、过度疲劳、感染等；注意生活规律，保持个人卫生，防止呼吸道及其他部位感染；强调休息和治疗性锻炼两者的兼顾的重要性，不宜绝对卧床，坚持每天定时每天定时全身和局部相结合的主动活动，如散步、肢体屈伸、提举、手部抓握等活动，防止废用，运动时注意保护关节功能。

3. 饮食指导　给予足量的蛋白质、高纤维、营养丰富食物。注意少食奶制品，花生、巧克力、小米等富含酪氨酸、苯丙氨酸和色氨酸的食物，因其可产生致关节炎的介质。饮食清淡、易消化食物，忌辛辣等刺激食物，戒烟、限酒、少饮咖啡、茶等饮料，少食高脂肪、高胆固醇食物。

4. 用药治疗指导　药物治疗是RA患者主要的治疗措施，提高服药治疗的依从性十分重要。告知患者及家属本病有缓解和发作交替出现的特点，长期坚持遵医嘱服药，不随意停药、换药或增减剂量等；让患者知晓药物的治疗作用及不良反应，并进行自我观察；定期随访，监测血尿常规、肝肾功能等以便全面评估疗效及不良反应。

常用药物使用注意事项及不良反应参见本章第2节三“用药护理”。

5. 自我观察病情　观察有无贫血、血小板减少等血液受损的表现，有无心累、气促、心包积液等心脏损害表现，有无胸膜炎、呼吸困难等肺损害的表现，有无蛋白尿、顽固性高血压、肾功能损害等表现。

◎ 考点：类风湿关节炎的护理措施

六、护理评价

（1）患者疼痛是否减轻或消失。

（2）患者是否在护理人员协助下部分或独立完成床上活动、行走、借助轮椅活动。

（3）患者是否在护理人员帮助下部分或独立完成自理活动、日常活动或胜任工作。

（4）患者是否维持关节肌肉功能，关节活动度是否增加，晨僵是否减轻，或是否缓解关节肌肉功能障碍的发生，是否有其他系统的并发症，能否以平常心态面对疾病。

（5）患者诊治的依从性是否提高，是否学会自我护理和调整功能缺失的方法。

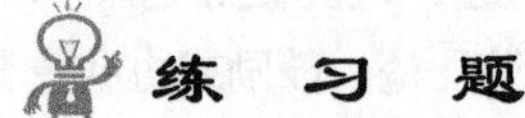

一、选择题

A_1型题

1. 类风湿关节炎缓解期最主要的护理措施是
   A. 病情观察
   B. 避免过度劳累
   C. 避免精神刺激
   D. 指导关节治疗性的锻炼
   E. 避免寒冷刺激
2. 下列类风湿关节炎的处理原则中不妥的是
   A. 急性期卧床休息
   B. 大剂量抗生素治疗
   C. 消炎止痛剂、免疫抑制剂
   D. 缓解期加强理疗及功能锻炼
   E. 急性期使用糖皮质激素
3. 下列类风湿关节炎活动期关节护理哪项错误
   A. 卧床休息、注意体位姿势
   B. 脊背宜挺直
   C. 鼓励床上运动
   D. 四肢关节宜保持功能位
   E. 受累关节理疗
4. 类风湿关节炎较特异的皮肤损害是
   A. 皮疹　B. 面部蝶形红斑
   C. 雷诺现象　D. 丘疹
   E. 类风湿结节
5. 类风湿关节炎最常累及的关节是
   A. 肘关节　B. 膝关节
   C. 肩关节　D. 脊柱小关节
   E. 四肢小关节

二、名词解释

1. 晨僵
2. 类风湿关节炎

索　欣

第9章 神经系统疾病患者的护理

第1节 概 述

一、神经系统结构功能

神经系统包括中枢神经系统（脑、脊髓）和周围神经系统（脑神经、脊神经）两部分，前者主管分析来自内外环境的信息，后者主管接受信息和传递神经冲动。按神经系统的不同功能，又可分为躯体神经系统和自主神经系统，前者调节人体适应外界环境变化，后者具有稳定内环境的功能。

周围神经系统包括12对脑神经和31对脊神经。其中12对脑神经除第Ⅰ、Ⅱ对脑神经进入大脑外，其他10对脑神经均与脑干互相联系。脑神经有运动纤维和感觉纤维，主要支配头面部。其中第Ⅲ、Ⅳ、Ⅵ、Ⅺ、Ⅻ对脑神经为运动神经；第Ⅰ、Ⅱ、Ⅷ对脑神经为感觉神经；第Ⅴ、Ⅶ、Ⅸ、Ⅹ为混合神经。脊神经是与脊髓相连的周围神经，共31对，其中颈神经8对，胸神经12对，腰神经5对，骶神经5对，尾神经1对。每对脊神经由后根（感觉根）和前根（运动根）组成。临床根据不同部位的感觉障碍水平，判断脊髓病变的平面，这对定位诊断具有重要意义。

神经系统疾病是指神经系统及骨骼肌由于血管性病变、感染、肿瘤、外伤、变性、中毒、免疫障碍、先天发育异常、营养缺陷和代谢障碍等所致的疾病。

二、护理评估

（一）病史

1. 患病及治疗经过

（1）患病经过：①起病形式：注意是急性、亚急性还是慢性起病，是突发性还是渐进性，是发作性还是持续性。②主要症状和体征：症状的部位、范围、性质、前后顺序、累及范围、起始时间、持续时间与严重程度。③病因和诱因：有无明显的致病或诱发因素，加重、减轻或缓解的可能原因与影响因素。④伴随症状：有无头痛、头晕、恶心、呕吐、发热、大汗及其特点与发生时间。⑤并发症：有无外伤、压疮、感染等发生。

（2）检查、治疗经过及效果：是否遵从医嘱；目前用药情况，包括药物的名称、剂量、用法、疗效或不良反应。

（3）既往史：了解有无与神经系统疾病相关的疾病，如高血压、糖尿病、心脏病、高脂血症、肿瘤、血液病等，有无外伤、手术史、感染、过敏及中毒病史等。

2. 目前病情与一般状况　目前主要不适及病情变化，有无意识障碍、精神障碍、言语等障碍、吞咽障碍、认知障碍、睡眠异常、营养失调及括约肌功能障碍等。

（二）身心评估

1. 一般检查　包括患者的一般状况、生命体征、精神与意识状态。①一般情况：包括年龄、性别、发育、营养、面容表情等。②生命体征：体温是否正常，呼吸、脉搏、血压有无改变。③精神与意识状态：意识是否清楚，检查是否合作，有无认知、情感和意志行为等方面的异常。

2. 皮肤与黏膜　全身皮肤黏膜是否完好，有无发红、皮疹、破损、水肿。

3. 神经系统专科检查　观察瞳孔的直径大小、两侧是否等大等圆、对光反射是否灵敏。有无反应异常，有无病理反射和脑膜刺激征。患者站立或行走时步态姿势是否异常。

4. 心理-社会情况

（1）心理状况：了解疾病对日常生活、工作、学习有无影响，患者能否面对现实、适应角色转变，有无焦虑、抑郁、孤独、自卑、绝望等心理反应；性格特点如何，人际关系与环境适应能力如何。

（2）社会状况：了解患者的家庭组成、经济状况、文化教育背景，家属及其周围环境对本人所能提供的帮助及其支持情况如何。

（三）实验室及其他检查

1. 脑脊液检查

（1）脑脊液压力测定：了解颅内压力情况，一般采用腰椎穿刺测量法，正常脑脊液压力为 80～180mmH_2O；＞200mmH_2O 提示颅内压增高；＜80mmH_2O 提示颅内压降低。

（2）脑脊液常规：①正常脑脊液无色透明。均匀血性提示为蛛网膜下隙出血；细菌感染后呈云雾状，严重的化脓性脑膜炎脑脊液呈米汤样；放置后有纤维蛋白薄膜形成时见于结核性脑膜炎。②正常脑脊液白细胞数（0～5）×10^6/L。炎症时白细胞数增加，颅内寄生虫感染可见嗜酸粒细胞增加。

（3）脑脊液其他检查：生化、细胞学、免疫、病原学等检查，对神经系统疾病，尤其是感染性疾病的诊断和预后具有重要意义。

2. 脑电图（EEG）　主要了解大脑功能有无障碍，包括普通脑电图、动态脑电图和视频脑电图，对癫痫、颅内占位病变、中枢神经系统感染性疾病等的诊断有重要价值；检查前 24 小时需停服镇静剂、兴奋剂及其他作用于神经系统的特殊药物。检查不能空腹，宜在饭后 3 小时进行。

3. 肌电图（EMG）　是记录神经肌肉的生物电活动，借以判定神经肌肉所处的功能状态，对周围神经损害和肌肉疾患有诊断意义。

4. 电子计算机 X 线断层扫描摄影（CT）　目前主要用于颅内肿瘤、脑血管病、脑外伤、脑积水、脑萎缩及脊柱和脊髓病变的诊断。

5. 磁共振成像（MRI）　能清楚显示 CT 不易检出的脑干和颅后窝凹病变，常用于诊断脱髓鞘疾病、脑变性疾病、脑肿瘤、颅脑外伤和颅内感染等；对脊髓疾病如脊髓肿瘤、脊髓空洞症、椎间盘突出等疾病的诊断尤为明显。磁共振血管成像（MRA）主要用于脑血管畸形、动脉瘤、颅内血管狭窄或闭塞的检查。

6. 经颅多普勒（TCD）　用于探测血管有无狭窄、闭塞、痉挛、畸形等。

刘　东

第 2 节　神经系统疾病患者常见症状与体征的护理

一、头　　痛

（一）概述

头痛为临床常见的症状，通常指局限于头颅上半部、包括眉弓、耳轮上缘和枕外隆突连线以上部位的疼痛。各种原因刺激颅内外的疼痛敏感结构都可引起头痛。头痛的原因很多，有颅脑疾病如感染、血管病变、肿瘤、外伤等；颅外疾病及全身性疾病等均可出现头痛。头痛的主要分类如下：

1. 偏头痛　主要是由颅内外血管收缩与舒张功能障碍引起，其特征为发作性、多为偏侧、中重度、搏动性头痛，伴恶心呕吐，常反复发作。在暗处休息、睡眠后或服用止痛药物头痛可缓解。患者多有偏头痛家族史。

2. 高颅压性头痛　颅内肿瘤、血肿、脓肿、囊肿等占位性病变可使颅内压力增高，刺激、挤压颅内血管、神经及脑膜等疼痛敏感结构而出现头痛。头痛常为持续性的整个头部胀痛，阵发性加剧，伴有喷射状呕吐及视力障碍。

◎ 考点：高颅压性头痛的特点

3. 颅外局部因素所致头痛　此种头痛可以是急性发作，也可为慢性持续性头痛。常见的局部因素有：①眼源性头痛，由青光眼、虹膜炎、视神经炎、眶内肿瘤、屈光不正等眼部疾患引起。常位于眼眶周围及前额，一旦眼部疾患治愈，头痛也将得到缓解。②耳源性头痛，见于急性中耳炎、外耳道的疖肿、乳突炎等耳源性疾病。多表现为单侧颞部持续性或搏动性头痛，常伴有乳突区的压痛。③鼻源性头痛，由鼻窦炎症引起前额头痛，多伴有发热、鼻腔脓性分泌物等症状，以早晨、上午明显。

4. 神经性头痛　亦称精神性头痛，无固定部位，多表现为持续性闷痛、胀痛，常伴有心悸、失眠、多梦、多虑、紧张等症状。

（二）护理评估

1. 病史

（1）了解患者头痛的部位、性质和程度：询问是全头痛、局部头痛还是部位变换不定的头痛、搏动性头痛还是胀痛、钻痛、钝痛、触痛、撕裂痛或紧箍痛；是轻微痛、剧烈痛还是无法忍受的疼痛。

（2）头痛的规律：询问头痛发病的缓急，是持续性还是发作性，持续与发作时间，发作频率，激发、加重或缓解的因素。

（3）有无先兆及伴发症状：如头晕恶心、呕吐、面色苍白或潮红、视物不清、复视、耳鸣、失语、发热、昏迷等。

2. 身心评估

（1）身体评估：检查意识是否清楚，瞳孔是否等大等圆、对光反射是否灵敏；生命体征是否正常；面部表情是否痛苦，精神状态如何；注意头部是否有外伤伤痕，眼睑是否下垂、有无脑膜刺激征。

（2）心理-社会状况：了解患者是否因长期反复头痛而出现恐惧、忧郁或焦虑心理。

3. 实验室及其他检查　脑脊液检查有无压力增高，是否为血性；CT 或 MRI 检查有无颅内病灶。

（三）护理诊断及合作性问题

疼痛：头痛　与颅内外血管舒缩功能障碍或脑器质性病变等因素有关。

（四）护理目标

（1）患者能叙述引起或加重头痛的因素，并能设法避免。

（2）能正确运用缓解头痛的方法，头痛发作的次数减少或程度减轻。

（五）护理措施

1. 避免诱因　告知患者可能诱发和加重头痛的因素，如情绪紧张、进食某些食物、饮酒、月经来潮、用力性动作等；保持环境安静、舒适、光线柔和，减少刺激。合理安排工作、学习与休息。

2. 指导减轻头痛的方法　如指导患者作缓慢深呼吸，听轻音乐、练习气功、打太极拳、生物反馈治疗，引导式想象，冷敷、热敷，以及理疗、按摩、指压止痛法等。

3. 心理护理　长期反复发作的头痛，患者可能出现焦虑、紧张心理，要表示理解和同情，与患者一起分析，共同制订减轻和预防头痛的具体方案。耐心解释，解除其思想顾虑，鼓励患者树立信心，积极配合治疗。

4. 用药护理　告知止痛药的作用与不良反应，指导患者按医嘱服药，了解药物依赖性或成瘾性的表现。例如，大量使用止痛剂，滥用麦角胺咖啡因可致药物依赖。

5. 健康教育　向患者介绍头痛的诱因和预防措施。教会患者必要的减轻头痛的方法，积极配合各种检查。使用止痛药时，要按医嘱服用，防止药物的依赖性和成瘾性的出现。

（六）护理评价

（1）患者能叙述引起或加重头痛的因素。

（2）能正确运用缓解头痛的方法，头痛程度减轻或缓解。

二、意 识 障 碍

（一）概述

意识是指机体对自身和环境的刺激所做出应答反应的能力。意识包括定向力、感知力、注意力、思维、情感、行为等。意识障碍是指人对外界环境刺激缺乏反应的一种精神状态。任何原因引起的大脑皮质、皮质下结构、脑干网状上行激活系统等部位的损害或功能抑制，均可导致意识障碍。临床上可通过患者的言语反应、对针刺的痛觉反应、瞳孔对光反射、吞咽反射等来判断意识障碍的程度。意识障碍程度可分为以下类型：

（1）嗜睡：是意识障碍的早期表现，患者处于睡眠状态，但能被唤醒，醒后可进行语言交流及配合检查，停止刺激后又进入睡眠状态。

（2）昏睡：患者处于沉睡状态，强烈刺激方可唤醒，能进行简单、模糊且不完整的答话，停止刺激后很快入睡。

（3）昏迷：意识丧失，对言语刺激物应答反应，可分为浅、中、深昏迷。

1）浅昏迷：意识完全丧失，可有较少的无意识自发动作。对周围事物及声光刺激全无反应，对强烈刺激可有回避动作及痛苦表情，但不能觉醒。吞咽反射、咳嗽反射、角膜反射及瞳孔对光反射存在，生命体征无明显改变。

2）中昏迷：对外界正常刺激均无反应，自发动作少。对强刺激的吞咽反射、咳嗽反射、角膜反射及瞳孔对光反射减弱，大小便潴留或失禁，生命体征发生变化。

3）深昏迷：对外界任何刺激均无反应，无任何自主运动，眼球固定，瞳孔散大，各种反射消失，大小便多失禁，生命体征变化明显，如呼吸不规则，血压下降等。

（二）护理评估

1. 病史　了解患者发病的方式及过程；既往有无高血压、心脏病、内分泌及代谢疾病病史；有无受凉、感染、外伤或中毒，有无癫痫病史；评估患者的家庭背景，家属的精神状态，心理承受力，对患者的关心程度及预后的期望。

2. 身体评估

（1）了解有无意识障碍及类型：观察患者的自发活动及身体姿势，是否有牵扯衣服、自发咀嚼、眨眼或打哈欠，是否有对外界的注视或视觉追随，是否自发改变姿势。

（2）判断意识障碍程度：检查患者能否回答问题、有无睁眼动作和肢体反应情况。为了准确地评价意识障碍的程度，国际通用 Glasgow 昏迷评定量表（表 9-1），最高得分为 15 分，最低为 3 分，分数越低病情越重。7 分以下预后较差，3～5 分并伴有脑干反射消失的患者有潜在死亡的危险。

表 9-1　Glasgow 昏迷评定量表

检查项目	临床表现	评分	检查项目	临床表现	评分
睁眼反应	自动睁眼	4	运动反应	能按指令做动作	6
	呼唤睁眼	3		对刺痛能定位	5
	刺痛睁眼	2		对刺痛能躲避	4
	不睁眼	1		刺痛后肢体屈曲反应	3
语言反应	能正确回答问题	5		刺痛后肢体过伸反应	2
	回答问题错误	4		刺痛无反应	1
	回答问题不适当	3			
	能简单发音，含糊不清	2			
	不言语	1			

（3）全身情况评估：检查瞳孔是否等大等圆，对光反射是否灵敏；观察生命体征变化，尤其注意呼吸节律与频率的改变，评估有无肢体瘫痪、头颅外伤；皮肤有无破损、发绀、出血、水肿、多汗。脑膜刺激征是否阳性。

3. 实验室及其他检查　EEG 提示脑功能是否受损，血液生化检查血糖、血脂、电解质及血常规是否正常，头颅 CT、MRI 检查有无异常。

（三）护理诊断及问题

有受伤的危险　与脑组织受损导致的意识障碍有关。

（四）护理目标

（1）患者不发生误吸、窒息、感染和压疮等并发症。

（2）不发生吞咽障碍引起的营养不良。

（五）护理措施

1. 病情监测　严密监测生命体征及意识、瞳孔、血氧饱和度变化并做好记录，观察有无恶心、呕吐及呕吐物的性状及量，准确记录出入量，预防消化道出血脑疝发生。

2. 保持呼吸道通畅　患者取侧卧位，开放气道，取下活动性义齿，及时清除口鼻分泌物和吸痰，防止舌后坠、窒息、误吸或肺部感染。

3. 饮食护理　给予高热量、高维生素饮食，补充足够的水分；遵医嘱鼻饲流食者应定时喂食，保证足够的营养供给；进食时抬高床头30°。

4. 基础护理　①保持床单位整洁干燥，减少对皮肤的刺激，定时翻身、拍背、给予气垫床预防压疮。②做好大小便的护理，保持外阴部皮肤清洁，留置尿管者做好管道护理，预防尿路感染。③注意口腔卫生，不能进食者每天口腔护理2～4次，防止口腔感染。④做好眼部护理。⑤躁动者加床挡，必要时作适当约束，防止坠床。

（六）护理评价

（1）患者未发生误吸、窒息、感染和压疮等并发症。

（2）生活需要得到满足，营养状态良好。

三、言语障碍

（一）概述

言语障碍（language disorders）可分为失语症和构音障碍。失语症是由于脑损害所致的语言交流能力障碍，构音障碍则是因为神经肌肉的器质性病变，造成发音器官的肌无力及运动不协调所致。

1. 失语症　是指在意识清楚，发音和构音没有障碍的情况下，大脑皮质与语言功能有关的区域受损导致的语言交流能力障碍，是优势大脑半球损害的重要症状之一。根据对患者自发语言、听语理解、口语复述、匹配命名、阅读及书写能力的观察和检查可将失语症分为以下几种类型，其临床特点、伴随症状及病变部位归纳于表9-2。

表9-2　常见失语症的临床特点、伴随症状及病变部位

类型	临床特点	伴随症状	病变部位
Broca失语	典型非流利型口语、言语缺乏、语法缺失、电报样言语	轻偏瘫	Broca区损害（颞下回后部）
Wernicke失语	流利型口语，口语理解严重障碍，语法完好；有新语、错语和词语堆砌	视野缺损	Wernicke区病变（颞上回后部）
传导性失语	复述不能、理解和表达完好		缘上回皮质或深部白质内的弓状纤维束受损
命名性失语	命名不能		颞中回后部或颞枕交界区
完全性失语	所有语言功能明显障碍	偏瘫、偏身感觉障碍	大脑半球大范围病变

2. 构音障碍　为发音含糊不清而用词正确，与发音清楚用词不正确的失语不同，是一种纯

言语障碍，表现为发声困难，发音不清，声音、音调及语速异常。

（二）护理评估

1. 病史　了解文化水平与语言背景，如出生地、生长地、方言等；有无脑血管病、脑肿瘤、脑部外伤及颅内及全身严重感染、中毒、代谢障碍等疾病。

2. 身体评估　观察患者有无音调、速度及韵律的改变；观察意识状态、精神状态及行为有无异常；观察表现，能否理解他人语言，能否进行自发性谈话、命名，能否按照检查者要求复述，能否按照检查者指令执行有目的的动作；能否正确书写及朗读。

3. 实验室及其他检查　头部 CT、MRI 检查及肌电图检查有无异常。

（三）常用护理诊断及问题

语言沟通障碍　与发音困难、失语有关。

（四）护理目标

（1）患者及家属对沟通障碍表示理解。

（2）能最大限度地保持沟通能力，采取有效的沟通方式表达自己的需要。

（3）能配合语言训练，语言功能逐渐恢复正常。

（五）护理措施

1. 语言康复训练　评议康复是个漫长的过程，需患者、家属及医护人员共同制订康复计划。根据病情选择适当的训练方法，如加强口语表达，注重听说理解、会话、复述、听写。对于言语障碍患者，训练越早，效果越好；且遵循由少到多、由易到难由简单到复杂并持之以恒的原则。

2. 心理支持　要求环境安静、适宜。对患者要关心、尊重，避免出现打击、挫坠伤其自尊心的言行；鼓励患者大声说话，尝试或取得成功时予以表扬；多与患者交谈，耐心、清楚地解释患者的问题；并适当鼓励，使其树立战胜疾病的信心。

（六）评价

（1）患者能有效表达自己的基本需要和情感，情绪稳定，自信心增强。

（2）能正确地使用文字、表情或手势等交流方式进行有效沟通。

（3）能主动参与和配合语言训练，口语表达、理解、阅读及书写能力逐步增强。

四、感觉障碍

（一）概述

感觉障碍（sensation disorders）是指机体对各种刺激痛、温度、触、压、位置、振动等无感知、感知减退或异常的综合征。本病常见于脑血管疾病、脑外伤、颅内感染和肿瘤等。

（二）护理评估

1. 病史　评估患者的意识状态与精神状况，注意有无认知、情感或意识行为方面的异常；

了解感觉障碍出现的时间，发展的过程，加重或缓解的因素。

2. 身心评估　宜在环境安静、患者意识清醒及情绪稳定的情况下评估，注意感觉障碍的性质、部位、范围及双侧是否对称等。

（1）全身评估：评估有无肢体障碍及类型，肌力情况如何；注意患者的全身情况及伴随症状，注意相应区域的皮肤颜色、毛发分布，有无烫伤或外伤瘢痕，有无肌萎缩、肌无力、瘫痪等。

（2）患者是否因感觉异常而烦闷、忧虑、失眠等。

3. 实验室及其他检查　脑脊液检查，肌电图、诱发电位、CT 及 MRI 检查可以帮助诊断。

（三）护理诊断及问题

感知觉紊乱　与脑、脊髓及周围神经受损有关。

（四）护理目标

（1）患者能适应感觉障碍的状态。

（2）患者感觉障碍减轻或逐渐消失。

（3）生活需要得到满足，不发生因感觉障碍引起的损伤。

（五）护理措施

1. 生活护理　保持衣服柔软，床单整洁、干燥、无渣屑，防止感觉障碍的身体部位受压或机械性刺激；避免高温或过冷刺激，慎用、不用热水袋或冰袋，对感觉过敏的患者尽量避免不必要的刺激。对深感觉减退的患者，活动时要注意保护，避免黑暗中行走，以防跌伤。

2. 心理护理　加强与患者沟通，关心、体贴患者，消除和减轻患者的焦虑情绪，使其能正确面对疾病，积极配合治疗和训练。

3. 感觉训练　每天用温水擦洗感觉障碍的身体部位，以促进血液循环和刺激感觉恢复；同时可进行肢体的拍打、按摩、理疗及针灸和各种冷、热、电的刺激。被动活动关节时反复适度地挤压关节、牵拉肌肉、韧带，让患者注视患肢并认真体会其位置、方向及运动感觉，这些方法可以促进患者本体感觉的恢复。

4. 健康教育　指导患者及家属学会对感觉障碍肢体的知觉训练方法和自我防护的方法。

（六）护理评价

（1）患者感觉障碍减轻或消失，且感觉舒适。

（2）能配合感觉训练，感觉功能逐渐恢复正常。

（3）日常生活活动能力增强，未发生损伤。

五、瘫　　痪

（一）概述

瘫痪（paralysis）指肢体因肌力下降而出现的运动障碍，分上运动神经元性瘫痪及下运动神经元性瘫痪（表 9-3）；不伴肌张力增高者称弛缓性瘫痪（周围性瘫痪），伴有肌张力增高者称痉挛性瘫痪中枢性瘫痪；肌力完全丧失而不能运动者为完全性瘫痪，保存部分运动者为不完全性瘫瘓；按临床表现又分为偏瘫、交叉性瘫痪、四肢瘫痪、截瘫、单瘫、局限性瘫痪等。

◎ 考点：瘫痪的概念

表 9-3　上、下运动神经元性瘫痪的区别

体征	上运动神经元瘫痪	下运动神经元瘫痪
瘫痪分布	整个肢体（单瘫、偏瘫、截瘫）	肌群为主
肌张力	增高，呈痉挛性瘫痪	降低，呈弛缓性瘫痪
腱反射	增强	减低或消失
病理反射	阳性	阴性
肌萎缩	无，或轻度失用性萎缩	明显
肌束颤动	无	可有
肌电图	神经传导正常，无失神经电位	神经传导异常，有失神经电位

瘫痪的临床类型：

1. 单瘫　单个肢体的运动不能或运动无力，多为一个上肢或一个下肢。病变部位在大脑半球、脊髓前角细胞、周围神经或肌肉。

2. 偏瘫　一侧面部和肢体瘫痪，常伴有瘫痪侧肌张力增高、腱反射亢进和病理征阳性等体征。多见于一侧大脑半球病变，如内囊出血、大脑半球肿瘤、脑梗死等。

3. 交叉性瘫痪　指病变侧脑神经麻痹和对侧肢体瘫痪，常见于脑干肿瘤、炎症和血管性病变。

4. 截瘫　双下肢瘫痪称截瘫，多见于脊髓胸腰段的炎症、外伤、肿瘤、血管病等引起的脊髓横贯性损害。

5. 四肢瘫痪　四肢不能运动或肌力减退，见于高颈段脊髓病变（如外伤、肿瘤、炎症等）和周围神经病变（如吉兰-巴雷综合征）。

（二）护理评估

1. 病史　了解患者起病的缓急，运动障碍的性质、分布、程度及伴发症状；有无发热、抽搐或疼痛；有无脑和脊髓的感染、占位性病变、脑血管病、脑外伤、癫痫、中毒、周围神经病变等。既往有无类似病史。

2. 身心评估

（1）身体评估：检查四肢的营养及皮肤状况、肌力、肌张力情况，了解有无肌肉萎缩及关节活动受限；检查腱反射是否亢进、减退或消失，有无病理反射；以及姿势、步态；同时注意有无吞咽困难、构音障碍、呼吸的异常、抽搐和不自主运动等。其中，肌力的评估按 0～5 级划分，具体分级如下：

0 级：肌肉无任何收缩，完全瘫痪。

1 级：肌肉可收缩，但不能产生动作。

2 级：肢体能在床面上移动，但不能抵抗地心引力，即不能抬起。

3 级：肢体能抵抗重力离开床面，但不能抵抗阻力。

4 级：肢体能作抗阻力动作，但未达到正常。

5级：正常肌力。

○ 考点：肌力分级

（2）心理-社会状况：患者是否因肢体运动障碍而产生急躁、焦虑情绪或悲观、抑郁心理。

3. 实验室及其他检查　脑脊液检查、CT、MRI、脑血管造影、TCD、放射性核素扫描、肌电图及神经肌肉活检等有助于病因诊断、定位诊断。

（三）护理诊断及问题

1. 躯体活动障碍　与大脑、小脑、脊髓病变及神经肌肉受损、肢体瘫痪或协调能力异常有关。

2. 有失用综合征的危险　与肢体运动障碍、长期卧床/体位不当或异常运动模式有关。

（四）护理目标

（1）患者能够适应进食、穿衣、沐浴或卫生自理缺陷的状态。

（2）能独立或在他人帮助下满足生活需要。

（3）能配合运动训练，日常生活活动能力逐渐增强。

（4）不发生受伤、压疮、深静脉血栓形成、肢体挛缩畸形等并发症。

（五）护理措施

1. 生活护理　给予足够的营养、清淡、易消化饮食，并根据患者口味加以调配。如有吞咽障碍者，予流质、半流质或软饭，防呛咳、食管异物。协助患者进行洗漱、进食、穿脱衣服等日常生活，指导患者学会使用便器，保持床单位整洁。

2. 安全护理　指导协助患者采取正确的卧姿，保持肢体良好的功能。定时翻身、按摩肢体受压部位，活动肢体，防压疮、肺部感染、肌肉萎缩等并发症。保持瘫痪肢体于功能位，以防关节变形导致关节功能的丧失。开始活动的患者，要注意防跌倒，床有护栏，地面平整，防湿、防滑。行走不稳或步态不稳者，要有人陪伴，并选用合适的辅助工具。

3. 心理护理　维护环境安静、舒适。多与患者交流，消除其绝望、恐惧心理和悲观情绪；尊重患者人格，耐心、热情服务，鼓励患者树立康复信心；通过相关医学知识的宣传和教育，使患者了解疾病康复方法，增强其主观能动性。

4. 康复护理　告知患者及家属早期康复锻炼的重要性，与患者、家属一起制订康复训练计划，并及时评价和修改，并长期坚持。指导患者床上康复锻炼，如患肢摆放、翻身、移动；床旁坐起、下床等；患者平稳站立后开始行走及下蹲；手部精细动作锻炼，如屈、伸、捏、握等。康复锻炼时要防止跌倒。根据医嘱及治疗方案选择理疗、针灸、按摩等辅助治疗。

（六）护理评价

（1）患者能适应运动障碍的状态，情绪稳定。

（2）能接受他人照顾，生活需要得到满足。

（3）能积极配合和坚持肢体功能康复训练，日常生活活动能力逐步增强。

（4）未发生压疮、感染、肌肉萎缩、关节畸形和受伤等并发症。

刘　东

第 3 节　周围神经疾病患者的护理

一、概　　述

周围神经系统由除嗅神经与视神经以外的 10 对脑神经和 31 对脊神经及周围自主神经系统所组成。周围神经疾病是指原发于周围神经系统结构或功能损害的疾病。

【病因】 引起周围神经疾病的原因很多，主要包括代谢、炎性、变性、外伤、中毒、肿瘤等。

【发病机制】

（1）前角细胞和运动神经根破坏导致沃勒变性。

（2）结缔组织病变可压迫周围神经或神经滋养血管而使周围神经受损。

（3）自身免疫性周围神经病可引起小静脉周围炎性细胞浸润及神经损伤。

（4）中毒性和营养缺乏病变损害神经轴索或髓鞘。

（5）遗传代谢性疾病可因酶系统障碍而影响周围神经。

周围神经疾病症状学特点为感觉障碍、运动障碍、自主神经障碍、腱反射减弱或消失等。

二、三叉神经痛

（一）概述

【概念】 三叉神经痛系指三叉神经分布区内闪电样反复发作的阵发性剧痛。

【病因与发病机制】 可分为原发性和继发性两种类型。原发性病因不明，继发性三叉神经痛有明确病因，如临近三叉神经部位发生的肿瘤、炎症、血管病等，累及三叉神经而引发疼痛。

【临床表现】

1. 发病情况　70%～80%发生于 40 岁以上，女性多于男性，多为一侧发病。

2. 临床特点

（1）面部剧痛：面部三叉神经分布区内出现突发的剧痛，似触电、刀割、火烫样疼痛，以面颊部、上下颌或舌疼痛最明显；口角、鼻翼、颊部和舌等处最敏感，轻触或轻叩即可诱发，故有“出发点”或“扳机点“之称。严重者洗脸、刷牙、谈话、咀嚼都可诱发，以致不敢做这些动作。发作时患者常常双手紧握拳或握物，或用力按压痛处，或用手擦痛处，以减轻疼痛。因此，患者多出现面部皮肤粗糙、色素沉着、眉毛脱落等现象。

（2）发作时间：为突然发作的短暂性剧痛，每次发作从数秒至 2 分钟不等。间歇期完全正常。开始时发作次数较少，间歇期长，随着病程进展发作逐渐频繁，甚至整日疼痛不止。

（3）疼痛范围：疼痛可固定累及三叉神经的某一分支，以第二、三支多见。

【治疗原则】 迅速有效止痛是治疗本病的关键。

1. 药物治疗　本病的首选药物是卡马西平，开始为 0.1g，2 次/天，以后每天增加 0.1g，直到疼痛消失，有效维持量为 0.6～0.8g/d。其次可选用苯妥英钠、氯硝西泮、加巴喷丁等。

2. 封闭治疗　药物治疗无效者可行三叉神经无水乙醇或甘油封闭治疗。

3. 神经节射频电凝术治疗　采用射频电凝治疗对大多数患者有效，可缓解疼痛数月至数年。

但可致面部感觉异常、角膜炎、复视、咀嚼无力等并发症。

4. 手术治疗　以上治疗长达数年仍无效且又能耐受开颅手术者，可考虑三叉神经终末支或半月神经节内感觉支切断术，或行微血管减压术。手术治疗虽然止痛疗效良好，但也有可能失败，或产生严重并发症，术后复发，甚至有生命危险等。因此，只有经过上述几种治疗后仍无效且剧痛难忍者，才考虑手术治疗。

（二）护理诊断

疼痛：面颊、上下颌及舌疼痛　与三叉神经受损（发作性放电）有关。

（三）护理措施

1. 避免发作诱因　由于本病为突然、反复发作的阵发性剧痛，患者非常痛苦，加之咀嚼、哈欠和讲话均可能诱发，患者常不敢洗脸、刷牙、进食和大声说话，可表现为面色憔悴、精神抑郁和情绪低落，应指导患者保持心情愉快，生活有规律，合理休息，适当娱乐；选择清淡、无刺激的软食，严重者可进流食；帮助患者尽可能减少刺激因素，如保持周围环境安静，室内光线柔和，避免因周围环境刺激而产生焦虑情绪，以致诱发或加重疼痛。

2. 疼痛护理　观察患者疼痛部位、性质，了解疼痛的原因与诱因；与患者讨论减轻疼痛的方法和技巧，鼓励患者运用指导式想象，听轻音乐，阅读报刊杂志等分散注意力，以达到精神放松，减轻疼痛。

3. 用药护理　指导患者遵医嘱正确服用止痛药，并告知药物可能出现的不良反应，如卡马西平可导致头晕、口干、恶心、行走不稳、肝功能损害、精神症状，皮疹和白细胞减少；氯硝西泮可出现嗜睡、步态不稳；加巴喷丁可有头晕、嗜睡等。有些症状可于数天后自行消失，患者不要随意更换药物或自行停药；而有些症状需立即停药处理，护士应观察、记录和及时报告医生。

4. 健康指导

（1）疾病知识指导：告诉患者本病的临床特点与诱发因素，指导患者有规律的生活，保持情绪稳定和健康心态，培养多种爱好兴趣，适当分散注意力；保持正常作息和睡眠；洗脸、刷牙动作轻柔；合理饮食，食物宜软，忌生硬、油炸食物，以减少发作频次。

（2）用药指导与病情监测：遵医嘱合理用药，服用卡马西平者每 1～2 个月检查 1 次肝功能和血常规，出现眩晕、行走不稳、精神症状或皮疹时及时就医。

三、特发性面神经麻痹

案例 9-1　患者，男性，20 岁。昨天骑摩托兜风后出现右耳后疼痛，今天发现口角歪斜。查体：右侧额纹消失，右眼不能闭合，右侧唇沟变浅，神经系统检查无阳性体征。头颅 CT 检查正常。

问题：1. 该患者医疗诊断是什么？

2. 闭眼时可能出现什么表现？

3. 发生的原因是什么？

（一）概述

【概念】　特发性面神经麻痹是因茎乳孔内面神经急性非特异性炎症导致的周围性面瘫，又称面神经炎或贝尔（Bell）麻痹。

【病因及发病机制】 病因尚不完全清楚。常因受凉、病毒感染、自主神经功能障碍等导致面神经内的营养血管痉挛、缺血、水肿，压迫面神经而发病。近些年的研究结果证实了受损面神经存在单纯疱疹病毒感染。

【临床表现】

（1）任何年龄、任何季节均可发病，男性略多于女性。

（2）一般为急性发病，常于数小时或 1～3 天后症状达高峰。

（3）发病前多有受凉史，发病前后患侧耳后乳突区可有轻度疼痛。

（4）表情肌瘫痪：主要表现为一侧面部额纹消失，不能皱额蹙眉；眼裂不能闭合或闭合不全；闭眼时眼球向外上方转动，露出白色巩膜，称贝尔征（Bell 征）。病侧鼻唇沟变浅，示齿时口角偏向健侧；鼓腮和吹口哨动作时，患侧漏气；进食时食物滞留于患侧齿颊之间。

【治疗原则】 以改善局部血液循环，减轻面神经水肿，缓解神经受压，促进功能恢复为主。

（1）急性期尽早使用糖皮质激素和 B 族维生素。

（2）恢复期可进行面肌的被动或主动运动训练，也可采用理疗、针灸等。

（3）2～3 个月后，对自愈较差的患者可行面神经减压术，以争取恢复的机会。发病后 1 年以上仍未恢复者，可考虑面-副神经或面-舌下神经吻合术。

（二）护理诊断及合作性问题

1. 自我形象紊乱 与面神经麻痹致口角歪斜等有关。
2. 焦虑/恐惧 与突然起病、担心预后有关。
3. 舒适的改变 与口角歪斜、眼睑闭合不全有关。
4. 潜在并发症：角膜、结膜炎等。

（三）护理目标

（1）患者焦虑/恐惧心理减轻，情绪稳定，治疗信心提高。

（2）能正确面对和接受形象的改变。

（3）不适感减轻或消除。

（4）未发生并发症，或发生并发症后得到及时治疗或处置。

（四）护理措施

1. 心理护理 鼓励患者表达对形象改变的自身感受及担心预后的真实想法，克服焦虑情绪，消除心理障碍。告诉患者疾病的过程、治疗手段及预后，增强患者战胜疾病的信心，正确对待疾病，积极配合治疗。

2. 生活护理

（1）为患者提供温暖、安静的休息环境。急性期注意休息，防风防寒。保证充足睡眠。

（2）进食清淡饮食，避免粗糙、干硬、辛辣食物，味觉障碍的患者注意食物冷热度，防止烫伤口腔黏膜；协助患者饭后及时漱口，清除口腔滞留的食物，保持口腔清洁预防口腔感染。

3. 配合治疗

（1）尽早开始自我功能训练，即对镜子做皱眉、举额、闭眼、露齿、鼓腮、吹口哨等动作，每日数次，每次数分钟。也可进行局部按摩，对镜用手紧贴于瘫痪侧面肌上做环形按摩，每日数次；恢复期可配合局部针灸，以促进瘫痪侧早日康复。

（2）预防并发症：患侧眼睑闭合不全，故外出或睡眠时应戴眼罩，睡前应涂眼药膏，防止角膜炎或暴露性结膜炎。

4. 健康指导

（1）疾病预防指导：防止受凉、感冒，注意保暖，保持健康心态，生活规律。

（2）疾病知识指导：清淡饮食，注意口腔清洁，预防口腔感染；保护角膜，预防感染；面瘫未完全恢复时注意用围巾遮挡、修饰。

（3）康复指导：遵医嘱理疗或针灸；保护面部，避免过冷刺激；掌握面肌功能训练方法，坚持每天数次面部按摩和运动。

（4）积极治疗疾病，树立信心，消除形象紊乱心理。

四、急性炎症性脱髓鞘性多发性神经病

案例 9-2 患者，男性，28 岁，因“双下肢无力”入院，10 天前有受凉感冒病史。晨起患者主诉四肢无力，无法活动，且自觉呼吸费力。身体评估：意识清楚，呼吸浅快，26 次/分，脉搏 98 次/分，四肢肌力 1～2 级，肌张力减退，腱反射消失，四肢呈手套袜子样感觉缺失，腰椎穿刺结果显示：脑脊液压力 120mmH_2O，蛋白质含量稍增高，细胞数正常。

问题：1. 其临床诊断可能是什么？

2. 发病的诱因是什么？

3. 患者发生病情变化时值班护士应采取什么护理措施？

（一）概述

【概念】 急性炎症性脱髓鞘性多发性神经病又称吉兰-巴雷综合征（GBS），急性或亚急性起病，是一种自身免疫介导的周围神经病，常累及脊神经根、脊神经、脑神经。临床表现为四肢对称性、迟缓性瘫痪。

【病因及发病机制】 目前尚未完全阐明，约 70%的患者病前数天至数周有上呼吸道或胃肠道感染史，有的有疫苗接种史，而引起自身免疫性疾病。临床及流行病学资料显示发病可能以空肠弯曲菌感染有关。其次为巨细胞病毒、EB 病毒、乙型肝炎、肺炎、HIV 等感染有关。

【临床表现】

1. 发病情况 （0.6～2.4）/10 万。各年龄组均可发病，男性略高于女性。多数患者发病前 1～4 周有上呼吸道或消化道感染症状，少数有疫苗接种史。

2. 起病形式 多为急性或亚急性起病，症状于数日或 2 周达高峰。

3. 迟缓性瘫痪 首发症状为四肢对称性无力。

4. 感觉障碍 发病时多有肢体感觉异常，如麻木、刺痛、烧灼感，感觉缺失或减退呈手套袜子样分布。

5. 脑神经损害 以双侧周围性面瘫多见，尤其在成年人；延髓麻痹以儿童多见。

6. 自主神经症状 有多汗、皮肤潮红、手足肿胀及营养障碍。严重者可有心动过速、直立性低血压。

【实验室和其他检查】

1. 脑脊液检查 蛋白-细胞分离现象即蛋白含量明显增高而细胞数正常，为本病的重要特征

之一，以发病第 3 周增高最明显。

◎ 考点：急性炎症性脱髓鞘性多发性神经病脑脊液特点

2. 肌电图检查　早期可见 F 波或 H 反射延迟。

【治疗原则】

1. 病因治疗

（1）免疫球蛋白：是重型 GBS 的一线用药，成人剂量 0.4g/（kg · d），连用 5 天。可获得与血浆置换治疗相近的效果，而且安全。

（2）血浆置换：周围神经脱髓鞘时，采用血浆置换疗法可直接去除血浆中的致病因子，减轻临床症状。一般每次交换以 40ml/kg，3～5 次为 1 个疗程。

（3）糖皮质激素：近年来的临床研究发现激素的效果不佳，目前以不主张应用，存在争议。

2. 对症治疗

（1）辅助呼吸：呼吸肌麻痹是此病最主要危险，呼吸机的使用是成功抢救呼吸肌麻痹的重要保证。应密切观察病情及呼吸困难程度，必要时行气管插管、气管切开，给予机械通气。

（2）神经细胞营养药物：如 B 族维生素促进神经功能恢复。

（3）各种并发症的预防及处理。

（4）康复治疗：进行针灸、理疗、按摩，加强被动、主动训练。

3. 预后　本病预后大多良好，大多数患者在 2 个月至 1 年基本痊愈，仅有 10%患者可留有神经功能缺损。本病的主要死因是呼吸肌麻痹、肺部感染及心力衰竭，抢救呼吸肌麻痹是提高治愈率、减少病死率的关键。

（二）护理诊断及合作性问题

1. 低效性呼吸型态　与呼吸肌麻痹有关。
2. 清理呼吸道无效　与呼吸肌麻痹、呼吸道分泌物引流不畅、饮水反呛致误吸有关。
3. 躯体活动障碍　与四肢肌肉进行性瘫痪有关。
4. 潜在并发症：深静脉血栓、营养失调。
5. 恐惧　与呼吸困难、濒死感有关。
6. 知识缺乏：缺乏疾病、药物及护理等相关知识。

（三）护理目标

（1）患者恢复正常的呼吸型态，患者无缺氧体征，血氧饱和度正常。

（2）保证有效清除呼吸道分泌物，保持呼吸道通畅。

（3）能在外界帮助下活动，无压疮发生。

（4）并发症得到有效预防或及时处理，营养状况得到改善。

（5）患者恐惧程度减轻，配合治疗及护理。

（6）患者及家属对疾病相关知识有较好的了解。

（四）护理措施

1. 一般护理

（1）心理护理：本病发病急，进展快，恢复期长，患者会产生焦虑、恐惧、绝望等情绪，护士应积极主动关心患者，耐心倾听患者感受，帮助患者，告知本病经过积极治疗和康复锻炼大多预后良好，增强患者信心。

（2）休息：提供安静、舒适的环境，保证患者安静休息。病室定时通风、定期消毒，防止院内感染的发生。

（3）饮食护理

1）鼓励进食高蛋白、高热量、高维生素的易消化食物，保证机体足够的营养，维持正氮平衡。

2）吞咽困难者，除静脉补液和静脉高营养外，应及早插胃管给予鼻饲流质饮食，进食时和进食后30分钟内取坐位，以免误入气管而致窒息。

（4）加强基础护理：如口腔护理、各种管路护理、皮肤护理、大小便护理等，保持皮肤及床单的清洁、干燥，衣着柔软、无皱褶，勤翻身，避免局部受压，预防压疮。

2. 病情观察

（1）给予持续低流量吸氧，并保持输氧管道的通畅，当血氧饱和度下降时应加大氧流量。

（2）保持呼吸道通畅，鼓励患者深呼吸和有效咳嗽，协助翻身、拍背或体位引流，及时排出呼吸道分泌物，必要时吸痰。同时应准备气管插管、气管切开包、人工呼吸机等抢救设备。

（3）给予心电监测，严密观察呼吸、心率、血压及血氧饱和度变化，如患者出现呼吸困难、出汗、口唇发绀等缺氧症状时立即通知医生。静脉输液时应严格控制输液速度，防止心力衰竭的发生；密切观察患者呼吸型态，氧疗效果，缺氧状态是否改善，经常检查呼吸机连接处有无漏气、阻塞，呼吸道有无分泌物阻塞；观察吞咽功能恢复情况。

3. 用药护理 护士应教会患者遵医嘱正确服药，告知药物的作用、不良反应、使用时间、方法及注意事项。例如，使用糖皮质激素时可能出现消化道出血，应观察有无胃部疼痛不适和柏油样大便等。使用免疫球蛋白时常导致发热面红，减慢输液速度可减轻症状，某些镇静安眠类药物可产生呼吸抑制，不能轻易使用。

4. 健康指导

（1）疾病知识指导：指导患者及家属了解本病的病因、进展、常见并发症及预后；保持情绪稳定及健康心态；加强营养，增强体质及机体抵抗力，避免淋雨、受凉、疲劳和创伤，防止复发。

（2）康复指导：加强肢体功能锻炼和日常生活活动训练，减少并发症，促进康复。肢体被动和主动运动时均应保持关节的最大活动度，防止或减轻肢体畸形发生；运动锻炼时应有家人陪同，防止跌倒、受伤。

（3）病情监测指导：告知消化道出血、营养失调、压疮、下肢静脉血栓形成的表现及预防窒息的方法，当患者出现胃部不适、腹痛、柏油样便、肢体肿胀疼痛及咳嗽、发热、外伤等情况时及时就医。

链接

吉兰-巴雷综合征名字的由来

1859年，由Landry最先报道为“急性上升性麻痹”。1892年，美国的Osier具体描述了与现在认识相似的病例。1916年，Guillain、Barre和Strohl指出脑脊液蛋白-细胞分离是本病特征，被人命名为Guillain-Barre-Strohl综合征，一般简称吉兰-巴雷（Guillain-Barre）综合征。

1919 年，Bradford 等报道本病与感染有关，命名为急性感染性多发神经炎。

1927 年，首次提出 Guillain、Barre 和 Strohl 名字命名，即 GBS，英译过来就是格林-巴利综合征。

1955 年，Waksman BH 等首先完成了实验变态反应性神经炎模型，指出其病理改变为脱髓鞘。

1969 年，Asbury 指出脊神经根和周围神经干，有单核细胞浸润及原发性脱髓鞘。此后，急性炎症性脱髓鞘性多发性神经病（AIDP）被广泛应用，把 GBS 定位在 AIDP。后又有人将 AIDP 命名为 GBS 经典型。

综上，旧称格林-巴利综合征，现称吉兰-巴雷综合征，实际上就是急性炎症性脱髓鞘性多发性神经病。

刘　东

第 4 节　癫痫患者的护理

案例 9-3　患者，女性，15 岁。昨晚突发双眼上吊，口吐白沫，上肢屈曲，下肢伸直。持续约 3 分钟，神志仍不清，间隔 15 分钟后再次发作，持续约 2 分钟，伴有尿失禁，约 40 分钟后，患者可叫醒。为进一步治疗入院。

问题： 1. 患者最可能的医疗诊断是什么？

2. 控制发作时的首选药物是什么？

3. 患者存在哪些护理诊断/问题，应如何进行护理？如何进行健康指导？

一、概　　述

【概念】 癫痫是一组由大脑神经元异常放电所引起的以短暂中枢神经系统功能失常为特征的慢性脑部疾病，可表现为感觉、运动、意识、精神、行为、自主神经功能障碍。发作性、短暂性、反复性和刻板性是其表现特点，每次发作或每种发作的过程称为痫性发作（seizure）。流行病学统计年发病率为（50～70）/10 万，患病率 5‰，死亡率（1.3～3.6）/10 万；我国约有 600 万以上癫痫患者，难治性癫痫患者至少 150 万（占 25%），每年新发病例 65 万～70 万。癫痫可见于各年龄组，青少年和老年是发病的两个高峰阶段。

【病因】 按病因是否明确可分为以下两种。

1. 特发性癫痫　又称为原发性癫痫。病因不明，与遗传因素密切相关。常在某一特定年龄段起病，首次发病多见于儿童或青年期，具有特征性临床及脑电图表现。

2. 症状性癫痫　又称继发性癫痫，由各种明确的中枢神经系统结构损伤或功能异常引起，如脑先天性疾病、颅脑外伤、脑血管病、脑肿瘤、中枢神经系统感染、寄生虫病、蛛网膜下隙出血等脑部损害或窒息、一氧化碳中毒、发热惊厥、药物中毒等全身性疾病。各年龄段均可发病。

【发病机制】 癫痫的发病机制非常复杂，目前尚未完全阐明。

【影响因素】

1. 遗传因素　特发性癫痫患者近亲发病率为 1%～6%，症状性癫痫患者近亲发病率为 1.5%，均高于普通人群。

2. 年龄　特发性癫痫与年龄密切相关。

3. 睡眠　癫痫与睡眠-觉醒周期关系密切。全面强直-阵挛发作常发生于晨醒后；婴儿痉挛症多于醒后和睡前发作。

4. 环境因素　睡眠不足、疲劳、饥饿、便秘、饮酒、情绪激动等均可诱发癫痫发作，内分泌失调、电解质紊乱、代谢异常也可导致癫痫发作。部分患者在闪光、音乐、噪声、运动、下棋、刷牙等特定条件下发作，称为反射性癫痫。

◎ 考点：继发性癫痫的病因、癫痫的诱发因素

【临床特征】 癫痫的临床表现形式多样，但均有以下共同特征：①发作性：症状突然发生，持续一段时间后迅速恢复，间歇期正常；②短暂性：每次发作持续时间为数秒或数分钟，很少超过 30 分钟（癫痫持续状态除外）；③刻板性：每次发作的临床表现几乎一样；④重复性：第一次发作后，经过不同间隔时间会有第二次或更多次的发作。

1. 部分性发作　是痫性发作的最常见类型，源于一侧大脑半球异常放电向周围正常脑区扩散。根据发作期间是否伴有意识障碍分为：单纯部分性发作、复杂部分性发作、部分性发作继发全面性发作，前者无意识障碍，后两者伴有意识障碍。

（1）单纯部分性发作：发作时间短，一般不超过 1 分钟，无意识障碍。表现为：①部分性发作：表现为身体的某一局部发生不自主抽动，多为一侧眼睑、口角、手指或足趾，也可表现为一侧面部或肢体远端的抽动。杰克森（Jack）发作指抽搐从手指—腕部—前臂—肘—肩—口角—面部逐渐发展。如出现发作后患肢有暂时（30 分钟至 36 小时）性瘫痪，称 Todd 麻痹。②感觉性发作：躯体感觉性发作可表现为一侧肢体的麻木感、针刺感，多发生于口角、手指、足趾等部位；特殊感觉性发作如视觉性（闪光和黑朦）、听觉性、嗅觉性、味觉性发作；眩晕性发作表现为坠落感或飘动感。③自主神经性发作：出现全身潮红、多汗、呕吐、腹痛、面色苍白、瞳孔散大等。④精神性发作：表现为各种类型的记忆障碍、情感障碍、幻觉、错觉等。

（2）复杂部分性发作（精神运动性发作）：多有不同程度的意识障碍，发作时对外界刺激无反应，以精神症状及自动症为特征，也称为精神运动性发作。自动症均在意识障碍的基础上发生，表现为反复咀嚼、舔唇、流涎或反复搓手、不断穿衣、解衣扣，也可表现为奔跑、游走、乘车上船、唱歌等。

（3）继发全面性大发作。

2. 全面性发作

（1）全身强直-阵挛发作（大发作）：发作时以意识障碍和全身对称性抽搐为特征，是最常见的发作类型之一。早期出现意识障碍、跌倒，随后的发作分三期。①强直期：患者突然意识丧失，继之全身骨骼肌先强直收缩。眼肌收缩出现眼球上翻或凝视；咀嚼肌收缩出现张口，随后突然闭合，可咬伤舌尖；喉部肌肉和呼吸肌收缩致患者尖叫一声、呼吸停止；颈部和躯干肌肉收缩可致上肢屈曲，下肢伸直。持续 10～20 秒后进入阵挛期。②阵挛期：肌肉交替出现收缩和松弛，由肢端延及全身，之后阵挛频率减慢，松弛期渐延长，持续 30～60 秒进入昏睡状态。以上两期均伴有心率加快、血压升高、呼吸停止、瞳孔散大、呼吸道分泌物增多、病理反射阳性。③发作后期：抽搐渐停止，呼吸首先恢复，随后心率、血压、瞳孔恢复正常。意识逐渐清醒，醒后有短时间的头晕、烦躁、疲乏，对发作过程完全无记忆。从发作到意识恢复大致需 5～15 分钟。

（2）失神发作（小发作）：多见于儿童。突发性意识丧失，患者停止当时的活动，呼之不应，两眼凝视不动，手中持物坠落。一次发作 3～15 秒。每日发作数次或数百次，清醒后无明显不适，

继续原来的活动，对发作全无记忆。

（3）肌阵挛发作：多为遗传性疾病，表现为快速、短暂、触电样肌肉收缩，可遍及全身或某一肌群，常见于预后较好的特发性癫痫患者。

（4）阵挛性发作：几乎都发生于婴幼儿，表现为全身重复性阵挛性抽搐伴意识丧失，持续 1 分钟至数分钟。

（5）强直性发作：多见于弥漫性脑损害的儿童和青少年，睡眠中发生，表现为全身骨骼肌强直性收缩，处于站立位者可突然倒地，发作持续数秒至数十秒。

（6）失张力性发作：部分或全身肌肉张力降低，表现为垂头、张口、肢体下垂或跌倒，持续数秒至 1 分钟。

3. 癫痫持续状态　是指一次癫痫发作持续 30 分钟以上，或连续多次发作、发作间期意识或神经功能未恢复至正常水平。任何类型癫痫均可出现癫痫持续状态，但通常是指全面强直-阵挛发作持续状态。多由于突然停用抗癫痫药或不规律治疗、饮酒、感染、精神因素、过度疲劳等诱因所致，常伴有高热、脱水和酸中毒、休克，可发生脑、心、肾、肝、肺等多脏器功能衰竭，是癫痫死亡的原因。

【治疗原则】　癫痫的治疗目标逐渐由对发作的控制转为关注患者的生活质量，包括病因治疗、药物治疗、手术治疗。

1. 病因治疗　病因明确者，给予对因治疗，去除病因。

2. 药物治疗　①首次发作，医生根据患者易患性确定是否用药。②根据癫痫发作的类型、药物不良反应的大小选择不同的药物。③小剂量开始，剂量由小到大，逐渐增加到最低有效量，体现个体化原则，监测血药浓度。④单药治疗为主，对大多数癫痫患者坚持单一药物治疗，是国际上公认的原则。⑤长期规律服药，控制发作后必须坚持长期服用药物，不可减量或随意停药。增药可适当加快，减药一定要慢，必须逐一增减。一般说来，全面强直-阵挛发作、强直性发作、阵挛性发作完全控制 4～5 年后，才能考虑酌情逐渐减量，减量 1 年左右无发作者方可停药。

3. 手术治疗　颅内占位性病变引起的癫痫应首选手术治疗，另外对癫痫源能进行精确定位也可根据情况进行手术治疗。

二、护理评估

【病史】　应询问发病前身体的健康情况，包括有无脑部疾病、药物中毒史、代谢障碍病史、癫痫家族史等；发作时有无前驱症状，了解发作的频率、时间和地点；询问患者的年龄、有无妊娠或正在行经期；发作前有无睡眠不足、疲劳、饥饿、便秘、饮酒、情绪激动、过度换气、过度饮水等诱发因素；有无在某种特定条件下（如闪光、音乐、下棋、刷牙等）发作的情况。

【心理-社会状况】　癫痫某些类型发作时有损自身形象，尤其是发作时伴尿失禁，常严重挫伤了患者的自尊心。此外，癫痫反复发作影响正常生活与工作，使患者终日忧心忡忡，害怕及担忧发作，对生活缺乏自信。如家庭、社会对患者抛弃、疏远，更可使其出现自卑、孤独离群的异常心态。

【实验室及其他检查】

1. 脑电图检查　诊断癫痫最重要的辅助检查方法，通常可见到特异性的脑电图改变。常见的波形有棘波、尖波、尖慢波、棘慢波等。

◎ 考点：癫痫的脑电图波形特点

2. 头颅X线、脑血管造影、头颅CT及MRI检查　可确定脑部器质性病变，有助于发现继发性癫痫的病因。

3. 血常规、血糖、血寄生虫检查　可了解患者有无贫血、低血糖、寄生虫病等。

三、护理诊断及问题

1. 有窒息的危险　与癫痫发作时意识丧失、喉头痉挛、气道分泌物增多有关。

2. 有受伤的危险　与突然意识丧失、抽搐、癫痫持续状态，癫痫发作时跌倒、坠床、或保护措施不当有关。

3. 脑组织灌注异常：脑水肿　与癫痫持续状态时脑组织缺血缺氧、脑血管通透性增高有关。

4. 自我形象紊乱　与癫痫发作及药物不良反应有关。

5. 知识缺乏　缺乏疾病、用药及防护等相关知识。

6. 焦虑或恐惧　对预后不良的焦虑及癫痫发作的恐惧。

四、护理目标

（1）患者呼吸道通畅，未发生窒息情况。

（2）癫痫发作时，患者及其家属能采取正确的防护措施，患者未发生受伤。

（3）患者未发生脑水肿，或有脑水肿先兆时得到及时处置。

（4）患者能够正确对待疾病，重视自我形象。

（5）患者及家属了解癫痫发作、治疗与预后的关系，采取有关安全防护措施，能有效避免诱因，主动配合治疗。

（6）能保持良好的心态，焦虑或恐惧心理消除或减轻，参与正常的社交活动。

五、护理措施

1. 心理护理　向患者解释所患癫痫的类型、临床特征及可能的诱发因素，帮助患者正确面对现实，对待自己的疾病；同情和理解患者，鼓励患者说出害怕及担忧的心理感受，指导患者进行自我调节，以维持良好的心理状态；指导家属耐心地照顾和关心患者，增强其对家庭的责任感和治疗疾病的信心，积极配合治疗；指导患者承担力所能及的社会工作，督促其与社会接触、交往，并在自我实现中体现自身的价值，积极主动地参与各种社交活动，回归社会。

2. 发作时的护理

（1）发现有发作先兆症状时，迅速将患者平卧，避免摔伤。解松领扣和裤带，摘下眼镜、义齿，将手边的柔软物垫在患者头下，移去患者身边的危险物品，以免碰撞。

（2）保持呼吸道通畅，将患者的头放低，偏向一侧，以利口鼻分泌物流出，床边备吸引器，并及时吸痰。有活动性义齿者及时取出，防止脱落掉入呼吸道引起窒息。

（3）用压舌板或纱布包裹的压舌板垫在上下磨牙间，以防咬伤舌头及颊部，但不可强行硬塞。抽搐发作时，切不可用力按压肢体，以免造成骨折、肌肉撕裂及脱臼。发作后患者可有短期的意识模糊，禁用口表测量体温。

（4）对情绪激动或精神症状明显的患者，要严格控制其行为，必要时保护性约束肢体或躯干，防止自伤自残。

（5）严密观察生命体征及意识、瞳孔变化，注意发作时有无心率增快、血压升高、呼吸停止、瞳孔散大、大小便失禁等；观察并记录发作的类型、发作频率与发作持续时间；观察发作停止后患者意识完全恢复的时间，有无头痛、疲乏及行为异常。

3. 癫痫持续状态患者的护理

（1）保持病室环境安静，避免外界的各种刺激。设专人守护，床旁加床挡、约束带约束肢体，以保护患者免受外伤。

（2）迅速建立静脉通路，立即按医嘱缓慢静脉滴注地西泮 10～15mg，以每分钟 3～5mg 的速度静脉滴注，15 分钟后如不能终止可重复给药，或用 100～200mg 地西泮溶于 5%的葡萄糖注射液中，于 12 小时缓慢静脉滴注。地西泮为癫痫持续状态的最有效的首选药，但可引起呼吸抑制，一旦发生，应立即停药。也可以选用异戊巴比妥、苯妥英钠及水合氯醛保留灌肠等。

（3）用药过程中应密切观察患者观察意识、瞳孔、生命体征及血氧饱和度变化，如出现呼吸变浅、昏迷加深、血压下降，应暂停注射。

（4）在给药的同时保持呼吸道通畅，给予吸氧，吸痰，备好气管切开包，必要时使用人工呼吸机。

（5）心电监护，及时检查血气及生化分析。

（6）给予营养支持，经胃管或静脉补足水分或营养。

（7）清醒后及早服用抗癫痫药物，并进一步检查病因、诱因。

（8）并发症处理：防治脑水肿，20%甘露醇 125～250ml 静脉快速滴注，30 分钟内滴注完；控制感染，预防性使用抗生素；高热患者物理降温；及时纠正电解质紊乱和酸中毒，准确记录出入量。

（9）做好基础护理，如晨晚间护理、大小便护理、皮肤护理、眼部护理等。

4. 用药护理　常用的抗癫痫药物有苯妥英钠、卡马西平、苯巴比妥、丙戊酸钠、乙琥胺、扑米酮、氯硝西泮等。

（1）指导患者遵医嘱正确服药，强调按医嘱长期正规服药的重要性，介绍用药的原则、所用药物的不良反应和应注意问题，在医生指导下增减剂量和停药，不可随意增减剂量、撤换药物、停药。

（2）抗癫痫药物多有胃肠道反应，宜分次餐后口服。可根据患者易发作的时间，适当调整给药时间。

（3）用药前进行血、尿常规和肝、肾功能检查，用药期间监测血药浓度并定期复查相关项目，发现异常及时就医。卡马西平可引起共济失调、眩晕、白细胞减少、骨髓抑制；苯妥英钠可致胃肠道症状、毛发增多、齿龈增生；丙戊酸钠可引起食欲缺乏、恶心呕吐、肝功能障碍。

5. 健康教育

（1）疾病知识指导：向患者及其家属介绍有关本病的基本知识和自我护理方法。患者应充分休息，养成良好的生活习惯，注意劳逸结合，避免过度疲劳、睡眠不足、饥饿、饮酒、便秘、情绪激动、强烈的声光刺激、长时间看电视、洗浴等诱发因素。给予清淡饮食，避免辛、辣、咸，不宜进食过饱，多吃蔬菜、水果，戒除烟酒。

（2）用药指导与病情监测：告知患者遵医嘱长期、规律服药，不能随意停药、减药、漏服药及自行换药，同时注意药物的不良反应。定期复查，每3个月至半年复查一次，定期检查血尿常规和肝肾功能及抗癫痫药物的血药浓度。

（3）安全与婚育：禁止从事带有危险的活动，如攀高、游泳、驾驶、带电作业等，以免发作时对生命有危险。平时应随身携带病情诊疗卡，注明姓名、地址、病史、联系电话等，以备发作时及时得到有效的处理。

（4）心理指导：鼓励患者参加有益的社交活动，适当参与体力和脑力劳动，以减轻心理负担，保持心情愉快、情绪平稳。

练 习 题

A_1型题

1. 上运动神经元瘫痪肌张力改变为

A. 折刀样增高　B. 铅管样增高

C. 齿轮样增高　D. 肌张力低下

E. 扭转痉挛

2. 中枢性瘫痪与周围性瘫痪最有鉴别意义的是

A. 瘫痪的轻重　B. 有无肌肉萎缩

C. 肌张力的改变　D. 腱反射亢进或减退

E. 有无病理反射

3. 下列哪项属于深感觉

A. 痛觉　B. 温觉

C. 触觉　D. 位置觉

E. 两点辨别觉

4. 头痛患者避免用力排便的主要意义是防止

A. 呕吐　B. 脑血栓形成

C. 颅内压增高　D. 心脏负荷增加

E. 心绞痛发作

5. 神经系统疾病不包括

A. 脑　B. 脊髓

C. 周围神　D. 骨骼肌

E. 平滑肌

6. 感觉障碍患者的护理措施错误的是

A. 消除焦虑情绪　B. 预防压疮

C. 不宜多翻身　D. 防止肢体受压

E. 保暖、防冻、防烫

7. 脑血栓形成常见病因是

A. 高血压　B. 脑动脉粥样硬化

C. 先天性动脉瘤　D. 风湿性心脏病

E. 血管畸形

8. 脑梗死最早出现低密度阴影的时间为

A. 4小时后　B. 8小时后

C. 12小时后　D. 24小时后

E. 72小时后

9. 高血压脑出血最好发的部位是

A. 脑室　B. 基底核区

C. 脑干　D. 小脑

E. 枕叶

10. 正常脑脊液的压力为

A. 50～100mmH_2O　B. 70～120mmH_2O

C. 80～180mmH_2O　D. 100～200mmH_2O

E. 80～150mmH_2O

11. 我国当前最常见的脑血管疾病是

A. TIA　B. 脑血栓形成

C. 脑出血　D. 蛛网膜下隙出血

E. 脑栓塞

12. TIA其症状持续时间最长不超过

A. 2小时　B. 8小时

C. 12小时　D. 24小时

E. 48小时

13. 蛛网膜下隙出血的护理哪项不当

A. 绝对卧床4～6周

B. 避免用力排便、咳嗽

C. 忌情绪激动

D. 生命体征平稳即可活动

E. 减少探视

14. 诊断癫痫最可靠的是

A. 脑电图异常　B. 有诱发因素

C. 有家族史　D. 脑脊液检查

E. 头颅 CT

15. 护理癫痫持续状态患者的措施不包括

A. 患者平卧位头放低，偏向一侧

B. 立即解开领口、领带、腰带

C. 按医嘱快速静脉注射地西泮

D. 及时清除口鼻分泌物，保持呼吸道通畅

E. 立即服用抗癫痫药

16. 抗癫痫药物治疗原则正确的是

A. 大量静脉给药

B. 按发作类型用药，可随时换药

C. 按发作类型规则用药

D. 短期大剂量合并用药

E. 用药疗效差时可立即停用，换其他药

17. 特发性面神经麻痹的临床表现不包括

A. 患侧额纹消失

B. 患侧唇沟变浅

C. 示齿口角歪向患侧

D. 患侧眼睑不能闭合

E. 鼓腮漏气

18. 吉兰-巴雷综合征何时脑脊液蛋白-细胞分离最明显

A. 2 周　B. 3 周

C. 4 周　D. 5 周

E. 6 周

19. 吉兰-巴雷综合征的主要死因为

A. 营养不良　B. 感染

C. 呼吸肌麻痹　D. 心力衰竭

E. 压疮

20. 重症肌无力最早病变的部位是

A. 表情肌　B. 眼外肌

C. 呼吸肌　D. 四肢肌

E. 颈肌

21. 重症肌无力病变特点不包括

A. 病情呈波动性，“晨轻暮重”

B. 眼外肌受累最常见

C. 全身所有横纹肌均可受累

D. 表情淡漠

E. 无吞咽困难

22. 使重症肌无力病情加重的因素不包括

A. 感染　B. 精神刺激

C. 进食　D. 过度疲劳

E. 妊娠、分娩

23. 周期性瘫痪的实验室检查多数为

A. 低血钾　B. 高血钾

C. 正常血钾　D. 高血钙

E. 低血镁

24. 周期性瘫痪的特点不包括

A. 常染色体显性遗传性疾病

B. 病理变化为肌浆网的空泡化

C. 可伴有甲状腺功能亢进症

D. 远端重于近端

E. 脑神经一般不受累

25. 脑出血并发消化道出血时的护理除外

A. 观察呕吐物和大便的颜色

B. 观察生命体征

C. 鼻饲时先吸取胃液观察

D. 每天监测大便潜血试验

E. 出血时暂禁食

26. 护理头痛患者不妥的是

A. 指导患者深呼吸　B. 转移注意力

C. 病室阳光充足　D. 病室要安静

E. 病室温度适宜

27. 脑血栓形成患者的护理哪项是错误的

A. 急性期注意保持瘫痪肢体的功能位的摆放

B. 进行瘫痪肢体的主动和被动运动

C. 加强语音沟通

D. 定时翻身拍背

E. 为防止跌伤应绝对卧床休息

28. 脑梗死患者的饮食指导不正确的是

A. 低盐、低脂、低糖饮食

B. 尽量减少进食次数，给予肠外高营养

C. 鼓励进食，少食多餐

D. 糊状流质或半流质

E. 吞咽困难时给予鼻饲

29. 患者，男性，70 岁。突发右侧肢体活动不灵伴有失语，约持续 20 分钟自行缓解，且反复发作，发作后神经系统无阳性体征，CT 无相应病灶。临床诊断为

A. 脑血栓形成　B. 短暂性脑缺血发作
C. 脑栓塞　D. 局灶性癫痫
E. 癔症

30. 患者，男性，40 岁。活动中突然出现昏迷，四肢瘫痪，双侧瞳孔针尖样，临床诊断脑出血，其出现部位可能在

A. 脑室出血　B. 内囊出血
C. 脑桥出血　D. 小脑出血
E. 额叶出血

31. 患者，女性，70 岁。晨醒后发现右侧肢体活动不灵 5 小时入院。查体：血压 160/ 100mmHg，神志清楚，失语，右侧上下肢肌力 3 级，感觉减退，病理征阳性，头颅 CT 未见异常，其可能的诊断是

A. 脑出血　B. 脑血栓形成
C. 脑栓塞　D. 蛛网膜下隙出血
E. TIA

32. 患者，男性，21 岁。发作性意识不清，四肢抽搐 2 年，今再次发作，1 小时内发作 3 次，每次发作持续 10～20 秒，期间意识不清，伴有瞳孔散大，尿失禁。患者目前处于哪种状态

A. 癫痫强直-阵挛发作　B. 癫痫持续状态
C. 癫痫发作后昏睡期　D. 肌阵挛发作
E. 复杂部分性发作

33. 患儿，男性，6 岁。老师发现上课时出现发呆，呼之不应约持续数秒钟，常常把笔掉地上，脑电图检查诊断癫痫，属于哪种类型

A. 癔症　B. 单纯部分性发作
C. 失神发作　D. 肌阵挛发作
E. 精神运动性发作

34. 患者，男性，20 岁。昨天骑摩托兜风后出现右耳后疼痛，今天发现口角歪斜，查体：右侧额纹消失，右眼不能闭合，右侧唇沟变浅，余神经系统检查无阳性体征。头颅 CT 检查正常。其临床诊断为

A. 脑血栓形成
B. 特发性面神经麻痹
C. 吉兰-巴雷综合征
D. 重症肌无力
E. 周期性瘫痪

35. 患者，男性，30 岁。主因四肢无力 10 小时入院。发病前曾静脉滴注葡萄糖，既往有类似发作，脑脊液检查正常。查体：四肢肌力 3 级，肌张力下降，腱反射消失，感觉正常，血清钾 2.4mmol/L。可能诊断为

A. 重症肌无力　B. 周期性瘫痪
C. 吉兰-巴雷综合征　D. 脊髓灰质炎
E. 急性脊髓炎

36. 患者，女性，40 岁。2 小时前在搬起重物时突然出现剧烈的头痛，伴有喷射性呕吐，呼吸减慢，心率减慢，血压升高，其发生了

A. 急性颅脑感染　B. 颅内压增高
C. 牵涉性头痛　D. 神经症
E. 紧张性头痛

37. 患者，女性，80 岁。以脑出血入院，查体：意识模糊，频繁呕吐，血压 210/120mmHg，右侧瞳孔大约 5mm，左侧偏瘫，应禁止采用的护理措施是

A. 绝对卧床休息，头偏向一侧
B. 脱水降颅压治疗
C. 遵医嘱用降压药
D. 采用肥皂水灌肠，保持大便通畅
E. 置瘫痪肢体功能位

A_3 型题

（38～40 题共用题干）

患者，男性，70 岁。右侧肢体活动不灵 4 小时入院，查体：神志清楚，右侧偏瘫，右侧肢体肌力 2 级，病理征阳性。有高血压史，曾有短暂性脑缺血发作史。

38. 确诊最有意义的检查是

A. 头颅 CT 或 MRI　B. 肌电图
C. 脑血管造影　D. 脑脊液检查
E. 颈部血管超声

39. 如行 CT 检查无高密度阴影，该患者可诊断为

A. 脑出血　　B. 脑梗死　　C. 动脉瘤　　D. 肥胖
C. 蛛网膜下隙出血　　D. 脑肿瘤　　E. 劳累
E. 脑炎
40. 该病最常见的病因是　　刘　东
A. 高血压　　B. 动脉粥样硬化

第 5 节　脑血管疾病患者的护理

一、概　　述

【概念】 脑血管疾病是指脑血管病变和（或）全身血液循环紊乱所致的脑组织供血障碍，脑功能或结构破坏的一组疾病，又称“脑卒中”。脑血管疾病是神经系统的常见病及多发病，其致死率、致残率高，是目前人类疾病的三大死亡原因之一。据估计我国每年死于脑卒中的患者约有 150 万人。

【脑的结构及血液供应】 脑包括大脑、间脑、小脑和脑干，大脑有两个半球组成，大脑半球分为额叶、顶叶、颞叶、枕叶和岛叶。脑干自上而下依次分为中脑、脑桥和延髓。在大脑皮质的不同部位，各有完成某些反射活动相对集中的特定区域，这些区域称大脑皮质的功能定位。正常脑的结构如图 9-1 所示；内囊是位于丘脑、尾状核和豆状核之间的上下行投射纤维聚集的区域，因此，当营养内囊的小动脉（豆纹动脉）破裂（脑出血）或栓塞时，可导致内囊受损，引起偏身感觉障碍、偏瘫和偏盲的三偏综合征。

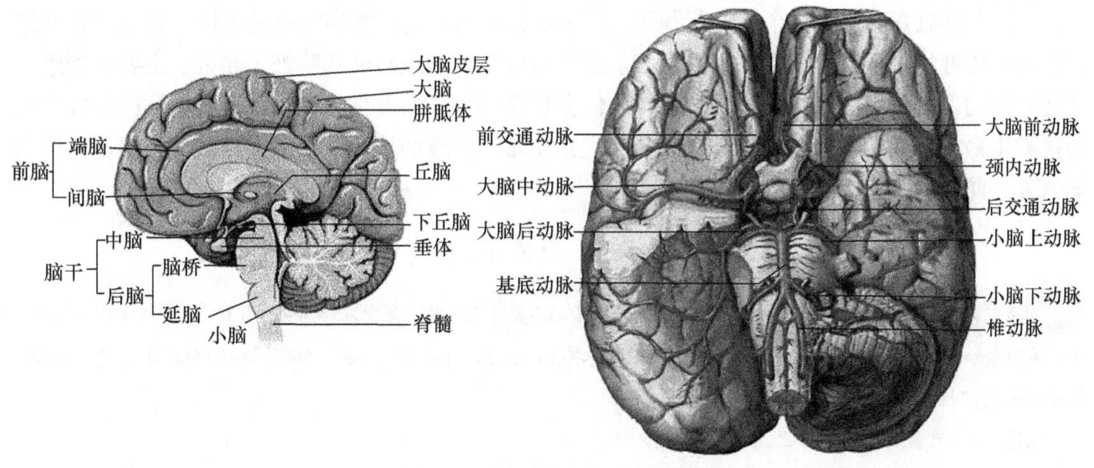

图 9-1　脑的结构及血液供应

脑的血液由颈内动脉系统和椎动脉系统供应，颈内动脉系统供应大脑半球的前 3/5 部分的血液（额叶、顶叶、颞叶的一部分和基底核），椎-基底动脉系统供应大脑半球的后 2/5 的血液（枕叶、颞叶的一部分）、丘脑、小脑、脑干。两侧大脑前动脉之间有前交通动脉、两侧颈内动脉与大脑后动脉之间有后交通动脉连接起来形成脑底动脉环（Willis 环），通过 Willis 环形成侧支循环对两组脑供血系统血液供应起到调节和代偿作用。正常脑的血液供应如图 9-1 所示。

考点：急性脑血管病按病变性质的分类

【脑血管疾病的分类】 按起病的缓急，将脑血管疾病分为急性和慢性两种类型。急性脑血管疾病是指急性起病、迅速出现局限性或弥漫性脑功能缺失征象，又称脑卒中。慢性脑血管病是指脑部慢性供血不足，致脑代谢障碍和功能衰退，起病隐袭、进展缓慢。按病变性质不同分为缺血性脑血管病和出血性脑血管病，前者包括短暂性脑缺血发作、脑血栓形成、脑栓塞。后者包括脑出血、蛛网膜下隙出血。本节主要学习急性脑血管疾病。

◎ 考点：脑血管病的危险因素

【脑血管疾病的危险因素和病因】

1. 危险因素

（1）可干预的：高血压、糖尿病、心脏病、高同型半胱氨酸血症、TIA或脑卒中病史、肥胖、无症状性颈动脉狭窄、酗酒、吸烟、药物滥用、服用避孕药、脑动脉炎等。其中，高血压、心脏病、糖尿病和短暂性脑缺血发作是脑血管病发病最重要的四大危险因素。

（2）不可干预的：年龄、性别、种族、遗传因素、气候等。

2. 基本病因

（1）血管壁病变：高血压性脑细小动脉硬化和脑动脉粥样硬化为最常见；血管先天性发育异常和遗传性疾病；各种感染和非感染性动、静脉炎；中毒、代谢及全身性疾病导致的血管壁病变。

（2）心脏病：风湿性心脏病、先天性心脏病、细菌性心内膜炎、心房颤动、高血压、低血压或血压的急骤变化等。

（3）血液成分和血液流变学改变：如高黏血症、白血病、抗凝剂、服用避孕药和DIC。

（4）其他原因：血管内异物如空气、脂肪、肿瘤、寄生虫等栓子，脑血管受压、外伤、痉挛等。

【脑血管疾病防治】 脑血管病的预防包括了一级预防和二级预防，前者是指对有脑血管病倾向，但无脑血管病病史的个体进行预防；后者是指对已有脑血管病病史的个体再发脑血管病进行预防；两者均可降低脑血管病的发病率。除了对危险因素进行非药物性干预外，主要的预防性药物有阿司匹林、噻氯匹定和华法林等；应依据患者的个体情况加以选择，脑血管病的治疗原则为挽救生命，降低致残率，预防复发和提高生活质量。一般的治疗措施是去除病因，促进神经功能恢复，防治并发症。

二、短暂性脑缺血发作患者的护理

案例 9-4 患者，男性，60岁。发作性右侧肢体活动不灵1天入院。每次发作5～10分钟，1天内发作4次，发作后活动自如。既往糖尿病病史。查体：体温36℃、脉搏68次/分、呼吸12次/分、血压160/100mmHg，意识清楚，神经系统无阳性体征，随机血糖12.5mmol/L。

问题：1. 可能的诊断是什么？

2. 采取抗凝治疗，该患者护理评估的内容有哪些？

3. 如何对患者开展健康指导？

（一）概述

◎ 考点：TIA的概念

【概念】 短暂性脑缺血发作（TIA）是颈内动脉系统或椎-基底动脉系统历时短暂但反复发作的供血障碍，导致供血区局限性神经功能缺失症状。一般每次发作持续数分钟至数小时，24小时内完全恢复，但常有反复发作。短暂性脑缺血发作好发于50～70岁，男性多于女性。

【病因及发病机制】 尚不完全清楚，主要病因是脑动脉硬化，颈内动脉颅外段粥样硬化部位纤维素与血小板黏附，脱落后成为微栓子，进入颅内动脉，引起颅内小血管被堵塞、缺血而发病。但栓子很小，容易自溶或因血流冲击被击碎，使更小的碎片进入远端末梢血管，使得循环恢复，神经症状消失。微栓子可反复产生，因此本病可反复发作。与颈动脉狭窄、痉挛、血液成分改变及血流动力学变化等多种因素有关。

（二）护理评估

【健康史】 询问患者既往有无动脉粥样硬化、高血压、糖尿病、高脂血症、心脏病及以前类似发作的病史，发病前血压波动情况，本次起病的形式及症状持续时间，生活习惯及家族史等。

【身心状况】

1. 症状评估 短暂性脑缺血发作突然起病，历时短暂，一般 5～30 分钟，最长在 24 小时内恢复正常。反复发作，每次发作时的症状相对较恒定，临床表现与受累血管有关。①颈内动脉系统的 TIA 常见症状为病灶对侧单肢无力或不完全性瘫痪，对侧感觉障碍，眼动脉缺血时出现短暂的单眼失明，优势半球缺血时可有失语。②椎-基底动脉系统 TIA 则以眩晕、平衡失调为常见症状，其特征性的症状有跌倒发作、短暂性全面遗忘症、双眼视力障碍发作等。

2. 护理体检 无阳性体征。

3. 心理-社会状况 多数患者因有神经定位症状而产生恐惧心理，也有部分患者可因反复发作但未产生后遗症而疏忽大意。

【实验室和其他检查】

（1）血常规、血脂、血糖检查有助于明确易患因素。

（2）CT 或 MRI 检查大多正常。

（3）心脏检查可发现心脏病。

（4）数字减影血管造影（DSA）或彩色经颅多普勒（TCD）可发现血管狭窄、动脉粥样硬化斑。

【治疗要点】 去除病因、减少和预防复发、保护脑功能为主，对短时间内反复发作的病例应采取有效治疗措施，防止脑梗死发生。药物治疗多采用抗血小板聚集药（阿司匹林、盐酸噻氯匹定和双嘧达莫）、抗凝药物（肝素和华法林）、钙通道滞剂（如尼莫地平）、血管扩张药和扩容药（川芎、丹参、红花及低分子右旋糖酐）等。对有明确的颈部血管动脉硬化斑块引起明显狭窄或闭塞者可选用血管内介入治疗或手术治疗。

（三）护理诊断及合作性问题

1. 恐惧 与突发神经定位症状或反复发作有关。
2. 潜在并发症：脑血栓形成。

（四）护理目标

（1）TIA 发作次数减少或不发作。
（2）患者心理状态稳定，认识并正视疾病。

（五）护理措施

1. 生活护理 ①休息和体位：按时卧床休息，协助生活护理，防止患者受伤。频繁发作的患者应避免重体力劳动，必要时如厕、沐浴及外出活动时应有家人陪伴。②饮食护理：低盐、低脂、低胆固醇、丰富维生素及足量纤维素饮食。

2. 配合治疗

（1）确诊 TIA 后应针对病因进行积极治疗：主要应用抗血小板聚集及抗凝治疗，调整血压、控制血糖、治疗心律失常、纠正血液成分异常等。应避免各种引起循环血量减少、血液浓缩、血压降低的因素，如大量呕吐、腹泻、高热、大汗等，以防诱发脑血栓形成。

考点：阿司匹林药物的不良反应

（2）用药护理：遵医嘱用药，服用阿司匹林等抗血小板聚集药时有胃肠道不良反应，餐后服药为好，同时注意大便的颜色变化。使用抗凝药物注意观察有无出血倾向，出现皮肤紫癜、消化道出血，及时报告医生；钙通道阻滞剂尼莫地平可引起头晕、直立性低血压，在用药期间嘱咐患者改变体位时宜缓慢并注意观察血压变化。

3. 病情观察 频繁发作的患者应注意观察和记录每次发作的持续时间、间隔时间和伴随症状，尤其要注意生命体征和意识的变化，警惕完全性脑卒中的发生。

4. 对症护理 TIA 患者发作时因一过性黑矇或眩晕，容易跌倒和受伤，要避免患者单独外出、沐浴等，避免从事危险工作。发作时卧床休息，注意枕头不宜太高，以免影响脑供血。仰头或转头时应动作缓慢、轻柔，转动幅度不可太大，以免颈部活动过度诱发 TIA。

5. 心理护理 帮助患者认识到本病是脑卒中先兆，但经积极治疗护理，是可以避免脑卒中发作的。消除患者紧张恐惧心理，鼓励其积极配合治疗。

6. 健康教育 告诉患者及家属早期诊断和正确处理的重要性，阐明干预危险因素和积极治疗疾病的必要性；饮食以低脂、低胆固醇、高维生素为宜，戒烟酒；坚持适当锻炼，劳逸结合；避免精神紧张和过度操劳，经常发作者避免单独外出，防跌倒。告知患者定期到医院复查，如出现肢体麻木、无力、视力障碍等，应及时就诊。

（六）护理评价

患者神经系统缺失症状未发作或发作次数减少，恐惧心理是否减轻、消除。

三、脑梗死患者的护理

脑梗死是由于局部脑组织缺血、缺氧所致的脑组织的缺血性坏死或脑软化。其临床类型有脑血栓形成和脑栓塞。

案例 9-5 患者，男性，58 岁。晨起时觉头痛、头晕，上、下肢麻木，但可自行去厕所，回卧室时因右下肢无力而跌倒，完全不能讲话。护理体检：神志清楚，血压 160/90mmHg，右侧上、下肢肌力 0 级，口眼歪斜，右侧巴宾斯基征阳性。

问题：1. 目前该患者主要存在哪些护理问题？应采取哪些护理措施？

2. 待患者病情平稳后，如何开展康复护理？

（一）脑血栓形成患者的护理

1. 概述

考点：最常见的脑血管疾病

（1）概念：脑血栓形成为最常见的脑血管疾病，指脑动脉因各种原因发生血管管腔狭窄或闭塞，进而发生血栓形成，引起该血管供血区的脑组织缺血、坏死，出现相应的神经系统症状和体征。

◎ 考点：脑血栓形成最常见病因

（2）病因及发病机制：最常见的病因是脑动脉粥样硬化，其次为各种病因所致的脑动脉炎、红细胞增多症、弥散性血管内凝血、血管痉挛等。在颅内供应脑组织的动脉血管壁发生病变的基础上，血液中有形成分黏附、沉着、聚集在血管壁形成血栓，使脑血管狭窄甚至闭塞，血流中断，造成脑组织缺缺血缺氧、脑坏死或脑软化。脑动脉粥样硬化的好发部位是脑部大血管的分叉处、弯曲和汇合处部位，故脑血栓形成以颈内动脉、大脑中动脉多见（图 9-2）。

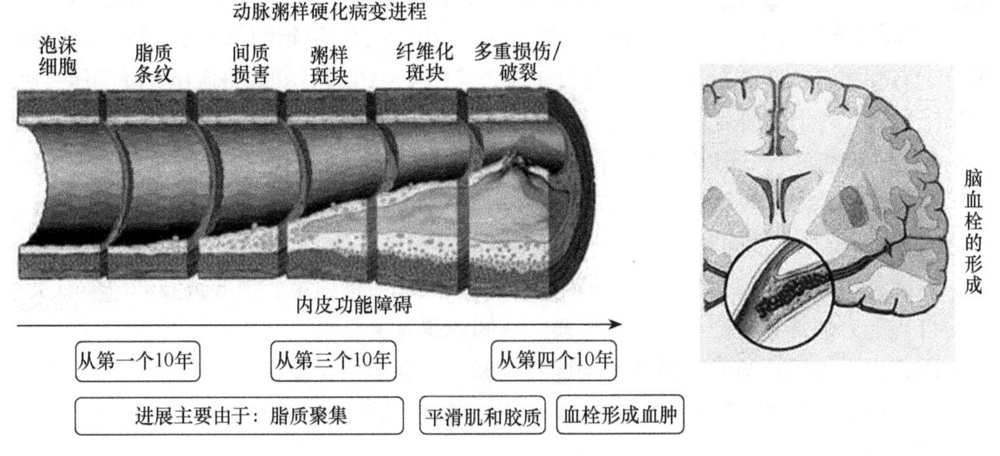

图 9-2　动脉硬化及脑血栓形成

2. 护理评估

（1）健康史：注意患者有无动脉粥样硬化、高血压、高脂血症、冠心病、糖尿病等病史；本次起病的方式、发病时间及有无明显的诱因；病前有无头痛、头晕、肢体麻木、无力等前驱症状；患者的生活习惯及有无家族史。

◎ 考点：脑血栓形成的起病形式、三偏证、交叉性瘫痪、延髓麻痹表现

（2）身心状况

1）症状评估：本病好发于中年以后，多见于 50～60 岁以上的患者。起病较缓，常在安静或睡眠状态下发病，血压过低、血流缓慢等因素促使血栓形成而发病，部分患者在发作前有前驱症状。临床表现取决于脑血管闭塞的部位及梗死的范围，常在发病后 10 多小时或 1～2 日内达到高峰，多数患者无意识障碍及生命体征的改变。颈内动脉系统血管闭塞引起者表现为病灶对侧不同程度及范围的瘫痪及感觉障碍，同侧视觉障碍；由椎-基底动脉系统血管闭塞引起者表现为眼球震颤、共济失调、吞咽困难、发音困难、交叉瘫或四肢瘫。

2）护理体检：瘫痪肢体肌力减退、肌张力增高、病理征阳性，优势半球受损可有失语，大面积梗死的可有意识障碍。

3）心理-社会状况：因突然出现感觉与运动障碍，患者会出现烦躁、情绪不稳；时间长后恢复不理想，担心今后生活不能自理，患者常表现为情绪不稳、悲观、焦虑，甚至对生活失去信心等。

◎ 考点：脑梗死 CT 特点、病灶出现时间

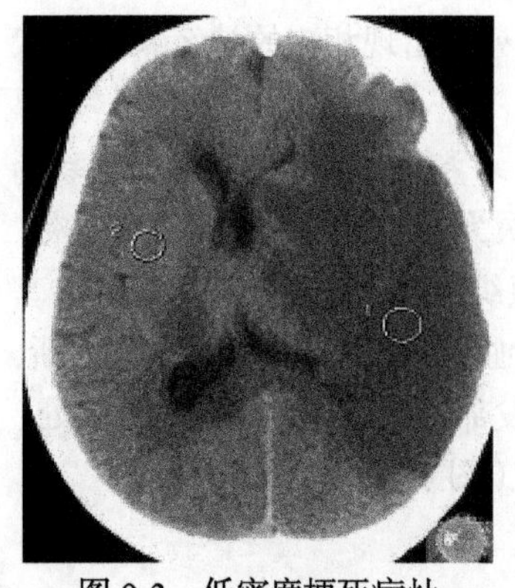
图 9-3 低密度梗死病灶

（3）实验室和其他检查

1）脑脊液：脑脊液检查多正常，大面积梗死时压力可增高。

2）血液：血流变学检查，可出现血黏度及血小板聚集性增高。

3）超声：彩色多普勒超声检查可发现颈动脉及颈内动脉的狭窄、动脉粥样硬化斑块。

4）CT 和 MRI：脑 CT 扫描在 24～48 小时后可见低密度梗死病灶（图 9-3）；MRI 可在数小时内检出脑梗死病灶。

考点：脑血栓溶栓时间窗及血管扩张剂使用

（4）治疗原则：挽救生命、降低致残率、预防复发为目的。①溶栓：发病后 3～6 小时内为溶栓最佳时机；②血液稀释疗法：常用低分子右旋糖酐 500ml 静脉滴注，每日 1 次，连用 7～10 日；③调整血压、降颅压：血压过高者可用降压药，意识障碍者可应用脱水剂降颅压，防治脑水肿；④血管扩张剂：现主张在发病 2 周后应用盐酸倍他啶、钙通道阻滞剂等脑血管扩张剂；⑤抗凝及抗血小板聚集：无出血倾向及严重高血压、消化性溃疡等患者可用肝素抗凝；应用阿司匹林等抗血小板聚集药物可防止血栓形成。

3. 护理诊断及合作性问题

（1）躯体移动障碍：与血栓形成，脑组织缺血、缺氧使锥体束受损导致肢体瘫痪有关。

（2）自理能力缺陷综合征：与肢体瘫痪、认知障碍有关。

（3）语言沟通障碍：与病变累及大脑优势半球，语言中枢受损有关。

（4）有失用综合征的危险：与肢体瘫痪未能及时进行肢体康复锻炼有关。

4. 护理目标

（1）患者躯体活动能力逐步增强，生活自理能力逐步提高或恢复原来日常生活自理水平。

（2）能用简短文字或其他方式有效地表达基本需要，保持沟通能力。

（3）坚持进行肢体功能锻炼，无并发症的发生。

5. 护理措施

（1）生活护理：①休息与体位：为患者创造安静、舒适的环境。患者采取平卧位，以便使较多血液供给脑部，头部禁止使用冰袋及冷敷，以免脑血管收缩、血流减慢而使脑血流量减少。指导并协助患者用健肢辅助患肢完成日常生活活动。②饮食护理：低盐、低脂、高维生素、高纤维素饮食，糖尿病患者要糖尿病饮食。如有吞咽困难、呛咳者，可予糊状流质或半流质饮食；加强吞咽功能的训练，喂食应缓慢、防止呛入气管；严重吞咽困难时给予鼻饲，以保证入量及营养。

（2）病情观察：监测患者生命体征，意识状态及瞳孔变化，注意是否出现血压过高或过低的情况，及时发现有无脑缺血加重征象。

考点：脑血栓用药不良反应

（3）用药护理：遵医嘱用药，并注意药物的不良反应。例如，静脉滴注扩血管药物时，滴速宜慢，并随时观察血压的变化，根据血压情况调整滴速；低分子右旋糖酐应用时须做过敏试验，因可出现发热、荨麻疹等过敏反应，应注意观察；如服用阿司匹林后消化道出血引起黑便，使用抗凝剂和溶栓剂期间，有全身皮肤黏膜出血时，应立即报告医师处理。

考点：脑血栓康复护理

（4）康复护理

1）促进患者肢体功能恢复：急性期应绝对卧床休息，每 2 小时翻身 1 次，以避免局部皮肤受压。瘫痪肢体保持功能位置，进行关节按摩及被动运动以免肢体废用，病情稳定后，患者的瘫痪肢体在发病 1 周后就应进行康复期功能训练。瘫痪患者穿、脱衣服时应先穿患侧、先脱健侧，应穿宽松开身衣服，必要时使用搭扣。

2）言语训练：在肢体康复的同时应同步进行语言训练，早期与患者加强非语言沟沟通，讲患者最关心的问题，使患者有讲话的欲望，指导患者反复发音，然后反复练习听读，强化刺激，直到患者理解为止。再与患者进行语言交流，由简到繁，反复练习，持之以恒，并及时鼓励其进步，增强患者康复的信心。

（5）心理护理：向患者解释病情，帮助患者正视现实，说明积极配合治疗和护理有助于病情恢复和预后改善；强调个体在康复中的作用，充分利用家庭和社会的力量关心患者，消除患者的思想顾虑，增强战胜疾病的信心。

（6）健康教育：保持良好的生活习惯，按时作息，适量运动，维持正常体重；保持情绪稳定，避免过度操劳；保持血压平稳，定期复查血压、血脂、血流变等，坚持在医师指导下正确服药。积极治疗基础病，如高脂血症、高血压、糖尿病、心脏病等。用抗凝剂患者定期检查凝血功能，如有牙龈、皮肤出血等出血倾向及时就医。

6. 护理评价

（1）患者的神经系统症状减轻或消失。

（2）无并发症发生。

（二）脑栓塞患者的护理

案例 9-6 患者，男性，45 岁。干活中突然出现右侧肢体活动不灵活 1 天，既往风湿性心脏病 10 年，查体：意识模糊，失语，心率 109 次/分、脉搏 88 次/分，心律不齐，心尖区可闻及第一心音亢进，舒张中晚期隆隆样杂音。右上肢肌力 0 级，右下肢肌力 2 级，病理征阳性。

问题： 1. 首先考虑什么疾病？

2. 其病因是什么？

3. 为明确脑的病变性质应做什么检查？

1. 概述

（1）概念：脑栓塞是指各种栓子随血流进入颅内动脉系统使血管腔急性闭塞引起相应供血区脑组织缺血坏死及脑功能障碍。

（2）病因及发生机制：据栓子的类型不同，可分为以下三类。①心源性，最常见，其中大多数为心房颤动，其次为心脏瓣膜病、心肌梗死、心房黏液瘤等。②非心源性，动脉粥样硬被斑块脱落、静脉血栓、骨折或手术时的脂肪栓塞、肿瘤栓子、寄生虫栓子、空气栓子等。③来源不明，少数病例找不到栓子的来源。

◎ 考点：脑栓塞最常见原因

2. 护理评估

（1）健康史：了解患者有无心脏病、动脉粥样硬化、骨折、肿瘤、严重的寄生虫或细菌感染、肺静脉血栓、空气栓子等。

◎ 考点：脑栓塞的起病特点

（2）身心状况

1）症状评估：任何年龄均可发病，以青壮年多见。发生在静止时或活动后，起病急骤无前驱症状为特点。局限性神经缺失症状多在数秒至数分钟内发展到高峰，为脑血管疾病中起病最快的一种。

A. 常见的脑部症状为局限性抽搐、偏盲、偏瘫、偏深感觉障碍、失语等，意识障碍较轻，个别患者在发病后数天内呈进行性加重，多因栓塞反复发生或继发出血所致。

B. 大多数患者有栓子来源的原发疾病，如风湿性心脏病、冠心病、心律失常、长骨骨折等，部分患者伴有其他部位如皮肤、肺、肾、脾、肠系膜等血管栓塞的表现。

2）护理体检：局限性神经缺失症状与栓塞动脉供血区的功能相对应，如瘫痪、感觉障碍、失语、意识障碍等。

3）心理-社会状况：因突然发病，反复发作，瘫痪、失语，严重影响生活及工作，使患者出现情绪沮丧、悲观失望，失去信心。

（3）实验室检查：心脏彩超可了解心脏病变和有无附壁血栓或瓣膜上有无赘生物形成等。

（4）治疗原则：同脑血栓形成。

3. 护理诊断及合作性问题

4. 护理措施　同脑血栓形成。

5. 健康教育　防治心脏病等各种原发病是预防脑栓塞发生的一个重要环节，并定期到医院复查。饮食以低脂、低胆固醇、高维生素为宜，戒烟、少酒。坚持锻炼身体。防止过度情绪激动及剧烈运动，防止便秘。定期门诊随访。

四、脑出血患者的护理

案例 9-7　患者，男性，68 岁。6 小时前因生气突发头痛、恶心、呕吐、右侧肢体活动障碍，继之出现意识不清，大小便失禁，无抽搐。既往高血压史 6 年，不规律服用降压药物。查体：体温 36℃、脉搏 68 次/分、呼吸 12 次/分、血压 180/100mmHg，浅昏迷，双侧瞳孔等大等圆，约 2mm，对光反射迟钝，右侧唇沟变浅，右侧偏瘫。诊断为“脑出血”入院。

问题：1. 该患者最可能出现的并发症是什么？

2. 该患者应用 20%甘露醇治疗，其目的是什么？用药注意事项有哪些？

3. 根据临床症状提出护理诊断，以及应采取的护理措施。

（一）概述

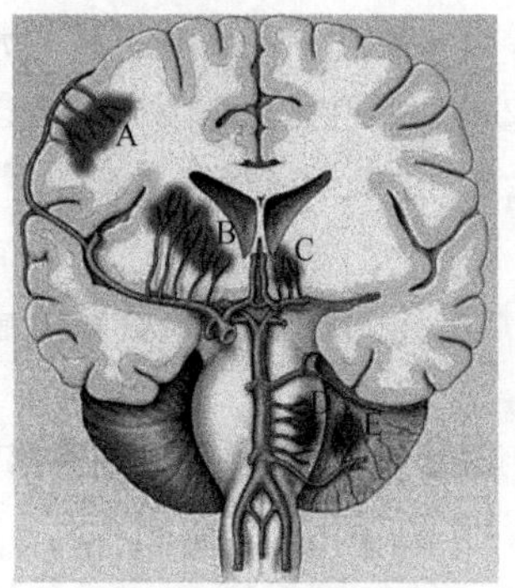

图 9-4　脑出血常见部位

A. 脑叶出血；B. 内囊出血；C. 丘脑出血；D. 脑桥出血；E. 小脑出血

【概念】　脑出血是指原发性脑实质血管破裂出血。

考点：脑出血常见病因、好发部位、出血的血管名称

【病因及发病机制】　高血压合并小动脉硬化是脑出血最常见的病因，约占 60%，其次有动脉瘤或动静脉血管畸形、脑动脉粥样硬化、血液病、溶栓、抗凝治疗等。脑出血发生于大脑半球者占 80%，在脑干或小脑者约占 20%（图 9-4）。豆纹动脉自大脑中动脉近端呈直角分支，受高压血流冲击最大，是脑出血最好发部位，故出血多在基底核、内囊和丘脑附近。发病机制为动脉硬化造成脑动脉血管弹性降低，或产生小动脉瘤；血压长期增高亦引起脑血管壁损伤。当兴奋或活动时导致血压急骤升

高，造成血管破裂，血液溢出形成血肿，压迫、破坏脑组织（图 9-5）。

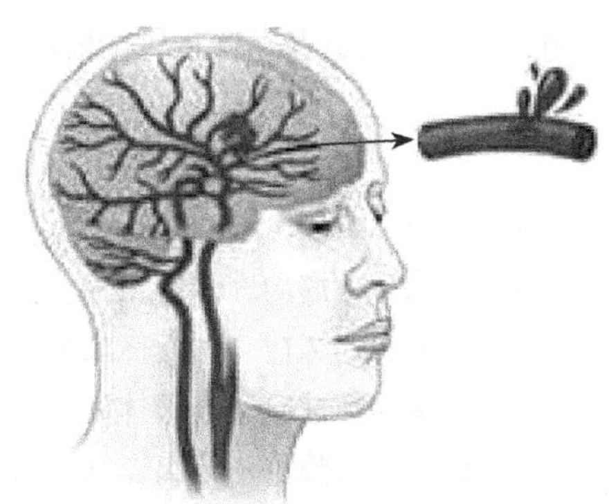
图 9-5　脑出血发病机制

（二）护理评估

【健康史】 询问患者有无高血压、动脉粥样硬化、血液病、脑血管畸形等，发病前有无精神紧张、情绪激动、劳累或用力排便等诱发因素，患者的生活习惯、年龄、烟酒嗜好、体重等，有无本病的家族史。

◎ 考点：脑出血起病特点及表现

【身心状况】

（1）症状评估：好发于 50～70 岁的中老年人，男性略多于女性，冬春季好发，常常在活动或情绪激动时突然起病，往往在数分钟至数小时内病情发展到高峰。患者突然出现剧烈头痛、头晕、呕吐，随即可出现意识障碍，颜面潮红、呼吸深沉而有鼾声，脉搏缓慢有力、血压升高（收缩压达 180mmHg 以上）、全身大汗、大小便失禁。

◎ 考点：脑出血最常见部位及脑桥出血的瞳孔变化

（2）护理体检：根据出血部位的不同，出现不同的神经系统局灶体征。

1）内囊出血：最多见，出血灶对侧偏瘫、偏身感觉障碍、对侧同向偏盲（称为“三偏征”）。

2）脑桥出血：少见。轻者仅有头痛、呕吐，重者表现为出血灶侧周围性面瘫，对侧肢体中枢性瘫，即交叉瘫。出血波及两侧时可出现四肢瘫、瞳孔呈针尖状、深昏迷，可于短期内死亡。

3）小脑出血：少见，表现为眩晕、呕吐、枕部痛、眼球震颤、共济失调、构音障碍等。

◎ 考点：脑出血常见并发症

（3）心理-社会状况：患者苏醒后面对突然发生的运动障碍、感觉障碍及言语障碍等残酷现实，而又不能表达自己的情感，常会出现情绪沮丧、悲观失望和急躁心情。对自己的生活能力和生存价值丧失信心。

◎ 考点：脑出血的 CT 特点

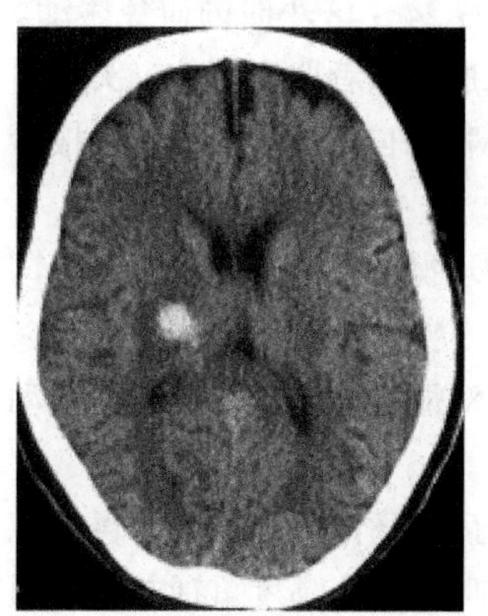
图 9-6　脑出血

【实验室和其他检查】

（1）血液：血常规检查外周血白细胞可出现一过性增高。

（2）脑脊液：脑压升高，脑室出血时脑脊液检查呈均匀血性。为防止脑疝形成，一般不进行腰椎穿刺检查。

（3）CT 和 MRI：脑 CT 扫描，是临床确诊脑出血的首选检查，出血部位呈高密度阴影（图 9-6），可准确显示脑出血病灶的部位、范围，并可据此计算出血的量及判断其预后；MRI 检查有助于区别陈旧性脑出血和脑梗死。

◎ 考点：脑出血急性期的治疗原则；什么情况用降压药及脱水剂用药

【治疗原则】 急性期主要治疗原则为防止再出血、控制脑水肿、维持生命功能及防治并发症。具体措施如下：①调控血压：当收缩压超过 200mmHg 或平均动脉压过 150mmHg 时，可用硫酸镁等药物降压；②控制脑水肿：脱水降颅压是脑出血急性期的重要处理措施，用 20%甘露醇 250ml，于 30 分钟内滴完，每 6～8 小时 1 次。或用复方甘油静脉滴注；

③手术治疗：可开颅清除血肿或经皮颅骨钻孔抽吸血液。

（三）护理诊断及合作性问题

1. 疼痛：头痛　与脑出血致颅内压增高有关。
2. 急性意识障碍　与脑出血、脑水肿有关。
3. 躯体移动障碍　与肢体瘫痪有关。
4. 自理能力缺陷　与肢体瘫痪、意识障碍有关。
5. 语言沟通障碍　与出血性脑血管病病变累及舌咽、迷走神经及大脑优势半球的语言中枢有关。
6. 有受伤的危险　与意识障碍及感觉障碍有关。
7. 潜在并发症：脑疝、上消化道出血。

（四）护理目标

（1）患者头痛减轻或消失。
（2）患者意识障碍无加重或逐渐清醒。
（3）肌力增加能进行功能锻炼，活动量渐增加。
（4）生活自理能力逐渐增强，能参与进食、穿衣、如厕、沐浴和使用器具等活动。
（5）能与医护人员和家属进行有效沟通，语言功能好转或恢复。
（6）感知有所恢复，未发生外伤。
（7）无严重并发症的发生。

（五）护理措施

◎ 考点：脑出血患者采取的体位；脑出血患者的饮食护理、大小便的护理

1. 生活护理

（1）休息与体位：急性期应绝对卧床休息 2～4 周，尤其是发病后 24～48 小时内避免搬动。头部抬高 15°～30°，防止颅内静脉回流，可头部置冰袋，以减轻脑水肿。患者取侧卧位，头偏向一侧，尤其颅高压频繁呕吐的患者；另外也有利于唾液和呼吸道分泌物的自然流出，防止舌根后坠、窒息。要定时翻身，预防压疮和肺部感染。

（2）病室应保持安静，避免声、光刺激，限制亲友探视。各项护理操作如翻身、吸痰、鼻饲等动作均需轻柔，必须搬动患者时需保持身体的长轴在一条直线上。避免情绪激动、剧烈咳嗽、打喷嚏等，以防止颅内压和血压增高而导致再出血。病情稳定后，可对瘫痪肢体进行按摩和被动运动，防止肢体肌肉失用性萎缩；康复期功能训练详见脑梗死护理。

（3）饮食护理：急性脑出血患者在发病 24 小时内禁食，24 小时后如病情平稳可给予鼻饲流质饮食。每次鼻饲前应抽吸胃液观察有无颜色改变，如发现胃液呈咖啡色，应高度重视并及时通知医生进行处理。同时鼻饲液体温度以不超过 30℃为宜，保证足够蛋白、维生素的摄入。根据尿量调整液体及电解质，保持体液及电解质平衡。每日控制在 1500ml 左右，注意静脉滴注速度，避免肺水肿。意识清醒后如无吞咽困难，可撤掉胃管，酌情给予易吞咽软食。进食时患者取坐位或健侧卧位（健侧在下），进食应缓慢，食物应送至口腔健侧近舌根处，以利吞咽。

（4）大小便护理：保持大便通畅，防止用力排便引起颅内压增高诱发出血；除进食高纤维素食物外，必要时按医嘱给予缓泻剂，禁止灌肠。对尿失禁或尿潴留患者应及时留置导尿，并做好相应的护理，注意尿路感染。

◎ 考点：脑疝的临床表现

2. 病情观察　密切观察生命体征、意识状态、瞳孔变化等，及时判断患者有无病情加重及并发症的发生。意识障碍呈进行性加重，常提示颅内有出血增加；当出现剧烈头痛、频繁喷射性呕吐、烦躁不安、血压进行性升高、脉搏变慢、呼吸不规则、意识障碍加重、双侧瞳孔不等大，常提示脑疝可能，应立即与医师联系。每次鼻饲前抽吸胃液，观察颜色的变化，以及时发现上消化道出血的情况。

3. 对症护理

（1）如迅速出现的持续高热，常由于脑出血累及下丘脑体温调节中枢所致，应给予物理降温，如头部置冰袋或冰帽，并予以氧气吸入，提高脑组织对缺氧的耐受性。

◎ 考点：脑疝时的用药及护理

（2）出现脑疝，迅速建立静脉通路，按医嘱快速静脉滴注 20%甘露醇 250ml（30 分钟内滴注完成），限制每天液体摄入量（一般禁食患者以尿量加 500ml 液体为宜），避免使颅内压增高的因素（如剧咳、打喷嚏、躁动、用力排便等）。

（3）保持呼吸道通畅，随时给患者吸痰、翻身拍背，做好口腔护理，清除呼吸道分泌物，以防误吸；面瘫者，可取面瘫侧朝上侧卧位，有利于口腔分泌物的流；对昏迷较深患者，口腔放置通气管或用舌钳将舌头外拉，以防舌根后坠造成窒息。

（4）准备好气管切开或气管插管包，必要时配合医师进行气管切开或气管插管，做好相应的术后护理。

（5）上消化道出血的护理：注意观察患者的呕吐物、胃液、大便的颜色，发现出血立即通知医师；严密观察血压、脉搏、出血量，建立静脉通路，准确及时地执行医嘱。

4. 用药护理　收缩压＞200mmHg 或平均动脉压＞150mmHg 时，要用静脉持续降压药物积极降压，常用硫酸镁、卡托普利、美托洛尔等；当收缩压＞180mmHg 或平均动脉压＞130mmHg 时，可用间断或持续静脉降压药物来降低血压；降压治疗中要严密观察血压变化，如果没有颅内压增高的证据，降压目标为 160/90mmHg 或平均动脉压 110mmHg。防止血压降的过快、过低。使用利尿剂、甘露醇脱水时要注意血清电解质、肾功能的变化。

5. 心理护理　避免精神紧张、情绪激动、用力排便及过度劳累等诱发因素，指导患者自我控制情绪、保持乐观心态。鼓励患者增强自我照顾的意识，通过康复锻炼，尽可能恢复生活自理能力。

6. 健康教育 告知患者保持心情愉快，情绪稳定；生活规律，适当锻炼，避免过度劳力，保持大便通畅；合理饮食，戒烟酒，忌暴饮暴食；按医嘱正确服药，积极治疗高血压；教会家属及患者认识脑出血的先兆症状，如出现严重头痛、眩晕、肢体麻木、活动不灵、口齿不清时，应及时就诊；教会家属再次发生脑出血时现场急救处理措施；向家属介绍训练方法，以便出院后坚持训练。

（六）护理评价

患者意识障碍程度是否减轻，神志有无逐渐恢复；肌力是否增加，有无并发症发生；患者情绪是否稳定，能否积极配合治疗及功能锻炼。

五、蛛网膜下隙出血患者的护理

链 接

脑和脊髓的被膜

脑和脊髓的表面由外向内包有硬膜、蛛网膜、软膜3层（图9-7）。蛛网膜与软膜间形成蛛网膜下隙，充满脑脊液，其对脑和脊髓起保护、缓冲、营养、运输代谢产物及维持正常颅内压作用。蛛网膜下隙下部在马尾的周围扩大，称终池。临床上常在第3、4或第4、5腰椎间行腰椎穿刺，即将针刺入终池，避免损伤脊髓。

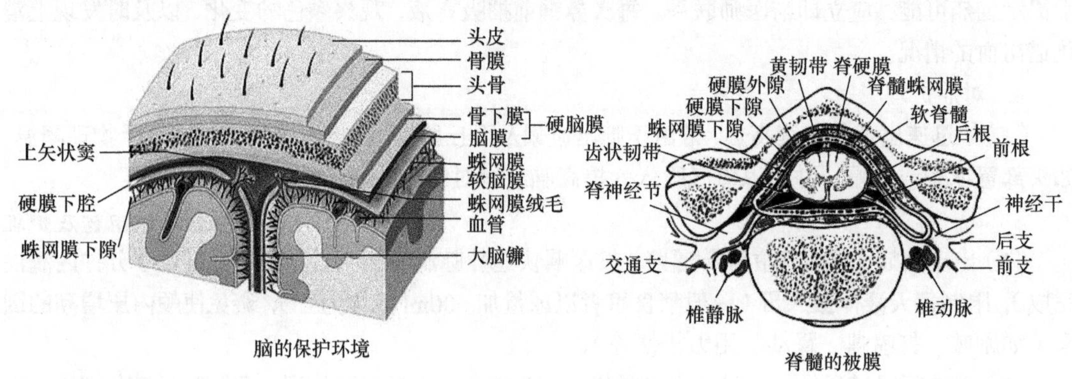

图9-7 脑和脊髓的被膜

案例9-8 患者，男性，40岁。突发剧烈头痛1小时，伴意识丧失20分钟。患者1小时前踢足球时突然发生剧烈头痛，呕吐胃内容物2次，不含胆汁及咖啡样物。伴意识丧失20分钟，未行特殊处理，被同事送诊入院。查体：T36.5℃，P78次/分，R14次/分，BP158/90mmHg。双肺呼吸音清晰，未闻及干湿性啰音。心界不大，心率78次/分，律齐，未闻及杂音。腹部平软，肝脾肋下未触及。神经科检查：神志清楚，颈部抵抗，克氏征、布氏征阳性。

问题：1. 首先考虑什么疾病？

2. 为明确脑的病变性质应做什么检查？

3. 写出主要护理诊断及护理措施。

（一）概述

【概念】 蛛网膜下隙出血是指由各种原因所致脑底部或脑和脊髓表面血管破裂的，血液直接流入蛛网膜下隙，又称原发性蛛网膜下隙出血。临床上分为自发性和外伤性，自发性又分为原发性和继发性。

考点：蛛网膜下隙出血最常见的病因

【病因及发病机制】 蛛网膜下隙出血的病因以先天性动脉瘤破裂最常见，约占70%，其次是脑血管畸形和高血压动脉硬化。以上原因的血管病变可引起自发破裂，或在血压突然增高时被冲击破裂，导致蛛网膜下隙出血。

（二）护理评估

【健康史】 询问患者有无先天性动脉瘤、颅内血管畸形和高血压、动脉粥样硬化等病史；有无糖尿病、颅内肿瘤、血液病及抗凝治疗史。发病前有无突然用力、情绪激动、酗酒等诱发因素。患者过去有无类似发作及诊治情况。

◎ 考点：蛛网膜下隙出血临床特点

【身心状况】

（1）症状评估：任何年龄均可发病，青壮年多见起病急骤（数秒或数分钟内发生），多有激动、运动、用力排便等诱因。典型表现是突发劈裂样剧烈头痛，可持续数日，2 周后渐减轻，头痛再加重常提示再次出血。可伴有喷射性呕吐、面色苍白、出冷汗，半数患者有不同程度的意识障碍。

（2）护理体检：有脑膜刺激征，是蛛网膜下隙出血最具有特征性的体征。少数患者可有短暂性或持久的局限性神经体征，如精神症状、偏瘫、偏盲或失语。

（3）心理-社会状况：患者多为青壮年，突然发病、接受损伤性检查或手术治疗，可使患者紧张、烦躁不安。

◎ 考点：明确蛛网膜下隙出血病因的检查手段

【实验室及其他检查】

（1）脑脊液检查：具有诊断价值。呈血性、均匀一致，压力增高。

（2）CT 检查：显示血管破裂处附近的脑池或脑裂内有凝血块，呈高密度征象，有助于蛛网膜下隙出血的早期确诊，并能提供出血的部位、出血量、脑室大小、有无再出血。

（3）脑血管造影（DSA）：可确定蛛网膜下隙出血的病因，对制订合理外科手术方案有重要价值。

【治疗原则】 制止继续出血、防止复发。急性期要绝对卧床休息，头痛剧烈者给予止痛、镇静剂；应用大剂量止血药物；脱水降颅压；脑动脉瘤及血管畸形者应尽快行手术治疗。

（三）护理诊断及合作性问题

1. 急性疼痛：头痛 与脑血管破裂、脑动脉痉挛、颅内压增高有关。
2. 焦虑 与突然发病及损伤性检查、治疗有关。
3. 潜在并发症：再出血、脑疝。

（四）护理目标

（1）患者头痛减轻或消失。

（2）情绪稳定，无再出血的发生。

◎ 考点：生活饮食护理、绝对卧床 4～6 周

（五）护理措施

1. 急性期护理 参见脑出血患者的护理。

2. 生活饮食护理 ①休息：蛛网膜下隙出血患者应绝对卧床 4～6 周，限制探视，一切护理操作均应轻柔，并头置冰袋，可防止继续脑出血。避免一切可以引起颅内压及血压增高的诱因，如用力排便、咳嗽、喷嚏、情绪激动、劳累、大幅度翻身、剧烈运动，避免头部过度摆动。②饮食：给予易消化富含纤维素的饮食，避免辛辣刺激食物，戒烟酒。

3. 病情观察 ①密切观察患者生命体征、意识、瞳孔变化及头痛等情况；②严密观察有无再出血的表现，如突然再次出现剧烈头痛、恶心、呕吐、意识障碍加重，或脑膜刺激征重新出现

等，提示再出血，应及时报告医生并协助处理。

4. 用药护理　为防止脑血管痉挛常选用尼莫地平、尼群地平等，其可出现皮肤发红、心率加快、血压下降等不良反应，故应控制输液的速度，监测血压，根据血压调整滴速。

5. 心理护理　避免精神高度紧张使病情加重，甚至诱发再出血。

6. 健康教育　向患者及亲属介绍蛛网膜下隙出血的原因与诱发因素、治疗及预后等，告知患者首次蛛网膜下隙出血后 1 个月内，再出血的可能性最大，2 周内再发率最高，要注意预防。配合医生尽早做脑血管造影或手术治疗。应定期到医院复诊。

（六）护理评价

（1）患者头痛已减轻或消失。

（2）未出现并发症或并发症得到及时控制。

常见急性脑血管疾病的鉴别要点见表 9-4。

表 9-4　常见急性脑血管疾病的鉴别要点

	脑梗死	脑栓塞	脑出血	蛛网膜下隙出血
发病年龄	老年多见	青壮年	老年多见	青壮年或老年
常见病因	动脉粥样硬化	风湿性心脏病房颤	高血压脑动脉硬化	动脉瘤、血管畸形
TIA 史	常有	可有	多无	无
起病状况	安静休息	活动	活动，激动	活动，激动
起病速度	较缓	急	急	急
昏迷	常无或轻	短暂	常有	少有
头痛	多无	少有	常有，重	剧烈
呕吐	少	少	多	最多
血压	正常或高	多正常	明显高	高
偏瘫	多见	多见	多见	无
颈强直	无	无	可有	明显
脑脊液	多正常	多正常	压力高，可血性	压力高，均匀血性
CT	低密度影	低密度影	高密度影	高密度影

练　习　题

A_1 型题

1. 高血压脑出血最易发生在
   A. 内囊　B. 中脑
   C. 脑桥　D. 延髓
   E. 小脑

2. 对瘫痪患者的护理哪项是错误的
   A. 观察呼吸肌有无麻痹
   B. 预防泌尿道感染
   C. 鼓励咳嗽排痰
   D. 勿搬动瘫痪肢体
   E. 鼓励多饮水

3. 某急性脑出血患者，头痛、恶心、喷射性呕吐、呼吸快而不规则、血压明显增高、意识障碍。目前哪项护理措施对该患者不适用

A. 绝对安静卧床
B. 每 2 小时翻身一次，预防压疮
C. 及时清除口腔分泌物和呕吐物
D. 头部略抬高，稍向后仰
E. 若 48 小时后病情稳定，可进食流食

4. 脑血栓的错误护理措施是
A. 平卧位　　B. 避免激动
C. 头部冷敷　　D. 鼻饲流食
E. 注意保暖

5. 患者，63 岁，睡醒后发现一侧偏瘫，神志清楚，血压 20.0/13.1kPa，脑脊液正常。应考虑为
A. 脑出血　　B. 脑血栓形成
C. 脑栓塞　　D. 蛛网膜下隙出血
E. 高血压脑病

6. 患者，男性，25 岁，突发剧烈头痛，伴频繁呕吐，继之神志不清。检查：体温 36.8℃，颈抵抗，心、肺无异常，肢体无偏瘫，应考虑为
A. 脑出血　　B. 脑血栓形成
C. 脑肿瘤　　D. 蛛网膜下隙出血
E. 脑栓塞

7. 患者，男性，69 岁，在发怒时感到眩晕，即跌倒在地，不省人事。检查：浅昏迷，右侧偏瘫，患者应选择哪种体位
A. 半坐位
B. 头部抬高 30°，左侧卧位
C. 头稍低，右侧卧位
D. 头低脚高位
E. 头高脚高位

王洪飞

第 10 章 传染病患者护理

第1节 概 述

传染病是由病原体感染人体后所引起的具有传染性的疾病。常见的病原体有病毒、细菌、衣原体、立克次体、支原体、螺旋体、真菌、原虫、蠕虫等。其中由原虫和蠕虫感染人体后引起的疾病又称寄生虫病。传染病属于感染性疾病，但并非所有感染性疾病都具有传染性，有传染性的感染性疾病才是传染病。传染病在一定条件下可以在人群中传播，甚至造成流行，严重危害人类健康。

半个多世纪以来，我国在以预防为主的卫生工作方针指引下，许多传染病被消灭或得到控制，但仍然有许多传染病，如病毒性肝炎、感染性腹泻等广泛存在；一些已被消灭的传染病有死灰复燃的迹象；血吸虫病、结核病等原已得到基本控制的传染病的发病率上升，防治工作面临新的挑战；与此同时新发传染病的危害已为世人共知，如艾滋病、传染性非典型肺炎、人禽流行性感冒（H5N1）、埃博拉出血热及寨卡病毒等，防治工作十分艰巨。

传染病护理在传染病防治工作中具有不可缺少的、重要的作用，护理专业的学生必须学习、掌握传染病的相关知识，如病原学、流行病学、临床表现和预防、消毒、隔离的知识并将护理理论运用于传染病护理实践中，以便做好传染病患者的整体护理及控制传染病的传播，积极开展社区健康教育，使广大群众掌握传染病的防治知识，为最终控制、消灭传染病作出贡献。

一、感染与免疫

【感染的概念】 感染又称传染，是病原体侵入机体后与人体相互作用、相互斗争的过程。此过程与病原体的作用和人体的免疫应答作用有关。病原体感染人体后，由于病原体的致病力和机体免疫功能的不同，双方斗争的结果就不一样，因而感染过程有不同表现。

【感染过程的表现】

1. 病原体被清除　病原体侵入人体后，可被人体的非特异性免疫屏障如皮肤和黏膜的屏障作用、胃酸的杀菌作用等所清除；亦可被人体的特异性被动免疫（如人工注射的抗体）所中和；还可被感染后获得的特异性主动免疫而清除，人体不产生病理变化，也不引起任何临床表现。

2. 隐性感染　又称亚临床感染，是指病原体侵入人体后，仅引起机体发生特异性免疫应答，而不引起或只引起轻微的组织损伤，因而无明显症状、体征，甚至生化改变，只有通过免疫学检查才能检出特异性抗体。在大多数传染病中隐性感染多见。隐性感染过程结束后，大多数人可将病原体完全清除，并获得程度不等的特异性主动免疫。但亦有少数隐性感染者未能将病原体完全清除，称为健康携带者。

3. 显性感染　又称临床感染，是指病原体进入人体后，通过病原体本身的作用或机体的免疫反应，导致组织损伤，发生病理改变，出现临床表现。显性感染过程结束后，病原体被清除，感染者可获得特异性免疫力。

4. 病原携带状态　指病原体侵入人体后，在人体内生长繁殖，并不断排出体外，成为重要的传染源，而人并不出现疾病的临床表现。按携带的病原体不同可将其分为带病毒者、带菌者与带虫者。

5. 潜伏性感染　指病原体感染人体后，机体的免疫功能使病原体局限而不引起机体发病，但又不能将病原体完全清除，病原体潜伏于机体内。当机体免疫功能下降时，原已潜伏在机体内的病原体便乘机繁殖，导致机体发病。潜伏性感染期间，病原体一般不排出体外，也无法检测到病原体，但不会成为传染源。

上述 5 种感染的表现形式可在一定条件下相互转化，一般地说，隐性感染最常见，病原携带状态次之，显性感染比例最少，一旦出现，容易识别。

【感染过程中病原体的致病作用】　病原体侵入人体后能否引起疾病，与病原体的致病能力及人体的防御能力有关。病原体的致病力包括以下几方面。

1. 侵袭力　是指病原体侵入机体并在机体内扩散的能力。其致病机制主要为病原体直接侵入机体或借其分泌的酶类破坏组织，有些病原体通过其表面成分抑制机体的吞噬作用促使病原体扩散。

2. 毒力　指侵入机体的病原体分泌产生的内毒素、外毒素和毒力因子（如穿透能力、溶组织能力等）作用而致病。

3. 数量　就同一种病原体而言，入侵的数量常与其致病能力成正比，但不同病原体引起机体出现显性感染的最少数量差别较大，如伤寒需 10 万个菌体，而痢疾仅 10 个菌体即能致病。

4. 变异性　病原体可因遗传或环境等因素而发生变异，通过抗原变异而逃避机体的特性免疫，从而不断引起疾病发生或使疾病慢性化。

【感染过程中机体的反应性】　病原体侵入机体后，机体会针对病原体产生免疫应答反应。免疫应答可以是保护机体免受病原体入侵、破坏的保护性免疫应答，也可以是促进病理生理过程及组织损伤的变态反应。机体的免疫应答包括以下内容。

1. 非特异性免疫　是机体对进人体内异物的一种清除机制，通过遗传获得，无抗原特异性，又称为先天性免疫。包括：

（1）天然屏障：外部屏障，如皮肤、黏膜及其分泌物；内部屏障，如血-脑脊液屏障、胎盘屏障等。

（2）吞噬作用：单核-吞噬细胞系统（如中性粒细胞、巨噬细胞等）具有非特异性吞噬功能，可清除体液中的颗粒状病原体。

（3）体液因子：包括补体、溶菌酶和各种细胞因子，如白细胞介素、肿瘤坏死因子、γ-干扰素等，可直接或通过免疫调节作用清除病原体。

2. 特异性免疫　通过对抗原识别后产生的针对该抗原的特异性免疫应答，是通过后天获得的一种主动免疫，包括由 B 淋巴细胞介导的体液免疫和由 T 淋巴细胞介导的细胞免疫。

二、传染病的基本特征及临床特点

○ 考点：传染病的基本特证

【基本特征】　传染病有区别于其他疾病的 4 个基本特征为：

1. 有病原体　每种传染病都是由特异性病原体所引起的，如病毒性肝炎的病原体为肝炎病毒，伤寒的病原体为伤寒杆菌，疟疾的病原体为疟原虫等。病原体中以病毒和细菌最常见。临床上检出病原体对明确诊断有重要意义。

2. 有传染性　病原体由宿主体内排出，经一定途径传染给另一个宿主，这种特性称为传染性。这是传染病与其他感染性疾病最重要的区别。各种传染病都具有一定传染性，但不同传染病的传染性强弱不等，即使同一种传染病，处于不同病期，其传染性亦各不相同。传染病患者具有传染性的时期称为传染期，每一种传染病传染期都相对恒定，可作为决定患者隔离期限的重要依据。

3. 有流行病学特征

（1）流行性：在一定条件下，传染病能在人群中广泛传播蔓延的特性称为流行性。按流行强度、广度可分为：①散发：指在一定地区内某传染病的发病率呈历年一般水平，各病例间在发病时间和地点方面无明显联系地散在发生。②流行：指某种传染病在某地区的发病率显著高于当地常年发病率数倍（一般 3～10 倍）。③大流行：指某传染病在一定时间内迅速蔓延，波及范围广泛，超出国界或洲界。④暴发：指在一个局部地区某种传染病病例的发病时间分布高度集中于一个短时间之内，病例多由同一传染源或同一传播途径所引起，如流行性感冒、食物中毒。

（2）季节性：某些传染病的发生和流行受季节的影响，在每年一定季节出现发病率升高的现象称为季节性。例如，冬春季节，呼吸道传染病发病率升高；夏秋季节，消化道传染病发病率高。

（3）地方性：某些传染病仅局限在一定地区内发生，这种传染病称地方性传染病，如血吸虫病多发生在长江以南有钉螺存在的地区。

4. 有感染后免疫　人体感染病原体后，无论显性或隐性感染，均能产生针对该病原体及其产物（如毒素）的特异性免疫，可阻止病原体侵入或消灭体内病原体。感染后免疫属于主动免疫，通过接受抗体而获得的免疫属于被动免疫。不同病原体感染后免疫持续时间长短和强弱不同，如麻疹病毒感染后免疫力可保持终身；流感病毒感后免疫时间较短，可再感染。

【临床特点】

1. 病程发展的阶段性　传染病从发生、发展至恢复多呈阶段性，以急性传染病最明显。一般分为四期。

（1）潜伏期：从病原体侵入人体到出现临床症状为止的一段时期。不同传染病的潜伏期长短不一，但每种传染病的潜伏期有一个相对不变的范围（最短—最长）。了解潜伏期对传染病的诊断、确定检疫期限和流行病学调查有重要意义。常见传染病的潜伏期、检疫期请参见附录一。

（2）前驱期：从起病至出现明显症状为止的一段时期。该期症状属于非特异性的全身反应，为许多传染病所共有，多表现为头痛、发热、乏力、肌肉酸痛、食欲缺乏等，持续 1～3 天。多数传染病在本期已有较强传染性。

（3）症状明显期：指前驱期后，病情逐渐加重而达到高峰，出现某种传染病特有的症状、体征的时期。本期分为上升期、极期和缓解期。本期传染性较强且易产生并发症。

（4）恢复期：患者机体免疫力增长至一定程度，体内病理生理过程基本终止，症状及体征基本消失，临床上称为恢复期。此期患者体内病原体尚未完全清除，患者的传染性还可持续一段时间。恢复期结束后，机体功能仍长期未能恢复正常者称为后遗症，多见于中枢神经系统传染病患者。

复发：指某些传染病患者进入恢复期后，由于潜伏于体内的病原体再度繁殖至一定程度，使初发病的症状再度出现。再燃：指当病程进入恢复期时，体温尚未下降至正常，又再次升高。

2. 常见症状及体征

（1）发热：是传染病最常见的临床表现，不同病原体引起的发热其热程及热型均不相同。热型是传染病的重要特征之一，具有鉴别诊断意义。常见热型有稽留热、弛张热、间歇热、波状热等。

（2）皮疹：也是传染病常见临床表现之一，不同传染病其皮疹出现时间、形态、出现部位等各异。有些皮疹是某些传染病所特有的，而同样的皮疹可见于不同传染病，同样的传染病也可出现不同皮疹。另外，各种发疹性传染病出现皮疹的时间有一定规律，如水痘在发热同一天出疹，猩红热常在发热第 2 天出疹，天花在第 3 日，麻疹在第 4 日，斑疹伤寒在第 5 日，伤寒在第 6 日出疹（风、水、猩天、麻、斑、伤）。常见的皮疹类型有斑疹（如麻疹）、丘疹（如病毒感染）、出血疹（如流脑）、疱疹（如水痘）、荨麻疹（如急性血吸虫病）。

（3）毒血症状：病原体及其各种代谢产物包括细菌毒素可引起发热以外的多种症状，如皮疹、全身不适、头痛、关节痛等中毒症状，是很多传染病常见的共同表现。严重者可有意识障碍、呼吸、循环衰竭等。

（4）肝、脾、淋巴结肿大：由于病原体及其代谢产物的作用，出现单核-吞噬细胞系统充血、增生性反应，临床表现为肝、脾和淋巴结肿大（如乙型肝炎、布鲁菌病）。

三、传染病的流行过程及影响因素

◎ 考点：传染病流行过程的三个条件

【流行过程的基本条件】

1. 传染源　指病原体已在体内生长繁殖并将其排出体外的人或动物。主要有：

（1）患者：是重要的传染源。患者可通过其排泄物或呕吐物使病原体播散，轻型患者数量多、症状不典型而不易被发现，有重要的流行病学意义；慢性患者可长期污染环境。

（2）隐性感染者：由于无任何症状、体征而不易被发现。在某些传染病，如脊髓灰质炎，隐性感染者是重要的传染源。

（3）病原携带者：病原携带者（尤其慢性病原携带者）不显出症状，但能排出病原体，因而也是重要的传染源。

（4）受感染的动物：动物源性传染病可由动物体内排出病原体，导致人类发病，如鼠疫、狂犬病等。因此，受感染的动物也是一些传染病的重要传染源。

2. 传播途径　指病原体离开传染源后，到达另一个易感者体内所经过的途径。常见传播途径有以下几种。

（1）呼吸道传播：主要通过空气、飞沫、尘埃等传播，如麻疹、流行性脑脊髓膜炎等。

（2）消化道传播：主要通过水源、食物、食具等传播，如伤寒、痢疾等。

（3）接触传播：易感者与被病原体污染的水或土壤接触导致感染，如钩端螺旋体病、血吸虫病。伤口被污染可导致破伤风。日常生活中接触被病原体污染的用具而受到感染。

（4）虫媒传播：主要通过蚊、蚤、虱、螨等叮咬、吸血传播，如蚊传播疟原虫、乙型脑炎病毒、寨卡病毒等。

（5）血液、血制品、体液传播：易感者通过输入被病原体污染的血液、血制品或性交等接触患者的体液而感染，如乙型肝炎、艾滋病等。

（6）母婴传播：病原体通过母亲胎盘、分娩、哺乳等方式感染胎儿或婴儿，如乙型肝炎、艾滋病等。

3. 易感人群　对某种传染病缺乏特异性免疫力的人群称为易感人群。对某种传染病缺乏特异性免疫力的人称为易感者。人群对某种传染病容易感染的程度，称为人群易感性。人群易感者越多，则易感性越高，传染病容易发生和流行，反之传染病则不易发生和流行。通过有计划的预防接种，普遍推行人工自动免疫，可减少易感者，降低人群易感性，从而减少或阻止传染病的发生和流行。

【影响流行过程的因素】

1. 自然因素　主要包括地理、气候和生态环境等，通过作用于流行过程的三个环节对传染病的发生、发展起重要作用。

2. 社会因素　包括社会制度、经济、文化水平、生产、生活条件、风俗习惯、宗教信仰等，对传染病的流行过程有重要的影响，其中社会制度起主导作用。新中国成立后，我国贯彻以预防为主的方针，全面开展卫生防疫工作，开展爱国卫生运动，推行计划免疫等，使许多传染病被消灭（如天花）或得到控制（如霍乱、血吸虫）。

四、传染病的预防

◎ 考点：传染病的预防措施

传染病的预防是一项非常重要的工作，我国控制传染病的总方针是“预防为主、防治结合”，主要针对传染病流行过程的 3 个基本环节采取综合性预防措施。

【管理传染源】

1. 对患者的管理　应做到早发现、早诊断、早报告、早隔离、早治疗的“五早”管理要求，是预防传染病传播的重要措施。根据《中华人民共和国传染病防治法》的规定，将法定传染病分为 3 类管理（表 10-1）。甲类为强制管理传染病，乙类为严格管理传染病，丙类为监测管理传染病。对乙类传染病中传染性非典型肺炎、炭疽中的肺炭疽和人感染高致病性禽流感，采取甲类传染病的预防、控制措施。

表 10-1　我国法定传染病的分类

分类	种类数量	疾病名称
甲类	2	鼠疫、霍乱
乙类	26	传染性非典型肺炎、艾滋病、病毒性肝炎、脊髓灰质炎、人感染高致病性禽流感、甲型 H1N1 流感、麻疹、流行性出血热、登革热、炭疽、细菌性和阿米巴性痢疾、肺结核、伤寒和副伤寒、流行性脑脊髓膜炎、百日咳、白喉、新生儿破伤风、猩红热、布鲁菌病、淋病、梅毒、钩端螺旋体、血吸虫病、疟疾
丙类	11	流行性感冒、流行性腮腺炎、风疹、急性出血性结膜炎、麻风病、流行性和地方性斑疹伤寒、黑热病、棘球蚴病、丝虫病、手足口病；以及除霍乱、细菌性和阿米巴性痢疾、伤寒和副伤寒以外的感染性腹泻

链　接

《国家卫生计生 委关于调整部分法定传染病病种管理工作的通知》（国卫疾控发〔2013〕28 号）将人感染 H7N9 禽流感纳入法定乙类传染病；将甲型 H1N1 流感从乙类调整为丙类，并纳入现有流行性感冒进行管理；解除对人感染高致病性禽流感采取的传染病防治法规定的甲类传染病预防、控制措施。

发现确诊、疑似传染病患者或病原携带者，根据《中华人民共和国传染病防治法》应及时上报当地卫生防疫机构。网络报告时间要求：甲类传染病和按甲类管理的乙类传染病中的禽流感、非典、脊髓灰质炎、肺炭疽患者、疑似患者和病原携带者，乙类传染病如突发原因不明的传染病，以及原卫生部规定的不明原因肺炎患者，应在 2 小时内完成网络直报。对其他乙、丙类传染病患者、疑似患者和规定报告的传染病病原携带者在诊断后，应于 24 小时内完成报告。传染病报告制度是早期发现传染病的重要措施，医护人员是法定报告人，必须严格遵守。

2. 对接触者的管理　与传染源密切接触过的健康人，在该病的最长潜伏期内称为接触者。接触者可能受到感染而处于疾病的潜伏期，有可能是传染源。应根据具体情况对接触者采取检疫措施、医学观察、预防接种或药物预防。

3. 对病原携带者的管理　在人群中发现病原携带者，应对其采取管理、治疗、随访观察、调整工作岗位等措施，特别是对于食品制作和供销人员、炊事员及托幼机构工作人员应定期检查，及时发现病原携带者，及时治疗及调换工作。

4. 对动物传染源的管理　如有经济价值的家禽、家畜，应尽可能加以治疗，必要时宰杀后加以消毒处理；如无经济价值的则应予以杀灭。

【切断传播途径】

1. 一般卫生措施　应根据不同传播途径采取不同措施。

（1）对消化道传染病：应着重管理、保护水源；加强饮食卫生管理；管理粪便；讲究个人卫生及消灭苍蝇、蟑螂等。

（2）对呼吸道传染病：应着重保持室内空气流通；必要和可能时进行空气消毒：提倡呼吸道传染病流行季节戴口罩等。

（3）虫媒传染病：大力开展杀虫（蚊子、苍蝇、跳蚤、虱子等）、灭鼠的群众运动，也是重要的切断传播途径的一般卫生措施，特别是对虫媒传染病。

2. 消毒　广义的消毒包括消灭传播媒介即杀虫措施在内；狭义的消毒是指消灭污染环境的病原体而言。做好消毒工作，是切断传播途径的重要措施（详见本节传染病的隔离与消毒）。

【保护易感人群】

1. 提高非特异性免疫力　平时养成良好的卫生习惯、规律的生活方式、改善营养、加强体育锻炼等均可增强人群的非特异性免疫力。

2. 提高特异性免疫力　是预防传染病非常重要的措施。

（1）自动免疫：接种疫苗、菌苗及类毒素之后，可使机体产生对病毒、细菌和毒素的主动特异性免疫，免疫力可保数月或数年。我国已将多种传染病的预防接种列入了计划免疫项目中（表 10-2）。

表 10-2　儿童计划免疫程序表

年龄	疫苗名称
出生	卡介苗、乙型肝炎疫苗第 1 次
1 个月	乙型肝炎疫苗第 2 次
2 个月	脊髓灰质炎疫苗初种第 1 次
3 个月	脊髓灰质炎疫苗初种第 2 次、百白破初种第 1 次
4 个月	脊髓灰质炎疫苗初种第 3 次、百白破初种第 2 次

续表

年龄	疫苗名称
5个月	百白破初种第3次
6个月	乙型肝炎疫苗第3次
8个月	麻疹疫苗初种
1岁	乙型脑炎疫苗基础免疫2针，间隔7～10天
1岁半	百白破复种
2岁	乙型脑炎疫苗加强1次
3岁	乙型脑炎疫苗加强1次
4岁	脊髓灰质炎疫苗复种
6～7岁	百白破加强复种、麻疹疫苗复种、乙型脑炎疫苗加强、卡介苗复种

（2）被动免疫：接种抗毒素、特异性高价免疫球蛋白、丙种球蛋白后，可使机体产生被动特异性免疫。常用于治疗及对接触者的紧急预防，免疫力仅持续2~3周。

（3）预防服药：有些传染病可通过预防服药进行预防，如对流行性脑脊髓膜炎密切接触者可口服磺胺药；对疟疾可口服乙胺嘧啶进行预防。

五、隔离和消毒

【传染病的隔离】

1. 隔离的定义　隔离是把处于传染期的传染病患者（传染源）与健康人和非传染病患者分开，安置在指定地方，进行集中治疗和护理，以防传染和扩散。

2. 隔离的种类及要求

（1）呼吸道隔离：适用于各种呼吸道传染病，如麻疹、流行性脑脊髓膜炎等。要求：①相同病种住同一房间，床与床之间距离为2m。②接近患者时应戴口罩、帽子，必要时穿隔离衣。③患者的呼吸道分泌物、与分泌物接触过的物品需进行消毒处理。④患者一般不能外出，如需要到其他科室检查时应戴口罩。⑤病室用紫外线进行空气消毒，每日2次；通风每日不少于3次；地面擦洗每日2次；室内保持一定的温度和湿度。

（2）消化道隔离：适用于消化道传染病，如伤寒、细菌性痢疾等。要求：①不同病种患者最好分房收容，如条件不允许，不同病种患者也可同居一室，但每个患者之间必须实行隔离，床边挂上“床边隔离”标记。②密切接触患者时要穿隔离衣，护理不同病种患者要更换隔离衣。护理完患者要严格消毒双手。③患者的食具、便器要专用，用后要消毒。患者的呕吐物及排泄物也应进行消毒。④患者之间不能交换用物、书报等。⑤病房设纱窗、纱门，做好防蝇、灭蝇及灭蟑螂工作。

（3）严密隔离：适用于由强毒力病原体感染所致的、有高度专染性和致死性的传染病，以防止经空气和接触传播，如霍乱、鼠疫、传染性非典型肺炎、人感染高致病性禽流感等。要求：①患者应住单人房间，房门上标明“严密隔离”标记。门口设置用消毒液浇洒的脚垫，门把手包以消毒液浸湿的布套。②病房内设备固定、专用，室内物品须经严密消毒处理后方可拿出室外。③工作人员进入严密隔离病房，需另戴帽子、口罩、穿隔离衣及戴手套，换隔离胶鞋。④患者的食具、便器、排泄物、分泌物，均应按感染病原体的不同，采用不同的处理方法严密消毒处理。

⑤患者禁止离开病室，禁止探视和陪住。⑥病室每日须消毒，患者出院或死亡，其病室必须进行终末消毒。

（4）虫媒隔离：适用于以昆虫作为媒介的传染病，如流行性乙型脑炎、疟疾等。要求：①病室应有防蚊设备，经常检查纱门、纱窗是否完好，并应喷洒灭蚊药物。②由虱子传播的传染病，患者入院时要做好灭虱和卫生管理工作。

（5）接触隔离：适用于病原体直接或间接接触皮肤或黏膜而引起的传染病，如狂犬病、破伤风等。要求：①不同病种应分室收住。②接触患者应戴口罩、帽子、穿隔离衣，护理不同病种患者时须更换隔离衣并洗手。③为患者换药及进行护理时应戴橡胶手套，已被污染的用具和敷料应严密消毒或焚烧。④患者出院或死亡，病室应进行终末消毒。

（6）血液/体液隔离：适用于由血液、体液及血制品传播的传染病，如乙型肝炎、艾滋病等。要求：①同病种患者同居一室。②若患者的血液、体液有可能污染工作服时，需穿隔离衣。接触患者的血液、体液时需戴手套，必要时戴护目镜。③医疗器械应进行严格消毒，有条件时使用一次性用品。④被患者的血液或体液污染的物品，应销毁或装入污物袋中，并做好标记，送出病房，进行彻底消毒处理或焚烧。⑤当触摸患者或接触到患者的血液或体液时，要认真洗手后再检查或护理其他患者。

【传染病的消毒】

1. 消毒目的　是消除或杀灭由传染源排出到外环境中的病原体，从而切断传播途径，控制传染病的传播。

2. 消毒种类

（1）疫源地消毒：指对有传染源存在或曾经有过传染源的地点所进行的消毒。包括：①随时消毒：随时对传染源的排泄物、分泌物、污染物品进行消毒，以便及时杀灭从传染源排出的病原体，防止传播。②终末消毒：是指传染源已离开疫源地所进行的最后一次彻底的消毒措施，以便杀灭残留在疫源地内各种物体上的病原体。例如，患者出院、转科或死亡后，对其所住病室和用物等的消毒。

（2）预防性消毒：预防对可能受到病原体污染的物品和场所进行的消毒，以预防传染病的发生，如病室的日常卫生处理、餐具消毒、空气消毒等。

3. 消毒方法　分为物理消毒法、化学消毒法（详见护理学基础）。

六、护理评估

在全面收集患者主、客观资料的基础上，对传染病患者进行护理评估的重点内容归纳如下。

（一）病史

1. 患病及治疗经过　结合传染病的基本特征和传染病流行过程中的基本特点进行评估。了解患者发病的起始时间，发病特点，有无明显的诱因或接触史，主要症状、体征及其特点，症状加重有无诱发因素或缓解因素，有无伴随症状、并发症或后遗症及其特点。既往检查、治疗经过及治疗效果。是否遵从医嘱治疗。

2. 目前病情与一般状况　患者目前的主要不适及病情变化。

3. 心理-社会状况　评估患者对疾病知识掌握情况。评估发病后患者的心理反应。评估家庭成员对传染病患者的关怀程度，患者是否享有医疗保障。

4. 生活史　询问患者的一般情况，包括年龄、职业、居住地环境。发病前有无类似患者、动物分泌物或疫水接触史，既往传染病史，预防接种情况等。了解患者的生活、卫生、饮食习惯。有无特殊的食物喜好或禁忌。

（二）身体评估

1. 生命体征　观察发热程度和热型、呼吸型态、心率、神志变化。

2. 营养状况　发病后体重是否减轻。观察皮肤色泽和弹性，有无眼窝凹陷等脱水的表现及判断脱水程度。

3. 皮肤和黏膜　观察有无皮疹、黄疸、出血点或瘀斑。注意皮疹性质、形态、分布，皮疹出现和消退的时间及顺序，全身浅表淋巴结有无肿大、压痛。特殊体征对协助诊断有重要意义。

4. 各系统检查　应对患者进行全面细致的全身检查。不同疾病检查时应有所侧重。如患有呼吸系统传染病或有呼吸系统并发症的患者应注意呼吸频率、深度、节律，呼吸音是否正常等。

（三）实验室及其他检查

1. 一般检查　包括血液、尿液、粪便常规检查和血液生化检查。

2. 病原学检查　通过显微镜或肉眼直接检出病原体而明确诊断。

3. 分子生物学检测　检出特异性的病原体核酸。

4. 免疫学检查　最常用的检查方法是应用已知抗原或抗体检测血清或体液中的相应抗体或抗原，可用于判断患者的免疫功能状态、调查该病的流行病学情况和人群免疫水平。

5. 其他检查　内镜检查（结肠镜、纤维支气管镜）、X 线检查、B 超检查、CT 和 MRI、活组织检查等。

第 2 节　传染病患者常见症状和体征的护理

一、传染病的护理特点

传染病的护理是传染病防治工作的重要组成部分。由于传染病具有起病急、病情重、变化快、并发症多、有传染性等特点，这就要求护理工作者不但要掌握传染病患者护理的理论知识和操作方法，更要有高度的责任感和同情心，克服惧怕被传染的心理，严密、细致地观察病情，迅速、准确地配合抢救工作，还要实施严格的消毒隔离制度和管理方法，履行疫情报告职责，对患者进行健康教育等，并能在工作中采取有效的职业防护。

1. 执行严格的消毒隔离制度和管理方法　严格的消毒隔离制度和管理方法是传染病护理工作的重点，护士应了解各种传染病的病原体性质、流行过程，在工作中严格执行消毒隔离制度，掌握各种隔离技术和消毒方法，防止传染病的传播。

2. 密切观察病情变化　由于多数传染病发病急、病情重、变化快、并发症多，护理人员应深入病房密切、细致、准确地观察病情变化，及时报告医生，积极配合医生分秒必争地采取抢救措施，挽救患者生命。

3. 护士是传染病责任报告人　传染科护士是传染病的责任报告人之一，应按照《中华人民共和国传染病防治法》的有关要求，准确、及时地报告疫情。

4. 护理工作范围广泛　作为传染科护士不仅要参加治疗和护理患者，还要指导患者家属、工作单位做好消毒、隔离工作，并要进行预防传染病的健康教育。

5. 重视心理护理　传染病患者除有疾病本身引起的躯体表现外，常有焦虑、恐惧、孤独、自卑等不良心理反应，护士应按护理程序要求进行心理护理，使患者获得心理支持，配合治疗，战胜疾病。

二、传染病常见症状与体征的护理

（一）发热

感染因素和非感染因素均可引起发热。感染性发热是传染病最常见、最突出的症状，在急性传染病中有特别重要的临床意义。

【护理评估】

1. 病史　重点观察发热时间、起病急缓、发热程度、热型的特点、持续时间、伴随症状及热退情况。是否应用过退热药物或其他退热措施，效果如何。

2. 身体评估　进行全面的体格检查，评估患者的生命体征。重点检查患者的面容是否潮红，观察皮肤的颜色、弹性，有无伤口、焦痂、溃疡，皮疹，全身浅表淋巴结及肝脾有无肿大，其他重要脏器如心、肺、肾、中枢神经系统的检查是否异常，有无抽搐和惊厥。

3. 实验室及其他检查　对感染性发热的患者进行血常规检查、粪便常规检查和病原学检查尤为重要。另外结合病史还可以进行脑脊液检查、血清学检查，必要时进行活体组织病理检查、X 线检查、B 超、CT 检查等。

【主要护理诊断】　体温过高：与病原体感染后释放内、外源性致热原作用于体温中枢，导致体温中枢功能紊乱有关。

【目标】　患者体温逐渐恢复正常。

◎ 考点：有效降温的措施

【护理措施】

1. 严密监测病情变化　严密监测患者的生命体征，重点观察体温的变化。根据病情确定体温的测量时间。实施物理或化学降温后，评价降温效果。

2. 采取有效降温措施　可采用物理降温，如温水擦浴、乙醇擦浴、冰袋等。但应注意有皮疹的患者禁用乙醇擦浴，以避免对皮肤的刺激。对持续高热物理降温效果不明显者可按医嘱采用药物降温。高热伴惊厥者，可应用亚冬眠疗法治疗。用亚冬眠疗法降温前，应先补充血容量，用药过程中避免搬动患者，观察生命体征，特别是血压的变化，并保持呼吸道通畅。

3. 加强基础护理　发热患者应注意休息，高热患者应绝对卧床休息，以减少耗氧量。保持病室适宜的温湿度，定期通风换气，保持空气清新和流通。

4. 补充营养和水分　每天应保证足够的热量和液体的摄入。可给予高热量、高蛋白、高维生素、易消化的流质或半流质食物，保证 2000ml/d 液体的摄入，以维持水、电解质的平衡。必要时遵医嘱静脉输液，以补充水分。

5. 口腔、皮肤护理　发热患者易并发口腔感染，应指导并协助患者在餐前、餐后、睡前漱口。高热患者大量出汗后，应及时用温水擦拭皮肤，更换浸湿的床单、被褥和衣裤，以保持皮肤的清洁、干燥，防止继发感染。病情严重或昏迷患者，应协助改变体位，防止压疮出现。

（二）发疹

许多传染病在发热的同时还伴有发疹，称为发疹性传染病。发疹包括皮疹（外疹）和黏膜疹（内疹）两大类。皮疹出现的时间、分布、出疹的先后顺序、形态等对发疹性传染病的诊断和鉴别诊断起重要作用。

【护理评估】

1. 病史 仔细询问皮疹出现的时间、部位、形态、进展情况，皮肤损害程度；有无伴随发热、瘙痒等伴随症状；有无进食引起过敏的食物或药物；是否应用过抗过敏药物或其他治疗措施，效果如何。

2. 身体评估 评估患者的生命体征、神志及全身情况。注意全身皮肤黏膜有无红肿，浅表淋巴结有无肿大，心、肺、腹部查体情况有无异常。观察皮疹的形态、大小有无变化，有无融合、合并感染，出疹的进展及消退情况。观察皮疹消退后脱屑、脱皮、结痂、色素沉着等变化。

3. 实验室及其他检查 进行血、尿、粪便常规检查，必要时进行病原学检测，注意血清学检查中抗原、抗体的检测结果。

【主要护理诊断】 皮肤完整性受损 与病原体和（或）其代谢产物引起皮肤、黏膜损伤、毛细血管炎症有关。

【目标】 患者皮疹消退，受损组织恢复正常，未发生继发感染。

◎ 考点：皮疹的护理

【护理措施】

1. 休息 皮疹较重、伴有发热等症状者应卧床休息。

2. 饮食 应避免进食辛辣刺激性食物。

3. 病情观察 注意出疹的进展情况和消退情况，皮疹消退后有无脱屑、脱皮、结痂、色素沉着等变化。

4. 局部皮肤护理 保持局部皮肤清洁干燥，每天用温水清洗皮肤，禁用肥皂水和乙醇擦洗。衣被保持清洁、平整、干燥、柔软，勤换。翻身时动作轻柔，避免拖、拉、扯、拽等动作，以免损伤皮肤。患者的指甲剪短，婴幼儿可包裹手部，避免抓破皮肤。脱皮不完全时，可用消毒剪修剪，不可用手撕扯。局部皮肤瘙痒较重者，可用炉甘石洗剂、5%碘苷（疱疹净）涂搽患处。对出现大面积瘀斑、坏死的皮肤，局部用海绵垫、气垫圈加以保护，防止大小便浸渍，避免发生溃疡和继发感染。瘀斑破溃后，用无菌生理盐水清洗局部，辅以红外线灯照射，还可涂抗生素软膏，再覆盖无菌敷料。

5. 口腔黏膜疹的护理 每天常规用温水或复方硼砂含漱液漱口，保持口腔清洁，黏膜湿润。出现溃疡者，用3%过氧化氢溶液清洗口腔后，涂以冰硼散。

6. 眼部护理 观察有无结膜充血、水肿，可用4%硼酸水或生理盐水清洗眼睛，滴0.25%氯霉素眼药水或抗生素眼膏以防继发感染。

7. 健康教育 指导患者保持皮肤清洁，保护受损的皮肤和黏膜。告诉患者不能搔抓患处，以防继发感染和色素沉重。皮疹消退、脱皮时，不能用手撕扯，以免导致出血或继发感染。

第3节 病毒感染患者的护理

一、病毒性肝炎

案例10-1 患者，男性，28岁。因发热、食欲缺乏1周，尿黄3天入院。

患者近 1 周来发热，体温 38℃左右，伴乏力、食欲缺乏、厌油腻、恶心，未吐，近 3 天来尿黄，入院治疗。既往体健，无肝病史。

身体评估：T 37.3℃，BP 110/70mmHg，一般状况好，皮肤、巩膜明显黄染，心肺未见异常，腹软，肝肋下 2.0cm，脾侧位肋下可及。

实验室检查：ALT 1500U/L，AST 1270U/L，A/G 4.2/2.0，血清胆红素 126.8μmol/L，凝血酶原活动度 60%。

问题：1. 初步诊断为什么病？

2. 有哪些护理诊断及合作性问题？

（一）概述

◎ 考点：肝炎分型

【概念及分型】 病毒性肝炎是由多种肝炎病毒引起的以肝损害为主要表现的全身性疾病。按病原学分类，目前已确定的有甲型病毒性肝炎、乙型病毒性肝炎、丙型病毒性肝炎、丁型病毒性肝炎及戊型病毒性肝炎。各型病毒性肝炎临床上均以乏力、食欲减退、肝大、肝功能异常为主要表现，部分病例可出现黄疸。甲型和戊型肝炎主要表现为急性肝炎，乙型、丙型、丁型肝炎大多呈慢性感染，少数可发展为肝硬化，甚至发生肝细胞癌。

【病原学】

1. 甲型肝炎病毒（HAV） 为嗜肝小 RNA 病毒，感染后在肝细胞内复制，随胆汁经肠道排出。对外界抵抗力较强，能耐受 56℃30 分钟，室温下生存 1 周，在贝壳类动物、污水、淡水、海水、泥土中能存活数月，但对热和紫外线敏感，煮沸 5 分钟、紫外线照射 1 小时可灭活。

2. 乙型肝炎病毒（HBV） 为嗜肝 DNA 病毒，在肝细胞内合成后释放入血，还可存在于感染者的唾液、精液、阴道分泌物等各种体液中。完整的 HBV 病毒分包膜和核心两部分，包膜含乙肝表面抗原（HBsAg）、核心部分含核心抗原（HBcAg）和 e 抗原（HBeAg），感染后可刺激机体产生相应的三对抗原抗体，即表面抗原与表面抗体（抗-HBs）、核心抗原与核心抗体（抗-HBc）、e 抗原与抗 e 抗体（抗-HBe）。HBV 抵抗力很强，对热、低温、干燥、紫外线及一般浓度的消毒剂均能耐受，但煮沸 10 分钟、高压蒸汽消毒、戊二醛、过氧乙酸等可使之灭活。

3. 丙型肝炎病毒（HCV） 为 RNA 病毒，易发生变异。不易被机体清除，对有机溶剂敏感，氯仿（10%～20%）、甲醛（1∶1000）6 小时、高压蒸汽和紫外线等可使之灭活。

4. 丁型肝炎病毒（HDV） 为一种缺陷的 RNA 病毒，位于细胞核内，以 HBsAg 作为病毒外壳，与 HBV 共存时才能繁殖生殖。

5. 戊型肝炎病毒（HEV） 为无包膜 RNA 病毒，感染后在肝细胞内复制，经胆道随粪便排出，发病早期可在感染者的粪便和血液中存在，碱性环境下较稳定，对热、氯仿敏感。

【流行病学】

1. 传染源

（1）甲型和戊型肝炎：传染源是急性期患者和亚临床感染者。甲型肝炎患者在起病前 2 周和起病后 1 周从粪便中排出 HAV 的量最多，传染性最强。

（2）乙型、丙型和丁型肝炎：急、慢性患者和病毒携带者。

2. 传播途径

（1）甲型和戊型肝炎：主要经粪-口传播，水源或食物严重污染可引起暴发或流行。

（2）乙型、丙型和丁型肝炎：主要经血液、体液传播，乙型肝炎可通过母婴传播。

◎ 考点：各型肝炎传播途径

【发病机制】 各型病毒性肝炎的发病机制尚未完全明了。目前认为甲型肝炎经口感染后，HAV 侵入肝细胞，在肝细胞内复制过程中，导致肝细胞损伤而发病；乙型肝炎的组织损伤并非 HBV 复制的直接结果，而是机体一系列免疫反应所致；丙型、丁型、戊型肝炎的发病机制可能与宿主免疫反应有关。

【临床特征】 患者主要表现为乏力、食欲缺乏、肝功能异常，部分患者可有发热及黄染等。甲型和戊型病毒性肝炎常呈急性经过，罕见迁延成慢性；乙型、丙型、丁型病毒性肝炎既有急性表现，一些病例又易迁延发展成慢性，甚至肝硬化或肝癌。

（二）护理评估

【健康史】 询问患者有无肝炎病史，家庭成员有无肝炎患者，有无和肝炎患者接触史，有无输血和血制品应用史，有无意外针刺伤等危险因素；是否进食未煮熟的海产品或其他不洁食物。了解甲型肝炎、乙型肝炎疫苗接种情况。

◎ 考点：各型肝炎主要临床特点

【身体状况】 各型肝炎潜伏期长短不一，其中，甲型肝炎 15～45 天（平均为 30 天），乙型肝炎 30～180 天（平均为 70 天），根据临床表现特点分为以下几种临床类型。

1. 临床表现

（1）急性肝炎

1）急性黄疸型肝炎：①黄疸前期，起病急，畏寒、发热、乏力、食欲减退、厌油、恶心、呕吐、腹痛、腹胀、腹泻等全身中毒症状和消化道症状，本期末尿色加深似浓茶样。本期平均 5～7 天。②黄疸期，继尿色加深后，巩膜及皮肤出现黄染，黄疸约 2 周达高峰。肝大，肝区可有触痛、叩击痛。前期症状逐渐好转，本期持续 2～6 周。③恢复期，症状逐渐消失，精神食欲好转，黄疸消退，肝、脾逐渐回缩，肝功能恢复正常。本期大多持续 1～2 个月。

2）急性无黄疸型肝炎：除无黄疸外，其他症状和体征与急性黄疸型肝炎相似。但起病稍缓，一般症状较轻，大多不发热，是一种轻型肝炎，发病率高，常不易被发现而成为重要传染源。

（2）慢性肝炎：急性肝炎病程迁延不愈超过半年者或发病日期不明确、无急性肝炎病史，但根据症状、体征、肝功能及 B 超检查综合分析符合慢性肝炎表现者，可诊断为慢性肝炎。主要症状为反复出现乏力、食欲缺乏、腹胀、肝区疼痛等表现，较重的患者可有肝病面容、肝掌、蜘蛛痣、肝质地较硬、脾大等体征，肝功能检查主要有 ALT、AST 异常、血清清蛋白降低、球蛋白升高等。治疗后部分患者可恢复或稳定，但严重的患者预后差。根据肝功能损害程度、表现轻重，慢性肝炎可分为轻度、中度和重度。

（3）重症肝炎：是最严重的一种类型，发病率不高（占全部病例的 0.2%～0.5%），病死率高。甲型、乙型、丙型、丁型、戊型肝炎均可引起。

1）急性重型肝炎：又称暴发型肝炎。骤起发病，来势凶险，以急性黄疸型肝炎起病，10 天内病情迅速加重，出现极度乏力、食欲下降、频繁呕吐、顽固腹胀等症状，黄疸迅速加深，肝脏缩小，伴明显肝臭，肝功能显著减退，常有出血或出血倾向、腹水、下肢水肿、蛋白尿、管型尿、少尿或无尿等，并可出现烦躁不安、谵妄、狂躁、扑翼样震颤等精神症状，随后出现肝性脑病和（或）肝肾综合征，抢救不及时可导致死亡。病程不超过 3 周。

2）亚急性重型肝炎：又称亚急性肝坏死。急性黄疸性肝炎起病，15 天至 24 周出现上述症状者。病程可达数周到数月，容易发展为肝硬化。出现肝肾综合征提示预后不良。

3）慢性重型肝炎：在慢性肝炎或肝硬化基础上发生的重型肝炎。

4）淤胆型肝炎：又称毛细胆管型肝炎。起病类似急性黄疸型肝炎，但自觉症状轻。主要表现为肝内胆汁淤积，皮肤、巩膜黄染深，皮肤瘙痒、大便颜色变浅（“陶土便”），肝大，肝功能检查血清胆红素明显增加。病程 2～4 个月或更长。

2. 并发症　甲型肝炎仅引起急性肝炎，并发症少见。慢性肝炎肝内并发症多发生于 HBV 和 HCV 感染，主要有肝硬化、肝细胞癌、脂肪肝。肝外并发症有胆道炎症、糖尿病、甲状腺功能亢进、再生障碍性贫血、肾小球肾炎等。重型肝炎可引起肝性脑病、继发感染、出血、电解质紊乱及肝肾综合征等严重并发症。

◎ 考点：乙型肝炎病毒标记物的临床意义

【实验室及其他检查】

1. 肝功能检查

（1）血清酶：①血清丙氨酸氨基转移酶（ALT）：又称谷丙转氨酶（GPT），最常用，是判断肝细胞损害的重要指标。急性肝炎在黄疸出现前 3 周，ALT 即开始升高，直至黄疸消退后 2～4 周恢复正常。慢性肝炎患者病情活动进展时 ALT 也升高。重型肝炎由于大量肝细胞坏死，ALT 随黄疸迅速加深反而下降，呈酶-胆分离现象。②天冬氨酸氨基转移酶（AST），又称谷草转氨酶（GOT），意义与 ALT 相同。③其他血清酶类：如乳酸脱氢酶（LDH）、γ-谷氨酰转肽酶（γ-GT）、碱性磷酸酶（ALP）等在肝炎时也可升高。

（2）血清清蛋白：慢性肝炎、重型肝炎和肝硬化时常有血清清蛋白减少，丙种球蛋白升高，形成白/球（A/G）比值下降，甚至倒置，反映肝功能的显著损害，对诊断有一定参考价值。

（3）血清胆红素：急性或慢性黄疸型肝炎、活动性肝硬化时血清胆红素升高，重型肝炎时血清胆红素常超过 171 μmol/L。直接胆红素在总胆红素中的比例还可反映淤胆的程度。

（4）凝血酶原时间（PT）、凝血酶原活动度（PTA）检测：凝血酶原主要由肝合成，肝病时凝血酶原时间延长，并与肝损害程度呈正相关。PTA＜40%是诊断重型肝炎的重要依据，也是判断预后的敏感指标。

（5）血氨浓度：血氨升高提示肝性脑病，但两者之间无必然联系。

2. 肝炎病毒标记物检测

（1）甲型病毒性肝炎：血清抗 HAV-IgM 呈阳性，具有诊断意义。抗-HAV IgG 阳性则提示过去感染 HAV 而产生的免疫或疫苗接种后反应。

（2）乙型病毒性肝炎：检测血清①HBsAg 与抗-HBs；②HBeAg 与抗-HBe；③抗-HBc，也可分别检测抗-HBc IgM、抗-HBc IgG；④HBV DNA（表 10-3）。

表 10-3　HBV 的三对抗原抗体的临床意义

名称	在血中出现时间	阳性意义
HBsAg	HBV 感染后 2 周或症状出现前 1 个月	已感染 HBV 或 HBsAg 携带者
抗-HBs	恢复期后期 HBsAg 消失 4 周后	HBV 感染恢复期，产生保护性免疫，可抵抗同型病毒侵入
HBcAg	血中很难检测到	HBV 在体内复制

续表

名称	在血中出现时间	阳性意义
抗-HBc	较 HBsAg 和 HBcAg 稍迟出现	病毒正在体内复制或急性感染
HBeAg	较 HBsAg 稍迟出现	HBV 体内复制多，传染性大，易转为慢性
抗-HBe	在 HBsAg 消失后出现	HBV 复制减少或终止，传染性小

（3）丙型病毒性肝炎：抗-HCV 不是保护性的抗体，而是 HCV 感染的一种标志。

（4）丁型病毒性肝炎：急性感染时期 HDV 和抗-HDV 持续时间较短。慢性感染时抗-HDV IgG 可持续增高。

（5）戊型病毒性肝炎：抗-HEV IgM 和抗-HEV IgG 两种抗体持续时间不超过 1 年，可作为近期感染的标记。

3. 其他检查　B 型超声波检查或肝活体组织检查等。

链接

什么是乙肝“大三阳”和“小三阳”

“大三阳”和“小三阳”是指在进行“乙型肝炎抗原抗体二对半”体检时的两种不同结果。乙肝大三阳是指慢性乙型肝炎患者或者乙肝病毒携带者体内乙肝病毒的免疫指标，即乙肝表面抗原（HBsAg）、乙肝 e 抗原（HBeAg）、乙肝核心抗体（抗 HBC）三项阳性，这三项指标阳性往往提示体内病毒复制比较活跃。乙肝小三阳是指慢性乙型肝炎患者或乙肝病毒携带者体内乙肝病毒的免疫学指标，即乙肝表面抗原（HBsAg）、乙肝 e 抗体（HBeAb）、乙肝核心抗体（抗 HBC）三项阳性，与“大三阳”的区别在于大三阳是 e 抗原阳性、e 抗体阴性，而“小三阳”是 e 抗原阴性、e 抗体阳性。大小三阳都是反映体内乙肝病毒数量和活跃程度的一个数据，只是反映人体内携带病毒的状况，都不能反映肝脏功能的正常与否，因而不能用来判断病情的轻重。

【心理-社会状况】　部分患者因病程长，久病经济负担加重，有传染性，可发展为慢性肝病、肝硬化、肝癌等原因，可产生紧张、焦虑、悲观、恐惧等心理。了解患者家庭和社会支持情况，患者所能得到的社区保健资源和服务等。

【治疗要点】　病毒性肝炎目前缺乏可靠的特效治疗，各型肝炎的治疗原则均以足够的休息、适当营养为主，辅以适当药物，并忌酒、忌用损害肝脏药物。不同病原及不同临床类型肝炎的治疗重点不同。

1. 急性肝炎　强调早期卧床休息、合理营养，辅以适当的护肝药物，可口服维生素类，进食少或呕吐、腹泻明显者可静脉补充葡萄糖及维生素 C 类，一般不主张抗病毒治疗。

2. 慢性肝炎

（1）一般治疗：合理休息和营养，补充维生素，使用促进能量代谢及蛋白合成等药物，输注人血清清蛋白及血浆等。

（2）降氨基转移酶：如联苯双酯、垂盆草冲剂、齐墩果酸等，具有非特异性降氨基转移酶作用。

（3）抗病毒药：对于慢性乙肝和慢性丙肝的抗病毒治疗非常重要，常用核苷类抗病毒药物、干扰素等。

（4）免疫调节药：如胸腺肽、转移因子等。

（5）抗肝纤维化药：有丹参、冬虫夏草等。

3. 重型肝炎

（1）一般和支持治疗：绝对卧床休息。进食不足者可静脉输注 10%～25%葡萄糖液。补充足量维生素 B、维生素 C、维生素 K。可输入人血清蛋白或新鲜血浆。注意维持水、电解质及酸碱平衡。禁用损害肝、肾药物。

（2）抗病毒治疗：选择核苷类药物，尽早进行抗病毒治疗。

（3）阻断肝坏死、促进肝细胞再生：可应用促肝细胞生长因子或胰高血糖素-胰岛素疗法等。

（4）免疫调节疗法：可应用胸腺素等。

（5）并发症的防治

1）肝性脑病的防治：①氨中毒的防治：口服乳果糖，以使肠腔呈酸性，减少氨的产生及吸收；②维持氨基酸平衡：输入含有大量支链氨基酸和少量芳香氨基酸的混合液（如肝安）；③防治脑水肿：应用 20%甘露醇进行脱水治疗。

2）出血的防治：使用止血药物，也可输入新鲜血、血小板或凝血因子等。

3）继发感染的防治：早期诊断感染，根据药敏试验选用抗生素。

4）肾功能不全的防治：应注意避免引起血容量降低的各种因素，如消化道出血、过量利尿等均可诱发肾功能不全。少尿时应用低分子右旋糖酐等扩张血容量；应用多巴胺以增加肾血流量。

（6）人工肝支持系统和肝移植：人工肝支持系统是替代已丧失的肝脏功能，清除患者血中的毒性物质、延长患者生存时间，为肝移植赢得时机。肝移植已取得了一定的进展，用于晚期肝硬化及肝衰竭患者，5 年存活率已达 70%以上。

（三）主要护理诊断

1. 活动无耐力　与肝功能受损、能量代谢障碍有关。
2. 营养失调：低于机体需要量　与食欲下降、呕吐、腹泻、消化和吸收功能障碍有关。
3. 潜在并发症：出血、肝性脑病、肝肾综合征等　与肝功能严重受损有关。
4. 有感染的危险　与肝功能受损、营养不良有关。
5. 腹泻　与消化功能不良有关。
6. 瘙痒　与黄疸有关。
7. 焦虑　与住院隔离、不了解疾病预后或病情严重预后不良有关。

（四）护理目标

（1）患者活动耐力改善或恢复。

（2）消化道症状消失，营养状况改善。

（3）明确肝炎传播途径，正确采取预防措施。

（4）患者掌握有关肝炎病情加重的危险因素，减少或避免并发症的发生。

（5）患者能掌握治疗肝炎的一般常识。

（6）焦虑情绪减轻或消除。

◎ 考点：肝炎急性期饮食护理

（五）护理措施

1. 急性肝炎患者主要护理措施

（1）首先向患者讲解病毒性肝炎的类型及治疗、护理知识：①休息：安静卧床可增加肝血流量，降低代谢率，有利于肝细胞修复，防止发生重型肝炎。②饮食：合理的饮食可以改善患者的营养状况，促进肝细胞修复及再生，有利于肝功能恢复。在早期消化道症状较明显，应给予易消化、清淡饮食，少量多餐，应保证蛋白质 1.0～1.5g/（kg·d），糖类每天 250～400g，恢复期适当控制饮食。③用药：按医嘱应用保肝药，不滥用药物，特别应禁用损害肝药物。④禁酒。⑤保持乐观情绪。

（2）讲解皮肤自我护理知识：黄疸型肝炎患者由于胆盐沉着刺激皮肤神经末梢，可引起皮肤瘙痒，应指导患者进行皮肤自我护理。具体措施为：①穿着布质柔软、宽松内衣裤，常换洗，并保持床单清洁、干燥；②每日用温水擦拭全身皮肤一次，不用有刺激性的肥皂与化妆品；③瘙痒重者可给予局部涂擦止痒剂，或口服抗组胺药。

（3）讲解病毒性肝炎的预防知识：告之患者所患肝炎的传播途径、隔离期、隔离措施、消毒方法及家属如何进行预防等。

2. 重型肝炎的主要护理措施

（1）病情观察：①乏力、消化道症状是否进行性加重。②黄疸变化；③肝浊音界变化。④并发症的观察：观察精神、神经症状，及时发现肝性脑病先兆；观察出血表现；观察感染表现；严格记录出入量，及时检查尿常规、比重、血尿素氮、肌酐等，及时发现肾衰竭。

（2）休息：绝对卧床休息，保持安定情绪。

（3）饮食：给以低脂、低盐、高糖、高维生素、易消化流食或半流食，限制蛋白质摄入量，每日蛋白质应少于 0.5g/kg 体重。重型肝炎患者往往有明显食欲缺乏，应鼓励患者进食，采取少量多餐；进食总热量成人至少每日 1200～1600cal。进食不足者应输入 10%～25%葡萄糖加适量胰岛素，总液量以 1500～2000ml/d 为宜，不宜过多。

（4）并发症的护理

1）肝性脑病：使用利尿剂，禁高蛋白饮食。消化道大出血或腹水患者易诱发肝性脑病，应注意观察，发生肝性脑病后协助医生进行抢救并给予相应护理。

2）出血：常见出血部位是鼻出血、牙龈出血、注射部位出血、消化道出血等。①及时取血查血型、血红蛋白及凝血功能等，并配血备用。②告知患者不要用手指挖鼻或用牙签剔牙、不用硬牙刷刷牙，刷牙后有出血者可用棉棒擦洗或用水漱口。注射后局部至少压迫 10～15 分钟，以避免出血。③若发生出血时，根据不同出血部位给予相应护理。

3）继发感染：常见的感染部位是口腔、肺部、腹腔、肠道、皮肤等，可出现相应的症伏及体征。应采取预防感染的措施：①保持病室空气流通，减少探视；②做好病室环境消毒，防止交叉感染；③做好口腔护理，定时翻身，及时清除呼吸道分泌物，防止口腔及肺部感染；④注意饮食卫生及餐具的清洁和消毒，防止肠道感染；⑤患者的衣服、被褥保持清洁，防止皮肤感染；⑥发生感染时及时按医嘱应用抗菌药物。

4）肝肾综合征：常是重型肝炎患者死亡的原因。上消化道出血、大量利尿、大量及多次放腹水、严重感染等易诱发肾衰竭，发生肾衰竭者给予相应护理。

3. 心理护理　向患者和家属讲解疾病有关知识，为患者提供帮助，解决具体问题；与患者多沟通，指导患者保持乐观、豁达心境，使其能积极配合治疗，必要时遵医嘱使用抗焦虑药；还需与家属取得联系，安排探访时间，给患者家庭的温暖和支持，同时协助患者取得社会支持。

4. 健康指导

（1）向患者进行预防病毒性肝炎的健康教育。甲型、戊型肝炎应预防消化道传播，其余各类型肝炎主要应预防血液传播。凡接受输血、应用血制品、接受大手术等患者，应定期检测肝功能及进行病原学检查，以便早期发现由血液传播所致的各型肝炎。强调疫苗接种对预防甲、乙型肝炎的重要作用。

（2）目前病毒性肝炎尚无有效药物治疗，应向患者讲述休息、饮食对该病治疗的重要作用，并强调急性肝炎彻底治愈的重要性，讲述肝炎迁延不愈对个人、家庭、社会造成危害，按医嘱实施恰当、合理的治疗措施，促进疾病早日康复。

（3）介绍各型病毒性肝炎的预后及慢性化因素。一般甲型、戊型表现为急性肝炎，预后良好，而其余各型肝炎部分患者均可迁延不愈、反复发作，发展为慢性肝炎、肝硬化，甚至肝癌。反复发作的诱因为过度劳累、暴饮暴食、酗酒、不合理用药、感染、不良情绪等，应帮助患者分析复发原因，予以避免。还应教会患者自我监测病情。

（六）护理评价

患者及其家属是否熟悉治疗方法和隔离措施的知识，并能予以配合；患者消化道等症状是否消失，并保持良好的营养状况；患者是否在进行日常活动时不感到疲乏，是否掌握交替休息和活动的方法；患者焦虑程度是否减轻，情绪是否稳定；是否减少各种并发症的发生率。

练 习 题

A_1 型题

1. 下列关于甲型肝炎的描述哪项是错误的
   A. 甲型肝炎病毒通过消化道传播
   B. 甲型肝炎病毒属微小 RNA 病毒科嗜肝病毒属
   C. 急性甲型肝炎易发展为慢性肝炎
   D. 感染治愈后可获得持久免疫力
   E. 甲型肝炎患者自发病日起应隔离 3 周
2. 下列关于乙型肝炎的描述哪项是错误的
   A. 乙型肝炎病毒主要通过血液传播
   B. 传染源为患者和（或）病毒携带者
   C. 病后可获得免疫力
   D. 各临床类型均应进行抗病毒治疗
   E. 急性乙型肝炎可转化为慢性乙型肝炎
3. 乙型肝炎病毒活跃复制的指标是
   A. HBsAg　　B. HBeAg
   C. 抗-HBs　　D. 抗-HBe
   E. 抗-HBc
4. 针对 HBV 的特异性抗体中，具有免疫保护作用的抗体是
   A. 抗-HBs　　B. 抗-HBe
   C. 抗-HBc　　D. 抗-HIV
   E. 抗-HAV
5. 某学生既往体健，近 1 年发现 HBsAg 阳性，但无任何症状，肝功能正常。此学生目前状态为
   A. 慢性乙型肝炎
   B. 急性乙型肝炎
   C. HBV 既往感染
   D. 无症状病原携带者
   E. 潜伏期感染
6. 急性黄疸型肝炎黄疸前期最突出的表现是
   A. 消化道症状　　B. 呼吸道症状
   C. 全身中毒症状　　D. 循环系统症状
   E. 血液系统症状
7. 对 HBsAg 阳性的母亲生下的新生儿有效预防乙型肝炎感染最好的方法是
   A. 注射丙种球蛋白
   B. 注射乙型肝炎疫苗
   C. 注射高效价乙型肝炎免疫球蛋白

D. 注射乙型肝炎疫苗＋乙型肝炎高效价免疫球蛋白

E. 注射乙型肝炎疫苗＋丙种球蛋白

8. 家庭有乙型肝炎患者，家庭中其他成员最好预防措施是

A. 注射乙型肝炎疫苗

B. 注射高效价免疫球蛋白

C. 注射丙种球蛋白

D. 注射乙型肝炎疫苗＋丙种球蛋白

E. 排泄物要消毒

9. 患者患急性黄疸型肝炎住院，护士制订的护理措施哪项是错误的

A. 与患者接触时穿隔离衣、戴口罩

B. 告知家属探视应穿隔离衣，避免感染

C. 吃剩的饭菜可倒入垃圾桶扔掉

D. 给予低脂高蛋白饮食

E. 护理患者前后均要洗手

10. 患者，男性，50 岁。近 1 周食欲减退、呕吐、疲乏、无力、尿黄，自昨日起烦躁不安，气中有腥臭味，巩膜及皮肤黄染可见瘀斑，肝未扪及，腹水征阳性。目前该患者主要的护理问题是

A. 体液过多

B. 活动无耐力

C. 皮肤完整性受损

D. 营养失调

E. 潜在并发症：肝性脑病

二、艾 滋 病

案例 10-2 患者，男性，36 岁。近半年持续低热伴乏力，多处淋巴结肿大，口腔黏膜反复感染，T 38.5℃，P 88 次/分，BP110/70mmHg，R 24 次/分，上胸部可见充血性斑丘疹，口腔可见白色膜状物，易拭去，两肺可闻湿性啰音，肝肋下 2cm，有压痛，脾肋下可及。实验室检查：抗-HIV 初筛试验（＋）。口腔膜状物涂片可见真菌孢子。

问题：1. 初步诊断为什么病？

2. 对于该患者进行护理评估还需收集哪些资料？如何护理？

（一）概述

【概念】 艾滋病（acquired immune deficiency syndrome，AIDS）即人类免疫缺陷综合征，是由人类免疫缺陷病毒（human immunodeficiency virus，HIV）引起的，因全身免疫功能缺陷而导致致命的机会性感染和恶性肿瘤的致死性传染病。本病于 1981 年在美国首次发现，至今流行全球，具有发病缓慢、传播迅速、病死率高的特点。

【病原学】 HIV 病毒为单股 RNA 病毒，属于反转录病毒科，是一种变异性很强的病毒，分 HIV-1 型和 HIV-2 型。我国主要流行株为 HIV-1 型。其主要感染 $CD4^{+}$T 淋巴细胞，也能感染单核/巨噬细胞、B 淋巴细胞、小神经胶质细胞等。感染人体后可刺激人体产生针对病毒的多种蛋白抗体（抗-HIV），但其中和作用低，不产生持久的保护性免疫。故凡抗-HIV 阳性者的血清均具有传染性。HIV 的抵抗力不强，对热敏感，56℃，30 分钟或巴氏消毒法均可使其灭活。在室温下较稳定，经 4～7 天病毒部分灭活，但仍能复制。常用消毒剂均可使其灭活，如 75%的乙醇、0.2%的次氯酸钠、1%的戊二醛、20%的乙醛、乙醚及漂白粉等，但对电离辐射、紫外线及 0.1%的甲醛均不敏感。常存在于感染者的血液及体液中（包括精液、唾液、乳汁、宫颈分泌物、脑脊液及泪液等），还存在于脑组织及淋巴结中。

【流行病学】

1. 传染源 凡 HIV 感染者（抗-HIV 阳性的无症状病毒携带者）及艾滋病患者均是传染源，

抗-HIV 感染者是具有更重要意义的传染源。人类是唯一的传染源，其血液、精液、子宫和阴道分泌物中含有大量病毒。

2. 传播途径

（1）性接触传播：是艾滋病的主要传播途径，包括男性同性恋、异性恋及双性恋。

（2）血液传播：亦是重要传播途径。输入 HIV 污染的血液及血制品、共用吸毒针具等均可传播。

（3）母婴传播：孕妇可通过胎盘将 HIV 传给胎儿，也可在分娩过程或产后哺乳传给婴儿。

（4）其他途径：如病毒携带者的器官移植、人工授精，医护人员意外地被 HIV 污染的针或其他物品刺伤等亦可感染。

3. 人群易感性　人群普遍易感，本病多发生于青壮年，男多于女，高危人群包括：①男性同性恋者或双性恋者，性乱交者；②静脉药瘾者；③血友病患者及多次接受输血和血制品者；④HIV 感染/AIDS 母亲所生的婴儿。

【发病机制】 HIV 既有嗜淋巴细胞性又有嗜神经性，它主要攻击的靶细胞包括 $CD4^+T$ 淋巴细胞、B 淋巴细胞、单核/巨噬细胞及自然杀伤细胞等，其攻击的结果是造成机体的免疫功能缺陷，而导致各种机会性感染和恶性肿瘤的发生。

（二）护理评估

◎ 考点：艾滋病的分期及主要表现

【健康史】 询问患者有无与艾滋病患者或无症状病毒携带者密切接触史，尤其注意性接触史、药瘾史或接受输血与血制品治疗史，以及有无使用被污染的血液制品等。

【身体状况】 该病潜伏期长，一般认为 2～10 年。从感染艾滋病病毒到发病临床上可分为四期。

1. 急性感染期　约在感染 HIV 病毒后 7～10 天。此期症状轻微，易被忽视，约 50%的感染者有轻微或短暂的症状，可有发热、全身不适、头痛、厌食、关节肌肉痛和全身淋巴结肿大等。此时血液中可检出 HIV。一般症状持续 3～14 天后自然消失。

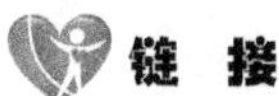

艾滋病“窗口期”（Window Period）

人体感染 HIV 后，一般需要 2～12 周，平均 45 天左右血液中才可检测到 HIV 抗体。因为从感染 HIV 到机体产生抗体的这一段时间检测不到 HIV 抗体，故称之为窗口期。在窗口期虽测不到 HIV 抗体，但体内已有 HIV，因此窗口期同样具有传染性。如果高危行为过了 2 个月仍无法检测出来，就基本上没有感染的可能了。就目前广泛采用的第三、四代双原夹心法和酶联法及化学发光法等检测手段而言，艾滋病的窗口期可以缩短到 14～21 天。对此，世界卫生组织（WHO）明确表示艾滋病窗口期为 14～21 天。

2. 无症状感染期　本期由原发 HIV 感染或急性感染症状消失后延伸而来。临床上没有任何症状，但血清中能检出 HIV 及 HIV 抗体，具有传染性。此期可持续 2～10 年或更长。

3. 持续性全身淋巴结肿大综合征（PGL）　主要表现为除腹股沟淋巴结以外全身其他部位两处或两处以上淋巴结肿大，直径在 1cm 以上，活动度好、无压痛、无粘连，可缩小、消失或重新出现，活检为淋巴结反应性增生。一般肿大持续 3 个月以上。

4. 艾滋病期　在长期无症状或 PGL 的基础上，患者出现原因不明的发热、乏力、盗汗、慢性腹泻、体重下降、全身淋巴结肿大、肝脾肿大及 $CD4^+T$ 淋巴细胞计数明显下降，HIV 血浆病毒载量明显升高等。在此基础上发生致命的机会性感染和恶性肿瘤。

（1）机会性感染：由于严重的细胞免疫缺陷而出现多种条件致病菌感染。

1）呼吸系统：常见的有肺孢子虫肺炎、肺结核、巨细胞病毒肺炎等，其中肺孢子虫肺炎是艾滋病机会性感染死亡的主要原因。

2）消化系统：常见的有口腔白色念珠菌病；巨细胞病毒所致的口腔炎、食管炎或肠炎等。

3）中枢神经系统：新隐球菌脑膜炎，弓形虫脑病、结核性脑膜炎等。

（2）卡波西肉瘤（KS）：可发生在皮肤、黏膜、内脏、淋巴结、肝脾等处，表现为深蓝色浸润斑或结节，可融合成大片状，表面出现溃疡并向四周扩散。

【实验室及其他检查】

1. 血常规　可有不同程度的贫血及白细胞数减低。

2. 免疫学检查　淋巴细胞总数下降；淋巴细胞绝对计数下降；$CD4^+$T 淋巴细胞明显下降，$CD4^+/CD8^+<1.0$（正常 1.4～2.0）。

3. 血清学检查　HIV 抗原阳性、HIV 抗体阳性。HIV 抗体检测是目前早期确定有无 HIV 感染最简单有效的方法。

4. HIV-RNA 检测　从患者血浆或脑脊液标本中检测 HIV-RNA，有助于诊断、判断疗效及预后。

5. 其他检查　胸部及胃肠道 X 线、B 型超声波、内镜等检查，必要时进行 CT 及 MRI，有助于早期诊断机会性感染及肿瘤。

【心理-社会状况】　因艾滋病患者预后不良，且社会上人们对艾滋病也怀有恐惧心理，因此，患者会出现焦虑、抑郁、孤独或恐惧等心理障碍，甚至出现报复、自杀等行为。

【治疗要点】　至今艾滋病尚无特效治疗方法。目前多采取抗病毒、免疫、支持和对症治疗，同时积极抗肿瘤、控制机会性感染和预防性治疗等综合治疗方法。其中早期抗病毒治疗是关键。通常采用核苷类反转录酶抑制剂（齐多夫定）、非核苷类反转录酶抑制剂、蛋白酶抑制剂三类药物联合或使用两种不同核苷类反转录酶抑制剂加上一种蛋白酶抑制剂。

（三）主要护理诊断

1. 体温过高　与 HIV 感染和继发其他感染有关。
2. 活动无耐力　与 HIV 感染、并发各种机会性感染和肿瘤有关。
3. 营养失调：低于机体需要量　与免疫功能下降引起胃肠机会性感染导致慢性腹泻、肿瘤消耗等有关。
4. 有感染的危险　与免疫功能受损易导致各种机会性感染有关。
5. 社交孤立　与实施强制性管理、受歧视有关。
6. 焦虑、恐惧　与艾滋病预后不良或与病情严重有关。
7. 有传播感染的危险　与知识缺乏、人群普遍易感有关。

（四）护理目标

（1）体温控制在 38℃以下。

（2）患者免疫功能增强，能有效降低感染发生，各种感染及肿瘤得到控制。

（3）活动耐力增加，能摄入足够营养物质，营养状况得到改善。

（4）能获得必要的社会信息，得到亲友关心，消除自卑心理，社会联络增加。

（5）可以正视现实，增强应对能力，恐惧感消失。

（6）能说出艾滋病的传播方式，自觉采取预防措施，未发生艾滋病的传播。

（五）护理措施

1. 血液、体液隔离

2. 休息　艾滋病患者发生机会性感染时应绝对卧床休息，以减低机体消耗，症状减轻后起床活动。病室应安静、舒适、空气清新。

3. 饮食　给予高热量、高蛋白、高维生素易消化饮食。注意食物色、香、味，设法促进患者食欲。不能进食者给以静脉输液，注意维持水、电解质平衡。

4. 症状护理

（1）针对患者出现的各种症状，如发热、咳嗽、呼吸困难、呕吐、腹泻等进行对症护理，密切观察上述症状的表现及变化。

（2）因艾滋病患者体质虚弱，免疫功能差，易发生继发感染，口腔和皮肤常成为病原菌侵入的门户，因此应加强口腔及皮肤护理，预防发生感染。

（3）长期卧床患者应定时翻身，预防压疮。

5. 病情观察　密切观察发热的程度、有无肺部、胃肠道、中枢神经系统、皮肤黏膜等机会性感染表现和恶性肿瘤等，及早发现，及时治疗。观察生命体征、神志、营养状况、体重等。

6. 药物治疗的护理

（1）对患者进行用药依从性教育：对于应用抗病毒药治疗的患者，按时、足量按医嘱服药是非常重要的，否则会降低疗效及产生耐药性。另外，还需说明抗病毒治疗需要终生服药。

（2）观察药物不良反应：抗病毒药可出现以下不良反应。①胃肠道症状：表现为食欲减退、恶心、呕吐、腹痛等；②神经系统症状：表现为四肢疼痛、麻木、头痛、多梦等；③皮疹：多在颜面和躯干部出现斑丘疹，伴有瘙痒；④中毒反应：包括中毒性肝损害、骨髓抑制、急性胰腺炎等，一般在治疗 2～3 个月以后发生。

7. 心理护理　护士应与患者进行有效沟通，了解及分析患者的心理状态，针对患者心理障碍进行疏导，满足合理要求，解除患者孤独、恐惧感。对患者不应采取歧视和惩罚性态度，也不应表现出怕传染的恐惧心理。还应做好家属及周围人工作，不要对患者采取鄙弃态度，应尊重患者人格，给以关怀、温暖和同情，使其得到家庭及社会支持，面对现实，树立战胜疾病的信心和决心。

（六）健康指导

（1）对群众进行预防艾滋病的健康教育，特别是加强性道德教育，洁身自好，并应严禁吸毒，提倡使用一次性注射器，医疗器械重复使用时应严格消毒，严格血源管理及采取自我防护措施等，以预防艾滋病的传播。

（2）艾滋病患者由于免疫功能低下，常由于机会性感染使病情恶化，甚至死亡，应教给患者及家属预防或减少机会性感染的方法。本病预后差，但治疗方法及药物已有进展，应使患者及家属建立战胜疾病的信心，配合医护人员进行治疗。

（3）对无症状的病毒携带者应嘱其每 3～6 个月做一次临床及免疫学检查，如出现症状随时就诊，及早治疗。

（七）护理评价

患者是否减少了感染的发生、体温是否正常、体质是否得以改善、是否摄入了足够营养，体重是否增加等；各种机会性感染及肿瘤是否得到控制；能否正视现实并获得必要的社会信息；能否有效预防、控制艾滋病的传播。

练 习 题

A_1 型题

1. HIV 感染人体后主要侵犯和破坏下列哪种细胞
   A. T 淋巴细胞　B. 红细胞
   C. 白细胞　D. 中性粒细胞
   E. 巨噬细胞
2. 艾滋病的传染源主要是
   A. 患者和无症状携带者　B. 隐性感染者
   C. 慢性感染者　D. 恢复期感染者
   E. 以上都是
3. 下列哪类人群不属于艾滋病感染高危人群
   A. 同性恋者
   B. 性乱交者
   C. 静脉吸毒者
   D. 配偶一方是 HIV 感染者
   E. 无偿献血者
4. 艾滋病病毒感染人体后临床症状分期错误说法是
   A. 急性感染期　B. 无症状感染期
   C. 病毒携带期　D. 持续性淋巴结肿大期
   E. 艾滋病期
5. 艾滋病患者肺部感染最多见的病原体是
   A. 结核杆菌　B. 巨细胞病毒
   C. 卡氏肺孢子虫　D. 白色念珠菌
   E. 疱疹病毒
6. 艾滋病死亡的主要原因是
   A. 肺孢子虫肺炎　B. 卡氏肉瘤
   C. 肺结核　D. 急性胃肠炎
   E. 败血症
7. 确定艾滋病病毒感染者最简单有效的检查方法是
   A. 血常规　B. 尿常规
   C. T 淋巴细胞　D. $CD4^+$T 淋巴细胞
   E. HIV 抗体

A_2 型题

8. 患者，男性，38 岁。发热、咳嗽 2 周，伴胸痛、气短、极度乏力，拟诊为艾滋病。体格检查：体温 38℃；双侧颊黏膜散在溃疡，并有白色分泌物；两肺听诊可闻及湿啰音。血白细胞 4.0×10^9/L，$CD4^+/CD8^+<1$，X 线提示双肺质性肺炎。不恰当的护理是
   A. 严格执行消毒隔离措施
   B. 多与患者沟通，鼓励患者树立战胜疾病的信心
   C. 给予高热量、高蛋白、高纤维的清淡、易消化食物
   D. 提高患者与家属、亲友沟通的机会，获得更多心理支持
   E. 安置患者于隔离室内，病室外挂黄色标志进行严密隔离

第 4 节　细菌感染患者的护理

细菌性痢疾

案例 10-3　患者，男性，9 岁，因 1 天来突起寒战、高热，左下腹疼痛，黏液脓血便 5 次，量少伴

里急后重感而就诊。发病前 1 天曾食用未洗的蔬菜。查体：体温 39℃，左下腹压痛。实验室检查：血常规白细胞增多。大便常规：黏液脓血，镜检 WBC 满视野，RBC2～8 个/HP。

问题：1. 该患者最可能的诊断是什么？

2. 此时该如何护理？

3. 如何进行健康教育？

（一）概述

【概念】 细菌性痢疾，简称菌痢，是由志贺菌属（痢疾杆菌）引起的肠道传染病。常年散发，但以夏秋季为主。主要临床表现为发热、腹痛、腹泻、黏液脓血便和里急后重等，严重者可有感染性休克和（或）中毒性脑病。

【病原学】 痢疾杆菌属肠杆菌科志贺菌属，革兰染色阴性。按其抗原结构和生化反应不同分为 4 群 40 余个血清型。A 群（痢疾志贺菌群）、B 群（福氏志贺菌群）、C 群（鲍氏志贺菌群），D 群（宋氏志贺菌群）。我国流行的菌群以福氏志贺菌群为主。各菌群及血清型之间无交叉免疫。

各群痢疾杆菌均可产生内毒素，是引起发热、毒血症、休克等全身反应的主要因素，A 群志贺菌还可产生外毒素，具有神经毒、细胞毒和肠毒素作用，从而引起相应的临床表现。

痢疾杆菌在外环境中生命力较强，在瓜果、蔬菜及污染物上可生存 1～2 周，温度越低其生存时间越长，对日光照射、煮沸等抵抗力差，对各种化学消毒剂如新洁尔灭、过氧乙酸等敏感。

【流行病学】

1. 传染源　为急、慢性菌痢患者和带菌者，其中，轻型患者、慢性患者及带菌者，由于症状轻或无症状，不易被发现，故在流行病学上具有重要意义。

2. 传播途径　主要为粪-口途径导致人与人的传播。病原菌可污染食物、饮水、生活用品或手，经口感染，亦可通过苍蝇污染食物而传播。

3. 人群易感性　普遍易感，病后可获得一定的免疫力，但短暂而不稳定，且不同菌群和血清型之间无交叉免疫，故易反复感染。

【发病机制】 痢疾杆菌经口进入消化道后，可被胃酸杀灭及肠道菌群排斥，是否发病，取决于细菌的数量、致病力、人体免疫力。当人体抵抗力降低时，感染少量痢疾杆菌也可发病。痢疾杆菌产生内毒素及外毒素导致全身毒血症状；痢疾杆菌侵入肠（主要在乙状结肠和直肠）黏膜上皮细胞和固有层中繁殖，引起肠黏膜炎症反应，导致腹痛、腹泻、黏液脓血便等肠道症状。中毒性菌痢的发病机制可能是特异性体质对细菌内毒素的超敏反应，产生儿茶酚胺等多种血管活性物质引起急性微循环障碍、感染性休克、DIC 等，还可导致重要脏器功能衰竭，但其肠道局部病变轻。

（二）护理评估

【健康史】 应询问近期有无不洁饮食史；与菌痢患者及带菌者接触史；周围环境是否卫生清洁、个人卫生习惯是否良好；以往痢疾病史及治疗情况等。同时注意发病季节、发病年龄。

◎ 考点：菌痢的临床类型，典型及中毒型的主要临床特点。

【身体状况】 潜伏期 1～2 天。根据病程长短和病情的轻重缓急，临床上将菌痢分为急性菌痢（包括普通型、轻型和中毒型）和慢性菌痢（包括慢性迁延型、急性发作型及慢性隐匿型）。急性菌痢经治疗后于1周左右痊愈，少数转为慢性菌痢；中毒型菌痢预后差，病死率高。

1. 急性菌痢

（1）普通型（典型）：起病急，畏寒、高热，体温可达 39℃，也可伴寒战，继之腹痛，腹泻，大便每日 10 多次至数十次，初为稀便，1～2 日后转为黏液脓血便，每次量不多，里急后重明显。体检可有左下腹压痛及肠鸣音亢进。治疗及时，多于 1 周左右病情逐渐恢复而痊愈，少数患者可转为慢性。

（2）轻型（非典型）：全身症状轻，里急后重不明显，腹泻每日数次，黏液稀便，常无脓血，腹痛轻。病程 3～7 日可痊愈。

（3）中毒型：多见于 2～7 岁体质较好的儿童。起病急、病情进展迅速、凶险、病死率高。常突然高热，体温可达 40℃以上，全身中毒症状重，可迅速出现循环衰竭和呼吸衰竭的表现；而肠道症状较轻，可无腹泻和脓血便。依其临床主要表现，可分为三种临床类型。①休克型（周围循环衰竭型）：较多见，以感染性休克为主要表现。精神委靡、面色苍白、四肢湿冷、脉细速、血压正常或偏低。后期出现发绀、皮肤花纹、血压明显降低、少尿或无尿及不同程度意识障碍等。②脑型（呼吸衰竭型）：主要表现为脑膜炎、颅内压增高、甚至脑疝和呼吸衰竭等严重脑部症状。此型较严重，常因呼吸衰竭而死亡。③混合型：以上两型表现同时存在，是最为严重的一种临床类型，病死率极高。

2. 慢性细菌性痢疾　急性菌痢迁延不愈，病程超过 2 个月者，称为慢性菌痢。根据慢性菌痢表现又可将其分为慢性迁延型、急性发作型和慢性隐匿型三种临床类型。

【实验室及其他检查】

1. 血常规　急性期白细胞总数轻度至中度增高，多在（10～20）$\times 10^9$/L，中性粒细胞增高。慢性菌痢患者可有贫血。

2. 粪便常规　外观为黏液脓血便，镜检可见大量脓细胞或白细胞，少量红细胞，并有巨噬细胞。

3. 粪便细菌培养　粪便培养出痢疾杆菌为确诊的依据。为提高培养阳性率，粪便采集要求：①粪便标本要新鲜，留取后立即送检；②挑取粪便的脓血部分；③在使用抗菌药物前采取标本；④需多次培养。

4. 免疫学检查　采用免疫学方法检测细菌或抗原，具有早期、快速的优点，对菌痢的早期诊断有一定的帮助。

5. 乙状结肠镜或纤维结肠镜检查　适用于慢性菌痢患者，以助诊断。

【心理-社会状况】　急性菌痢因起病急、发展快、症状重，使患者或家长出现紧张、焦虑、恐惧等不良情绪；慢性菌痢，病程迁延不愈，且有时而加重的表现，会使患者产生焦虑、烦躁等不良心理。

【诊断要点】

1. 流行病学资料　当地流行情况、季节、接触史、进不洁食物史等有参考价值。

2. 临床表现　典型急性菌痢患者起病急，发热、腹痛、腹泻、黏液血便和里急后重等症状，易于诊断。中毒性痢疾多见于儿童，急起高热、惊厥、意识障碍及循环衰竭和（或）呼吸衰竭，胃肠道症状轻微甚至缺如，应及时采取粪便进行常规检查，以便确定诊断。

3. 粪便检查　急性典型菌痢为黏液脓血便，镜检有大量脓细胞、红细胞及巨噬细胞，对诊断有意义。确诊有赖于细菌培养。

【治疗要点】　治疗原则是抗菌、对症治疗。喹诺酮类是目前治疗细菌性痢疾较理想的药物，首选环丙沙星（环丙氟哌酸），其他喹诺酮类药也可选用。另外如头孢噻肟、头孢曲松等三代头孢菌素也可酌情选用。尽量口服给药。慢性菌痢则需根据病原学分离及细菌药物敏感试验结果选择有效抗生素，长疗程联合应用两种不同种类的抗菌药物。中毒性菌痢药物选择与急性菌痢相同，但应采用静脉给药，同时做好抗高热、惊厥、休克及防治呼吸衰竭等对症治疗。

（三）护理诊断

1. 体温过高　与痢疾杆菌毒素作用有关。
2. 腹痛、腹泻　与痢疾杆菌引起肠道病变有关。
3. 有体液不足的危险　与痢疾杆菌引起发热、腹泻、摄入减少有关。
4. 有皮肤完整性受损的危险　与排便次数增多及排泄物刺激有关。
5. 潜在并发症：休克、中枢性呼吸衰竭等。

（四）护理目标

（1）体温恢复正常。
（2）腹痛、腹泻、里急后重等肠道症状减轻或消失。
（3）不发生水、电解质平衡紊乱。
（4）保持皮肤清洁，不发生肛门周围皮肤破损及感染。
（5）焦虑等不良情绪减轻或消失。
（6）无并发症发生。

◎ 考点：菌痢的护理措施

（五）护理措施

1. 休息和活动　腹泻频繁、全身症状明显者应卧床休息，并应避免精神紧张、烦躁，必要时按医嘱给予镇静剂，可有利于减轻腹泻症状，腹泻症状不重者可适当活动。

2. 饮食护理　能进食者应给予高热量、高蛋白、高维生素、少渣、少纤维素易消化清淡流质或半流质饮食；严重腹泻伴呕吐者可暂禁食，静脉补充所需营养；禁饮牛奶、豆浆等产气食品；禁食辛辣刺激性食物；少量多餐，多饮糖盐水，病情好转后逐渐过渡到正常饮食。

3. 病情观察　密切观察排便次数、量、性状及伴随症状，腹痛性质、程度、持续时间等。如出现面色苍白、四肢冰冷、血压下降、尿少、烦躁、嗜睡、抽搐、瞳孔异常、对光反应迟钝、呼吸频率及节律异常等征象应立即报告医师并积极配合抢救。

4. 保持水、电解质平衡　根据每日吐、泻情况，及时、准确补充水及电解质，以免发生水及电解质平衡紊乱。已发生脱水时应予以及时补液，对轻度及中度脱水者可采用口服补液，少量、多次给患者喂服。脱水严重者，则应按医嘱给以静脉补液，并注意补充电解质。

5. 肛门周围皮肤护理　对排便频繁者，便后宜用软纸擦拭，注意勿损伤肛门周围皮肤。每日用温水或 1∶5000 高锰酸钾水坐浴，然后局部涂以消毒凡士林油膏，以保护局部皮肤。有脱肛者可戴橡胶手套轻揉局部，以助肠管还纳。还应注意保持肛门周围皮肤清洁及保持内裤、床单清洁和干燥。

6. 药物治疗的护理　应用喹诺酮类药物或其他抗生素治疗时，应注意药物剂量、使用方法、服药时间、疗效及不良反应。例如，喹诺酮类药物可引起恶心、呕吐、食欲缺乏等胃肠道反应或过敏反应，应告诉患者与食物同服可减轻胃肠道反应。

7. 心理护理　向患者及家属讲解疾病有关知识，讲解治疗效果及预后，使其消除心理顾虑，积极配合治疗；关心、帮助患者减轻痛苦，同时引导其家属和亲友给患者心理支持和帮助，积极协助患者取得社会支持。

8. 健康指导

（1）进行预防细菌性痢疾的健康教育，使群众了解细菌性痢疾的病原及传播方式，改善环境卫生，注意个人卫生，防止病从口入，以切断传播途径，是预防细菌性痢疾的重要措施。

（2）向急性菌痢患者和家属讲述患痢疾时对休息、饮食、饮水的要求；并教家属做肛门周围皮肤护理的方法；留取粪便标本的方法；还应嘱患者遵医嘱及时、按时、按量、按疗程坚持服药，一定要在急性期彻底治愈，以防转变成慢性痢疾。

（3）患者出院后仍应避免过度劳累、受凉、暴饮暴食，以防菌痢再次发作。

（4）向慢性痢疾患者介绍急性发作的诱因，如进生冷食物、暴饮暴食、过度紧张劳累、受凉、情绪波动等均可诱发慢性菌痢急性发作，帮助患者寻找及避免诱因。并嘱患者加强体育锻炼，保持生活规律，增强体质，复发时应及时治疗。

（5）向患者交待大部分急性菌痢 1～2 周内痊愈，少数患者可转为慢性痢疾或带菌者。中毒性菌痢预后差，尤其是脑型和混合型，如未及时诊断及治疗，病死率较高。

（六）护理评价

患者体温是否恢复正常；腹痛、腹泻、里急后重等不适是否得到控制；营养状况、微循环障碍等是否改善；焦虑、烦躁等不良心理是否好转；有无并发症发生；能否说出疾病预防措施。

练 习 题

1. 痢疾杆菌主要侵犯肠道部位是
   A. 乙状结肠和直肠　B. 回肠和结肠
   C. 结肠和小肠　D. 乙状结肠和小肠
   E. 直肠和回肠
2. 确诊菌痢最可靠的依据是
   A. 典型的脓血便　B. 明显的里急后重
   C. 大便常规检查　D. 免疫学检查
   E. 大便培养
3. 为菌痢患者留取粪便标本正确的是
   A. 在抗菌治疗后采集
   B. 选择有黏液脓血部分
   C. 应加温便器后整体送检
   D. 可多次采集标准后集中送检
   E. 以上都不正确
4. 预防菌痢最关键的措施是
   A. 隔离患者　B. 治疗患者
   C. 流行季节服药　D. 注射疫苗
   E. 切断传播途径
5. 急性细菌性痢疾的首选药物是
   A. 青霉素　B. 四环素
   C. 阿奇霉素　D. 喹诺酮类
   E. 头孢菌素类
6. 患儿，男性，7 岁。在街边进食后出现发热、腹痛、腹泻，以“细菌性痢疾”收入院。下列各项饮食护理，不恰当的是
   A. 少量多餐
   B. 少纤维饮食
   C. 高蛋白、高脂肪饮食补充能量
   D. 忌食生冷
   E. 忌食刺激性食物

杨 阳

内科护理实训指导

实训一　胸腔穿刺术护理

【概述】

1. 概念　胸腔穿刺术是自胸腔内抽取胸腔积液（或积气）的有创性操作。胸腔穿刺术的目的包括抽取胸腔积液送检，明确其性质以协助诊断；或排除胸腔内积液或积气，以缓解压迫症状，避免胸膜粘连增厚；胸腔内注射药物，辅助治疗。

2. 适应证

（1）抽取积液检查，以明确病因。

（2）大量胸腔积液或积气者，可以抽液排气，以缓解压迫症状和防止胸膜粘连与增厚。

（3）可以向腔内注入药物，以达到治疗的目的。

【操作过程与护理配合】

1. 术前准备　用物、环境、患者、医务人员。

2. 安置合适的体位　抽液时协助患者反坐在靠背椅上，不能下床者可取半卧位，患侧上臂放于枕后；抽气时，协助患者取半卧位。

3. 确定穿刺点　抽液一般取叩诊最浊处，也可结合 B 超确定。

4. 协助穿刺　协助医师对穿刺点常规消毒。

5. 局麻进针抽液　协助医师固定穿刺针并适时夹紧胶管，防止空气进入胸腔，同时密切观察患者情况。

【操作后护理】

（1）术后密切观察呼吸、脉搏及血压等情况，及时发现并发症，如血胸、气胸等。

（2）书写护理记录，送检标本。

（3）护理指导：鼓励患者深呼吸，促使肺膨胀。

【注意事项】

（1）严格执行无菌操作原则，避免继发感染。

（2）每次抽液、抽气不宜过多、过快，以防胸腔内压骤然下降而诱发肺水肿或循环衰竭。一般首次放液不超过 700ml，以后每次放液不超过 1000ml。

实训二　动脉血气分析标本采集

【概述】

1. 概念　采取动脉血进行酸碱度、二氧化碳分压、氧分压、碳酸氢盐、氧饱和度等的分析过程，称动脉血气分析。它能客观地反映呼吸衰竭的性质和程度，是判断有无缺氧和（或）二氧化碳潴留的最可靠方法。它对指导氧疗、机械通气各种参数的调节及纠正电解质和酸碱失衡均有重要价值。

2. 适应证　各种原因引起的急、慢性呼吸衰竭的患者及进行机械通气的患者。

【评估】　患者呼吸困难及发绀的程度、出凝血状况、吸氧情况。

【操作前准备】

1. 患者准备　向患者说明动脉血气分析术的操作目的、方法、配合及注意事项。

2. 环境准备　清洁、无尘。

3. 用物准备　消毒物品、无菌治疗盘、2ml 无菌注射器 1 支、肝素注射液 1 支、软木套及 0.5ml 肝素充分湿润注射器内壁。

【操作过程与护理配合】

1. 选择动脉　桡动脉、股动脉、肱动脉。

2. 消毒　常规消毒穿刺点，消毒左手中、示指或戴手套。

3. 穿刺　先用消毒的手指摸清动脉搏动、走向和深度，再穿刺。桡动脉进针角度一般选择 20°，股动脉选择垂直进针，动脉血自动充盈注射器 1ml。

4. 拔出穿刺针　立即将针头刺入软木塞或橡皮塞。

【操作后护理】

（1）用消毒干棉签按压穿刺点 2～5 分钟，其力度以摸不到脉搏为宜。

（2）用手旋转注射器，使血液与肝素充分摇匀。

（3）贴患者姓名标签，立即送检。

（4）整理用物、记录。

【注意事项】

（1）严格无菌操作，采血局部必须严格无菌操作消毒，不能选择有感染的部位穿刺。

（2）一个部位应避免反复多次穿刺，以免形成血肿。

（3）采血时注射器内的肝素稀释溶液要全部排尽；否则，可使血样的氧分压升高和二氧化碳分压降低，直接影响碳酸氢盐的测定。

（4）采血时，要严密隔绝空气，一旦气泡进入血液标本内，应尽快排除，否则将影响检查结果。

（5）采血后，应立即送检。如不能立即送检时，应将血标本保存在 0～4℃的冰箱内，但最长不能超过 2 小时，以免细胞代谢耗氧，造成 PaO_2 及 pH 下降，$PaCO_2$ 升高，影响检查结果的准确性。

（6）一般采集动脉血气标本，应在患者停止吸氧 30 分钟后进行，如不能停止吸氧者，应在申请单上注明吸氧浓度；使用机械通气的患者应记录通气模式、氧浓度、呼吸频率、通气量等呼吸机的参数及患者生命体征。

（7）如果患者凝血功能异常，采血后应延长压迫时间，以防止出血。

（8）采血后如出现穿刺部位肿胀、疼痛，应及时给予对症处理。

实训三　定量雾化吸入器的使用

【概述】

1. 概念　用于良好控制支气管哮喘的药物吸入装置。

2. 适应证　支气管哮喘急性发作的患者。

【评估】　患者的一般情况、年龄、病情、合作能力。

【操作前准备】

1. 患者准备　说明目的、方法、配合及注意事项。

2. 环境准备　舒适、温湿度适宜、清洁、空气新鲜。

3. 用物准备　定量雾化吸入器。

【操作过程与护理配合】　见实训图 3-1。

（1）准备药物　核对医嘱，检查药物。

（2）打开盖子。

（3）摇匀药液。

（4）头后仰尽量使气道成直线，深呼气并张口。

（5）将定量雾化吸入器（MDI）置于口中，口唇包围喷头，慢而深经口吸气。

（6）在吸气的同时按压喷药，屏气 10 秒种缓慢呼气，休息 3 分钟后再重复使用一次。

【操作后护理】

（1）使用后漱口，去除咽部残留的药物，避免声音嘶哑及口腔霉菌的感染。

（2）用物分类处理，协助患者取舒适卧位，消毒双手。

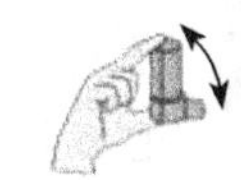
1．开盖摇匀

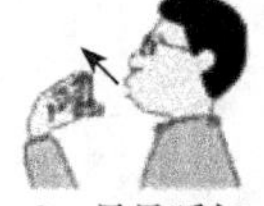
2．尽量呼气

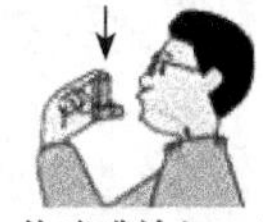
3．将喷嘴放入口内

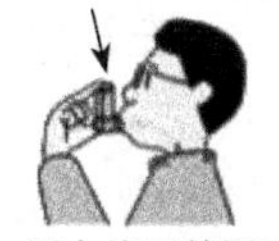
4．用力按下并深吸气

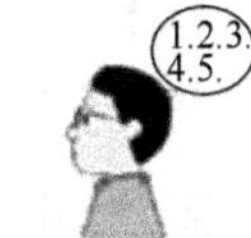

5．屏息10秒钟

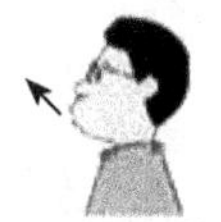
6．慢慢呼气

实训图 3-1　定量喷雾剂的吸入法

（3）密切观察患者用药后全身和局部反应并记录。

【注意事项】

（1）使用吸入制剂全身性不良反应少，少数患者可出现口腔念珠菌感染、声音嘶哑或呼吸道不适，指导患者喷药后必须立即用清水充分漱口。

（2）嘱患者随身携带支气管舒张气雾剂，出现哮喘发作先兆时，立即吸入并保持平静以减轻哮喘的发作。

（3）指导患者放松身心的方法，消除患者焦虑、恐惧、依赖感，多陪伴，多解释。

实训四　便携式监护仪的使用

【概述】

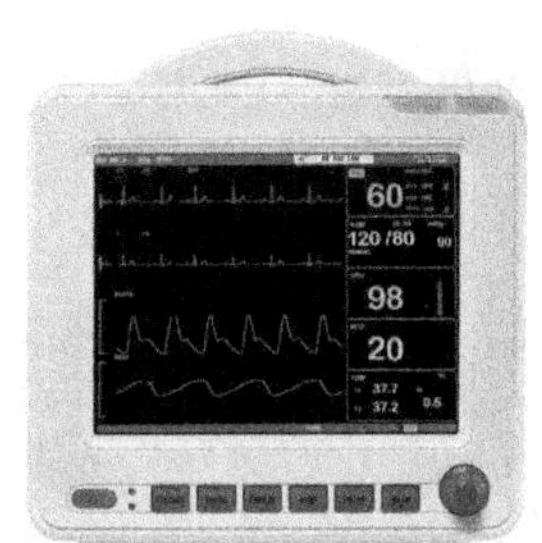

实训图 4-1　便携式监护仪

1. 概念　监护仪（实训图 4-1）指能够对患者生理参数进行实时、连续监测的医用仪器设备。

2. 适应证　凡是病情危重需要持续不间断地监测心搏的频率、节律与体温、呼吸、血压、脉搏及经皮血氧饱和度等的患者。

【评估】

（1）评估患者病情、意识状态及皮肤情况，对清醒患者告知监护的目的及方法，取得患者合作。

（2）评估监护仪各项功能是否良好。

（3）评估患者周围环境、光照情况及有无电磁波干扰。

【操作前准备】

1. 患者准备　患者和家属需知道监护仪使用的目的、方法、注意事项及配合要点，能自理者自行暴露检查部位，不能自理者护士给予协助。

2. 环境准备　安静、整洁，温度适宜，关闭门窗，请陪护人员回避，必要时遮挡患者。

3. 用物准备　便携式监护仪、导联线及电极片、生理盐水棉球、干纱布、笔、治疗卡。

【操作过程与护理配合】

1. 连接仪器　接通监护仪电源。

2. 摆体位　仰卧位，协助患者暴露胸部。

3. 定位、清洁局部皮肤　用0.9%氯化钠棉球擦拭患者胸部贴电极处皮肤。

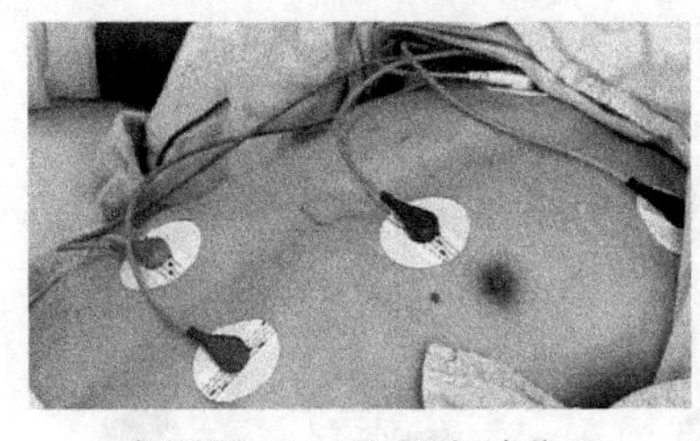

实训图 4-2　电极安放位置

4. 连接电极片和胸前导线　贴电极片，连接心电导联线，屏幕上心电示波出现。有五个电极安放位置（实训图 4-2）：①右上（RA）：胸骨右缘锁骨中线第 1 肋间；②右下（RL）：右锁骨中线剑突水平处；③中间（C）：胸骨左缘第 4 肋间；④左上（LA）：胸骨左缘锁骨中线第 1 肋间；⑤左下（LL）：左锁骨中线剑突水平处。

5. 连接血氧饱和度指尖探头　光区对准指甲。

6. 连接袖带，打开开关　将袖带绑至肘窝上 2～3cm 处，松紧以伸进一指为宜，避开输液肢体。

7. 协助设置参数。

【操作后护理】

1. 整理用物　协助患者扣好衣服，盖好被子，整理床单位。

2. 交代注意事项。

3. 正确记录　记录停止监护时间。

【注意事项】

（1）粘贴电极片前应先清洁局部皮肤，电极片与皮肤应贴紧贴平，观察患者粘贴电极片处的皮肤，定时更换电极片位置。

（2）保护导联线，心电监测的电极导线应从颈部或上衣前引出，防止翻身时拉脱，影响心电示波图形的观察。

（3）连接心电监测电极时必须留出心前区，以备做常规心电图或除颤时安放除颤电极板。

（4）监测仪导联应选择心电波形清晰、易判断正常与异常、能触发心率计数的导联，注意识别肌肉震颤波。

（5）无创血压测量时，袖带应松紧适宜，安放袖带的肢体不宜输液和做血氧监护。

（6）监护仪使用中，应尽量避免周围电磁干扰。

（7）调整有实际意义的报警界限，监测仪报警时一定要查明原因。

（8）为患者翻身时注意勿将电极拉脱。

（9）仪器专人保管维修，性能良好，处于备用状态。

实训五　腹腔穿刺术的护理

【概述】

1. 概念　腹腔穿刺术是为了诊断和治疗疾病，借助穿刺针直接从腹前壁刺入腹膜腔抽取积液或行腹腔内给药的一项操作技术。

2. 适应证

（1）腹水病因不明，抽液检查协助诊断。

（2）大量腹水者，适当放液缓解症状。

（3）腹腔内注射药物以配合治疗。

（4）施行腹水浓缩回输术。

3. 禁忌证

（1）肝性脑病先兆者。

（2）卵巢囊肿，棘球蚴病

（3）广泛性腹膜粘连。

（4）大量腹水伴严重电解质紊乱。

（5）妊娠。

【评估】

（1）评估患者床号、姓名、性别、年龄。

（2）评估病情严重程度、意识状态。

（3）评估脉搏、血压、腹围。

（4）观察普鲁卡因皮试结果。

【操作前准备】

1. 患者准备　了解操作目的、方法、配合及可能出现的不适，以配合并签署知情同意书；清洁腹部穿刺部位皮肤；排空膀胱。

2. 环境准备　安静、温湿度适宜、清洁，必要时屏风遮挡。

3. 用物准备　常规消毒治疗盘、无菌腹腔穿刺包、无菌手套、无菌试管、多头腹带、油布治疗巾、5ml及50ml注射器、量筒、米尺、1%～2%普鲁卡因或2%利多卡因、胶布等。

【操作过程与护理配合】

1. 安置体位　患者坐于靠椅上（实训图 5-1），体弱者取平卧、半卧位或稍左侧位，暴露腹部。

2. 选择合适的穿刺点　一般选取左下腹脐与髂前上棘连线的中外 1/3 交界处作为穿刺点，此处可避免损伤腹壁动脉；也可选择其与耻骨联合连线的中点上方 1.0cm，左右旁开 1.0～1.5cm，此处无重要器官且易愈合；或取侧卧位脐水平线与腋前线或腋中线交点处，用于诊断性穿刺；少量积液或包裹性积液，可在B超定位下进行穿刺（实训图 5-2）。

3. 常规消毒、铺巾、麻醉　打开穿刺包，常规消毒穿刺部位皮肤，戴无菌手套，铺消毒洞巾，两人核对后用2%利多卡因自皮肤至腹膜壁层做逐层局部麻醉。

4. 穿刺抽液　穿刺成功后，配合医生手持血管钳分别固定针头抽液、夹持橡皮管弃液，如此反复，缓慢进行，直至达到抽吸量为止（一般不超过3000ml），以免诱发肝性脑病，但在补充

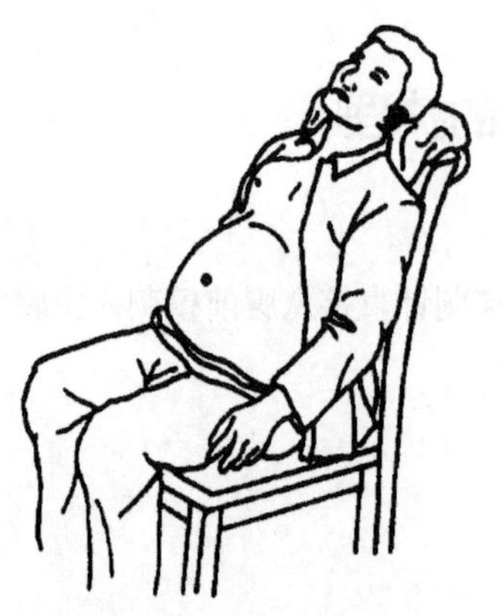
实训图 5-1　腹腔穿刺体位

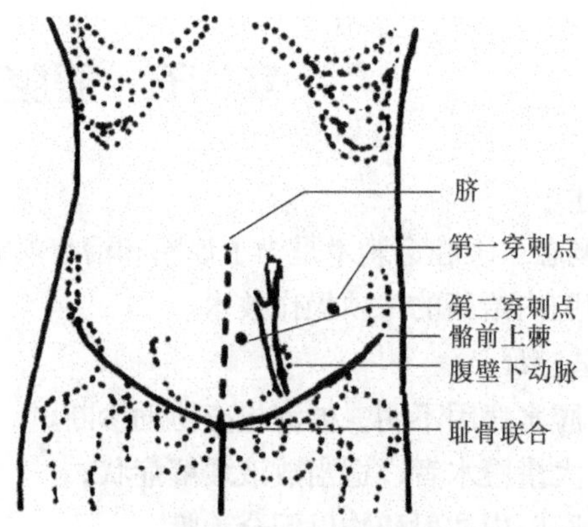

实训图 5-2　腹腔穿刺部位

输注大量清蛋白的基础上，也可以大量放液。若需注入药物，将药液注射入腹腔内。过程中应注意观察腹水性质及生命体征变化，记录放液量。若患者出现头晕、恶心、心悸、面色苍白等应立即提醒停止放液并及时处理。

5. 拔针后局部处理　放液后拔出穿刺针，针眼涂碘伏消毒并盖无菌纱布，稍用力压迫片刻，再行胶布固定；大量放液者系紧多头腹带，以防腹压骤降内脏血管扩张引起血压下降或休克；如遇穿刺处继续有腹水渗漏时，可用蝶形胶布或涂火棉胶封闭。

【操作后护理】

（1）术后记录放液量、颜色与性状，留取标本送检。

（2）安置休息，继续观察　安置患者平卧休息 8～12 小时或卧向非穿刺侧以防腹水渗漏，继续观察腹围、腹部体征、生命体征、神志、尿量，以及时发现并发症；局部溢液应及时更换敷料、重新包扎。

【注意事项】

（1）放腹水时若流出不畅，可将穿刺针稍做移动或稍变换体位。

（2）注意无菌操作，以防止腹腔感染。

（3）放液前后均应测量腹围、脉搏、血压，检查腹部体征，以视察病情变化。

实训六　便携式血糖仪的使用

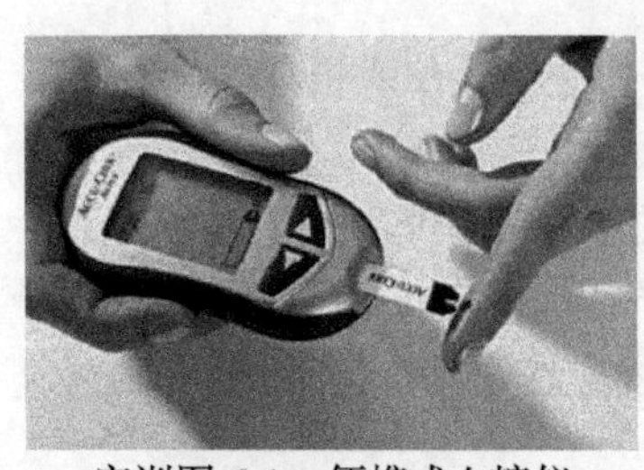
实训图 6-1　便携式血糖仪

【概述】　便携式血糖仪（实训图 6-1）可监测患者血糖水平，评价代谢指标，为临床治疗提供依据。

【评估】

（1）患者意识、病情、体位及合作程度，了解患者手指皮肤情况。

（2）检查血糖仪是否完好，试纸是否在有效期内，仪器表面是否干净、清洁。

【操作前准备】

1. 患者准备

（1）向患者解释血糖监测的目的、方法、注意事项，取得患者配合。

（2）被测手指皮肤应完好无损，检查患者采血部位血运情况。

（3）确认是否空腹或餐后 2 小时。

2. 用物准备　治疗盘、快速血糖仪、血糖试纸、一次性采血针、乙醇、棉签、血糖记录单、手消毒液、笔；治疗车下层置利器盒、医用垃圾筒、生活垃圾筒。

3. 环境准备　环境清洁、舒适，光线明亮。

【操作过程与护理配合】

1. 安置体位　核对患者，取舒适体位，为促进局部血液循环可从手掌至手指按摩 2～3 次。

2. 选择部位　选择采血部位，75%乙醇消毒皮肤，待干。

3. 插入试纸　将血糖试纸取出，插入快速血糖仪中，血糖仪显示可滴血标志。

4. 采血　待消毒部位干透后，使用一次性采血针采血，轻挤手指，待血量足够时，接触试纸测试区，待试纸将血液吸入后，指导患者用棉签按压穿刺部位 1～2 分钟。

5. 告知结果　读取测量结果，将测量结果告知患者（实训图 6-2）。

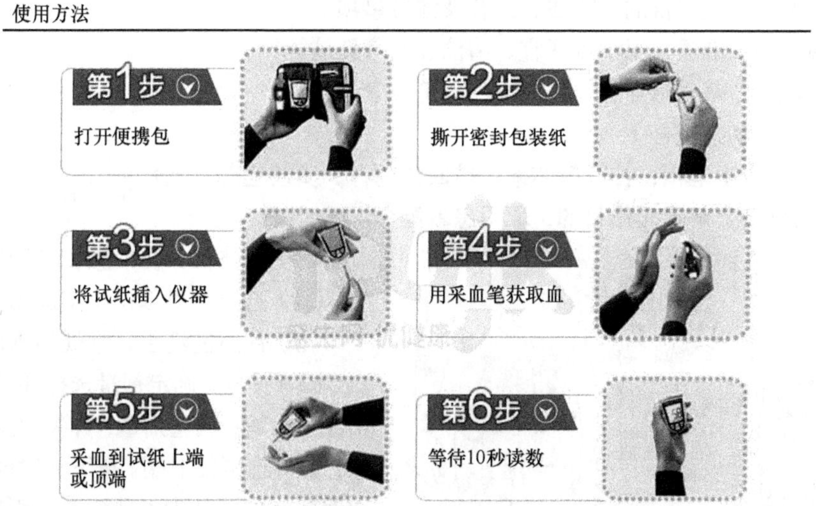

使用方法

第1步　打开便携包

第2步　撕开密封包装纸

第3步　将试纸插入仪器

第4步　用采血笔获取血

第5步　采血到试纸上端或顶端

第6步　等待10秒读数

实训图 6-2　操作方法

6. 整理　整理用物及患者床单位。

7. 记录　在血糖记录单上记录血糖数值，数据异常时通知医生。

【注意事项】

（1）测血糖前，确认血糖仪上的号码与试纸号码一致。

（2）确认患者手指乙醇全干后实施采血。

（3）滴血量应使试纸测试区完全变成红色。

（4）避免试纸发生污染。

实训七　胰岛素笔的应用

胰岛素笔的结构见实训图 7-1。

【概述】

1. 概念　用于注射胰岛素控制血糖的装置称为胰岛素笔（实训图 7-1）。

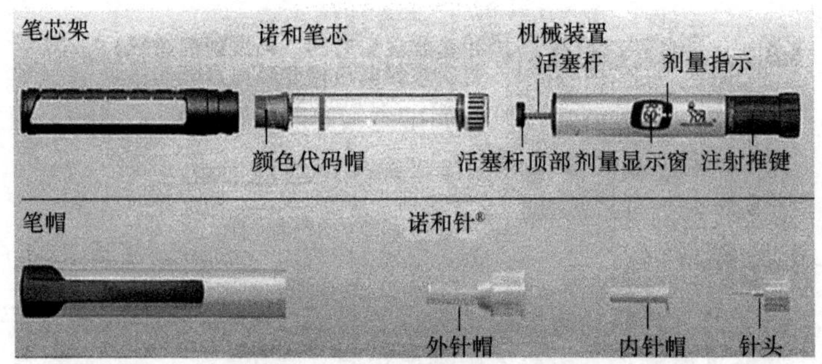

实训图 7-1　胰岛素笔使用介绍

2. 适应证　血糖升高的患者。

【评估】　患者的一般情况、年龄、病情、合作能力、血糖情况、腹部皮肤情况。

【操作前准备】

1. 患者准备　说明目的、方法、配合及注意事项。
2. 环境准备　舒适、温湿度适宜、清洁、空气新鲜。
3. 用物准备　基础治疗盘、胰岛素注射笔一套。

【操作过程与护理配合】

（1）装笔：拔下笔帽，拧开笔芯架，推回活塞杆，安装笔芯，装针头。

（2）核对姓名，解释操作目的，取得患者配合。

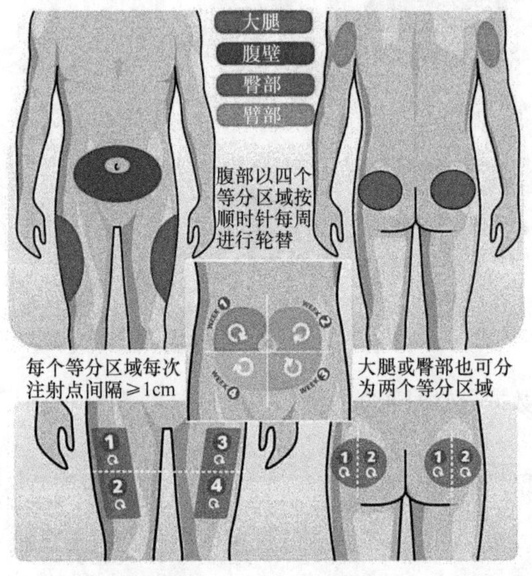

实训图 7-2　常用注射部位

（3）摆体位：协助患者取舒适体位。

（4）选定注射部位（实训图 7-2）。

（5）注射前洗手，常规消毒皮肤。

（6）排气：确定剂量选择环处在 0 位，拔出注射推键，调整剂量，针尖朝上，轻弹笔芯架，使气泡聚集上端。按下注射推键，剂量显示回复 0 位，针尖出现液滴；若未出现液滴，重复以上步骤，直至针尖出现液滴。

（7）核对医嘱注射剂量。

（8）注射：确定剂量选择环处在 0 位，拔出注射推键，调整剂量，右手持注射笔垂直刺入皮肤，快速按下注射推键，剂量显示窗为 0，针尖在皮下停留 10 秒以上，确保胰岛素完全注入体内。

（9）拔针。

【操作后护理】

（1）协助患者恢复舒适体位，整理床单位。

（2）用物处理：小心套上外针、帽，旋下针头、盖上笔帽，针头按规定弃于医用垃圾袋内。

（3）密切观察患者用药后全身和局部反应并记录。

【注意事项】

（1）只能用 75%乙醇消毒皮肤，禁忌用碘伏消毒。

（2）嘱患者注射后 15～30 分钟必须进食，以免发生低血糖。

（3）注射部位应经常轮换，腹部的注射部位在脐周 2～10cm，两次注射点间隔 2cm。

（4）如药液储存在冰箱内，必须提前 30 分钟取出，以免引起注射部位疼痛。

（5）诺和笔在 25℃左右的常温下保存，无需放入冰箱，且只供一人专用。

（6）注射完毕后应将针头取下弃于医用垃圾袋内。

（7）每次注射之前，都应针尖朝上，排尽空气，混匀胰岛素混悬液，准确调节剂量，切勿将瓶装胰岛素装入已用完的注射笔芯中使用。

（8）笔芯上的色带表示胰岛素不同剂型，注射前应仔细查对，确认无误后方可注射。

王洪飞　陈　莹

参考文献

程明亮，陈永平. 2015. 传染病学. 北京：科学出版社.

侯恒. 2008. 内科学. 北京：人民卫生出版社

胡月琴，秦洪江. 2012. 内科护理. 北京：科学出版社

金中杰，林海英. 2008. 内科护理. 第 2 版. 北京：人民卫生出版社

金中杰，林梅英. 2008. 心理学. 北京：人民卫生出版社

李玉林. 2008. 病理学. 北京：人民卫生出版社

陆在英，钟南山. 2008. 内科学. 第 7 版. 北京：人民卫生出版社

全国护士执业资格考试用书编写专家委员会. 2011. 2011 全国护士执业资格考试指导同步练习题集. 北京：人民卫生出版社

全国卫生专业技术资格考试专家委员会. 2009. 护理学（执业护士含护士）. 北京：人民卫生出版社

王芳嘉，熊素琼. 2014. 内科护理. 北京：科学出版社

王庆，徐桂华，钱先，等. 2015. 老年类风湿关节炎患者自我管理行为与自我效能的相关性. 中国老年学杂志，8（35）

吴光煜. 2014. 传染病护理学. 北京：北京大学医学出版社

夏泉源，何云海. 2014. 内科护理技术. 武汉：华中科技大学出版社

杨宝峰，苏定冯，周宏灏. 2010. 药理学. 第 7 版. 北京：人民卫生出版社

姚景鹏. 2006. 内科护理学. 北京：北京大学医学出版社

叶任高，陆再英. 2004. 内科学. 北京：人民卫生出版社

尤黎明，吴瑛. 2015. 内科护理学. 北京：人民卫生出版社

赵庆华，孙翠梅，王新兰. 2015. 内科护理学. 北京：科学技术文献出版社

朱盛南. 2014. 系统性红斑狼疮患者的健康教育. 全科护理，4（8）

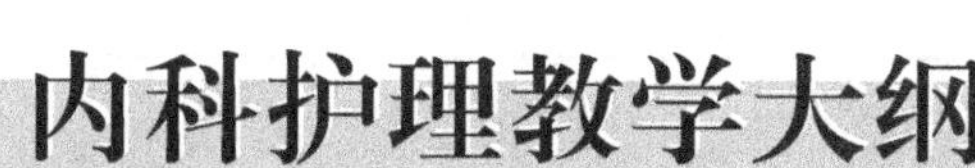

内科护理教学大纲

一、课程性质和任务

《内科护理》是中职护理学必修综合特色的核心课程，它阐述的内科疾病诊治要点、基本诊疗技术操作、内科疾病护理理论等内容，在临床护理学的理论和实践中具有普遍意义，它既是临床各科护理学的基础，又与它们有着密切的联系。本课程以胜任临床护理岗位需求为目标，以护士注册考试大纲为参考，以案例教学法及临床实训为主线，重在学生职业能力的培养。学好内科护理学，有利于提高学生观察疾病、配合用药及临床综合能力，也为从事其他专科护理工作奠定了基础。

二、课程教学目标

（一）知识教学目标

（1）能够掌握内科常见病病人的临床特点、护理措施及健康指导。

（2）熟悉内科常见病患者的治疗要点及内科常见急危重症患者的抢救原则。

（3）了解内科常见病的基本知识、包括疾病概念、病因及病理、护理诊断及合作性问题、护理目标、护理评价。

（二）能力培养目标

（1）具有对护理对象进行护理评估和应用护理程序实施整体护理的能力。

（2）具有对内科常见病病人的病情变化、治疗反应进行观察、监护和初步分析的能力，对内科常见急危重症患者进行初步应急处理和配合医生抢救的能力，以及向个体、家庭、社区提供保健服务和健康教育的能力。

（3）具有实施内科常用护理操作技术的能力和对实施内科常用诊疗技术的患者进行整体护理的能力。

（三）职业素养目标

（1）树立全心全意为护理对象服务的思想，养成关心、爱护、尊重护理对象的行为意识，表现出对护理对象的高度责任心、同情心和爱心。

（2）强化整体护理观，养成自觉遵照护理程序思维和工作，认真、热情、主动地执行护理措施的工作意识。

（3）培养刻苦勤奋的学习态度、理论联系实际的学习风气、严谨求实的工作作风、团结协作的团队精神、稳定良好的心理素质、较强的环境适应能力和创新意识，在学习和实践中培养良好的敬业精神和职业道德。

三、教学内容和要求

教学内容	教学要求			参考学时	
	了解	熟悉	掌握	理论	实践
第1章　绪论	√			1	
一、内科护理的范围和内容		√			
二、学习内科护理的目的要求		√			
三、内科护理学的发展与展望	√				
第2章　呼吸系统疾病患者的护理			√	20	6
第1节　呼吸系统疾病概述	√				
一、呼吸系统的解剖结构和生理功能					
二、实验室及其他检查		√			
第2节　呼吸系统疾病患者常见症状体征的护理					
一、咳嗽、咳痰的护理					
二、咯血的护理					
三、肺源性呼吸困难的护理					
第3节　急性呼吸道感染患者的护理					
一、急性上呼吸道感染患者的护理	√				
二、急性气管-支气管炎患者的护理			√		
第4节　肺部感染性疾病患者的护理			√		
一、概述	√				
二、护理评估			√		
三、主要护理诊断		√			
四、护理目标	√				
五、护理措施			√		
六、护理评价	√				
第5节　支气管哮喘患者的护理					
一、概述	√				
二、护理评估			√		
三、主要护理诊断		√			
四、护理目标	√				
五、护理措施			√		
六、护理评价	√				
第6节　支气管扩张症患者的护理					
一、概述	√				
二、护理评估			√		
三、主要护理诊断		√			
四、护理目标	√				
五、护理措施			√		
六、护理评价	√				
第7节　慢性支气管炎、阻塞性肺气肿患者的护理					
一、概述	√				
二、护理评估			√		
三、主要护理诊断		√			
四、护理目标	√				
五、护理措施			√		
六、护理评价	√				
第8节　慢性肺源性心脏病患者的护理					
一、概述	√				
二、护理评估			√		

续表

教学内容	教学要求			参考学时	
	了解	熟悉	掌握	理论	实践
三、护理诊断		√			
四、护理目标	√				
五、护理措施			√		
六、护理评价	√				
第 9 节　肺结核患者的护理					
一、概述	√				
二、护理评估			√		
三、主要护理诊断		√			
四、护理目标	√				
五、护理措施			√		
六、护理评价	√				
第 10 节　呼吸衰竭和呼吸窘迫综合征患者的护理					
一、呼吸衰竭患者的护理	√				
二、急性呼吸窘迫综合征患者的护理			√		
第 3 章　循环系统疾病患者的护理				22	2
第 1 节　概述					
一、结构功能					
二、心血管疾病的预后与防治		√			
第 2 节　循环系统疾病常见症状与体征的护理					
一、心源性呼吸困难的护理			√		
二、心源性水肿患者的护理			√		
三、心悸患者的护理			√		
四、心前区疼痛患者的护理			√		
五、心源性晕厥患者的护理					
第 3 节　心力衰竭患者的护理					
一、慢性心力衰竭患者的护理					
二、急性心力衰竭患者的护理					
第 4 节　心律失常患者的护理					
一、概述	√				
二、护理评估			√		
三、主要护理诊断		√			
四、护理目标	√				
五、护理措施			√		
第 5 节　心脏瓣膜病患者的护理			√		
一、概述	√				
二、护理评估			√		
三、常用护理诊断		√			
四、护理措施	√				
第 6 节　冠状动脉粥样硬化性心脏病患者的护理					
一、心绞痛患者的护理	√				
二、心肌梗死患者的护理			√		
第 7 节　原发性高血压患者的护理					
一、概述	√				
二、护理评估			√		
三、主要护理诊断		√			
四、护理目标	√				
五、护理措施			√		

续表

教学内容	教学要求			参考学时	
	了解	熟悉	掌握	理论	实践
六、健康指导	√				
七、护理评价					
第8节　病毒性心肌炎患者的护理					
一、概述	√				
二、护理评估			√		
三、主要护理诊断		√			
四、护理目标	√				
五、护理措施			√		
第9节　心肌病患者的护理					
一、扩张型心肌病患者的护理	√				
二、肥厚型心肌病患者的护理			√		
三、心肌病患者的护理		√			
第10节　感染性心内膜炎患者的护理					
一、概述	√				
二、护理评估			√		
第11节　心包疾病患者的护理					
一、急性心包炎患者的护理			√		
二、缩窄性心包炎患者的护理		√			
第4章　消化系统疾病患者的护理				16	2
第1节　概述		√			
一、消化系统结构功能					
二、消化系统常见疾病的种类	√				
三、护理评估		√			
第2节　消化系统疾病患者常见症状体征的护理					

教学内容	教学要求			参考学时	
	了解	熟悉	掌握	理论	实践
一、恶心与呕吐			√		
二、腹痛			√		
三、腹泻			√		
四、其他症状体征		√			
第3节　胃炎患者的护理					
一、急性胃炎患者的护理	√				
二、慢性胃炎患者的护理			√		
第4节　消化性溃疡患者的护理					
一、概述	√				
二、护理评估			√		
三、护理诊断及合作性问题		√			
四、护理目标	√				
五、护理措施			√		
六、护理评价	√				
第5节　溃疡性结肠炎患者的护理					
一、概述	√				
二、护理评估			√		
三、护理诊断及合作性问题		√			
四、护理目标	√				
五、护理措施			√		
六、护理评价	√				
第6节　肝硬化患者的护理					
一、概述	√				
二、护理评估			√		
三、主要护理诊断		√			
四、护理目标	√				
五、护理措施			√		
六、护理评价	√				
第7节　原发性肝癌患者的护理					

续表

教学内容	教学要求			参考学时	
	了解	熟悉	掌握	理论	实践
一、概述	√				
二、护理评估			√		
三、主要护理诊断		√			
四、护理目标	√				
五、护理措施			√		
六、护理评价	√				
第8节　肝性脑病患者的护理					
一、概述	√				
二、护理评估			√		
三、主要护理诊断		√			
四、护理目标	√				
五、护理措施			√		
六、护理评价	√				
第9节　急性胰腺炎患者的护理					
一、概述		√			
二、护理评估			√		
三、主要护理诊断			√		
四、护理目标	√				
五、护理措施			√		
六、护理评价	√				
第10节　上消化道大量出血患者的护理					
一、概述	√				
二、护理评估			√		
三、主要护理诊断		√			
四、护理目标	√				
五、护理措施			√		
六、护理评价	√				
第5章　泌尿系统疾病患者的护理				14	
第1节　概述					
一、肾的基本结构	√				
二、肾的生理功能		√			
三、泌尿系统疾病的护理评估		√			
第2节　泌尿系统疾病常见症状与体征的护理					
一、肾性水肿的护理			√		
二、尿液异常的护理			√		
三、膀胱刺激征的护理			√		
四、肾性高血压的护理			√		
第3节　肾小球病患者的护理			√		
一、肾小球疾病概述	√				
二、急性肾小球肾炎患者的护理			√		
三、急进性肾小球肾炎患者的护理		√			
四、慢性肾小球肾炎患者的护理	√				
第4节　肾病综合征患者的护理		√			
一、概述	√				
二、护理评估			√		
三、护理诊断及合作性问题		√			
四、护理目标	√				
五、护理措施			√		
六、护理评价	√				
第5节　尿路感染患者的护理					
一、概述	√				
二、护理评估			√		
三、护理诊断及合作性问题		√			
四、护理目标	√				
五、护理措施			√		
六、护理评价	√				
第6节　急性肾衰竭患者的护理					
第7节　慢性肾衰竭患者的护理					

续表

教学内容	教学要求			参考学时	
	了解	熟悉	掌握	理论	实践
第6章　血液及造血系统疾病患者的护理				10	
第1节　概述					
一、血液系统的解剖结构和生理功能	√				
二、血液病的分类	√				
第2节　血液及造血系统疾病常见症状与体征的护理					
一、贫血的护理					
二、出血倾向的护理					
三、发热和继发感染的护理					
第3节　贫血患者的护理					
一、缺铁性贫血患者的护理	√				
二、再生障碍性贫血患者的护理			√		
第4节　出血性疾病患者的护理					
一、特发性血小板减少性紫癜患者的护理	√				
二、过敏性紫癜患者的护理					
第5节　白血病患者的护理					
一、急性白血病患者的护理	√				
二、慢性白血病患者的护理			√		
第7章　内分泌代谢性疾病患者护理					
第1节　概述					
一、内分泌系统的结构和功能	√			8	4
二、内分泌系统疾病护理评估			√		
第2节　内分泌与代谢性疾病患者常见症状体征的护理					
一、身体外形的改变		√			
二、性功能异常					
第3节　甲状腺功能亢进症患者的护理					
一、概述	√				
二、护理评估			√		
三、主要护理诊断		√			
四、护理措施	√				
五、护理评价			√		
第4节　甲状腺功能减退症患者的护理					
一、概述	√				
二、护理评估			√		
三、主要护理诊断		√			
四、护理措施	√				
第5节　糖尿病患者的护理					
第6节　痛风患者的护理					
第8章　风湿性疾病患者的护理					
第1节　概述					
一、分类			√		
二、临床特点			√	8	
三、护理评估			√		
第2节　风湿性疾病患者常见症状及体征的护理					
一、关节疼痛与肿胀的护理	√				
二、关节僵硬与活动受限的护理			√		

续表

教学内容	教学要求			参考学时	
	了解	熟悉	掌握	理论	实践
三、皮肤受损的护理		√			
第3节 系统性红斑狼疮患者的护理					
一、概述			√		
二、护理评估	√				
三、主要护理诊断					
四、护理目标					
五、护理措施					
六、护理评价					
第4节 类风湿关节炎患者的护理					
一、概述	√				
二、护理评估			√		
三、主要护理诊断		√			
四、护理目标	√				
五、护理措施			√		
六、护理评价	√				
第9章 神经系统疾病患者的护理				8	
第1节 概述		√			
一、神经系统结构功能					
二、护理评估					
第2节 神经系统疾病患者常见症状与体征的护理					
一、头痛					
二、意识障碍					
三、言语障碍					
四、感觉障碍					
五、瘫痪					
第3节 周围神经疾病患者的护理					
一、概述	√				
二、三叉神经痛			√		
三、特发性面神经麻痹		√			
四、急性炎症性脱髓鞘性多发性神经病	√				
第4节 癫痫患者的护理			√		
一、概述	√				
二、护理评估	√				
三、护理诊断及问题			√		
四、护理目标		√			
五、护理措施	√				
第5节 脑血管疾病患者的护理					
一、概述	√				
二、短暂性脑缺血发作患者的护理					
三、脑梗死患者的护理					
四、脑出血患者的护理					
五、蛛网膜下隙出血患者的护理					
第10章 传染病患者护理				9	
第1节 概述					
一、感染与免疫	√				
二、传染病的基本特征及临床特点			√		
三、传染病的流行过程及影响因素		√			
四、传染病的预防			√		
五、隔离和消毒			√		
六、护理评估		√			
第2节 传染病患者常见症状和体征的护理					
一、传染病的护理特点			√		
二、传染病常见症状与体征的护理			√		
第3节 病毒感染患者的护理					
一、病毒性肝炎					
二、艾滋病		√			
第四节 细菌感染患者的护理细菌性痢疾	√				
合计				112	14

四、教学大纲说明

（一）适用对象与参考学时

本教学大纲可供护理、助产、药学、医学检验、涉外护理等专业使用，总学时为126个，其中理论教学94学时，实践教学32学时。

（二）教学要求

（1）内科护理学具有很强的理论性、实践性和操作性，学习这门课程，要求学员应具有人体解剖生理学、医学免疫学与微生物学、病理学、药理学护理学基础、健康评估等课程的知识，同时必须结合临床实践，观察患者并应用护理程序对内科患者进行整体护理。

（2）内科护理学教学内容多，教学要求分为“掌握、熟悉、了解”三个层次。掌握的内容是各科常见疾病的概念、临床表现、治疗要点、护理和健康教育的内容；熟悉的内容是常见疾病的主要检查要点、诊断要点，了解的内容是疾病的病因、发病机制、病理生理变化。其中，掌握和熟悉的内容是考核的重点，掌握的内容约占卷面分数的70%；熟悉的内容约占卷面分数的20%，了解的内容约占卷面分数的10%。

（3）本课程突出以培养能力为本位的教学理念，在实践技能方面分为熟练掌握和学会两个层次。熟练掌握是指能够独立娴熟地按护理程序护理患者或进行正确的实践技能操作。学会是指能够在教师指导下按护理程序护理患者或进行实践技能操作。

（三）教学建议

（1）在教学过程中要积极采用现代信息化教学手段，加强直观教学，充分发挥教师的主导作用和学生的主体作用。注重理论联系实际，并组织学生开展必要的临床案例分析讨论，以培养学生分析问题和解决问题的能力，使学生加深对教学内容的理解和掌握。

（2）实践教学要充分利用教学资源，如采用案例分析讨论等教学形式，充分调动学生学习的积极性和主观能动性，有条件学校需增加课间实习，以强化学生的动手能力和专业实践技能操作。

（3）教学评价应通过课堂提问、布置作业、单元目标测试、案例分析讨论、期末考试等多种形式，对学生进行学习能力、实践能力和应用新知识能力的综合考核，以期完成教学目标提出的各项任务。

本课程学时126。教学第三学期开设。

五、学时分配

学时分配表

序号	理论部分		实训部分		小计
	教学内容	学时数	实训内容	学时数	
1	第1章 绪论	2			1
2	第2章 呼吸系统疾病患者的护理	20	实训一 胸腔穿刺术护理	2	26
			实训二 动脉血气分析标本采集	2	
			实训三 定量雾化吸入器的使用	2	

续表

序号	理论部分		实训部分		小计
	教学内容	学时数	实训内容	学时数	
3	第 3 章　循环系统疾病患者的护理	22	实训四　便携式监护仪的使用	2	24
4	第 4 章　消化系统疾病患者的护理	16	实训五　腹腔穿刺术的护理	2	18
5	第 5 章　泌尿系统疾病患者的护理	14			14
6	第 6 章　血液及造血系统疾病患者的护理	10			10
7	第 7 章　内分泌代谢性疾病患者的护理	8	实训六　便携式血糖仪的使用	2	12
			实训七　胰岛素笔的应用	2	
8	第 8 章　风湿性疾病患者的护理	6			6
9	第 9 章　神经系统疾病患者的护理	8			8
10	第 10 章　传染病患者护理	9			9
	合计	112		14	126

六、考 核 方 式

本门课程为考试课，理论部分采取闭卷加口试的考核方法，其中平时成绩占总成绩 10%，期末考试占总成绩的 60%,实训成绩占总成绩 30%,其中实训课出勤及纪律占 5%,实训报告占 10%,期末实训考核占 15%。

参考答案

第2章 呼吸系统疾病患者的护理

第2节 呼吸系统疾病患者常见症状体征的护理

A B D A D B C C D E D

第3节 急性呼吸道感染患者的护理

E E C

第4节 肺部感染性疾病患者的护理

D A A B D C C E B E

第5节 支气管哮喘患者的护理

B E D A D C

第6节 支气管扩张患者的护理

D E A D C D D D D B D

第7节 慢性支气管炎、阻塞性肺气肿患者的护理

B D E A B D A A E C B E C

第8节 慢性肺源性心脏病患者的护理

B E B A D B B D

第9节 肺结核患者的护理

C C D A D C B A D C B D D
A C B D B D

第10节 呼吸衰竭和呼吸窘迫综合征患者的护理

B C A A E C C A C B D A A
D C A B A B A D C

第3章 循环系统疾病患者的护理

第2节 循环系统疾病常见症状与体征的护理

C B D C A A

第3节 心力衰竭患者的护理

B A D C A A

第4节 心律失常患者的护理

B A E A B D B E D E

第5节 心脏瓣膜病患者的护理

A A D C B D D C B A

第6节 冠状动脉粥样硬化性心脏病患者的护理

A A D B E B B

第11节 心包疾病患者的护理

A B E B C E E B A D B A C B
A D F A C C D C C A A D E A
A C D B C D D A C A B E D C
C E B

第4章 消化系统疾病患者的护理

第3节 胃炎患者的护理

B E C E E

第4节 消化性溃疡患者的护理

D A C C D

第5节 溃疡性结肠炎患者的护理

B C E B

第6节 肝硬化患者的护理

D A C E D E C C A

第7节 原发性肝癌患者的护理

A B E A B B D C

第8节 肝性脑病患者的护理

C C B E D A

第9节 急性胰腺炎患者的护理

D A C D E D C C D

第10节 上消化道大量出血患者的护理

D E A C B B B E D

第5章 泌尿系统疾病患者的护理

第7节 慢性肾衰竭患者的护理

C E A B D A D B A D D B C A
B D E B A A B B C B C A D D
E C E C B D A B C D

第6章 血液及造血系统疾病患者的护理

E D C A D B B B D D A A B B
D B C D A B B C E D D A A D
A C C C A D A D B C B A B

第7章 内分泌代谢性疾病患者护理

第1节 概述

D B A B A A A A D C

第3节 甲状腺功能亢进症患者的护理

E B A C A B A C E D

第4节 甲状腺功能减退症患者的护理

D B D E A A C A B E

第5节 糖尿病患者的护理

E A D A C B E A A B E B A C
E D D C B D D E A C B E

第8章 风湿性疾病患者的护理

第3节 系统性红斑狼疮患者的护理

D D A C C

第4节 类风湿关节炎患者的护理

D B C E E

第9章 神经系统疾病患者的护理

第4节 癫痫患者的护理

A E D C E C B D B C B D D A
E C B C C B E C A D D C E B
B C B B C B B B D A B B

第5节 脑血管疾病患者的护理

A D B C B D B

第10章 传染病患者护理

第3节 病毒感染患者的护理

一、病毒性肝炎

C D B A D A D A C E

二、艾滋病

A E E C C A E E

第4节 细菌感染患者的护理

A E B E D C